Hanns-Georg Klein und Ekkehard Haen (Hrsg.)

Pharmakogenetik und Therapeutisches Drug Monitoring

Pharmakogenetik und Therapeutisches Drug Monitoring

Diagnostische Bausteine für die individualisierte Therapie

Herausgegeben von
Hanns-Georg Klein und Ekkehard Haen

DE GRUYTER

Herausgeber
Prof. Dr. med. Dr. rer. nat. Ekkehard Haen
Klinische Pharmakologie
am Lehrstuhl mit Poliklinik für Psychiatrie und Psychotherapie und
am Lehrstuhl für Pharmakologie und Toxikologie der Universität Regensburg
Universitätsstr. 84, 93053 Regensburg
E-Mail: ekkehard.haen@klinik.uni-regensburg.de
und
Institut AGATE gGmbH
Nelkenweg 10, 93080 Pentling
E-Mail: ekkehard.haen@amuep-agate.de

Dr. med. Hanns-Georg Klein
Zentrum für Humangenetik und Laboratoriumsdiagnostik (MVZ) Dr. Klein, Dr. Rost und Kollegen
Lochhamer Str. 29, 82152 Planegg/Martinsried
E-Mail: hanns-georg.klein@medizinische-genetik.de

ISBN: 978-3-11-035286-3
e-ISBN (PDF): 978-3-11-035290-0
e-ISBN (EPUB): 978-3-11-038780-3

Library of Congress Cataloging-in-Publication data
A CIP catalog record for this book has been applied for at the Library of Congress.

Bibliografische Information der Deutschen Nationalbibliothek
Die Deutsche Nationalbibliothek verzeichnet diese Publikation in der Deutschen Nationalbibliographie; detaillierte bibliografische Daten sind im Internet über http://dnb.d-nb.de abrufbar.

Einbandabbildung: GIPhotoStock/gettyimages
Satz: Meta Systems Publishing & Printservices GmbH, Wustermark
Druck und Bindung: Hubert & Co. GmbH und Co. KG, Göttingen
♾ Gedruckt auf säurefreiem Papier
Printed in Germany

www.degruyter.com

MIX
Papier aus verantwortungsvollen Quellen
FSC
www.fsc.org
FSC® C016439

Vorwort

Es ist fast 500 Jahre her, dass sich Theophrastus Bombastus von Hohenheim (1493–1541), besser bekannt unter dem Namen „Doktor Paracelsus“, 1538 mit dem Satz „sola dosis facit venenum“ – „Alle Ding’ sind Gift und nichts ohn’ Gift; allein die Dosis macht, das ein Ding’ kein Gift ist.“ verteidigte.[1] Paracelsus war durch einige „Wunderheilungen“ bekannt geworden, man unterstellte ihm Hexerei, und dass er seinen Patienten Gift geben würde. Dieser Satz prägt bis in unsere Zeit hinein die gesamte Heilkunst, das Verständnis der medizinischen Laien (unserer Patienten), die Ausbildung der Angehörigen der Heilberufe, die Entwicklung wie die Anwendung von Medikamenten. Zu seiner Zeit hatte Paracelsus Recht: Die „Schulmedizin“ basierte damals trotz Hildegard von Bingen (1089–1171), die den Begriff der „diskreten Dosis“ geprägt hatte, noch auf der griechischen 4-Säfte-Lehre. Heute, nachdem die Medizin mit Hilfe der Naturwissenschaften verfolgen kann, was im Körper eines Patienten passiert, wissen wir aber, dass es nicht die Dosis ist, die eine bestimmte Wirkung, ob erwünscht oder unerwünscht, macht. Es ist die Wirkstoffkonzentration, die aus der durchschnittlich bei einer Population von kranken Menschen als wirksam erwiesenen Dosis im Körper des individuellen Patienten entsteht. Und diese Wirkstoffkonzentration schwankt über die einzelnen Individuen um den Faktor 10, ja sogar 20. So kommt es, dass ein und dieselbe Dosis bei einem Individuum noch gar nicht wirkt, bei einem anderen genau das tut, was sie soll, und bei einem dritten bereits schwerste Krankheitssymptome durch unerwünschte Arzneimittelwirkungen verursacht. Paracelsus’ Satz steht heute der Individualisierung der Arzneimitteltherapie im Weg und verhindert sie auf breiter Front.

Neben dem individuell unterschiedlichen Übergang von der Dosis in die Wirkstoffkonzentration ist für die Arzneimittelwirkung beim einzelnen Patienten auch die genetische Disposition des Individuums verantwortlich. Alles im Körper eines Lebewesens, von den Biomolekülen über den Zellaufbau bis zur Organstruktur und den Kommunikationswegen, ist genetisch festgelegt. Durch die Fortpflanzung wird sichergestellt, dass die Gene immer wieder durchmischt werden und damit einerseits die evolutionäre Weiterentwicklung ermöglicht wird und andererseits kein Individuum dem anderen gleicht. Heute kennen wir die meisten Gene und Genprodukte, die am Arzneimittelmetabolismus beteiligt sind, und können daher Vorhersagen treffen, wie ein Individuum auf bestimmte Arzneistoffe reagieren wird. Dementsprechend gibt es heute Algorithmen, um die Arzneimitteltherapie auf die Konstitution des Patienten individuell abzustimmen. Pharmakologie und Genetik verfügen also bereits heute über gut funktionierende Werkzeuge, um die Arzneimitteltherapie ziemlich passgenau auf die individuellen Bedürfnisse eines Patienten zuzuschneiden.

---

1 Theophrast Paracelsus (1538): Buch Paragranum – Septem defensiones. Werke (Peukert WE, Hrsg) Vol. 2, Wissenschaftliche Buchgesellschaft Darmstadt 1965, p. 510.

https://doi.org/10.1515/9783110352900-202

Die Herausgeber dieses Buches haben sich zusammengefunden, um die 2017 verfügbaren Grundlagen der Arzneimittelkunde (Pharmakologie) und der Genetik (d. h. der Pharmakogenetik im engeren Sinn) zusammenzustellen, die für die individuelle Reaktion eines Patienten auf ein Medikament verantwortlich sind. Aufgabe der Universitäten ist es, Wissen zu schaffen und an den Nachwuchs weiterzugeben. Ohne die Umsetzung in der Praxis bleibt dieses Wissen aber pure Theorie, das schlimmstenfalls immer wieder neu entdeckt und entwickelt werden muss. So erscheint uns gerade die Zusammenarbeit zwischen einem Hochschullehrer und einem niedergelassenen Labormediziner und Genetiker der geeignete Rahmen, den Fortschritt in der Arzneimittelkunde als Basis für eine erfolgreiche Umsetzung in die Praxis darzustellen.

Dieses Buch wäre nicht zustandegekommen ohne die Unterstützung des Verlegers, des de Gruyter Verlages Berlin, seiner geduldigen und trotzdem sanft führenden Lektorin Frau Britta Nagl und ihrer Kollegin Anne Hirschelmann in der Herstellung. Besonderer Dank gebührt Herrn Wolfgang Rupprecht für seine Koordinationstätigkeit bei der Zusammenstellung der einzelnen Teile und vieler Kapitel des Buches.

Die Entwicklung des klinisch-pharmakologischen TDM-Befundes (TDM = engl.: Therapeutic Drug Monitoring) war interessant und spannend. Die Herausgeber möchten vor allem dem ersten Lehrstuhlinhaber für Psychiatrie an der Universität Regensburg, Herrn Prof. Dr. Helmfried E. Klein, danken, der mit großem Weitblick für die Chancen der interdisziplinären Zusammenarbeit an seiner neuen Universitätsklinik den Aufbau einer Abteilung für Klinische Pharmakologie anstieß. In der Arbeitsgruppe Haen, die mit dieser Aufgabe betraut wurde, haben sich viele, vor allem auch junge Menschen am Anfang ihres Berufslebens mit ausgezeichneter professioneller, technischer und pharmakologischer Kompetenz, Engagement und Begeisterung in die Verbesserung der Arzneimitteltherapie eingebracht. Zum Stichtag 4. September 2017 waren mit Hilfe von KONBEST, einer Internetbasierten Plattform zur Erstellung klinisch-pharmakologischer TDM-Befunde zu Wirkstoffkonzentrationen, 59996 Befunde erstellt worden. Daran wirkten mit (in historischer Reihenfolge innerhalb ihrer Berufsgruppen gelistet):

– Anton Köstlbacher programmierte im Rahmen seiner informationswissenschaftlichen Promotion die KONBEST Software, basierend auf einer Idee von Ekkehard Haen, Christine Greiner und Doris Melchner entlang der Arbeitsabläufe im Labor der Klinischen Pharmakologie am Lehrstuhl für Psychiatrie und Psychotherapie der Universität Regensburg. Gegenwärtig wartet er nach wie vor zusammen mit seinem Kollegen Alexander Haas (soital GmbH, Regensburg) die KONBEST Software und ihre Datenbank. Geplant ist, aus dem Prototyp eine professionelle Plattform zu entwickeln, die alle rechtlichen Anforderungen erfüllt und im Routinebetrieb des Gesundheitssystems von allen Leistungsanforderern und Leistungsanbietern über das Internet genutzt werden kann.

- Die technischen Assistentinnen, die die quantitativen Laboranalysen durchführen: Doris Melchner, Tatjana Jahner, Sandra Beck, Anett Dörfelt (gegenwärtig noch tätig), Ursula Holzinger, und Friederike Pfaff-Haimerl (gegenwärtig noch tätig).
- Die entsprechend ausgebildeten und fachlich qualifizierten Apotheker und Ärzte, die die klinisch-pharmakologischen TDM-Befunde erstellt haben und nach wie vor erstellen. Klinische Pharmazeuten in Aus- und Weiterbildung: Christine Greiner, Wolfgang Bader, Ralf Köber, Astrid Hader, Regina Volkner geb. Brandl, Mary Onuoha, Nagia Ben Omar (MPharm), Kathrin Schmid, Alexandra Köppl, Margarethe Silva Gracia, Benedikt Stegmann, Bianca Fay, Sandra Unholzer, Carina Rothammer, Sebastian Böhr, Florian Ridders, Daniel Braun, Miriam Schwarz, Julian Rauch, Yannick Lipecki, Ann-Kathrin Geiben; Ärzte in Aus- und Weiterbildung: Matthias Dobmeier, Markus Wittmann, Matthias Vogel, Michael Böhme, Katharina Wenzel-Seifert, Barbara Plattner, Philipp Holter, Ruwen Böhm, Roman Knorr, Heidrun Bade, Manuel Rätsch.
- die Erasmusstudenten, die im Rahmen ihrer Thesen zum Master of Pharmacy (MPharm) an und mit KONBEST arbeiteten: Giulia Pascucci, Edoardo Calzavara und Melissa Ballestrin von der Università degli Studi di Padova / Italien und Sana Sharif vom University College of London / Großbritannien.

Danken möchten wir weiterhin der Abteilung Pharmakogenetik am Zentrum für Humangenetik und Laboratoriumsdiagnostik (MVZ) Dr. Klein, Dr. Rost und Kollegen unter der langjährigen Leitung von Dipl.-Biol. Birgit Busse und Dipl.-Biol. Wolfgang Rupprecht. Gemeinsam mit Birgit Busse und dem Martinsrieder Start-up IMGM Laboratories wurde bereits vor mehr als 13 Jahren durch Einlizenzierung des Contents der „Roten Liste" eine der ersten pharmakogenetischen Datenbanken geschaffen, in der das Literaturwissen über die genetischen Grundlagen der Phase-I- und -II-Metabolisierung mit den jeweiligen Wirkstoffen verknüpft wurde [„DrugProfiler"-Datenbank, B. Busse, Dtsch. Ärztebl 2004;101(19):17]. Nach Registrierung im Internet erhielt der Nutzer durch Eingabe des Medikamenten- oder Wirkstoffnamens Informationen über Dosierung, Nebenwirkungen und Kontraindikationen sowie über Gene beziehungsweise deren Varianten, die den Stoffwechsel oder die Zielstruktur-Interaktion des Medikaments beeinflussen. 2005 wurde „DrugProfiler" mit in die Arzneimittelinterferenz-Datenbank („AID-Datenbank") des Universitätsklinikums Heidelberg integriert [Dtsch. Ärztebl 2005;102(3):A-88]. 2006 wurde die „DrugProfiler"-Datenbank inklusive der Markenrechte an die Medizinische Medien Informations (MMI) GmbH in Neu-Isenburg verkauft, dort aber nicht weiterentwickelt. Die Abteilung von Birgit Busse veröffentlicht seit kurzem aktuelle Informationen auf dem Webportal www.pharmakogenetik.de

Martinsried und Regensburg/Pentling,
den 4. September 2017

Hanns-Georg Klein und
Ekkehard Haen

Inhalt

Autorenverzeichnis

Kapitel 1

Prof. Dr. med. Dr. rer. nat. Ekkehard Haen
Klinische Pharmakologie am Lehrstuhl mit Poliklinik für Psychiatrie und Psychotherapie und am Lehrstuhl für Pharmakologie und Toxikologie der Universität Regensburg,
Universitätsstr. 84, 93053 Regensburg
E-Mail: ekkehard.haen@klinik.uni-regensburg.de

Kapitel 1.6
Giulia Pascucci (MPharm)
als Erasmusstudentin von der Università degli Studi di Padova / Italien an die Klinische Pharmakologie am Lehrstuhl für Pharmakologie und Toxikologie der Universität Regensburg entsandt.
Heute als Reference Data Maintenance Expert in der Pharmakovigilanzabteilung eines forschenden Pharmaunternehmens tätig.
Lützowstr. 96, 10785 Berlin
E-Mail: giulia.pascucci.pascu@gmail.com
Prof. Dr. med. Dr. rer. nat. Ekkehard Haen

Kapitel 1.6
Apothekerin Mirjam Schwarz
Klinische Pharmakologie am Lehrstuhl für Pharmakologie und Toxikologie der Universität Regensburg,
Universitätsstr. 31, 93053 Regensburg
E-Mail: Mirjam.Schwarz@klinik.uni-regensburg.de
Prof. Dr. med. Dr. rer. nat. Ekkehard Haen

Kapitel 1.6.3
Apotheker Markus Quick
Klinische Pharmakologie am Lehrstuhl für Pharmakologie und Toxikologie der Universität Regensburg,
Universitätsstr. 31, 93053 Regensburg
E-Mail: quick.markus@web.de
Prof. Dr. med. Dr. rer. nat. Ekkehard Haen

Kapitel 1.6.4
Dr. Christine E. Goepfert DESA
Schmerztherapie
St. Anna-Virngrund-Klinik Ellwangen
Ostalb Kliniken
Dalkinger Straße 8–12, 73779 Ellwangen
E-Mail: christine.goepfert@kliniken-ostalb.de
Prof. Dr. med. Dr. rer. nat. Ekkehard Haen

Kapitel 1.7.5.3
Apotheker Florian Ridders
Klinische Pharmakologie am Lehrstuhl für Pharmakologie und Toxikologie der Universität Regensburg,
Universitätsstr. 31, 93053 Regensburg
E-Mail: Florian.Ridders@klinik.uni-regensburg.de
Prof. Dr. med. Dr. rer. nat. Ekkehard Haen

Kapitel 1.7.4
Apotheker Daniel Braun
Klinische Pharmakologie am Lehrstuhl für Pharmakologie und Toxikologie der Universität Regensburg,
Universitätsstr. 31, 93053 Regensburg
E-Mail: braundaniel87@web.de
Prof. Dr. med. Dr. rer. nat. Ekkehard Haen

Kapitel 1.7.6
Apothekerin Sandra Unholzer
Klinische Pharmakologie am Lehrstuhl für Pharmakologie und Toxikologie der Universität Regensburg,
Universitätsstr. 31, 93053 Regensburg
E-Mail: Sandra.Unholzer@klinik.uni-regensburg.de

Kapitel 1.7.7.3
Apotheker Sebastian Böhr
Klinische Pharmakologie am Lehrstuhl für Pharmakologie und Toxikologie der Universität Regensburg,
Universitätsstr. 31, 93053 Regensburg
E-Mail: Sebastian1.Boehr@klinik.uni-regensburg.de

Kapitel 1.7.11
Prof. Dr. rer. nat. Christoph Hiemke
Universitätsmedizin Mainz, Klinik für Psychiatrie und Psychotherapie, Untere Zahlbacher Str. 8, 55131 Mainz
E-Mail: hiemke@uni-mainz.de

https://doi.org/10.1515/9783110352900-204

Kapitel 1.8
Apotheker Dr. rer. nat. Benedikt Stegmann
Reichsstadt-Apotheke, Ansbacher Str. 2,
91541 Rothenburg ob der Tauber
E-Mail: Benedikt.Stegmann@arcor.de

Kapitel 1.9
Apothekerin Dr. rer. nat. Bianca Fay
Klinische Pharmakologie am Lehrstuhl für
Pharmakologie und Toxikologie der Universität
Regensburg,
Universitätsstr. 84, 93053 Regensburg
E-Mail: Bianca1.Fay@klinik.uni-regensburg.de

Kapitel 2

Kapitel 2.1
Dipl.-Biol. Wolfgang Rupprecht
Zentrum für Humangenetik und
Laboratoriumsdiagnostik (MVZ) Dr. Klein,
Dr. Rost und Kollegen,
Lochhamer Str. 29, 82152 Martinsried
E-Mail: Wolfgang.Rupprecht@medizinische-genetik.de

Kapitel 2.2
Dipl.-Biol. Birgit Busse
Zentrum für Humangenetik und
Laboratoriumsdiagnostik (MVZ) Dr. Klein,
Dr. Rost und Kollegen,
Lochhamer Str. 29, 82152 Martinsried
E-Mail: Birgit.Busse@medizinische-genetik.de

Kapitel 3

Kapitel 3.1 und 3.3
Prof. Dr. Thorsten Lehr
Universität des Saarlandes, Klinische
Pharmazie, Campus C2 2, Zimmer 08,
66123 Saarbrücken
E-Mail: thorsten.lehr@mx.uni-saarland.de

Kapitel 3.2
Prof. Dr. med. Markus Schwarz
Institut für Laboratoriumsmedizin, Klinikum
der Universität München, LMU München,
Marchioninistr. 15, 81377 München
E-Mail: Markus.Schwarz@med.uni-muenchen.de

Kapitel 3.4
Prof. Dr. med. Sebastian Zeißig
Technische Universität Dresden, Medizinische
Klinik I – Universitätsklinikum Dresden und
Zentrum für Regenerative Therapien Dresden
(CRTD), Fetscherstr. 105, 01307 Dresden
E-Mail: sebastian.zeissig@uniklinikum-dresden.de

Kapitel 3.5
Dr. med. Eva Maria Zeidler
Klinik und Poliklinik für Anästhesiologie,
Zentrum für Anästhesiologie und
Intensivmedizin.
Universtätsklinikum Hamburg-Eppendorf,
Martinistraße 52, 20246 Hamburg
E-Mail: e.zeidler@uke.de

Kapitel 3.6
Prof. Dr. Anne Nies
Dr. Margarete Fischer-Bosch-Institut für
Klinische Pharmakologie,
Auerbachstr. 112, 70376 Stuttgart
E-Mail: anne.nies@ikp-stuttgart.de

Kapitel 3.7
Prof. Dr. med. Martin Merkel
endokrinologikum Hamburg,
Lornsenstraße 4–6, 22767 Hamburg
E-Mail: martin.merkel@amedes-group.com

Kapitel 3.8 und 3.12
Prof. Dr. Dr. h.c. Holger Stark
Heinrich-Heine-Universität Düsseldorf, Institut
für Pharmazeutische and Medizinische Chemie,
Universitätsstr. 1, 40225 Düsseldorf
E-Mail: stark@hhu.de

Kapitel 3.9
Prof. Dr. med. Stefan Eber
Schwerpunktpraxis Pädiatrische Hämatologie/
Onkologie/Gerinnungsstörungen,
Waldfriedhofstr. 73, 81377 München
E-Mail: praxis@kid-z.de
Alexandra Wagner
Klinik für Gynäkologie
Charité – Universitätsmedizin Berlin,
Zentrale Postanschrift: Charitéplatz 1,
10117 Berlin, Campi der Charité

Kapitel 3.10
Dr. rer. nat. Claudia Lanvers-Kaminsky
Universitätsklinikum Münster, Klinik für Kinder- und Jugendmedizin, Pädiatrische Hämatologie und Onkologie,
Albert-Schweitzer Campus 1A1, 48149 Münster
E-Mail: lanvers@uni-muenster.de

Kapitel 3.11
Dr. med. Hartmut Campe
Zentrum für Humangenetik und Laboratoriumsdiagnostik Dr. Klein, Dr. Rost und Kollegen, Lochhamer Str. 29,
82152 Martinsried
E-Mail: Hartmut.Campe@medizinische-genetik.de

Kapitel 3.13
Dr. rer. nat. Nadia Obi
Universitätsklinikum Hamburg-Eppendorf, Institut für Medizinische Biometrie und Epidemiologie, Martinistraße 52,
20246 Hamburg
E-Mail: n.obi@uke.de

Kapitel 3.14
Priv.-Doz. Dr. rer. nat. Michael Müller
Zum Hainholz 43, 37181 Hardegsen
E-Mail: summueller@t-online.de

Kapitel 3.15
Dr. rer. nat. Andrea Steuer
Universität Zürich, Institut für Rechtsmedizin, Forensische Pharmakologie und Toxikologie, Winterthurerstrasse 190/52, Campus Irchel,
CH-8057 Zürich
E-Mail: Andrea.Steuer@irm.uzh.ch

Kapitel 3.16
Dr. rer. nat. Michael Haberl
IMGM Laboratories GmbH, Bunsenstr. 7a,
82152 Martinsried
E-Mail: michael.haberl@imgm.com

Kapitel 4

Dr. sc. nat. Anne Eckhardt
risicare GmbH, Bühlstrasse 19,
CH-8125 Zollikerberg
E-Mail: info@risicare.ch

Abkürzungsverzeichnis

6-MP	Mercaptopurin
6-TG	Thioguanin
AC	Adenylatcyclase
ADME	absorption, distribution, metabolism, excretion
AED	antiepileptic drug
AGATE	Arbeitsgemeinschaft Arzneimitteltherapie bei psychiatrischen Erkrankungen
AGNP	Arbeitsgemeinschaft für Neuropsychopharmakologie und Pharmakopsychiatrie
AGTDM	Arbeitsgruppe Therapeutisches Drug Monitoring
AID	Arzneimittelinformationsdienst
AIWG	Antipsychotika-induzierte Gewichtszunahme
AkdÄ	Arzneimittelkommission der deutschen Ärzteschaft
ALL	akute lymphatische Leukämie
AMG	Arzneimittelgesetz
AMP	Adenosinmonophosphat
AMÜP-Bayern	Arzneimittelüberwachung in der Psychiatrie Bayerns
ATP	Adenosintriphosphat
AUC	(engl.) area under the curve: Fläche unter der Konzentrations-Zeit-Kurve (FUK)
BCAC	Breast Cancer Association Consortium
BDNF	Brain Derived Neurotrophic Factor
BER	Basenexzisionsreparatur
BfArM	Bundesinstitut für Arzneimittel und Medizinprodukte
BFNIS	benigne familiäre neonatal-infantile Anfälle
cAMP	zyklisches Adenosinmonophosphat
cav	im Tagesverlauf mittlere Wirkstoffkonzentration
CDS	clinical decision support
CED	Chronisch-entzündliche Darmerkrankungen
CLIA	chemiluminescence immunoassay
Clt	totale Clearance
Clt/F	apparente totale Clearance
c_{max}	maximale Tageskonzentration
c_{min}	minimale Tageskonzentration
COMT	Catechol-O-Methyltransferase
COX	Cyclooxidase
CPIC	Clinical Pharmacogenetics Implementation Consortium
CPNDS	Canadian Pharmacogenomics Network for Drug Safety
CU	Colitis ulcerosa
CYP	Cytochrom P450
DDC	DOPA-Decarboxylase
De	Erhaltungsdosis
DGIM	Deutsche Gesellschaft für Innere Medizin,
DIMDI	Deutsches Institut für Medizinische Dokumentation und Information
DPD	Dihydropyrimidin-Dehydrogenase
DPWG	Royal Dutch Pharmacists Association-Pharmacogenetics Working Group
DRB	dosisbezogener Referenzbereich, engl. Dose-related Reference Range DRR
Ds	Sättigungsdosis
EAW	erwünschte Arzneimittelwirkung
EC_{50}	Wirkstoffkonzentration, mit der die Hälfte der maximalen Wirkung erreicht wird
ECD	Elektroneneinfangdetektor

ELISA	enzyme linked immunosorbent assay
EM	Extensive Metabolizer
EMA	European Medicines Agency
EMEA	European Medicinal Evaluation Agency
EPMS	extra-pyramidal-motorische Symptome
ER	Endoplasmatisches Retikulum
F	Bioverfügbarkeit
FID	Flammenionisationsdetektor
FPD	flammenphotometrischer Detektor
FUK	Fläche unter der Konzentrations-Zeit-Kurve
G6PD	Glucose-6-Phosphat Dehydrogenase
GC	Gaschromatographie
GEE	Global effectiveness evaluation
GOÄ	Gebührenordnung für Ärzte
GRK	G-Protein-gekoppelte-Rezeptorkinasen
Gs	stimulierendes G-Protein
GST	Glutathion-S-Transferase
HAART	antiretrovirale Therapie
HCC	hepatozelluläres Karzinom
HCV	Hepatitis-C-Virus
HIV	Human Immunodeficiency Virus
HKS	hyperkinetische Störungen
HMG	High Mobility Group
HPA-Achse	Hypophysen-Hypothalamus-Nebennierenrinden-Achse
HPLC	Hochleistungsflüssigchromatographie
HRS	hypersensitivity reaction syndrome
i.m.	intramuskulär
i.v.	intravenös
IgeL	Individuelle Gesundheitsleistungen
ILAE	International League against Epilepsy
IM	intermediärer Metabolisierertyp
ITP	Inosin-Triphosphatase
Kd	Gleichgewichtsdissoziationskonstante
Ki	Hemmkonstante der Verdrängungsstudien
LC	Liquid Chromatography
LIS	Laborinformationssysteme
LLE	Flüssig-Flüssig-Extraktion
LTRs	Long Terminal Repeats
MAdCAM1	mucosal vascular addressin cell adhesion molecule 1
MAO	Monoaminoxidase
MC	Morbus Crohn
MCS	multiple chemische Sensitivität
MHT	menopausale Hormontherapie
MMR	Mismatch-Reparatur
MnSOD	Mangan-abhängige Superoxiddysmutase
MRP4	Multi-Drug-Resistance-Protein 4
MS	Massenspektrometer
MTHFD	15,10-Methyltetrahydrofolatdehydrogenase 1
MTHFR	5,10-Methyltetrahydrofolatreduktase
MTO1	Mitochondrial TRNA Translation Optimization 1 Gen

MTOC	microtubule organizing center
MTX	Methotrexat
NAT	N-Acetyltransferase
NCCN	National Comprehensive Cancer Network
NER	Nukleotidexzisionsreparatur
NFAT	nuclear factor of activated T cells
NMDA	N-Methyl-D-Aspartat
PBPK	physiologically-based Pharmacokinetics
PD	pharmakodynamisch
PDE	Phosphodiesterase
PDGFRA	platelet-derived growth factor receptor alpha
PED	paroxysmale belastungs-induzierte Dyskinesie
PET	Positronen-Emissions-Tomographie
P-GP	P-Glykoprotein
PIM	potentiell inadäquate Medikation
PIW	potentiell inadäquater Wirkstoff
PK	pharmakokinetisch
PM	Poor Metabolizer
p.o.	peroral
PPAR-γ	peroxisome proliferator-activated receptor-γ
PZN	Pharmazentralnummer
RIA	Radioimmunoassay
RiliBÄK	Richtlinien der Bundesärztekammer zur Qualitätssicherung
ROC	Receiver Operating Characteristic
ROS	reaktive Sauerstoffspezies
rp	(engl.) „reversed phase", Umkehrphase bei Chromatographie-Trennsäulen
SERM	selektiver Estrogen-Rezeptor Modulator
SPE	Festphasenextraktion
SS	(engl.) „steady state" = pharmakokinetisches Gleichgewicht
SSB	Einzelstrangbrüche
SSRIs	Trizyklische Antidepressiva und selektive Serotoninwiederaufnahmehemmer
sUAW	schwere unerwünschte Arzneimittelwirkungen
SULT	Sulfotransferase
SVR	sustained viral response
$T_{1/2}$	Eliminationshalbwertszeit
TDM	Therapeutic Drug Monitoring
TPMT	Thiopurin-S-Methyltransferase
TRB	therapeutische Referenzbereich, engl. Therapeutic Reference Range, TRR
UAW	unerwünschte Arzneimittelwirkung
UGT	UDP-Glucuronyltransferase
UHPLC	Ultra High Performance Liquid Chromatography
UM	Ultra-rapid Metabolizer
UPDRS	Unified Parkinson's Disease Rating Scale
UV	ultraviolett (Wellenlängen der UV-Strahlung)
V	Verteilungsvolumen
V/F	apparentes Verteilungsvolumen
VIS	Wellenlängen des sichtbaren Lichtes
VKA	Vitamin-K-Antagonist
VKORC1	Vitamin-K-Epoxidreduktase
VSV	Vesicular Stomatitis Virus

WH	Women's Health Initiative
WLD	Wärmeleitfähigkeitsdetektore
XO	Xanthinoxidase

1 Pharmakologische Grundlagen

Ekkehard Haen

1.1 Geschichte der Pharmakologie

Bemühungen, durch Einbringung eines körperfremden Stoffes (Xenobiotikum) in einen Menschen eine Erkrankung zu heilen oder zumindest die Symptome einer Erkrankung zu bessern, sind wahrscheinlich so alt wie die Menschheit selbst. Im antiken Rom wurde hierfür der Begriff „materia medica" gebraucht, zumindest heißt so ein Buch (De materia medica) des römischen Militärarztes Pedanios Dioskurides, das als das erste pharmakologische Lehrbuch angesehen wird. Dioskurid stellte Naturprodukte zusammen, in erster Linie Pflanzen (Kräuter), aber auch Tiere und Tierprodukte sowie anorganische Substanzen (Steine, Mineralien, Salze), denen im 1. Jahrhundert n. Chr. Heilkräfte zugeschrieben wurden. Dioskurids Schrift wurde Grundlage aller nachfolgenden Kräuterbücher, deren bekanntestes das Kräuterbuch „Liber subtilitatum diversarum naturarum creaturarum" von Hildegard von Bingen (1089–1171) aus dem 12. Jahrhundert ist [1]. Hildegard von Bingen kann mit Fug und Recht als erste naturwissenschaftlich denkende Ärztin bezeichnet werden: Sie forderte eine „rational begründete Therapie" und prägte den Begriff der „diskreten Dosis". Theophrastus Bombastus von Hohenheim (1493–1541), besser bekannt unter dem Namen Dr. Paracelsus, legte 400 Jahre später, als er sich wegen seiner therapeutischen Erfolge vor Gericht gegen den Vorwurf der Hexerei verteidigen musste, mit seiner Aussage „Dosis sola venenum facit" die Grundlage einer jeden Arzneimitteltherapie, die bis heute seit nunmehr 500 Jahren Bestand hat. Wie das vorliegende Buch zeigt, muss Paracelsus' Aussage heute dringend ergänzt werden, auch wenn sie sich noch so hartnäckig hält: Paracelsus hat seinen Patienten zwar Blut abgenommen (Aderlass), dieses aber nicht analysieren können. Heute wissen wir, dass es die Wirkstoffkonzentration und nicht die Dosis ist, die für die Wirkung eines Arzneistoffes verantwortlich ist. Die Dosis führt bei jedem individuellen Patienten zu einer anderen Wirkstoffkonzentration, abhängig von den individuellen pharmakokinetischen Besonderheiten eines jedes einzelnen Patienten.

Das Kräuterbuch von Hildegard von Bingen diente wiederum Leonhart Fuchs als Vorlage für sein Kräuterbuch aus dem Jahr 1543 [2]. Leonhart Fuchs (1501–1566) war der erste Lehrstuhlinhaber für Medizin an den Universitäten von Ingolstadt (später Universität von Landshut, heute Ludwig-Maximilians-Universität München) und Tübingen. Die Medizin gehörte seinerzeit an den nur aus den beiden Fakultäten für Theologie und für Philosophie bestehenden Universitäten noch zur Philosophischen Fakultät. Mit der Entwicklung der modernen Naturwissenschaften im 19. Jahrhundert etablierte sich auch die Pharmakologie als eigenständiges Fach in den jetzt errichteten Medizinischen Fakultäten. Das erste deutsche Universitätsinstitut für Pharmakologie gründete Rudolph Buchheim 1847 an der von 1802–1886

https://doi.org/10.1515/9783110352900-001

deutschsprachigen Universität von Tartu (deutsch: Dorpat) in Estland, damals ein Teil des russischen Zarenreiches. In München hielt Franz F. Seitz (1811–1892) an der Ludwig-Maximilians-Universität als Direktor der Medizinischen Poliklinik seit 1850 Vorlesungen über Medikamente. Die erste Habilitation für das Fach Pharmakologie in München gelang im Jahre 1871 Hermann v. Boeck (1843–1885) mit „Untersuchungen über die Zersetzung des Eiweißes im Tierkörper unter dem Einfluss von Morphium, Chinin und arseniger Säure" [3]. Zwei Jahre später gründete Oswald Schmiedeberg (1838–1921) zusammen mit dem Internisten Bernhard Naunyn (1839–1925) die weltweit erste regelmäßig erscheinende Fachzeitschrift für Pharmakologie, das „Archiv für experimentelle Pathologie und Pharmakologie", heute „Naunyn-Schmiedeberg's Archives of Pharmacology". Im Jahr 1887 schließlich wurde Hermann Tappeiner (seit 1898 Hermann von Tappeiner, nach der Erhebung seines Vater Franz Tappeiner aus Meran/Südtirol als „Edler von Tappein" in den Adelsstand [4]) auf den neu geschaffenen Lehrstuhl für Pharmakologie der Ludwig-Maximilians-Universität München berufen, 1893 eröffnete er den Neubau des Instituts für experimentelle Pharmakologie [5].

Das Jahr 1911 gilt in Deutschland als Geburtsstunde der Klinischen Pharmakologie. Getragen von zunehmender Sorge über eine immer stärker zu Tage tretende Dominanz wirtschaftlichen Denkens gegenüber der Nutzen-Risiko-Bewertung bei der Anwendung von Arzneimitteln beantragten der Göttinger Pharmakologe Prof. Dr. Wolfgang Heubner (1877–1957) und der Internist Prof. Dr. Adolf Schmidt aus Halle/Saale (1865–1918) beim Congress für Innere Medizin (ab 1920 die Deutsche Gesellschaft für Innere Medizin, DGIM), eine unabhängige ärztliche Institution zur Bewertung von Arzneimitteln zu schaffen. Auf dem Wiesbadener Kongreß für Innere Medizin von 1911 wurde die Einsetzung dieser Kommission beschlossen, die den Namen „Arzneimittelkommission" erhielt. In heftigem Kampf mit den Wirtschaftsinteressen ging nach vielfältigen Auf und Ab daraus nach dem zweiten Weltkrieg die „Arzneimittelkommission der deutschen Ärzteschaft (AkdÄ)" hervor, die 1952 zum ersten Mal zusammen trat [6]. Ein weiterer Meilenstein in der Entwicklung der Klinischen Pharmakologie war 1932 die theoretische Begründung der Methode des kontrollierten Therapievergleiches (Verum gegen Kontrolle) durch Paul Martini (1889–1964), von 1932 bis 1957 Lehrstuhlinhaber für Innere Medizin und Direktor der Medizinischen Klinik der Rheinischen Friedrich-Wilhelms-Universität Bonn [7,8]. Paul Martini führte den Begriff der „Klinischen Pharmakologie" ein [9].

Eine detaillierte Beschreibung der Geschichte der Pharmakologie im deutschsprachigen Raum findet der Leser in dem mehrbändigen Werk von Athineos Philippu [10].

1.2 Begriffsbestimmungen

Medizin ist eine empirische Wissenschaft, die Erkenntnisse aus Erfahrung nach Versuch und Irrtum gewinnt: Eine Frage wird nach der größtmöglichen Wahrscheinlichkeit beantwortet, mit der die Antwort richtig ist. Auf Psychopharmaka sprechen z. B., unabhängig davon, ob es sich um Neuroleptika oder Antidepressiva handelt, zwischen 50 und 70 % der Patienten an. Ob ein individueller Patient zu der großen Gruppe von Patienten gehört, die auf das Medikament ansprechen, oder zu der kleinen Gruppe der Therapieversager, kann nur mit einer bestimmten Wahrscheinlichkeit vorhergesagt werden. Die Tatsache eines Therapieversagens bei einem individuellen Patienten bedeutet nicht, daß jeder Patient auf das Medikament nicht anspricht; und es bedeutet auch nicht, daß der entsprechende Patient nicht auf ein anderes Neuroleptikum bzw. Antidepressivum doch ansprechen wird.

Eine Naturwissenschaft untersucht hingegen Naturgesetze und wendet sie an: Zur Beantwortung einer Frage (Hypothese) wird ein Experiment gemacht, dessen Ergebnis die eingangs gestellte Hypothese eindeutig bestätigt oder ablehnt. Auf eine klare Frage gibt es eine klare Ja/Nein-Antwort.

Die Pharmakologie ist eine medizinische Fachdisziplin, die sich mit der Wanderung von Xenobiotika durch den menschlichen und tierischen Körper sowie mit den erwünschten und unerwünschten Wirkungen von Pharmaka beschäftigt. Hierbei setzt die Pharmakologie auch naturwissenschaftliche Methoden ein. Die Weiterbildungsordnungen der Landesärztekammern bieten zwei pharmakologische Fachärzte an, den Facharzt für Pharmakologie und Toxikologie und den Facharzt für Klinische Pharmakologie [11].

Die „Pharmakologie" wird von Außenstehenden gerne mit der „Pharmazie" verwechselt. Die Pharmazie ist eine naturwissenschaftliche Fachdisziplin, die sich mit der Herstellung und Gewinnung von Arzneistoffen, deren chemisch-physikalischen Eigenschaften, ihrer Verarbeitung zu geeigneten Arzneiformen, der analytischen Bestimmung und Qualitätskontrolle, der Vorratshaltung und dem Vertrieb in der Apotheke beschäftigt (Definition beeinflusst von [12,13]). Die Weiterbildungsordnungen der Landesapothekerkammern bieten die Weiterbildung zum Fachapotheker in sieben Gebieten an, darunter als Grenzdisziplinen zur Pharmakologie den Fachapotheker für Klinische Pharmazie, den Fachapotheker für Arzneimittelinformation und für die Pharmazeutische Betreuung in der Apotheke den Fachapotheker für Allgemeinpharmazie [14].

Der Klinische Pharmakologe und der Klinische Pharmazeut arbeiten als Arzt bzw. als Naturwissenschaftler direkt am und mit dem Patienten.

1.2.1 Der Arzneimittelbegriff: arzneimittelrechtlich [15,16]

Der § 2 des Arzneimittelgesetzes [17] definiert ausführlich, was in Deutschland als Arzneimittel gilt. Ein „Arzneimittel" ist demnach hierzulande kein medizinischer, sondern ein juristischer Begriff. Ausschlaggebend ist, was mit der „Anwendung am oder im menschlichen oder tierischen Körper" bezweckt werden soll. Erst durch diese Zweckbestimmung werden Chemikalien („Stoffe und Zubereitungen aus Stoffen") zu Arzneimitteln. So kann z. B. die Chemikalie Salicylsäure in jeder Drogerie gekauft werden. In der Absicht jedoch, diese Chemikalie – ob zu Tabletten gepresst oder auch nur als Pulver abgefüllt – zur Linderung von Schmerzen zu benutzen, wird sie zum Arzneimittel. Arzneimittel dürfen nur in den Verkehr gebracht werden, wenn sie in einem Zulassungsverfahren ihre Sicherheit, Verträglichkeit und pharmazeutische Qualität nachgewiesen haben. Die Zulassung wird durch das Bundesinstitut für Arzneimittel und Medizinprodukte (BfArM) in Berlin bzw. die European Medicines Agency (EMA) in London erteilt.

1.2.2 Der Arzneimittelbegriff: pharmakologisch

Pharmakologisch ist ein Arzneimittel zunächst eine Chemikalie, d. h. eine chemische Substanz. Nicht jede Chemikalie ist aber ein Arzneimittel. Nur eine Chemikalie, die nach Einbringung in den Körper eines Menschen oder eines Tieres dort eine Wirkung entfaltet, ist ein „Wirkstoff" oder „Pharmakon" (Abb. 1.2.1). Ist die Wirkung überwiegend erwünscht (erwünschte Arzneimittelwirkung, EAW) ist der Wirkstoff ein „Arzneistoff" oder „Pharmakon", ist die Wirkung überwiegend unerwünscht (unerwünschte Arzneimittelwirkung, UAW) ist der Wirkstoff ein „Schadstoff", ein „Gift" oder „Toxikon". Nach Paracelsus kann aus jedem Pharmakon ein Toxikon werden, wenn es nur in genügend hoher Konzentration auf den Körper einwirkt. Ein „Medikament" ist das Handelspräparat eines Arzneistoffes.

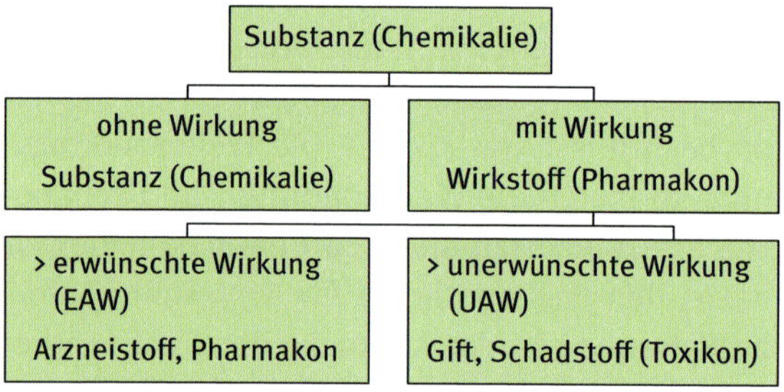

Abb. 1.2.1: Der pharmakologische Arzneimittelbegriff. EAW: erwünschte Arzneimittelwirkung; UAW: unerwünschte Arzneimittelwirkung.

1.2.3 Das Xenobiotikum

Xenobiotikum ist ein Sammelbegriff für alle körperfremden Stoffe. Hierunter fallen alle Pharmaka und Toxika, aber auch alle Lebensmittel und Genussmittel. Lebensmittel benötigt der Körper zum Überleben, um seinen Energiebedarf und seinen Bedarf an Baustoffen zu decken. Genussmittel sind zum Leben nicht notwendig, werden vom Menschen in erster Linie nur konsumiert, um Luxusgefühle hervorzurufen: Geschmacksverstärkung, Emotionen, Euphorie, Behaglichkeit. Unter die Genussmittel fallen z. B. die legalen wie Alkohol und Nikotin oder die illegalen Drogen Heroin, die Psychostimulantien u. a. Genussmittel entfalten in der Regel auch pharmakologische Wirkungen, die Linderung oder Heilung von Krankheitssymptomen ist aber nicht der primäre Zweck ihrer Anwendung.

1.2.4 Einführung in die Pharmakologie

Die Pharmakologie untersucht und beschreibt die Eigenschaften (Charakteristika) der Pharmaka. Jedes Pharmakon hat sowohl „pharmakokinetische" als auch „pharmakodynamische" Eigenschaften (Abb. 1.2.2). Auch wenn es zunächst widersinnig klingen mag, dass ein Pharmakon passiv gegenüber dem Körper von diesem beeinflusst wird, so beschäftigt sich die Pharmakokinetik doch mit genau diesen Prozessen: Die pharmakokinetischen Eigenschaften eines Pharmakons geben an, „inwiefern die Arzneimittel von dem Organismus verändert werden", die pharmakodynamischen Eigenschaften, „inwiefern die Arzneimittel auf den Organismus verändernd einwirken" [18].

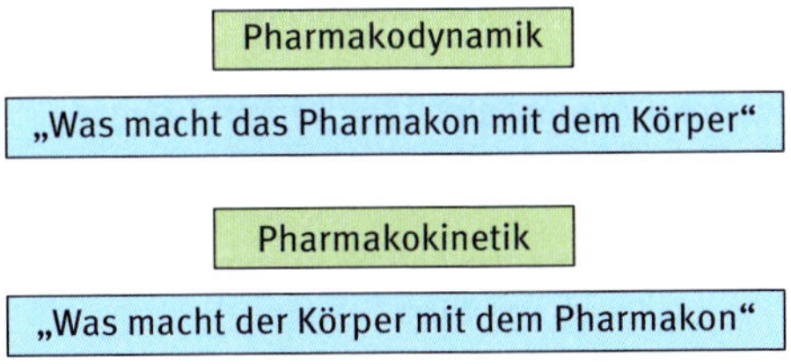

Abb. 1.2.2: Teilbereiche der Pharmakologie.

Literatur

[1] Barbara Beuys. Das Leben der Hildegard von Bingen Frankfurt a. M.: Insel; 2009.

[2] Fuchs, Leonhart. Das Kräuterbuch von 1543 – New Kreüterbuch. Köln: Taschen; 2001.

[3] Informationsseite des Walther-Straub-Institutes für Pharmakologie und Toxikologie im Internet, zugänglich über http://www.wsi.med.uni-muenchen.de/das_institut/geschichte/anfaenge/index.html, zuletzt abgefragt am 25. 3. 2017.

[4] Österreichisches Biographisches Lexikon und biographische Dokumentation. Wien: Verlag der Österreichischen Akademie der Wissenschaften; 2003–2016. ISBN: 978-3-7001-3213-4.

[5] Forth W Buildings and Men: 100 Years of Pharmacology and Toxicology at the Medical Faculty of the Ludwig-Maximilians-Universität in München. In Eyer P, Ed.: Metabolic Aspects of Cell Toxicity. Pharmacology and Toxicology. Vol 4. Mannheim: BI Wissenschaftsverlag; 1994. pp 167–179.

[6] Müller-Örlinghausen B. Die Arzneimittelkommission der deutschen Ärzteschaft–Im Spannungsfeld der Interessen von Ärzteschaft und Pharmazeutischer Industrie. Eine Geschichte von Erfolgen und Niederlagen 1911–2010. In: Koesling V, Schülke F, Hrsg.

Begleitband zur Ausstellung „Pillen und Pipetten“. Stiftung Deutsches Technikmuseum Berlin. Leipzig: Koehler & Amelang; 2010. pp 186–201.
[7] Martini P. Methodenlehre der Therapeutischen Untersuchung. Berlin: Springer Verlag; 1932.
[8] Martini P. Methodenlehre der Therapeutischen Untersuchung. Münch Med Wschr. 1932;79:1608–1609.
[9] Informationsseite der Paul-Martini-Stiftung Berlin, zugänglich über www.paul-martini-stiftung.de/de/paulmartini/biographie.html, zuletzt abgefragt am 25. März 2017.
[10] Athineos Philippu, Hrsg. Geschichte und Wirken der pharmakologischen, klinisch-pharmakologischen und toxikologischen Institute im deutschsprachigen Raum. Vol. 1. Innsbruck: Berenkamp-Verlag; 2004.
[11] Weiterbildungsordnung für die Ärzte Bayerns vom 24. April 2004 – in der Fassung der Beschlüsse vom 23. Oktober 2016, zugänglich über www.blaek.de/weiterbildung/WBO_2004/download/WO%202004_2016.pdf, zuletzt abgefragt am 25. März 2017.
[12] Fichtl B, Fülgraff G, Neumann H-G, Wollenberg P, Forth W, Henschler D, Rummel W. Allgemeine Pharmakologie und Toxikologie–Grundbegriffe. In: Forth W, Henschler D, Rummel W, Starke K, Hrsg. Allgemeine und Spezielle Pharmakologie und Toxikologie, 6. Auflage. Mannheim: Bibliografisches Institut & F. A. Bockhaus AG; 1992.
[13] Starke K. Grundbegriffe. In: Forth W, Henschler D, Rummel W, Förstermann U, Starke K, Hrsg. Allgemeine und Spezielle Pharmakologie und Toxikologie. 8. Auflage. München/Jena: Urban & Fischer Verlag; 2001. P 1.
[14] Weiterbildungsordnung vom 23. April 2010 (Pharmazeutische Zeitung vom 17. Juni 2010, S. 2348 ff.), geändert am 19. 11. 2013 (PZ v. 12. 12. 2013, S. 4413 ff.), zuletzt geändert am 17. 11. 2015 (PZ v. 17. 12. 2015, S. 4072 ff.). www.blak.de/d/items/weiterbildung-weiterbildungsordnung.html.
[15] Haen E, Aurnhammer P Verschreibung und Abgabe von Arzneimitteln. In: Fülgraff-Palm: Lemmer B, Brune K, Hrsg. Pharmakotherapie/Klinische Pharmakologie. 14. Auflage. Heidelberg: Springer Verlag; 2010. pp 29–52.
[16] Haen E, Wolff N. Verschreibung und Abgabe von Arzneimitteln. In: Balogh A, Haen E, Hrsg. Klinische Pharmakologie in der zahnärztlichen Praxis. Stuttgart: Wissenschaftliche Verlagsgesellschaft; 2010. pp 279–316.
[17] Gesetz über den Verkehr mit Arzneimitteln (Arzneimittelgesetz, AMG) in der Fassung der Bekanntmachung vom 12. 12. 2005 (BGBl. I S. 3394), das durch Artikel 1 der Verordnung vom 10. März 2017 (BGBl. I S. 456) geändert worden ist. Bundesanzeiger Verlag Köln, https://www.gesetze-im-internet.de/amg_1976/AMG.pdf.
[18] Buchheim R. Jonathan Pereira’s Handbuch der Heilmittellehre. Nach dem Standpunkte der deutschen Medicin bearbeitet von Rudolf Buchheim. Leipzig: Verlag Leopold Voß; 1846.

1.3 Pharmakokinetik

Ekkehard Haen

Alle Vorgänge und Prozesse, über die der Körper auf einen Fremdstoff (Xenobiotikum) einwirkt, werden durch die Pharmakokinetik beschrieben. Der Begriff „Kinetik“ deutet darauf hin, dass es sich im Wesentlichen um zeitabhängige Prozesse handelt. Hierbei sind drei Bereiche zu unterscheiden (Abb. 1.3.1): Der Körper nimmt das Xenobiotikum in den Körper auf (Aufnahme), dann verteilt er es in den für das Xenobiotikum zugänglichen Verteilungsräumen (Verteilung), um es schließlich wieder auszuscheiden (Elimination).

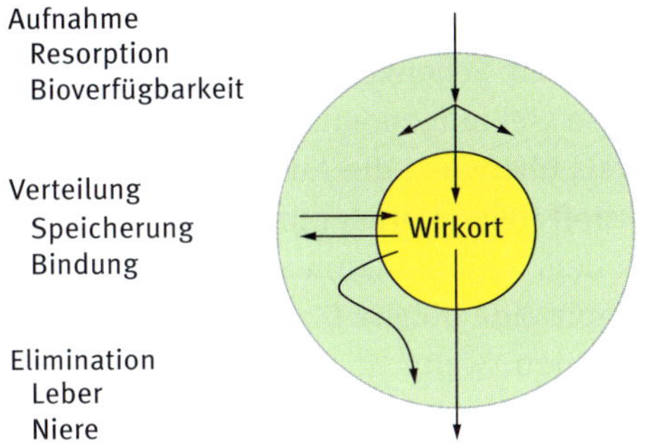

Abb. 1.3.1: Die drei Bereiche der Pharmakokinetik („Was der Körper mit dem Pharmakon macht"): Aufnahme, Verteilung, Elimination. Der Körper ist vereinfacht als Kreis dargestellt. Der eigentliche Wirkort vieler Medikamente liegt in der Regel tiefer und entzieht sich einer direkten Untersuchung. Die Wirkstoffkonzentration wird in der Regel „peripher" bestimmt, d. h. außerhalb des eigentlichen Wirkortes in zugänglichen Körperflüssigkeiten, zumeist dem Blut (Serum = proteinarmer Überstand nach Abzentrifugieren von geronnenem Blut, Plasma = proteinreicher, daher höhervolumiger Überstand nach Abzentrifugieren von ungerinnbar gemachtem Blut), aber auch dem Urin oder dem Liquor. Aus [6] Abb. 22, S. 23.

1.3.1 Die Konzentrations-/Zeit-Kurven

Der zeitliche Verlauf der Wirkstoffkonzentration eines Medikamentes wird während der Entwicklung eines neuen Medikamentes in Form der Konzentrations-/Zeit-Kurven (Abb. 1.3.2) an Gesunden (Phase-I-Studie) bzw. an den Patienten ermittelt werden, die an der Krankheit leiden, zu deren Behandlung das neue Medikament entwickelt wird (Phase-II-Studien). Bei der Betrachtung einer Konzentrations-/Zeit-Kurve muss man sich stets darüber im Klaren sein, dass der Zeitverlauf der Wirkstoffkonzentration immer eine Summenfunktion aus den drei Bereichen der Pharmakokinetik (Aufnahme, Verteilung, Elimination) darstellt: Sobald die ersten Men-

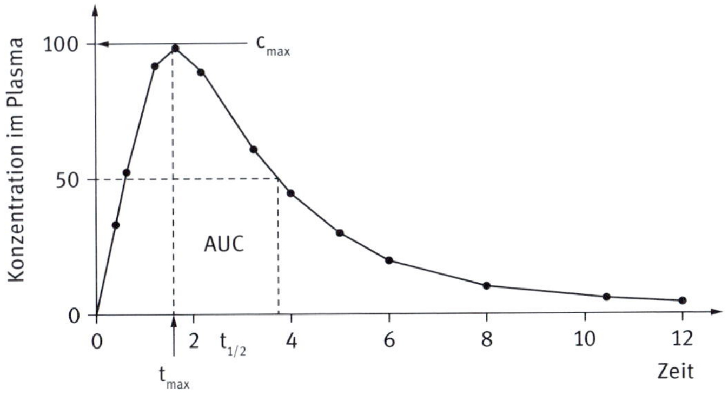

Abb. 1.3.2: Konzentrations-/Zeit-Kurve mit langsamer Anflutung des Wirkstoffs. Markiert ist der Zeitpunkt (T_{max}) des Erreichens der Spitzenkonzentration (C_{max}). Aus [7] Abb. 1.55, S. 58.

gen des Xenobiotikums in den Körper aufgenommen wurden, beginnt bereits deren Wiederausscheidung. Während des ansteigenden Schenkels überwiegt lediglich die Aufnahme, am Scheitelpunkt wird genauso viel aufgenommen wie ausgeschieden und während des absteigenden Schenkels überwiegt die Ausscheidung.

Wird das Xenobiotikum von einem Wirkstoff freien Körper aufgenommen, müssen außerdem die Verteilungsräume erst mit dem Xenobiotikum aufgefüllt werden; es ist also am Anfang einer Arzneimitteltherapie eine höhere Dosis (die sog. „Sättigungsdosis" D_S) nötig als unter Dauermedikation, wenn nur die Wirkstoffmenge ersetzt werden muss, die während des Applikationsintervalls eliminiert wurde (sog. „Erhaltungsdosis" D_e).

Der zeitliche Verlauf der Wirkstoffkonzentration im Blut verläuft nach einer exponentiellen Funktion. Der britische Mathematiker Harry Bateman hat eine Gleichung beschrieben, ursprünglich um den zeitlichen Verlauf des radioaktiven Zerfalls eines Nuklids zu berechnen [1]. Da die meisten Pharmaka nach einer sog. Kinetik erster Ordnung aus dem Körper ausgeschieden werden, d. h. die pro Zeiteinheit ausgeschiedene Menge ist proportional zur Wirkstoffkonzentration [2], kann eine Abwandlung dieser Gleichung benutzt werden, um zu jedem Zeitpunkt nach Einmalapplikation eines Medikamentes die periphere Wirkstoffkonzentration zu berechnen (Bateman-Funktion):

$$c(t) = D \cdot F/V \cdot k_a/(k_a - k_e) \cdot (e^{-ke \cdot t} - e^{-ka \cdot t}) \qquad (1.1)$$

Dabei bezeichnet „k_a" die Absorptionskonstante, „k_e" die Eliminationskonstante, „D" die Dosis, „V" das Verteilungsvolumen, „F" die Bioverfügbarkeit und „t" die Zeit nach der Applikation.

Das Integral unter der Konzentrations-/Zeit-Kurve, d. h. die Fläche unter der Konzentrations-/Zeit-Kurve (FUK, engl. AUC, *Area under the curve*) ist ein Maß für die vom Körper aufgenommene Wirkstoffmenge, d. h. $D \times F$.

Für die medikamentöse Therapie in der alltäglichen klinischen Praxis ist die Einmalapplikation nur von geringer Bedeutung. Zur Erreichung des therapeutischen Ziels ist es in der Regel notwendig, dass der Wirkstoff über längere Zeit am besten in einer konstanten Konzentration im Körper wirken kann. Dies wird durch Ersatz der im Applikationsintervall ausgeschiedenen Wirkstoffmenge erreicht (Erhaltungsdosis, D_e). Die Wirkstoffkonzentration setzt dann auf die am Ende des Applikationsintervalls noch vorhandene Restkonzentration (c_R) auf:

$$c(t) = c_R + D \cdot F/V \cdot k_a/(k_a - k_e) \cdot (e^{-ke \cdot t} - e^{-ka \cdot t}) \qquad (1.2)$$

Unter diesen Bedingungen steigt die Wirkstoffkonzentration zunächst in Abhängigkeit von der Eliminationshalbwertszeit an bzw. fällt nach Gabe einer höheren Sättigungsdosis solange ab, bis die Erhaltungsdosis D_e der im Applikationsintervall ausgeschiedenen Wirkstoffmenge entspricht. Dieser Zustand wird als „pharmako-

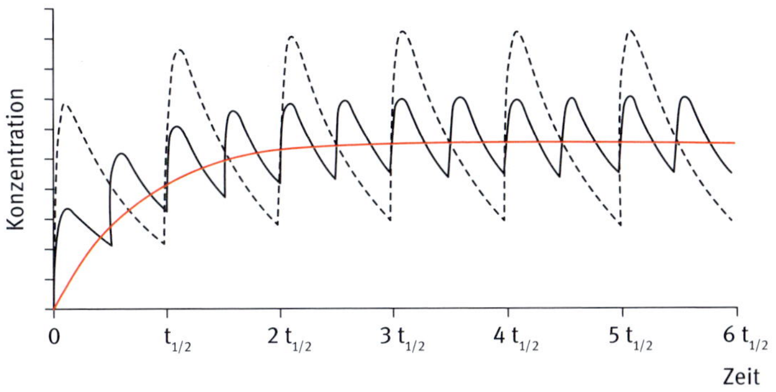

Abb. 1.3.3: Zeit bis zum Erreichen des pharmakokinetischen Gleichgewichtes. Aufgetragen ist die Tagesdosis eines Wirkstoffes als eine Gesamtdosis (gestrichelte Linie) mit einem Applikationsintervall τ in Größe seiner Eliminationshalbwertszeit $t_{1/2}$. Nach den ersten Einnahmen steigen die Spitzenkonzentration c_{max}, die Talkonzentration c_{min} und die im Tagesverlauf mittlere Wirkstoffkonzentration c_{av} täglich an, bis sich diese Werte nach etwa 4 $t_{1/2}$ bis 5 $t_{1/2}$ nicht mehr stark verändern, die Abweichungen zum Vortag streben gegen Null, das pharmakokinetische Gleichgewicht ist erreicht. Wird die Tagesdosis auf zwei kleinere, aber gleich große Teildosen aufgeteilt (durchgezogene Linie), die gleichmäßig über den Tag verteilt eingenommen werden, so sinken die Spitzenkonzentrationen c_{max} und steigen die Talkonzentrationen c_{min}, die im Tagesverlauf mittlere Wirkstoffkonzentration c_{av} bleibt jedoch gleich. (Modifiziert nach [7] Abb. 1.67, p. 68)

kinetisches Gleichgewicht“ (engl. *pharmacokinetic steady-state*, SS) bezeichnet. Die Zeit bis zum Erreichen des pharmakokinetischen Gleichgewichtes hängt von der Eliminationshalbwertszeit ($t_{1/2}$) des Xenobiotikums ab und wird zu etwa 94 % nach 4 und zu etwa 97 % nach 5 Eliminationshalbwertszeiten erreicht (Abb. 1.3.3). Die Zeit bis zum Erreichen des pharmakokinetischen Gleichgewichtes wird auch als „Kumulation“ bezeichnet. Dieser Begriff darf nicht mißverstanden werden: Kein Xenobiotikum reichert sich unendlich im Körper an. Nach 4 bis 5 Eliminationshalbwertszeiten wird immer ein pharmakokinetisches Gleichgewicht erreicht, auch wenn die Eliminationshalbwertszeit wie bei dem Insektizid Dichlor-Diphenyl-Trichlorethan (DDT) ein Jahr beträgt.

Mit Aufteilung der Tagesdosis auf zwei oder mehrere Teildosen sinkt die Spitzenkonzentration (c_{max}) und steigt die Talkonzentration (c_{min}) (Abb. 1.3.3), dies gilt umso mehr, je zahlreicher und damit kleiner die Teildosen sind. Durch die Aufteilung der Tagesdosis steigt die Verträglichkeit der Arzneimitteltherapie durch die Vermeidung von Konzentrationsspitzen, die Wirksamkeit steigt, weil die Wirkstoffkonzentration im Applikationsintervall nicht so stark absinkt. In der Praxis hat dieses Vorgehen allerdings seine Grenzen, da mit der Zahl der einzunehmenden Teildosen die Einnahmefehler durch Vergessen der Einnahme zunehmen. Es hat sich gezeigt, dass bei einmal täglicher Arzneimittelanwendung Einnahmefehler am seltensten sind, aber durch weitere Verlängerung des Applikationsintervalls, etwa auf einmal alle zwei oder drei Tage, nimmt ihre Zahl auch wieder zu.

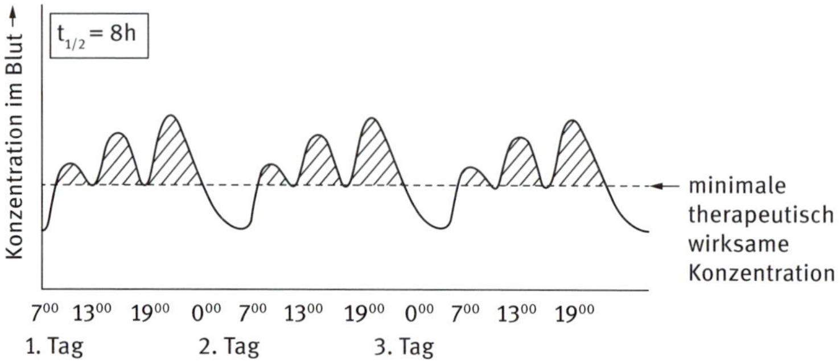

Abb. 1.3.4: Variation der Spitzenkonzentrationen c_{max} und der Talkonzentrationen c_{min} nach und vor Einnahme einer Teildosis, wenn die Tagesdosis ungleichmäßig über den Tag verteilt wird. Auch hier bleibt die im Tagesverlauf mittlere Wirkstoffkonzentration c_{av} gleich, c_{max} und c_{min} sind aber nicht stabil, sondern variieren im Tagesverlauf erheblich. (Modifiziert nach [9] Abb. 91, S. 60)

Im Gegensatz zu c_{max} und c_{min} ist die im Tagesverlauf mittlere Wirkstoffkonzentration (c_{av}) eines Wirkstoffs im pharmakokinetischen Gleichgewicht unabhängig davon, ob die Tageserhaltungsdosis D_e/24 h als Einzeldosis oder aufgeteilt auf mehrere Teildosen angewendet wird, unabhängig davon, ob diese Teildosen gleich groß oder unterschiedlich sind, gleichmäßig oder ungleichmäßig über den Tag verteilt werden oder ob der Wirkstoff aus dem Applikationsmedium (vgl. unten) schnell oder verzögert freigesetzt wird (Abb. 1.3.4). Sie ist nur von der Höhe der im Laufe eines Tages (24 h) in den Körper aufgenommenen Wirkstoffmenge (D_e/24 h × Bioverfügbarkeit F, ggf. berechnet als freie Base, nicht als Salz) abhängig und zu dieser proportional mit der Eliminationsgeschwindigkeit (der totalen Clearance, Cl_t, des Wirkstoffs) als Proportionalitätskonstante:

$$D_e \cdot F/24\,h = c_{av} \cdot Cl_t \quad \text{(Grundgleichung 1 der Pharmakokinetik [2,3])} \quad (1.3)$$

1.3.2 Die Aufnahme

Ein Xenobiotikum kann auf verschiedenen Wegen in den Körper aufgenommen werden (Tab. 1.3.1). Der Applikationsweg des Xenobiotikums hat großen Einfluß auf die sich im Körper aufbauenden Wirkstoffkonzentrationen. Am schnellsten gelangt ein Xenobiotikum durch intravenöse (i.v.) Injektion in den Körper: Am Ende einer Bolusinjektion (Injektion im Schuss) ist die Dosis zu 100 %, also vollständig im Körper (Abb. 1.3.5). Die i.v.-Injektion kann verzögert werden, hierfür wird dann die Applikation per Infusion gewählt, wobei die Infusionsgeschwindigkeit beliebig, d. h. je nach Bedarf eingestellt werden kann.

Nach peroraler Applikation (p.o.) steigt die Wirkstoffkonzentration deutlich langsamer an (Abb. 1.3.5), die Geschwindigkeit hängt vom Aufbau des Applikationsmediums ab, ist am schnellsten nach Anwendung in Flüssigkeiten, erfolgt langsamer aus Tabletten oder Kapseln, die erst zerfallen müssen, um den Wirkstoff freizuset-

Tab. 1.3.1: Applikationswege für Xenobiotika in den Körper.

Applikationsweg				
enteral	oral	fest	Sublingualtabletten	sofortiger Zerfall noch im Mund, Xenobiotikum steht sofort zur Aufnahme bereit
			Tabletten, Kapseln	normale Freisetzung im Magen-Darm-Trakt
			Retardtabletten, Retardkapseln	retardierte Freisetzung im Magen oder erst im Darm
		flüssig	Tropfen, Saft, Lösungen	Xenobiotikum steht sofort zur Aufnahme bereit
	rektal		Zäpfchen	normale Freisetzung im Enddarm (Rektum)
			Retardzäpfchen	retardierte Freisetzung im Enddarm (Rektum)
			Klistier	keine Aufnahme beabsichtigt
parenteral	Injektion	intravenös (i.v.)	Injektionslösung	Applikation in kürzester Zeit
			Infusion	kontinuierliche Zufuhr
		intramuskulär (i.m.)	Injektionslösung	gegenüber i.v. etwas verzögerte Aufnahme aus Muskelgewebe
			Depot	sehr stark verzögerte Aufnahme aus Muskelgewebe ggf. über Monate
		inhalativ	Gas, Dosieraerosol, Pulver	Aufnahme unter Umgehung der Leber
		perkutan	Pulver, Tröpfchen	

zen, und ist am langsamsten, wenn das Applikationsmedium eine retardierte Galenik besitzt (Retardtabletten, Retardkapseln), aus denen je nach Fertigung der Wirkstoff auch erst nach der Magenpassage im Darm freigesetzt werden kann.

Der Anstieg der Wirkstoffkonzentration ist nach intramuskulärer (i.m.) Injektion langsamer als nach intravenöser Applikation, weil der Wirkstoff erst aus dem intramuskulären Depot ins Gefäßsystem gelangen muss; er ist nach i.m.-Applikation aber schneller als nach peroraler Applikation (Abb. 1.3.5). Nach rektaler Applikation steigt die Wirkstoffkonzentration nur sehr langsam an.

Unabhängig davon, auf welchem Wege ein Xenobiotikum in den Körper aufgenommen wird, geht die Konzentrations-/Zeit-Kurve am Ende in die gleiche abfallende e-Funktion über, da die Elimination von der Aufnahme unabhängig ist [4]. Je nach Applikationsweg und Applikationsmedium werden auf der Konzentra-

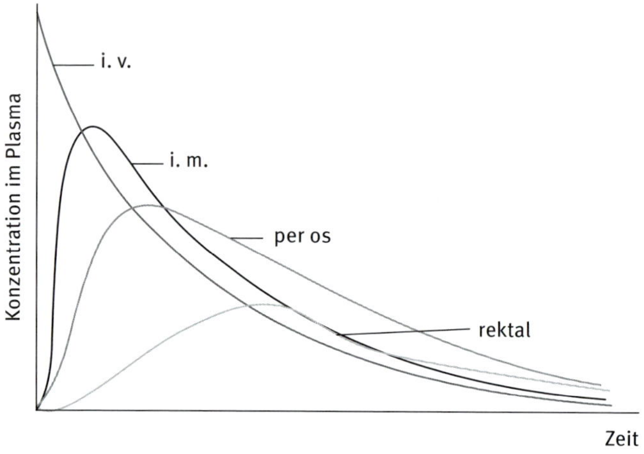

Abb. 1.3.5: Konzentrations-/Zeit-Kurven nach i.v., i.m., oraler und rektaler Applikation. (Modifiziert nach [7] Abb. 1.54, S. 58)

tions-/Zeit-Kurve aber unterschiedliche Spitzenkonzentrationen erreicht: Je langsamer die Anflutung, desto niedrigere Spitzenkonzentrationen werden bei gleicher verabreichter Dosis erreicht.

Damit ein Medikament in den Körper aufgenommen wird, muss es lipophile Eigenschaften besitzen. Nur so kann der Wirkstoff die Lipid-Doppelschicht-Membranen durchdringen, die die Zellen des Körpers nach außen abgrenzen, nach peroraler Aufnahme in erster Linie zunächst einmal die Magen-Darm-Schranke. Auch bei seiner Wanderung durch den Körper müssen Wirkstoffe Zellmembranen überwinden, z. B. das Endothel beim Übertritt aus dem Gefäßsystem in den Extrazellulärraum, die Blut-Hirn-Schranke oder in der Schwangerschaft die Plazentarschranke u. a.

1.3.3 Die Verteilung

Nimmt der Körper ein Xenobiotikum auf, so verteilt er es in seinen Flüssigkeitsräumen, Geweben und Organen. Die Größe dieses „Verteilungsvolumen“ (V) hängt vor allem von den physiko-chemischen Eigenschaften des Xenobiotikums ab: Eine stark hydrophile Substanz kann die Lipid-Doppelschichten der Zellmembranen nicht durchdringen und verteilt sich deshalb im wässrigen Medium des Gefäßsystems (sog. „Plasmaraum“ mit 0,04 l/kg KG) und des Extrazellulärraumes (0,6 l/kg KG). Stark lipophile Substanzen, die die Lipid-Doppelschichten der Zellmembranen durchdringen können, erreichen auch den Intrazellulärraum. Ihr Verteilungsvolumen kann Werte annehmen, die weit über einem realen Körpervolumen liegen (z. B. das Antipsychotikum Chlorpromazin mit 20,0 l/kg KG, was bei einem 70 kg schweren Menschen ein Volumen von 1400 l ergibt). Dies liegt daran, dass diese Substanzen in Geweben gespeichert werden, Chlorpromazin z. B. im Myelin der Nervenscheiden. Auch Xenobiotika, die hoch an spezifische Strukturen wie Rezeptoren, Transporter oder Plasma- und Gewebeproteine gebunden werden, besitzen ein Verteilungsvolumen mit einem unreal hohen Wert.

Eigentlich erhebt aber das Verteilungsvolumen als pharmakokinetische Kenngröße eines Medikamentes gar nicht den Anspruch, ein reales Volumen zu sein. Das Verteilungsvolumen ist einfach eine Rechengröße, nämlich der Proportionalitätsfaktor für die Beziehung zwischen der Wirkstoffmenge, die benötigt wird, um die Verteilungsräume im Körper aufzufüllen (Sättigungsdosis D_S × Bioverfügbarkeit F) und der sich ergebenden mittleren Wirkstoffkonzentration c_{av}

$$D_S \cdot F = c_{av} \cdot V \qquad \text{(Grundgleichung 2 der Pharmakokinetik [2,3])} \qquad (1.4)$$

Oft ist in pharmakokinetischen Studien zur Bestimmung des Verteilungsvolumens die absolute Bioverfügbarkeit des Wirkstoffs nicht bekannt, die aus der verabreichten Dosis tatsächlich in den Körper aufgenommene Wirkstoffmenge kann also nicht berechnet werden. Das sich so ergebende Verteilungsvolumen wird als „apparentes Verteilungsvolumen", V/F, bezeichnet.

1.3.4 Die Elimination

Der Körper scheidet ein Xenobiotikum im Wesentlichen auf zwei Wegen aus (Abb. 1.3.6): Hydrophile Wirkstoffe werden direkt und zumeist unverändert über die Nieren in den Urin ausgeschieden. Lipophile Substanzen werden zunächst in der Leber enzymatisch so verändert, dass das Molekül hydrophile Eigenschaften bekommt und der entstandene Metabolit dann ebenfalls über die Nieren ausgeschieden werden kann. Die lipophile Muttersubstanz kann auch aus der Leber über die Galle in den Darm ausgeschieden werden; von dort wird sie jedoch etwas weiter darmabwärts wieder in den Körper aufgenommen (sog. entero-hepatischer Kreislauf).

Der enzymatische Arzneimittelstoffwechsel verläuft nicht ausschließlich, aber im Wesentlichen über zwei große Enzymsysteme: Bei den sog. Phase-I-Reaktionen wird die Muttersubstanz durch Redox-Reaktionen mit einer reaktiven Gruppe versehen. Das ist häufig eine durch Oxidation neu eingefügte Hydroxylgruppe (-OH-Gruppe), kann aber auch die Freilegung einer Aminofunktion (NH_2-Gruppe) durch oxidative Desalkylierung sein. In den sog. Phase-II-Reaktionen werden an diese reaktiven Gruppen dann sehr hydrophile Moleküle gekoppelt (Konjugationsreaktionen). Häufig werden Glucuronsäurereste übertragen; Glucuronsäure ist die Säure des Zuckermoleküls Glucose, durch die vier zusätzliche OH-Gruppen in das Molekül eingebaut werden, was seine Hydrophilie um ein Vielfaches steigert. In anderen Kopplungsreaktionen wird ein Schwefelsäurerest (Sulfatierung), ein Phosphatrest (Phosphatierung) oder ein Essigsäurerest (Acetylierung) übertragen.

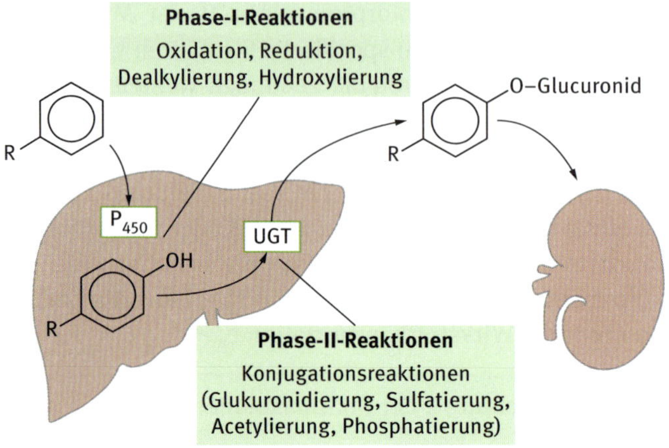

Abb. 1.3.6: Phase-I/Phase-II-Metabolismus. Damit ein Xenobiotikum in den Körper aufgenommen werden kann, muss es lipophile Eigenschaften besitzen. Hauptausscheidungsmedium ist der Urin, ein wässriges Medium. Physiologischer Sinn des Fremdstoffmetabolismus in der Leber ist es, aus einem lipophilen Fremdstoff einen hydrophilen zu machen, der dann über die Nieren ausgeschieden werden kann. Phase I: Enzyme des oxidativen Metabolismus, Phase II: Kopplungsenzyme. (Aus [9] Abb. 1.30, S. 40)

Die Enzyme des oxidativen Arzneistoffwechsels gehören überwiegend zur Familie der Cytochrome-P_{450}-Isoenzyme (CYP-Enzyme). Cytochrome sind farbige Proteine, die wie alle Strukturen, die dem Sauerstofftransport oder der Sauerstoffübertragung dienen, in ihrem aktiven Zentrum ein Häm-Molekül enthalten, ein ringförmiges Polyen-Molekül (Porphyrin-Ring), das im Zentrum ein Eisenatom komplex gebunden hat. Die Bezeichnung „P_{450}" weist lediglich darauf hin, dass diese Proteine photometrisch bei einer Wellenlänge von 450 nm bestimmt werden können. Heute sind an die 60 verschiedene Cytochrom-P_{450}-Isoenzyme bekannt, 12 von ihnen sind für den Xenobiotika-Stoffwechsel des Menschen von Bedeutung (Abb. 1.3.7).

Molekulargenetisch werden sie nach ihrer Aminosäuresequenz in Genotypen unterschieden, die eine Aminosäuresequenzhomologie von > 40 % aufweisen und mit einer Zahl bezeichnet werden (z. B. CYP3). Zu den Genotypen gibt es Subfamilien, die mit einem Buchstaben bezeichnet werden (z. B. CYP3A), zu den Subfamilien Isoformen mit einer Aminosäuresequenzhomologie von > 55 % und wieder mit einer Zahl bezeichnet (z. B. CYP3A4). Jedes dieser Isoenzyme hat keine ausschließliche, aber doch recht hohe Substratspezifität, d. h. es gibt für jedes Xenobiotikum einen oder nur wenige Stoffwechselwege, die in Darstellungen nach Abbildung 1.3.8 eingezeichnet und so, wie in einem Buch von links nach rechts gelesen, recht anschaulich verdeutlicht werden können.

Die Phase-II-Enzyme gehören zur Gruppe der Transferasen (z. B. Uridinyl-Glucuronosyl-Transferasen, UGT). Auch diese Enzyme bilden eine große Gruppe von genetisch zwar verwandten, aber nicht identischen Isoenzymen, die noch nicht

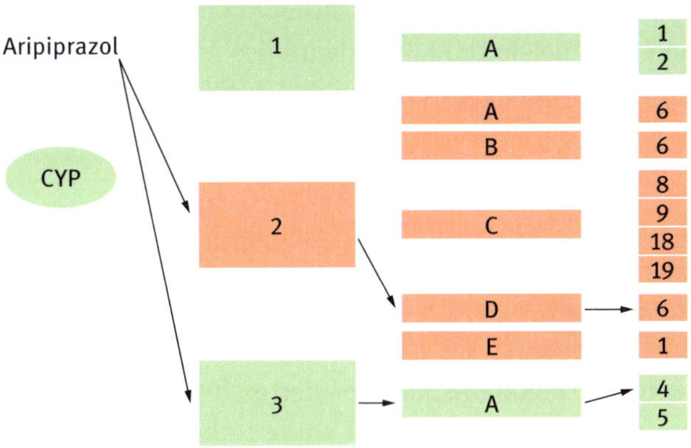

Abb. 1.3.7: CYP-Isoenzyme des Arzneistoffmetabolismus. CY: Cytochrom, P: photometrisch bestimmbar bei einer Wellenlänge von 450 nm, linke Zahlenspalte: Bezeichnung der Genfamilie, Buchstaben in der Mitte: Bezeichnung der Subfamilie, rechte Zahlenreihe: Bezeichnung der Isoform. Eingezeichnet sind die Stoffwechselwege des Antipsychotikums Aripiprazol. (Modifiziert aus [10] Abb. 3, p. 565)

so gut klassifiziert sind, deren Substratspezifität aber auch nicht so hoch zu sein scheint wie bei den CYP-Isoenzymen. Das UGT1A4 spielt die größte Rolle im Arzneistoffwechsel.

Benutzen verschiedene Xenobiotika denselben Stoffwechselweg, so können sie sich gegenseitig bei ihrer Ausscheidung beeinflussen, was eine häufige Ursache für pharmakokinetische Interaktionen darstellt. Die einfachste Form ist die kompetitive Hemmung durch Konkurrenz um das aktive Zentrum des Enzyms (Substrathemmung); sie kann zwar bei quantitativen Bestimmungen von Wirkstoffkonzentrationen erkannt werden, wird in der Regel jedoch klinisch nicht relevant. Ist die Affinität eines Xenobiotikums zum aktiven Zentrum des Enzyms aber sehr viel höher als die eines anderen, so dass das niedriger affine Substrat das höher affine nicht vom aktiven Zentrum verdrängen kann, resultiert eine aktive Hemmung des Enzyms, das dann das andere Xenobiotika nicht mehr oder nur noch sehr langsam verstoffwechselt. Die Hemmung tritt sofort mit Anwesenheit des hemmenden Xenobiotikums ein und ist konzentrationsabhängig. Der daraus resultierende Anstieg der Wirkstoffkonzentration eines Arzneimittels kann das Vier- bis Fünffache der normalen Konzentration ausmachen, je nach Dauer der Blockade auch noch mehr.

Zur physiologischen Aufgabe des Xenobiotika-Stoffwechsel gehört es, den Körper vor Fremdstoffen zu schützen. Fällt der Fremdstoff in großen Mengen an, springt die Transkription der Enzymgene an und es wird mehr Enzymprotein gebildet (Enzyminduktion). Dieser Prozeß erfordert Zeit, die Enzyminduktion wirkt sich deshalb nicht sofort, sondern erst innerhalb von mehreren Tagen aus. Das vermehrt gebildete Enzym steht dann auch für den Abbau anderer Substrate, körpereigener (z. B. Hormone) und anderer Xenobiotika, zur Verfügung. Eine Wirkstoffkonzentration kann durch Enzyminduktion trotz hoher Dosis bis in den unwirksamen

Bereich abfallen (z. B. das Antipsychotikum Olanzapin durch die Inhaltsstoffe des Tabakrauches oder alle möglichen Arzneistoffe in Gegenwart des Antiepileptikums Carbamazepin), oft gelingt es nicht, den Konzentrationsabfall durch Steigerung der Dosis auszugleichen.

1.3.4.1 Der First-pass-Effekt

Alles, was nach oraler Aufnahme ab dem hinteren Rand der Zahnreihe im Mund bis kurz vor dem After aus dem Magen-Darm-Trakt resorbiert wird, gelangt zunächst in die Pfortader und wird in die Leber transportiert, wo der Abbau beginnt (Abb. 1.3.8). Dieser Vorgang wird als Metabolismus bei der ersten Leberpassage (engl. First-pass-Metabolismus) bezeichnet. Der Begriff sollte unbedingt genauso gebraucht werden, wie er definiert ist: Verstoffwechselung bei der ersten Leberpassage nach oraler Aufnahme! In der Literatur liest man leider immer wieder übertragene Vorstellungen. So wird z. B. auch gerne nach inhalativer Applikation von Glukokortikoiden von einem First-pass-Metabolismus gesprochen, den es aber gar nicht gibt, weil es nach inhalativer Applikation keine Möglichkeit gibt, die ge-

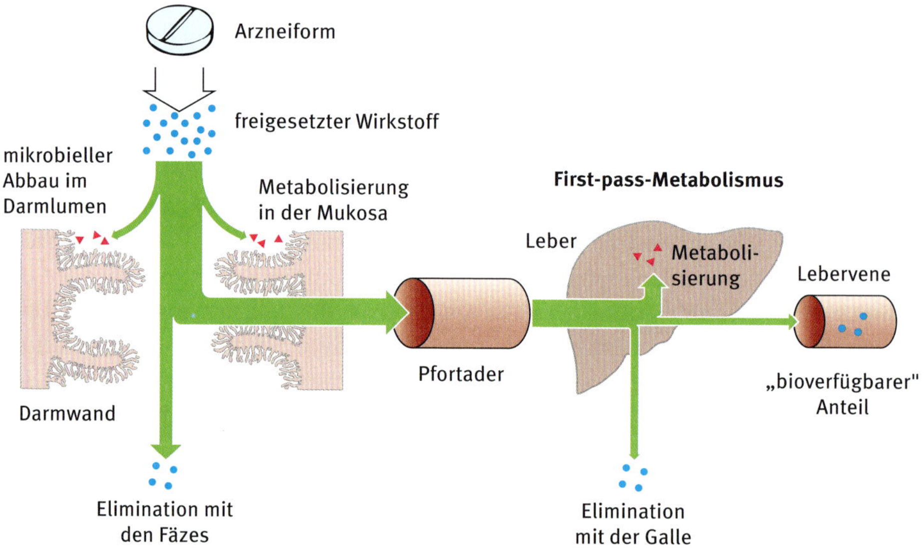

Abb. 1.3.8: Aufnahme eines Xenobiotikums nach oraler Applikation. Nach oraler Applikation einer Tablette zerfällt diese und setzt den Wirkstoff frei, der danach durch die Wand des Magen-Darm-Traktes resorbiert werden kann. Alles, was nach oraler Aufnahme ab dem hinteren Rand der Zahnreihe im Mund bis kurz vor dem After aus dem Magen-Darm-Trakt resorbiert wird, gelangt zunächst in die Pfortader und wird in die Leber transportiert, wo der Abbau beginnt. Der Abbau des Dosisanteils, der bereits vor dem Erreichen des systemischen Kreislaufs stattfindet, wird als Stoffwechsel bei der ersten Leberpassage bezeichnet (First-pass-Metabolismus). Der Teil der Dosis, der den systemischen Kreislauf in unveränderter Form erreicht, ist die Bioverfügbarkeit. (Modifiziert nach [7] Abb. 1.53, S. 57)

samte Dosis erst durch die Leber zu leiten, bevor sie in den Körper aufgenommen wird, der Leberstoffwechsel wird bei inhalativer Applikation umgangen. Relevant ist der First-pass-Metabolismus nur bei solchen Wirkstoffen, die sehr schnell in der Leber verstoffwechselt werden. Nur unter diesen Bedingungen kommt die physiologische Aufgabe des First-pass-Metabolismus zum Tragen, Xenobiotika daran zu hindern, auf oralem Wege in den Körper einzudringen.

1.3.4.2 Die Bioverfügbarkeit (F)

Das Ausmaß des First-pass-Effektes ist eine der wichtigsten Größen, die die Bioverfügbarkeit nach oraler Applikation bestimmen (Tab. 1.3.2). Unter der Bioverfügbarkeit versteht man den Anteil einer Dosis in Prozent, die tatsächlich in den Körper aufgenommen wird. Sie wird experimentell durch Aufnahme der Konzentrations-/Zeit-Kurve eines Wirkstoffes nach intravenöser Applikation und nach nicht-intravenöser Applikation bestimmt. Die Flächen-unter-den-Kurven (AUC) werden zueinander in Relation gesetzt, wobei die AUC nach intravenöser Applikation gleich 100 % gesetzt wird unter der Annahme, dass nach i.v.-Bolusinjektion der gesamte Wirkstoff im Körper ist. Nach oraler Applikation gilt somit:

$$AUC_{oral}/AUC_{i.v.} \cdot 100 = F \qquad (1.5)$$

Analog wird die Bioverfügbarkeit nach allen anderen Applikationsarten bestimmt (z. B. rektale, inhalative, intramuskuläre Bioverfügbarkeit etc.).

Eine orale Bioverfügbarkeit von 60 % gilt als akzeptabel für eine erfolgreiche orale Medikation. Niedrigere Werte machen eine orale Medikation nicht unmöglich. Der nicht wirksame Anteil der Dosis kann durch Erhöhung der Dosis ausgeglichen werden. Hierdurch steigen jedoch die Therapiekosten und die Risiken. Das Herzgly-

Tab. 1.3.2: Mechanismen, die die orale Bioverfügbarkeit beeinflussen.

Zerstörung im sauren pH des Magens	z. B. ß-Laktam-Antibiotika
Komplexbildung im Magen-Darm-Trakt	Interaktion mit Antazida und Elektrolyten (mehrwertige Ionen: Al^{+++}, Mg^{++}, Fe^{++}, Fe^{+++})
	Hemmung der Resorption durch Bindung an Nahrungsmittel (z. B. Ca^{++}-Ionen in Milchprodukten)
Zerstörung im Magen-Darm-Trakt	Verdauung von Proteinen (z. B. Insulin)
Emulgierung im Magen-Darm-Trakt	Förderung der Resorption durch Einschluß in Nahrungsbestandteile (z. B. Milch)
hoher First-pass-Metabolismus	z. B. ca. 90 %: Clomethiazol, Nalbuphin
Unfähigkeit, die Magen-Darm-Schranke zu überwinden	z. B. Aminoglykosid-Antibiotika

kosid Strophanthin hat eine orale Bioverfügbarkeit von 1–5 % [5]; werden einmal 1 % der Dosis aufgenommen, ein anderes Mal 5 %, dann steigt damit die Wirkstoffkonzentration im Körper auf das Fünffache an, die therapeutische Breite von Herzglykosiden liegt aber nur beim 1,5-Fachen der Wirkstoffkonzentration.

1.3.4.3 Die Clearance (Cl)

Die Clearance ist eine pharmakokinetische Eigenschaft eines Xenobiotikums, eine Stoffkonstante, die die Geschwindigkeit beschreibt, mit der der Körper die Substanz eliminiert. Ihre Dimension l/h oder ml/min suggeriert die Vorstellung eines Volumens, das pro Zeiteinheit von der Substanz gereinigt wird. 104 l/min von der Anticravingsubstanz Acamprosat zu reinigen, ist aber eine genauso unrealistische Größenordnung wie ein Verteilungsvolumen von 1400 l für das Antipsychotikum Chlorpromazin. Wie das Verteilungsvolumen ist auch die Clearance eigentlich nur eine Rechengröße, nämlich die Proportionalitätskonstante für die proportionale Beziehung zwischen Erhaltungsdosis D_e und der im Tagesverlauf mittleren Wirkstoffkonzentration c_{av} im Blut (vgl. Gleichung (1.3)). Die Clearance bestimmt, welche Wirkstoffmenge im Applikationsinterval (im TDM in der Regel 24 h) ausgeschieden wurde.

Wird die Wirkstoffkonzentration im Blut in Bezug zur verabreichten und tatsächlich in den Körper aufgenommenen Wirkstoffmenge gesetzt, so erhält man die totale Clearance (Cl_t), also ein Maß für die Eliminationsgeschwindigkeit des Xenobiotikums aus dem ganzen Körper. Ist in pharmakokinetischen Studien zur Bestimmung der Clearance die absolute Bioverfügbarkeit des Wirkstoffs nicht bekannt, kann also die aus der verabreichten Dosis tatsächlich in den Körper aufgenommene Wirkstoffmenge nicht berechnet werden, so ergibt sich die „apparente totale Clearance", Clt/F. Die totale Clearance Cl_t kann in die Anteile von Ausscheidungsorganen zerlegt werden, die zur Gesamtclearance beitragen, also zum Beispiel die renale Clearance (Cl_r) als den Teil, der über die Nieren ausgeschieden wird, oder die hepatische Clearance (Cl_h) als den Teil, der über die Nieren ausgeschieden wird, die Lungenclearance, die Hautclearance usw. Mit einfachen Mitteln experimentell zugänglich ist außer der totalen Clearance (Cl_t) nur noch die renale Clearance (Cl_r) durch Messung der Wirkstoffkonzentration im 24h-Sammelurin. Für das TDM wird die totale Clearance (Cl_t) benötigt.

1.3.4.4 Die Eliminationshalbwertszeit ($t_{1/2}$) und die Wirkdauer

Viel bekannter als die Clearance ist die Eliminationshalbwertszeit ($t_{1/2}$) als pharmakokinetische Eigenschaft (Stoffkonstante) eines Xenobiotikums. Wegen des exponentiellen Charakters der Konzentrations-/Zeit-Kurve ermöglicht sie keine einfachen Rückschlüsse auf die Ausscheidung eines Wirkstoffes aus dem Körper. Die Eliminationshalbwertszeit gibt die Zeit an, in der die halbe Menge des Wirkstoffes aus dem Körper (bzw. korrekt eigentlich nur aus der Matrix, in der die Konzentration des Wirkstoffes bestimmt wird) entfernt wird. Während der nächsten Eliminationshalbwertszeit wird wieder nur die Hälfte der noch verbliebenen Wirkstoffmenge entfernt usw. Nach 4 Eliminationshalbwertszeiten ist die ursprünglich im Köper vorhandene Wirkstoffmenge zu 94 %, nach 5 Eliminationshalbwertszeiten zu 97 % ausgeschieden. Aus der Eliminationshalbwertszeit kann also die Wirkdauer einer Medikamentengabe abgeschätzt werden, wenn man sich angewöhnt, die Eliminationshalbwertszeit immer gleich mit 4 oder 5 (je nachdem, wie sicher man sein möchte) zu multiplizieren. Eine 100 %ige Aussage ist allerdings wegen des asymptotischen Verlaufs der Konzentrations-/Zeit-Kurve nicht möglich. Auch pharmakologisch ist die angegebene Abschätzung der Wirkdauer nur eine grobe Näherung: Wird die Dosis verdoppelt, verlängert sich die Wirkdauer um eine Eliminationshalbwertszeit auf dann 5–6 $t_{1/2}$, weil nach der ersten $t_{1/2}$ erst der Ausgangswert der niedrigeren Dosierung erreicht ist. Und auch am anderen Ende der Konzentrations-/Zeit-Kurven können natürlich 3–4 % der Wirkstoffmenge immer noch wirksam sein, wenn die Empfindlichkeit für das Ansprechen des Medikamentes sehr hoch ist. Ein Beispiel hierfür ist die Behandlung der unkomplizierten Gonokokken-Infektion der Frau, bei der eine sehr hoch dosierte Injektion von Penicillin zur erfolgreichen Behandlung ausreicht.

Während die Clearance eine direkte Aussage über die Ausscheidungsgeschwindigkeit macht, mit der auch bei der praktischen Arzneimittelanwendung gerechnet werden kann, läßt dies die Eliminationshalbwertszeit nicht zu. Dies liegt daran, dass die Eliminationshalbwertszeit eine kombinierte pharmakokinetische Stoffkonstante ist: Sie ist sowohl vom Verteilungsvolumen des Wirkstoffes abhängig als auch von seiner Clearance. Nimmt das Verteilungsvolumen zu, so nimmt auch die Eliminationshalbwertszeit zu (positive Proportionalität zum Verteilungsvolumen), nimmt die Clearance zu, so nimmt die Eliminationshalbwertszeit ab (negative Proportionalität zur Clearance):

$$t_{1/2} = \ln 2 \cdot V/Cl \qquad \text{(Grundgleichung 3 der Pharmakokinetik [2,3])} \qquad (1.6)$$

Literatur

[1] Bateman, H. Solution of a System of Differential Equations Occurring in the Theory of Radioactive Transformations. In: Proc. Cambridge Phil. Soc. 1910;15: pp 423–427.

[2] Fichtl B, Forth W. Pharmakokinetik ohne Mathematik. Dtsch Ärzteblatt 1987;84:142–144.

[3] Fichtl B. Pharmakokinetische Parameter und Arzneimitteldosierung. In Kümmerle HP, Hitzenberger G, Spitzy KH (Hrsg): Klinische Pharmakologie. 4. Aufl. 54. Erg.-Lfg. 12/97. Landsberg/Lech: ECOMED Fachverlag: 1997.

[4] Haen E, Remien J, Richter E, Frank U, Adam D. Über die Bedeutung der Applikationsgeschwindigkeit für die pharmakokinetischen Parameter von Azlocillin und Mezlocillin. Arzneim.-Forsch./Drug Res. 1985;35(I):864–868.

[5] Fichtl B. Pharmakokinetische Daten. In: Forth W, Henschler D, Rummel W, Förstermann U, Starke K, Hrsg. Allgemeine und Spezielle Pharmakologie und Toxikologie. 8. Auflage., München/Jena: Urban & Fischer; 2001. p. 108.

[6] Fichtl B, Fülgraff G, Neumann H-G, Wollenberg P, Forth W, Henschler D, Rummel W. Allgemeine Pharmakologie und Toxikologie – Wirkungen des Organismus auf Pharmaka. In: Forth W, Henschler D, Rummel W, Starke K, Hrsg. Allgemeine und Spezielle Pharmakologie und Toxikologie. 6. Auflage. Mannheim: Bibliographisches Institut & F. A. Brockhaus AG; 1992.
[7] Fichtl B. Arzneistoffkonzentration im Organismus in Abhängigkeit von der Zeit: Pharmakokinetik im engeren Sinn. In: Forth W, Henschler D, Rummel W, Förstermann U, Starke K, Hrsg. Allgemeine und Spezielle Pharmakologie und Toxikologie. 8. Auflage. München/Jena: Urban & Fischer; 2001.
[8] Kurz H, Neuman H-G, Forth W, Henschler D, Rummel W: Allgemeine Pharmakologie. In: Forth W, Henschler D, Rummel W, Hrsg. Allgemeine und Spezielle Pharmakologie und Toxikologie. 4. Auflage., Zürich: Bibliographisches Institut AG; 1983.
[9] Kurz H, Neuman H-G, Forth W, Henschler D, Rummel W: Allgemeine Pharmakologie. In: Forth W, Henschler D, Rummel W, Hrsg. Allgemeine und Spezielle Pharmakologie und Toxikologie. 4. Auflage. Zürich: Bibliographisches Institut AG; 1983.
[10] Haen E, Greiner C, Bader W, Wittmann M. Wirkstoffkonzentrationsbestimmungen zur Therapieleitung Ergänzung therapeutischer Referenzbereiche durch dosisbezogene Referenzbereiche. Der Nervenarzt 2008;79:558–566.

1.4 Pharmakodynamik

Ekkehard Haen

Alle Vorgänge und Prozesse, über die ein Fremdstoff (Xenobiotikum) auf den Körper einwirkt, werden durch die Pharmakodynamik beschrieben. Unter diesem Begriff werden alle Wirkungen eines Medikamentes zusammengefasst. Die Wirkungen eines Medikamentes können erwünscht oder unerwünscht sein (erwünschte Arzneimittelwirkung, EAW – unerwünschte Arzneimittelwirkung, UAW). Ob eine Arzneimittelwirkung erwünscht oder unerwünscht ist, hängt von dem Grund ab, weswegen ein Medikament angewandt wird, d. h. von der Indikation für seine Anwendung. Alle Wirkungen, die dem beabsichtigten Zweck entsprechen, sind erwünscht, alle anderen unerwünscht.

Die Indikation für eine Arzneimittelanwendung kann eine arzneimittelrechtliche Zulassung nach Arzneimittelgesetz (AMG [1]) haben (sog. In-label-Verordnung), d. h. es haben „klinische Studien“ der Phase III (mit einem neuen, noch nie zugelassenen Wirkstoff) oder der Phase V (mit einem bereits für eine andere Indikation zugelassenen Wirkstoff) stattgefunden, die Ergebnisse wurden von der Arzneimittelzulassungsbehörde (nationale Zulassungsbehörde für Deutschland: Bundesinstitut für Arzneimittel und Medizinprodukte, BfArM, in Bonn – europäische Zulassungsbehörde: European Medicine Agency, EMA, in London) geprüft und bewertet, die daraufhin dem pharmazeutischen Unternehmer die Genehmigung erteilt, das Arzneimittel für die geprüfte Indikation in Verkehr zu bringen (Zulassung).

Die Indikation für die Anwendung eines Medikamentes kann aber auch auf einer Wirkung beruhen, für die es (noch?) keine arzneimittelrechtliche Zulassung gibt (sog. Off-Label-Verordnung). Diese Wirkungen sind „nur“ in der wissenschaftlichen Literatur beschrieben oder basieren auf der ärztlichen Erfahrung.

Die Wirkungen eines Medikamentes, die der Indikation für seine Anwendung entsprechen, sind seine Hauptwirkungen, alle anderen seine Nebenwirkungen. In Unterschied zum laienhaften Gebrauch des Begriffes „Nebenwirkung", der immer negativ gemeint ist, kann auch eine Nebenwirkung erwünscht sein, z. B. die sedierende Wirkung eines Antipsychotikums beim Einsatz zur Behandlung von Psychosen (z. B. Unterdrückung von Halluzinationen), wenn der Patient „nebenbei" auch gleich beruhigt wird. Natürlich kann diese sedierende Wirkung auch zur Hauptwirkung werden, wenn die sedierende Wirkung primärer Zweck für die Arzneimittelwirkung ist.

1.4.1 Die Rezeptortheorie

Die Rezeptortheorie der Arzneimittelwirkung geht davon aus, dass jeder Wirkstoff seine Wirkungen über spezifische biochemische Moleküle bzw. Strukturen ausübt, den Rezeptoren. Die Wirkstoffe verbinden sich mit den Rezeptoren, wodurch es zu Konformationsänderungen an den Rezeptoren kommt, die weitere biochemische Reaktionen anstoßen, was letztlich die Arzneimittelwirkung zur Folge hat. Der physiologische Sinn der Rezeptoren ist sicherlich nicht die Arzneimittelwirkung, Arzneimittel benutzen nur biochemische Strukturen, die im Körper für andere Zwecke angelegt sind, und verstärken oder hemmen dadurch physiologische Prozesse. Rezeptoren gehören zu den drei Informationsübertragungssystemen des Körpers, dem Nervensystem, dem Hormonsystem und dem Immunsystem (Abb. 1.4.1). Das Nervensystem verbindet Organe über anatomische Strukturen, die Nerven. Die Informationsübertragung erfolgt über einen sehr kleinen Raum, den synaptischen Spalt, auf das nachgeschaltete Organ. Dabei bewirkt der elektrische Impuls des Nervenreizes präsynaptisch die Freisetzung einer Informationsübertragungssubstanz (Neurotransmitter), die durch den synaptischen Spalt diffundiert und postsynaptisch als physiologischer Ligand mit ihrem für sie spezifischen Rezeptor interagiert. Das Hormonsystem benutzt zur Informationsübertragung Moleküle, die in bestimmten Organen (Drüsen) des Körpers produziert und dort ins Blut abgegeben

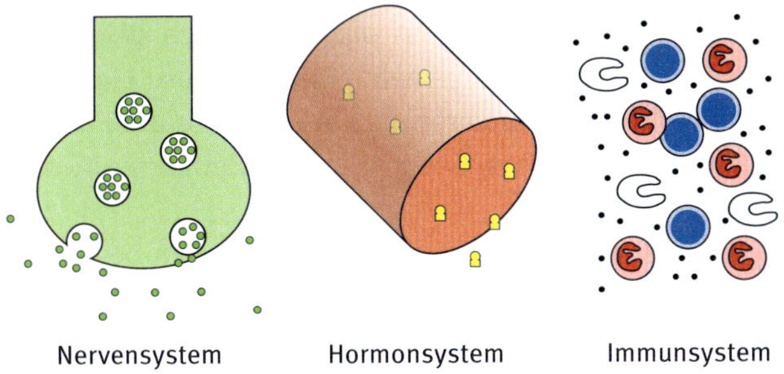

Abb. 1.4.1: Die Informationsübertragungssysteme des Körpers.

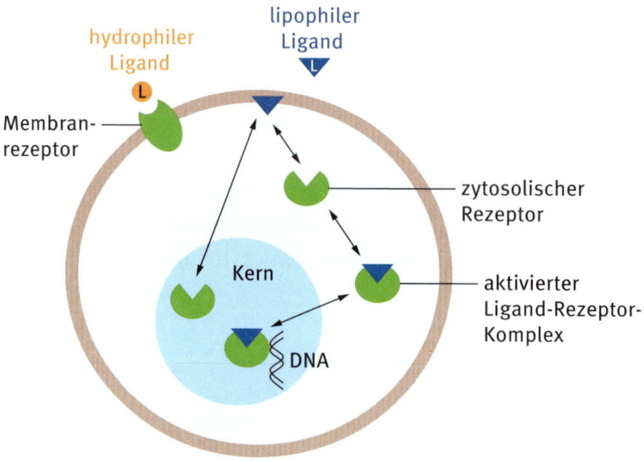

Abb. 1.4.2: Die beiden wesentlichen Rezeptortypen der Informationsübertragungssysteme des Körpers: Membranrezeptoren und zytosolische Rezeptoren, L: Ligand.

werden. Über Blut, Lymphe und Extrazellulärflüssigkeit gelangen sie an ihren Wirkort, wo sie als physiologischer Ligand mit ihrem für sie spezifischen Rezeptor interagieren. Das Immunsystem bildet eine Fülle von Informationsübertragungssubstanzen (Zytokine), die wie Hormone frei beweglich zum Teil große Strecken im Körper überwinden oder auch ganz lokal wirksam werden. Auch sie verbinden sich an ihrem Wirkort als physiologische Liganden mit den für sie spezifischen Rezeptoren.

Das Theoretische an der Rezeptortheorie ist die Vorstellung, dass Arzneistoffe über diese physiologischen Strukturen wirken. Die Rezeptoren selbst sind real existierende Moleküle, keine Theorie. Unterschieden werden Membranrezeptoren und zytosolische Rezeptoren (Abb. 1.4.2). Die Bindungsstelle für die Informationsübertragungssubstanz (den Liganden oder physiologisch den I. Botenstoff, engl. *first messenger*) liegt bei den Membranrezeptoren außerhalb der Zellmembran. Die Liganden müssen die Zellmembran also nicht durchdringen, Membranrezeptoren können somit auch von eher hydrophilen Stoffen erreicht werden. Dagegen müssen Liganden, die einen zytosolischen Rezeptor erreichen müssen, durch die Lipid-Doppelschicht der Zellmembran dringen. Physikochemisch müssen diese Liganden lipophile Eigenschaften besitzen. Im Zellplasma verbinden sie sich mit dem für sie spezifischen Rezeptor, der Ligand-Rezeptor-Komplex tritt in den Zellkern ein und beeinflusst die Transkription der Gene.

Membranrezeptoren sind Proteine, die aus mehreren Untereinheiten bestehen. Sie durchdringen die ganze Zellmembran, die Ligandenbindungsstelle liegt an der Außenseite (Abb. 1.4.3). Bei den Typ-I-Membranrezeptoren besitzt das Rezeptorprotein auf der Innenseite der Zellmembran ein katalytisches Zentrum, das Protein phosphoryliert (Proteinkinasen). Die Typ-II-Membranrezeptoren sind Ionenkanäle,

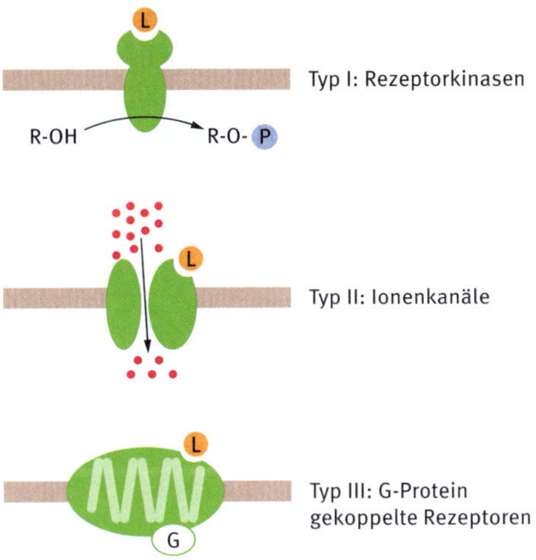

Abb. 1.4.3: Subtypen der Membranrezeptoren.

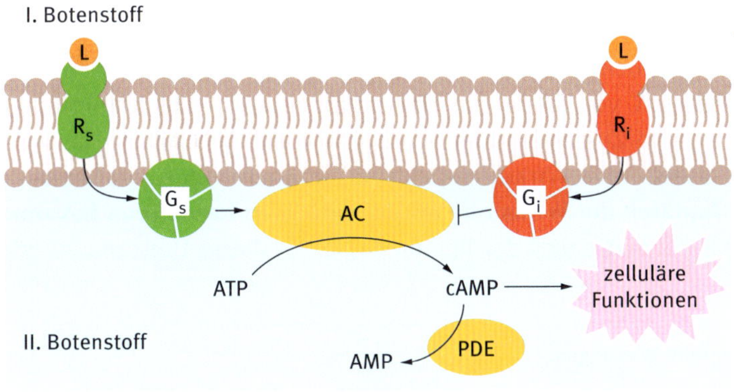

Abb. 1.4.4: Aufbau der G-Protein gekoppelten Membranrezeptoren.

durch die hoch lipophile Ionen zwischen dem Extra- und dem Intrazellularraum ausgetauscht werden können. Die Bindung der Liganden öffnet oder schließt den Ionenkanal. Die Typ-III-Membranrezeptoren sind G-Protein-gekoppelte Rezeptoren; ihre Aminosäurekette durchdringt die Zellmembran siebenmal. Auf der Innenseite der Zellmembran sind sie mit einem G-Protein gekoppelt. Nach Interaktion des Liganden mit dem Rezeptor zerfällt das G-Protein in seine Untereinheiten, die intrazellulär Enzyme aktivieren.

Bei dem am besten untersuchten G-Protein-gekoppelten Rezeptor, dem β-Adrenozeptor (Abb. 1.4.4), wird die Adenylatcyclase (AC) aktiviert (stimulierendes G-Protein, G_S), die das energiereiche Adenosintriphosphat (ATP) in die zyklische Monophosphatverbindung cAMP (zyklisches Adenosinmonophosphat) umwandelt.

cAMP ist der II. Botenstoff (engl. *second messenger*) des physiologischen Informationsübertragungssystems. cAMP katalysiert intrazellulär die Phosphorylierung von Proteinen, durch die diese Proteine aktiviert werden. Aktivierte Phosphatasen spalten von Proteinen Phosphat ab und beenden so die Aktivierung dieser Proteine. cAMP selbst wird durch Spaltung der Ringstruktur zu AMP (Adenosin-monophosphat) deaktiviert, das katalysierende Enzym ist die Phosphodiesterase (PDE). Auch α_2-Adrenozeptoren sind G-Protein gekoppelte Rezeptoren, das an sie gebundene G-Protein hemmt jedoch die Aktivität der Adenylatzylase (hemmendes G-Protein, G_i). Auf diese Weise stellt unter physiologischen Bedingungen der Körper die Aktivierung der Adenylatzyklase über β-Adrenozeptoren selber wieder ab.

1.4.2 Rezeptor-vermittelte Wirkungen

Interagieren Liganden mit den für sie spezifischen Rezeptoren, so können sie die Rezeptoren stimulieren (agonistische Wirkung) oder blockieren (antagonistische Wirkung). Dabei entstehen für die jeweiligen Rezeptoren typische klinische Zustandsbilder (= Wirkungen, Tab. 1.4.1). Auch Transportproteine, über die in den synaptischen Spalt freigesetzte Neurotransmitter in die Nervenendigung zurück aufgenommen werden, können als pharmakologische Rezeptoren verstanden werden. Klinisch genutzt wird vor allem die Hemmung dieser Transportproteine, wodurch ebenfalls typische Zustandsbilder erzeugt werden (Tab. 1.4.2). Die Wirkungen eines Arzneimittels (das Wirkungsspektrum) können somit vorausgesagt werden, wenn die Affinitäten der Wirkstoffe für die einzelnen Rezeptoren bekannt sind. Im Bereich der Kardiologie und der Pneumologie hat dieser Umstand zu im-

Tab. 1.4.1: Rezeptor-vermittelte Wirkungen.

D_2-Agonismus	Übelkeit, Erbrechen
D_2-Antagonismus	antipsychotische Wirkung, Prolaktinfreisetzung, extra-pyramidal-motorische Symptome (EPMS)
5-HT_{2A}-Antagonismus	antipsychotische Wirkung, Dämpfung von EPMS, Besserung der negativen emotionalen Einfärbung des psychotischen Erlebens, RR↓, Appetitzunahme (KG↑)
H_1-Antagonismus	Sedierung, Appetitzunahme (KG↑)
M_1-Antagonismus	Herzfrequenz↑, Mundtrockenheit, trockene Haut, Mydriasis, Hitzeempfindlichkeit, „Sonnenstich", Obstipation, Harnverhalt, Verwirrtheit, **Delir**
α_1-Antagonismus	RR↓, Schwindel, Orthostaseprobleme, Schwellung der Nasenschleimhaut, Miktionsstörungen
α_2-Antagonismus	RR↑, Unruhe, Tremor

Tab. 1.4.2: Durch Blockade der Wiederaufnahme von Neurotransmittern vermittelte Wirkungen.

Serotonin-Wiederaufnahmehemmung	– antidepressive Wirkung – Übelkeit, Erbrechen, Unruhe – Schlafstörungen, EPMS – Appetitminderung (KG↓) – Kopfschmerzen – sexuelle Funktionsstörungen (PRL↑)
Noradrenalin-Wiederaufnahmehemmung	– antidepressive Wirkung – Verstärkung des sympathischen Tonus: Appetitlosigkeit, RR↑, Puls↑ – Harnretention, Tremor, Schwitzen – Steigerung der Konzentrationsfähigkeit
Dopamin-Wiederaufnahmehemmung	– antidepressive Wirkung – Übelkeit, Erbrechen, Verstopfung, Erregung, Schlaflosigkeit

mer selektiveren Wirkstoffen geführt, die in immer niedrigeren Konzentrationen die erwünschten Wirkungen zeigen unter weitgehender Vermeidung der unerwünschten Wirkungen, die durch Mitreaktion anderer Rezeptoren entstehen. In der Psychiatrie war das Bemühen um immer selektivere Wirkstoffe jedoch vergeblich: Jeder Zugewinn an Selektivität für einen bestimmten Rezeptortyp war mit einem Verlust an antipsychotischer oder antidepressiver Wirkung verbunden. In der Psychopharmakologie gehen wir daher davon aus, dass wirksame Arzneimittel mit unterschiedlichen Rezeptoren interagieren müssen und die erwünschte klinische Wirkung aus der Summe unterschiedlicher Rezeptorinteraktionen besteht. Psychopharmaka sind in diesem Sinne pharmakologisch „schmutzige“ Wirkstoffe.

Dies gilt insbesondere für die Antipsychotika. Die einzelnen Wirkstoffe, und zwar alle, d. h. sowohl die älteren, als auch das atypische Antipsychotikum Clozapin und die neueren Antipsychotika, unterscheiden sich in vielfältiger Weise hinsichtlich der erwünschten antipsychotischen Potenz, des erwünschten Spektrums an Wirkungen bei der Therapie der Schizophrenie, der Mechanismen, über die ein geringeres extrapyramidal-motorisches (EPMS)-Risiko erklärt werden kann als auch hinsichtlich des Spektrums ihrer Nebenwirkungen, die sowohl erwünscht als auch unerwünscht sein können. Je nachdem, welche Nebenwirkung die antipsychotische Wirkung vorherrschend begleitet, ist der entsprechende Wirkstoff für den einen oder anderen Patienten besonders gut geeignet, für einen anderen Patienten dagegen gar nicht.

1.4.3 Rezeptorprofile

Die Affinitäten der Wirkstoffe für die einzelnen Rezeptoren lassen sich in sogenannten Rezeptorprofilen zusammenstellen. Rezeptorprofile von Neuroleptika wurden vor einigen Jahren vielfältig gebraucht, um die Unterschiede insbesondere einer Neuentwicklung im Vergleich zu älteren Wirkstoffen zu verdeutlichen. Sie wurden, insbesondere wenn sie für Marketingzwecke benutzt wurden, in den unterschiedlichsten Qualitäten erstellt. Leicht verständlich, aber sehr fehleranfällig waren solche Profile, in denen die Affinitäten der Wirkstoffe zu den einzelnen Rezeptoren semiquantitativ mit „+“- und „–“-Zeichen angegeben wurden. Der Autor dieses Beitrages hat sich mehrfach selber dabei erwischt, wie er versucht war, ein „–“-Zeichen oder ein weiteres „+“-Zeichen dorthin zu malen, wo es ihm gerade am besten zu passen schien, soll heißen, derartige „+/–“-Rezeptorprofile sind unwissenschaftlich und damit wertlos.

Sehr viel besser sind Rezeptorprofile, die Zahlen enthalten. Allerdings muss angegeben werden, um was für Zahlen es sich handelt, da es wenigstens zwei verschiedene pharmakologische Experimente gibt, aus denen als Maß für die Affinität eines Wirkstoffs zu einem bestimmten Rezeptor pharmakologische Kenngrößen gewonnen werden. Da es sicher keine Wirkung ohne Bindung an den Rezeptor gibt, wohl aber eine Bindung ohne Wirkung (Rezeptorenblocker), darf aber nur in einem ganz groben Sinn von der Bindung pharmakologisch auf die Wirkung geschlossen werden. Korrekt wären deshalb Wirksamkeitsstudien mit der Aufzeichnung von Dosis-Wirkungskurven, die aber wesentlich aufwendiger durchzuführen sind.

Die pharmakologischen Experimente werden häufig mit tierischem oder auch menschlichem Gewebe durchgeführt, die mit genetischen Verfahren verändert oder vermehrt sein können. Bei den Experimenten handelt es sich in aller Regel um Bindungsexperimente mit radioaktiv markierten Pharmaka: Bei Radioligand-Bindungsstudien wird der Rezeptor in konstanter Konzentration vorgelegt und die Bindung des Wirkstoffs in steigenden Konzentration aufgezeichnet; bei Verdrängungsstudien wird der Rezeptor mit dem Radioligand in konstanter Konzentration vorinkubiert und untersucht, in wie weit steigende Konzentrationen des Wirkstoffs in der Lage sind, den radioaktiv markierten Rezeptorliganden aus seiner Bindung zu verdrängen. Die Kenngrößen sind die Gleichgewichtsdissoziationskonstante K_d aus den Radioligand-Bindungsstudien oder die mit ihr über die Gleichung von Cheng-Prussow in mathematischer Beziehung stehende Hemmkonstante K_i aus den Verdrängungsstudien. Die K_d gibt die Konzentration des Wirkstoffs an, die benötigt wird, um 50 % der Rezeptoren zu besetzen, die K_i diejenige Konzentration des Wirkstoffs, die benötigt wird, um 50 % der gebundenen Radiochemikalie kompetitiv vom Rezeptor zu verdrängen. Die beiden Werte sind der mathematische Kehrwert der Affinität: Je höher diese Konzentrationen sind, umso niedriger ist die Affinität des Wirkstoffs zum Rezeptor, da der „Konzentrationsdruck“ auf den Rezeptor größer sein muss, um ihn zu besetzen.

Die Daten aus Bindungsexperimenten lassen zwar eine Aussage darüber zu, in welchem Ausmaß die Rezeptoren durch den Wirkstoff besetzt werden, nicht aber darüber wie stark die Wirkung ist. Dosis-Wirkungskurven liefern als pharmakologische Kenngröße den EC_{50}-Wert, d. h. die Konzentration eines Wirkstoffs, mit der 50 % der maximalen Wirkung erzielt wird.

1.4.3.1 Der „Flickerl-Teppich" als Rezeptorprofil

Praktischen Sinn beim Vergleich einzelner Wirkstoffe machen diese Werte nur, wenn sie in Relation zu den in der Praxis erreichbaren Wirkstoffkonzentrationen im Körper des Patienten gesetzt werden. So kann abgeschätzt werden, wie viele der Rezeptoren bei therapeutischen Wirkstoffkonzentrationen tatsächlich besetzt sind bzw. welche klinisch relevanten Wirkungen mit therapeutisch erreichbaren Wirkstoffkonzentrationen tatsächlich ausgelöst werden können. Wichtig ist auch, dass in solchen Rezeptorprofilen die Dimensionen zu den Zahlen genannt werden: Pharmakologische Experimente setzen Wirkstoffkonzentrationen in „nmol/l" ein, während der Kliniker, der bei seinen Patienten Wirkstoffkonzentrationsbestimmungen vornehmen läßt, diese aus dem Labor als „ng/ml" zurückbekommt.

Aus dem Massenwirkungsgesetz ergibt sich die Definition der Gleichgewichtsdissoziationskonstante K_d,

$$K_d = [R] \cdot [L]/[RL] \tag{1.7}$$

wonach bei dieser Konzentration 50 % der Rezeptoren vom Wirkstoff besetzt sind. Weitere Eckpunkte der Bindungskurve lassen sich daraus zu den Ergebnissen in Tab. 1.4.3 berechnen.

Dies kann in Flächendiagrammen („Flickerlteppich") analog Abbildung 1.4.5 farbig dargestellt werden, wobei die Plasmakonzentration des mittleren therapeutischen Referenzbereiches zur Normierung herangezogen wurde, so wie er von der TDM-Arbeitsgruppe der AGNP festgelegt wurde [2]. Daraus ergibt sich der in Tab. 1.4.4 dargestellte Vorschlag einer normierten Bewertung zur Abschätzung des erwarteten Wirkungseintritts (Abb. 1.4.6).

Da einige Wirkungen, wie z. B. die Blutdrucksenkung oder die Gewichtszunahme, über verschiedene Rezeptorsysteme vermittelt werden, sollten die verschiedenen Rezeptorsysteme auch im „Flickerlteppich" erkennbar sein: Abbildung 1.4.6 basiert auf denselben Daten wie Abbildung 1.4.5, gleiche klinische Wirkungen sind aneinander angrenzend dargestellt.

Tab. 1.4.3: Besetzung pharmakologischer Rezeptoren mit ihren Liganden bei unterschiedlichen Konzentrationen des Liganden.

Wirkstoffkonzentration	besetzte Rezeptoren
$< 1/100\ K_d < 0{,}01\ K_d$	< 1 %
$1/100\ K_d = 0{,}01\ K_d$	ca. 1 %
$1/10\ K_d = 0{,}1\ K_d$	ca. 9 %
$1/1\ K_d = 1\ K_d$	ca. 50 %
$10 \times K_d = 10\ K_d$	ca. 90 %
$100 \times K_d = 100\ K_d$	ca. 99 %
$> 100 \times K_d \geq 100\ K_d$	> 99 %

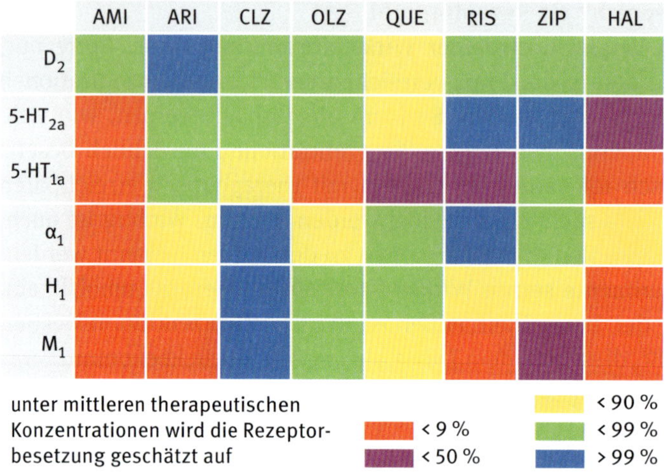

Abb. 1.4.5: Rezeptorprofile für einige Antipsychotika, normiert auf die mittlere therapeutisch erreichbare Konzentration der einzelnen Wirkstoffe = Mitte des therapeutischen Referenzbereiches nach Hiemke et al. 2011 [2]. Dargestellt ist der Anteil der Rezeptoren, der bei dieser Wirkstoffkonzentration durch den Wirkstoff besetzt ist. Berechnung nach Massenwirkungsgesetz, nach dem bei einer Wirkstoffkonzentration in Höhe der Gleichgewichtsdissoziationskonstanten K_d des Wirkstoffs vom Rezeptor die Hälfte der Rezeptoren (d. h. 50 % der Rezeptoren) vom Wirkstoff besetzt ist. Ist die mittlere therapeutisch erreichbare Wirkstoffkonzentration:

- $< 0{,}1\ K_d$ sind < 9 % der Rezeptoren vom Wirkstoff besetzt: rotes Feld,
- $0{,}1\ K_d$ bis $< 1\ K_d$ sind < 50 % der Rezeptoren vom Wirkstoff besetzt: violettes Feld,
- K_d bis $< 10\ K_d$ sind < 90 % der Rezeptoren vom Wirkstoff besetzt: gelbes Feld,
- $10\ K_d$ bis $< 100\ K_d$ sind < 99 % der Rezeptoren vom Wirkstoff besetzt: grünes Feld,
- $> 100\ K_d$ sind > 99 % der Rezeptoren vom Wirkstoff besetzt: blaues Feld.

Tab. 1.4.4: Vorschlag zur Abschätzung des Wirkungseintrittes bei einer bestimmten Rezeptorbesetzung durch einen Wirkstoff (reiner Agonist bzw. Antagonist), normiert auf die therapeutisch erreichbaren Wirkstoffkonzentrationen.

Mittlere therapeutisch erreichbare Wirkstoffkonzentration [2]							**Rezeptorbesetzung**	**Eintritt der Wirkung (Farben in Abb. 1.4.6)**
$< 1/10\ K_d$			=		<	$0{,}1\ K_d$	< 9 %	relativ ausgeschlossen (rot)
$1/10\ K_d$	bis	$1\ K_d$	=	0,1	bis <	$1\ K_d$	< 50 %	unwahrscheinlich (violett)
$1\ K_d$	bis <	$10\ K_d$	=	1	bis <	$10\ K_d$	< 90 %	möglich (gelb)
$10\ K_d$	bis <	$100\ K_d$	=	10	bis <	$100\ K_d$	< 99 %	wahrscheinlich (grün)
$> 100\ K_d$			=		>	$100\ K_d$	> 99 %	relativ sicher (blau)

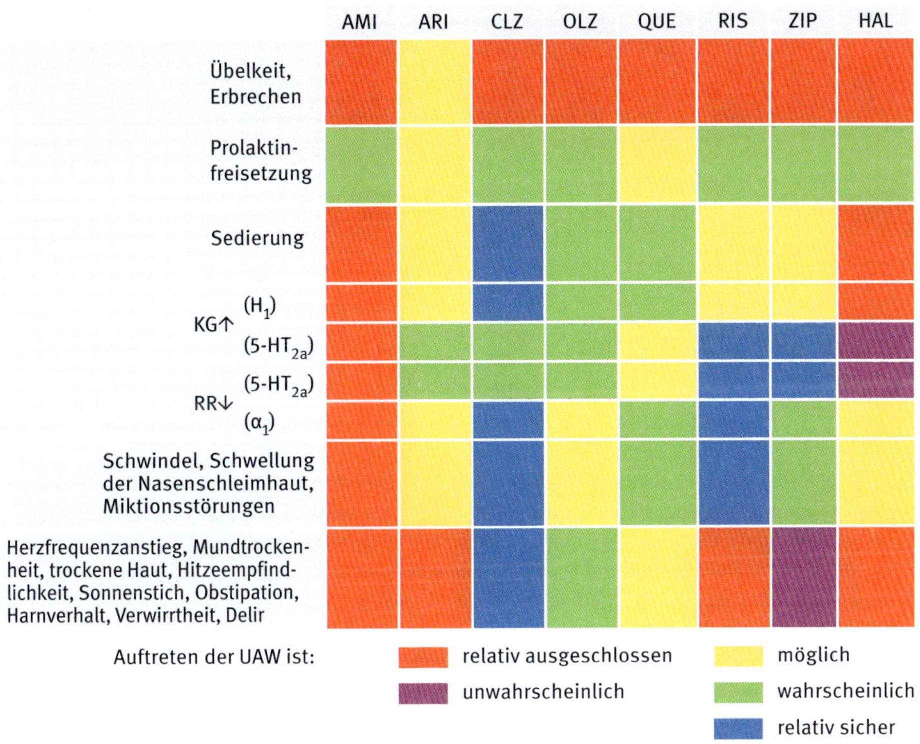

Abb. 1.4.6: Geschätzte Wahrscheinlichkeit für das Auftreten einer bestimmten UAW unter Anwendung einiger Antipsychotika. Übelkeit/Erbrechen: agonistische Rezeptorwirkung, sonst antagonistische Rezeptorwirkung. Der Schätzung liegt die Rezeptorbesetzung aus Abb. 1.4.5 zu Grunde: rotes Feld: Das Auftreten der UAW ist relativ ausgeschlossen (Rezeptorbesetzung bei der mittleren therapeutisch erreichbaren Wirkstoffkonzentration < 9 %), violettes Feld: Das Auftreten der UAW ist unwahrscheinlich (Rezeptorbesetzung bei der mittleren therapeutisch erreichbaren Wirkstoffkonzentration 9–50 %), gelbes Feld: Das Auftreten der UAW ist möglich (Rezeptorbesetzung bei der mittleren therapeutisch erreichbaren Wirkstoffkonzentration 50–90 %), grünes Feld: Das Auftreten der UAW ist wahrscheinlich (Rezeptorbesetzung bei der mittleren therapeutisch erreichbaren Wirkstoffkonzentration 90–99 %), blaues Feld: Das Auftreten der UAW ist relativ sicher (Rezeptorbesetzung bei der mittleren therapeutisch erreichbaren Wirkstoffkonzentration > 99 %).

1.4.4 Konzentrations-Wirkungs-Beziehungen

Jede Wirkung eines Medikamentes, unabhängig davon, ob sie erwünscht oder unerwünscht ist, zeigt eine Konzentrations-/Wirkungsbeziehung (Abb. 1.4.7). In einem Diagramm, in dem das Ausmaß der erreichten Wirkung linear auf der Ordinate und die Wirkstoffkonzentration logarithmisch auf der Abszisse aufgetragen wird, ergeben sich sigmoidale Kurven, die durch den EC_{50}-Wert als pharmakologische Kenngröße charakterisiert sind. Es gibt eine Konzentration, bei der noch keine Wirkung eintritt, gefolgt von einem Konzentrationsbereich mit einem nahezu linearen

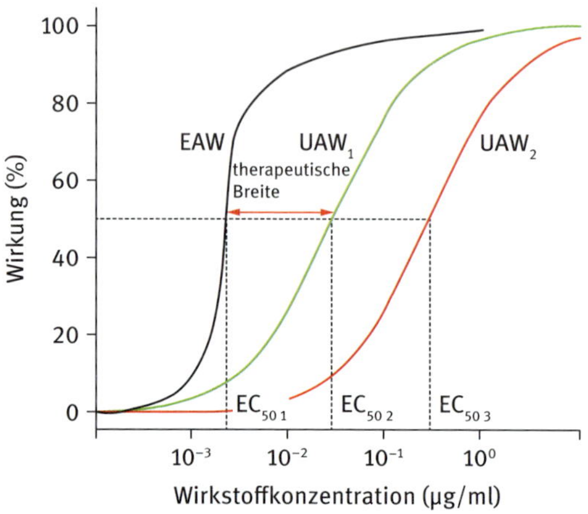

Abb. 1.4.7: Konzentrations-Wirkungs-Beziehungen. Halblogarithmische Darstellung des Zusammenhangs zwischen Wirkstoffkonzentration (logarithmisch aufgetragen) und Pharmakonwirkung (linear aufgetragen). Bei einer sehr niedrigen Konzentration zeigt der Wirkstoff keinerlei Wirkung. Dann steigt die Wirkung annähernd linear an, um schließlich ein Plateau zu erreichen. Darüber hinaus ist auch bei weiterer Steigerung der Wirkstoffkonzentration keine Steigerung der Wirkung mehr zu erzielen. Die Konzentrations-Wirkungs-Beziehungen der erwünschten Wirkung (EAW) liegt links von den beiden unerwünschten Wirkungen (UAW1 und UAW2), d. h. die Wirkung tritt bei niedrigeren Wirkstoffkonzentrationen auf. EC_{50} 1: Wirkstoffkonzentration bei 50 % der maximalen erwünschten Wirkung, EC_{50} 2: Wirkstoffkonzentration bei 50 % der maximalen unerwünschten Wirkung 1, EC_{50} 3: Wirkstoffkonzentration bei 50 % der maximalen unerwünschten Wirkung 2.

Anstieg der Wirkung und einem Plateau, oberhalb dessen die Wirkung gesättigt ist, also nicht weiter zu steigern ist, auch wenn die Wirkstoffkonzentration weiter gesteigert wird. Der EC_{50}-Wert ist diejenige Wirkstoffkonzentration, bei der 50 % der maximal möglichen Wirkung erreicht wird. Bei einem Medikament mit akzeptablem Nutzen/Risiko-Profil liegt die Konzentrations-/Wirkungskurve einer unerwünschten Arzneimittelwirkung (UAW) in einem solchen Diagramm rechts von der Kurve der erwünschten Wirkung, das heißt bei höheren Konzentrationen (Abb. 1.4.7). Je größer der Abstand, d. h. je größer der Konzentrationsunterschied zwischen dem Eintritt der erwünschten und dem Eintritt der ersten nicht mehr zu tolerierenden unerwünschten Wirkung, desto größer die sog. „therapeutische Breite“ des Wirkstoffs. Jede Wirkung, ob erwünscht oder unerwünscht zeigt ihre eigene Konzentrations-/Wirkungsbeziehung.

1.4.4.1 Partielle Agonisten/partielle Antagonisten

Abbildung 1.4.8 zeigt Konzentrations-Wirkungskurven für das Antipsychotikum Aripiprazol am Dopamin-D_2-Rezeptor. Aripiprazol erzielt nicht die maximal mögliche antagonistische Wirkung. Experimentell ist diese partiell antagonistische Wirkung erst erkennbar, wenn die Substanz zusammen mit dem Agonisten Dopamin

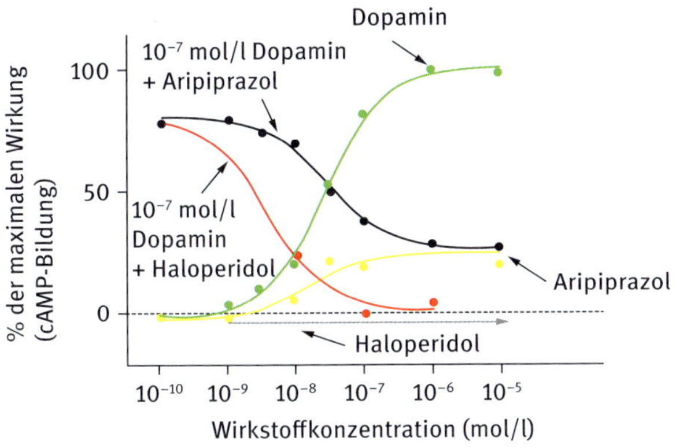

Abb. 1.4.8: Konzentrations-Wirkungs-Beziehungen für einen vollständigen Agonisten (Dopamin) und einen partiellen Agonisten (Aripiprazol), der nur etwa 20 % der maximal durch einen Agonisten erreichbaren Wirkung erzielt. Eine antagonistische Wirkung ist in diesem Diagramm nur erkennbar, wenn die Zellen gleichzeitig mit einer konstanten Konzentration (hier 10^{-7} mol/l) eines Agonisten (hier Dopamin) vorinkubiert wurden. Erst jetzt kann man erkennen, dass Haloperidol die agonistische Wirkung von Dopamin hemmt. Wird statt Haloperidol Aripiprazol zusammen mit Dopamin inkubiert, fällt das Ausmaß der Hemmung der Dopaminwirkung ebenfalls unvollständig aus: Ein partieller Agonist (Betrachtung entlang der Ordinate von unten nach oben) ist auch ein partieller Antagonist (Betrachtung entlang der Ordinate von oben nach unten). Wirkung: Bildung von zyklischem Adenosin-monophosphat (cAMP) in CHO-Zellen (Ovarialzellen des chinesischen Hamsters, engl. *chinese hamster ovary cells*). Modifiziert nach [3])

in das Experiment eingesetzt wird (entlang der Y-Achse von oben nach unten zu erkennen). Aripiprazol zeigt in diesem Experiment aber auch agonistische Wirkungen, wenn es alleine in das Experiment eingesetzt wird, jedoch ist auch die agonistische Wirkung nur partiell, entlang der Y-Achse von unten nach oben gesehen.

Literatur

[1] Gesetz über den Verkehr mit Arzneimitteln (Arzneimittelgesetz, AMG) in der Fassung der Bekanntmachung vom 12. 12. 2005 (BGBl. I S. 3394), das durch Artikel 1 der Verordnung vom 10. März 2017 (BGBl. I S. 456) geändert worden ist. Bundesanzeiger Verlag Köln, https://www.gesetze-im-internet.de/amg_1976/AMG.pdf.

[2] Hiemke C, Baumann P, Bergemann N, Conca A, Dietmaier ... Zernig G. AGNP Consensus Guidelines for Therapeutic Drug Monitoring in Psychiatry: Update 2011. Pharmacopsychiatry. 2011;44(6):195–235.

[3] Müller E. Partieller D2-Agonismus und dopaminerge Stabilisierung durch Aripiprazol. Psychopharmakotherapie. 2002;4:120–127).

1.5 Interaktionen von Xenobiotika

Ekkehard Haen

1.5.1 Einleitung

„Arzneimittelinteraktionen“ ist ein unter Ärzten ziemlich angstbesetztes Thema. Organisatoren von Fortbildungsveranstaltungen können unter diesem Thema einen vollbesetzten Saal erwarten. Häufig hört man dann eine Aneinanderreihung von mehr oder weniger dramatisch klingenden Kasuistiken, die darstellen, was alles passieren kann. Die Zuhörer verlassen später kopfschüttelnd den Raum, in der Sicherheit verzweifelnd, die Fülle der Dinge, die sie gerade gehört haben, ohnehin nie im Kopf behalten zu können. Zurück bleibt das Prinzip Hoffnung: „Hoffentlich passiert mir das nie!“. Geschürt wird die Angst der Ärzte durch Darstellungen von „Arzneimittelinteraktionen“ als grobe ärztliche Kunstfehler, die wiederum durch Computerprogramme unterstützt werden: Die Abfrage einer „Arzneimittelinteraktion“ wird mit der Ausgabe eines großen roten Ausrufezeichens beantwortet, Medikamentenkombinationen werden mit einem Ampelsystem nach „Rot“ (= Risiko einer schweren Arzneimittelinteraktion), Gelb (= Risiko einer mäßigen Arzneimittelinteraktion) und Grün (= kein Risiko) bewertet, ohne die besonderen Aspekte des individuellen Einzelfalls bei der Bewertung zu berücksichtigen.

Tatsächlich ist schon der Begriff falsch gewählt: Klinisch relevante Interaktionen treten nicht nur zwischen Arzneimitteln auf. Betroffen sind alle körperfremden Stoffe (sog. Xenobiotika), also vor allem auch die Genussmittel Tabakrauch, Alkohol und Koffein, aber auch Lebensmittel wie Brokkoli, Grapefruitsaft und gegrillte Lebensmittel. Außerdem sind Interaktionen zwischen Xenobiotika nicht automatisch ärztliche Kunstfehler! Vielmehr gehören sie zum ärztlichen Alltag und können häufig gar nicht vermieden werden. Die theoretisch auftretende Zahl von Interaktionen hängt von der Zahl gleichzeitig aufgenommener oder angewendeter Xenobiotika ab und errechnet sich mathematisch nach der Formel

$$i = (n^2 - n)/2 \qquad (1.8)$$

Die praktische Bedeutung dieser mathematischen Formel kann aus Abbildung 1.5.1 abgelesen werden: Hier sind Daten der Arbeitsgemeinschaft Arzneimitteltherapie bei psychiatrischen Erkrankungen (AGATE, vgl. Kap. 1.6.2) dargestellt [1], die zeigen, welcher Anteil der im Jahr 2000 in den Bayerischen Fachkrankenhäusern für Psychiatrie unter der Hauptdiagnose Depression behandelten Patienten mit einer Monotherapie (Zahl der mathematisch möglichen Interaktionen Null) bzw. einer Mehrfachtherapie behandelt wurden: Zweifachmedikation (Zahl der mathematisch möglichen Interaktionen: 1), Dreifachmedikation (Zahl der mathematisch mögli-

Anmerkung: Dieser Artikel wurde zuerst veröffentlicht als: Haen E (2014): Arzneimittelinteraktionen – Interaktionen zwischen körperfremden Substanzen. Nervenarzt 85, 417–426

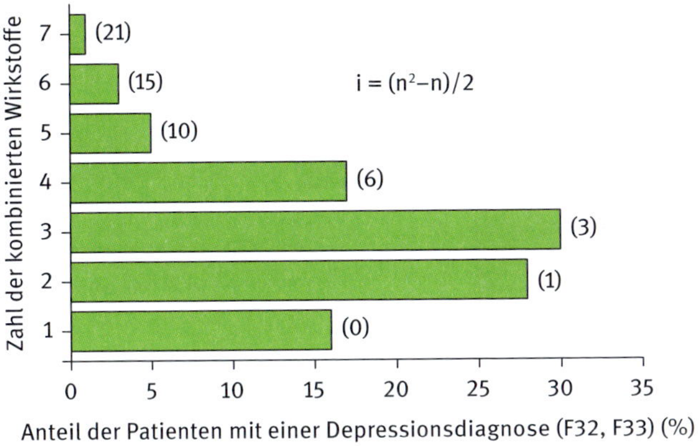

Abb. 1.5.1: Kombinationsvielfalt von Psychopharmaka im Jahr 2000 in den AGATE-Fachkrankenhäusern für Psychiatrie bei Patienten mit der Hauptdiagnose Depression (F32, F33), erhoben an 1149 Patienten [aus 1]. In Klammern theoretisch mögliche Zahl **i** an Arzneimittelinteraktionen bei Einnahme von **n** Medikamenten.

chen Interaktionen: 3), etwa 16 % der erfassten Patienten waren vier Medikamente verordnet (Zahl der mathematisch möglichen Interaktionen: 6), 1 % der erfaßten Patienten waren sieben Medikamente verordnet (Zahl der mathematisch möglichen Interaktionen: 21). Und selbst diese mathematische Betrachtung erfasst das Problem noch immer nicht vollständig: Die eine bei der Behandlung von Psychosen immer wieder vorkommende Zweifachmedikation aus Clozapin und einem Benzodiazepin kann zu vier völlig unterschiedlichen klinischen Zustandsbildern führen: 1. verstärkte Müdigkeit und Sedierung bis zum Bewusstseinsverlust; 2. Atemdepression bis zum Atem-/Herzstillstand; 3. Senkung des Blutdrucks und 4. erhöhtes Risiko für das Auftreten eines malignen neuroleptischen Syndroms [2].

Das vom behandelnden Arzt zu lösende medizinische Problem besteht also nicht in der unbedingten Vermeidung einer Interaktion von Xenobiotika, sondern darin, wie mit den Folgen der Interaktion umzugehen ist, wenn sie nicht vermieden werden kann. Aus diesem Grund nennt der PSIAC, eine über das Internet zugängliche Datenbank zur Abfrage von Interaktionen mit Psychopharmaka (www.psiac.de, [3]), nicht nur die bei einer Interaktion möglicherweise auftretenden Effekte, sondern legt großen Wert auch auf einen ausführlichen Abschnitt zur Vorgehensweise. Nur in wenigen Fällen ist ein vollständiges Absetzen eines der interagierenden Partner wirklich notwendig.

1.5.2 Klassifikation von Interaktionen

Die Fülle der Einzelbeispiele von mehr oder weniger dramatischen Interaktionen läßt sich ganz handlich in nur sieben Kategorien einteilen (Abb. 1.5.2): Zunächst einmal ist zwischen **pharmakodynamischen** ([**PD**] Interaktion tritt auf der Ebene

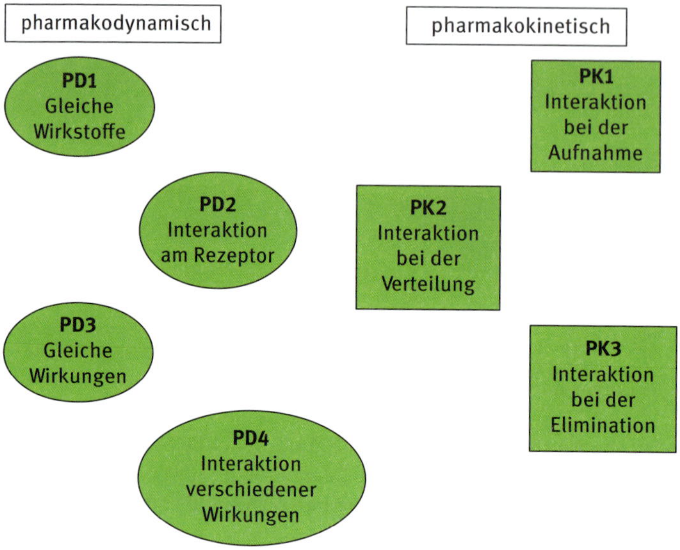

Abb. 1.5.2: Vorschlag zur Einteilung der Interaktionen zwischen Xenobiotika in 4 pharmakodynamische und 3 pharmakokinetische Kategorien.

der pharmakologischen Wirkungen auf) und **pharmakokinetischen** ([**PK**]Interaktion tritt bei der Wanderung des Wirkstoffs durch den Körper auf) Interaktionen zu unterscheiden. Für den Apotheker, der ein Rezept entgegennimmt, auf dem mehrere Präparate verschrieben sind, ergibt sich noch eine weitere „Interaktion"skategorie, die krankheitsbezogene Interaktion: Er kann aus den verordneten Medikamenten auf die Beschwerden des Patienten zurückschließen und kann deshalb eine Interaktion eines Wirkstoffs mit durch einen anderen Wirkstoff markierten Beschwerden des Patienten erkennen. Üblicherweise nennt man diese „Interaktion" eine Kontraindikation.

Bei den pharmakodynamischen Interaktionen können vier Subkategorien unterschieden werden:

- **PD1:** Pharmakodynamisch gleiche Wirkstoffe haben gleiche erwünschte und unerwünschte Wirkungen, die sich miteinander addieren.
- **PD2:** Chemisch unterschiedliche Wirkstoffe wirken über denselben pharmakologischen Rezeptor. Hierbei können sich erwünschte wie unerwünschte Wirkungen verstärken (PD2a) oder abschwächen (PD2b).
- **PD3:** Pharmakologisch unterschiedliche Wirkstoffe wirken über unterschiedliche Wirkmechanismen auf dieselbe Körperfunktion. Hierbei können sich erwünschte wie unerwünschte Wirkungen verstärken (PD3a) oder abschwächen (PD3b).
- **PD4:** Wirkstoffe haben völlig unterschiedliche Wirkungen, die sich aber auf der Ebene der Wirkungen überlagern und neue, ganz anders geartete Beschwerden verursachen.

Bei den pharmakokinetischen Interaktionen können drei Subkategorien unterschieden werden:
- **PK1:** Die Wirkstoffe interagieren auf der Ebene der Aufnahme in den Körper.
- **PK2:** Die Wirkstoffe interagieren auf der Ebene der Verteilung im Körper.
- **PK3:** Die Wirkstoffe interagieren auf der Ebene der Elimination aus dem Körper. Hierbei können sich erwünschte wie unerwünschte Wirkungen verstärken (PK3a) oder abschwächen (PK3b).

1.5.3 Pharmakodynamische Interaktionen

1.5.3.1 PD1-Interaktionen

Interaktionen vom Typ der pharmakodynamisch gleichen Wirkstoffe klingen so, als wären sie am leichtesten zu erkennen und zu vermeiden. Dahinter verbergen sich aber Wirkstoffe, die nicht ohne weiteres als „pharmakologisch gleich" zu erkennen sind, sei es, weil
- die einzelnen Wirkstoffe unterschiedliche Namen tragen und/oder
- die dazugehörenden Handelspräparate für die Behandlung unterschiedlicher Beschwerden zugelassen sind und/oder
- die Medikamente von verschiedenen Ärzten verschrieben wurden, die zwar denselben Patienten behandeln, gegenseitig von ihrer Arbeit aber nichts wissen.

Die Kasuistik (Kasuistik 1.1) [4] zeigt als Beispiel die Verordnung von drei Benzodiazepinen gegen unterschiedliche Beschwerden. Jede medizinische Fachdisziplin hat ihr Lieblingsbenzodiazepin: In der Neurologie hört man gerne, dass Clonazepam die besten antikonvulsiven Eigenschaften habe, in der Psychiatrie war und ist Lorazepam das mit Abstand am häufigsten verordnete Psychopharmakon [z. B. 5,6], weil es die besten angstlösenden Eigenschaften habe. Wirklich klare pharmakodynamische Unterschiede in der Wirkqualität wurden aber bislang zwischen den einzelnen Benzodiazepinen in der Weltliteratur nicht publiziert. Alle Benzodiazepine wirken
- anxiolytisch (Wirkqualität, die zur Entwicklung der Benzodiazepine führte),
- sedierend,
- antikonvulsiv und
- muskelrelaxierend.

Kasuistik 1.1: Darstellung einer Arzneimittelinteraktion vom Typ PD1 (pharmakodynamisch gleiche Wirkstoffe) an Hand der Kasuistik einer Benzodiazepinabhängigkeit.
Zugewiesen wurde ein 35-jähriger Mann mit einer schwersten Borderline-Störung zur Tavorentgiftung. Er wurde seit 15 Jahren von den unterschiedlichsten Ärzten (aktuell drei niedergelassene Kollegen, ein Psychiater, ein Neurologe und der Hausarzt) betreut. Die Krankenakte vermerkte als weitere Beschwerden „Rückenschmerzen".

Als Aufnahmemedikation wurde dokumentiert:
- Tavor® 9 mg/Tag gegen Angstzustände; bei Bedarf darf der Patient jeden Tag zusätzlich bis zu weitere 3 mg einnehmen
- Noctamid® 4 mg/Tag gegen Schlafstörungen
- Durazepam® 50 mg/Tag gegen Spannungszustände
- Aktren® 1200 mg/Tag gegen seine Rückenschmerzen

Um eine Vorstellung vom Ausmaß der notwendigen Entgiftung zu bekommen, empfahlen wir, zunächst zwei der drei Benzodiazepine abzusetzen und ihre pharmakologische Aktivität durch entsprechende Erhöhung der Dosis des übrigbleibenden Benzodiazepins zu ersetzen. Psychiatriegemäß fiel die Wahl für das übrigbleibende Benzodiazepin auf Lorazepam. Die Dosen der beiden anderen Benzodiazepine wurden mit Hilfe eines Faktors, der sich aus dem Verhältnis der empfohlenen Einzeldosen zur empfohlenen Lorazepam-Einzeldosis ergab, in Lorazepam umgerechnet (s. Tab.). Danach wurde die Benzodiazepinmedikation wie folgt umgesetzt:
- Tavor® inkl. Bedarfsmedikation 12,0 mg Lorazepam/Tag
- Noctamid® 4,0 mg entsprechend 4 mg Lorazepam/Tag
- Durazepam® 50 mg entsprechend 2,5 mg Lorazepam/Tag
- **zusammen: 17,5 mg Lorazepam/Tag**

Erst jetzt wurde das vollständige Ausmaß des Benzodiazepinabusus des Patienten offenbar.

Verlauf
Die Lorazepamdosis wurde langsam (0,5 mg/Woche) reduziert. Bis zu einer Tagesdosis von 5 mg Lorazepam war dies ohne größere Probleme möglich. Dann wurde auf 50 mg Diazepam in Tropfen zu 10 mg/ml umgestellt, eine weitere Reduktion der Diazepamdosis war jedoch nicht mehr möglich. Die Rückenschmerzen besserten sich nicht.

Tabelle: Umrechnung der Dosierungen dreier Benzodiazepine in eine Lorazepamdosis.

Wirkstoff	**Eliminationshalbwertszeit [$t_{1/2}$]**	**Empfohlene Tagesdosis**	**Umrechnungsfaktor**
Lorazepam	10–20 h	1–5 mg	1
Lormetazepam	8–16 h	1 mg	1
Oxazepam	5–12 h	20–50 mg	0,05

Alle Wirkstoffe führen auch wegen Rebound-Phänomenen zur Entwicklung einer körperlichen Medikamentenabhängigkeit. Die Benzodiazepine sind also „pharmakodynamisch gleiche Wirkstoffe“. Dagegen unterscheiden sich die einzelnen Wirkstoffe sehr deutlich in ihren pharmakokinetischen Eigenschaften und in ihrer Wirkstärke. Die Eliminationshalbwertszeiten als Maß für die Ausscheidung aus dem Körper schwanken zwischen wenigen Stunden (2–5 Stunden) und Tagen bis Wochen (wegen Bildung des aktiven Metaboliten N-Desmethyldiazepam, der noch langsamer verstoffwechselt wird als die Muttersubstanz Diazepam, kann man nach einer 10 mg Tablette Diazepam Benzodiazepine bis zu 40 Tage lang im Blut nachweisen) [7]. Die Unterschiede in der Wirkstärke, die sich eventuell über die Unterschiede in der Ausscheidung erklären lassen, können an den Empfehlungen zur

Einmaldosis abgelesen werden, aus dem Verhältnis der Einzeldosen lassen sich Äquivalenzfaktoren errechnen.

Auffallend sind die vom Patienten geklagten Rückenschmerzen. Auffallend viele Benzodiazepin-abhängige Patienten klagen über Rückenschmerzen, die wir als Rebound-Phänomen zur muskelrelaxierenden Wirkung der Benzodiazepine interpretieren. Belege für diese Hypothese wurden bislang international nicht veröffentlicht. Das Ausmaß der Interaktion zeigte sich bei dem Patienten in Kasuistik 1.1 erst, als die Behandlung mit den drei Präparaten auf eines umgestellt wurde.

1.5.3.2 PD2-Interaktionen

Interaktionen, bei denen chemisch unterschiedliche Wirkstoffe über denselben pharmakologischen Rezeptor wirken, sind die Klassiker unter den möglichen Interaktionsmechanismen. Hierunter fallen die Verordnungen von zwei Agonisten bzw. Antagonisten oder eines Agonisten mit einem Antagonisten, die über denselben Rezeptor wirken. Die erwünschten wie die unerwünschten Wirkungen werden dadurch verstärkt (PD2a) bzw. abgeschwächt (PD2b), für die Einstufung ist der jeweilige klinische Effekt entscheidend.

Ein klinisch relevantes Therapieproblem in diesem Bereich ist die Behandlung von Psychosen bei Morbus Parkinson. Etwa 6 % der Parkinson-Patienten entwickeln im Laufe ihrer Erkrankung schwere psychotische Verhaltensstörungen [8]. Für die Behandlung des Morbus Parkinson werden u. a. Dopaminagonisten eingesetzt, die ihrerseits Störungen der Sinneswahrnehmungen auslösen können (z. B. Ropinirol häufige UAW = 1–10 % der Anwendungen: Halluzinationen; gelegentlich auftretende UAW = 0,1–1 % der Anwendungen: psychotische Reaktionen (andere als Halluzinationen), einschließlich Delir, Wahnsymptome, paranoide Störungen [9]). Die zur Behandlung psychotischer Reaktionen eingesetzten Wirkstoffe sind andererseits Dopaminantagonisten, die wiederum als unerwünschte Wirkungen extrapyramidalmotorische Störungen verursachen, also die Parkinsonsymptomatik verschlechtern. Die gleichzeitige Verordnung von Dopaminagonisten und -antagonisten hebt also dosisabhängig zunächst gegenseitig die erwünschten Wirkungen auf und verschlechtert dann sowohl die psychotischen Verhaltensstörungen als auch die Parkinsonsymptomatik.

Da Antipsychotika aber keine einheitliche Wirkstoffklasse darstellen, sondern individuelle Wirkprofile haben (vgl. Abb. 1.4.5 und 1.4.6), kann durchaus versucht werden, durch eine entsprechende Auswahl der Wirkstoffe die erwünschten und unerwünschten Nebenwirkungen so auszutarieren, dass antipsychotische Wirkungen unter nur geringer Verschlechterung der Parkinsonsymptomatik möglich werden. So gehört zum Wirkungsspektrum von Clozapin und seinen pharmazeutisch-chemischen Verwandten Olanzapin und Quetiapin eine mehr oder weniger stark ausgeprägte antimuskarinerge Wirkung [10,11], die bei der Behandlung der Parkinson-Psychose als erwünschte Nebenwirkung auch zur Dämpfung der Parkinsonsymptomatik ausgenutzt werden kann. Die AGATE (vgl. Kap. 1.6.2) hat die Problematik in einer Stellungnahme aufgearbeitet [12].

1.5.3.3 PD3-Interaktionen

Bei PD3-Interaktionen führen pharmakologisch unterschiedliche Wirkstoffe über unterschiedliche Wirkmechanismen zu den gleichen Wirkungen, die entweder verstärkt (PD3a) oder abgeschwächt (PD3b) werden. Derartige Interaktionen werden immer wieder klinisch relevant, wenn unterschiedliche Fachmediziner denselben Patienten behandeln. In der UAW-Datenbank der AGATE (vgl. Kap. 1.6.2) ist zum Beispiel der Fall einer 54-jährigen Patientin dokumentiert, die gegen ihre schizoaffektive Psychose (gegenwärtig depressiv, F21.5) 350 mg Quetiapin/Tag und zur Einstellung eines hohen Blutdrucks 5 mg Ramipril/Tag verordnet hatte (AGATE Fall-Nr. LL-07-057). Die Frau kollabierte bei einem Blutdruck von 70/30 mm Hg und einer Pulsfrequenz von 124 Schlägen/Minute, was als orthostatische Dysregulation mit reflektorischer Tachykardie diagnostiziert wurde. Die Blockade von α_1-Adrenozeptoren ist bei der Indikation, unter der Quetiapin bei dieser Patientin verordnet wurde, eine unerwünschte Nebenwirkung von Quetiapin, die zur Blutdrucksenkung und zum Ausfall der reflektorischen Gefäßverengung bei Wechsel der Körperlage führt (Orthostase-Phänomen). Zur Blutdrucksenkung führt ebenfalls die Hemmung des Angiotensin-Umwandlungs (engl. *converting*)-Enzyms (ACE-Hemmung) durch Ramipril, die bei der Indikation, unter der Ramipril bei dieser Patientin verordnet wurde, den Wirkmechanismus für die erwünschte Wirkung von Ramipril darstellt. Die beiden Mechanismen sind zwar unterschiedlich, verstärken sich aber in ihrer blutdrucksenkenden Wirkung, weshalb dieser Fallbericht als PD3a-Interaktion einzustufen ist.

Der Umgang mit dieser Arzneimittelinteraktion richtet sich nach den klinischen Umständen. In jedem Fall ist die antipsychotische Wirkung führend! Wird eine antipsychotische Medikation unter bestehender antihypertensiver Medikation notwendig, so muss der antipsychotische Wirkstoff unter Blutdruckkontrolle bis zur erforderlichen Höhe eindosiert und die antihypertensive Medikation im erforderlichen Maße reduziert werden. Wird dagegen unter bestehender antipsychotischer Medikation eine (zusätzliche) antihypertensive Medikation notwendig, so muss diese ebenfalls unter Blutdruckkontrolle langsam eindosiert werden, in der Erwartung, dass sich eine niedrigere Dosis als üblich als ausreichend herausstellen wird.

Eine weitere PD3a-Interaktion, die in naher Zukunft klinische Relevanz erreichen wird, kann unter der gleichzeitigen Verabreichung des neuen Multiple-Sklerose-Wirkstoffs Fingolimod mit Metamizol, Thiazid-Diuretika, dem Antipsychotikum Clozapin oder dem Antidepressivum Mirtazapin entstehen. Alle diese Wirkstoffe können, zwar nur selten, aber immerhin, das weiße Blutbild beeinträchtigen. Für Metamizol ist eine Häufigkeit von 1 : 30.000 bis 1 : 100.000 beschrieben. Der Mechanismus ist offenbar völlig unterschiedlich: Bei Clozapin, Mirtazapin und

Thiazid-Diuretika scheinen es dosisabhängige Prozesse zu sein, die durch regelmäßige Blutbildkontrollen in der Regel frühzeitig erkannt und erfolgreich beherrscht werden können; bei Metamizol steckt wohl ein immunologisch ausgelöster Prozess dahinter, der unerkannt binnen weniger Tage zum Tode führen kann [13]. Zum Wirkmechanismus von Fingolimod gehört eine Leukopenie, da das aktive Prinzip, Fingolimod-phosphat, ein funktioneller Antagonist am Sphingosin-1-Rezeptor ist und die Wanderung der Lymphozyten aus den Lymphknoten hemmt. In Kombination mit den genannten Wirkstoffen ist also eine Leukopenie nur sehr schwierig in ihrer klinischen Relevanz zu beurteilen, da unter Fingolimod zwar überwiegend die Lymphozytenzahl erniedrigt gefunden wird, aber eben nicht ausschließlich: Auch die Zahl der neutrophilen Granulozyten nimmt auf 80 % des Ausgangswertes ab.

1.5.3.4 PD4-Interaktionen

Bei PD4-Interaktionen haben pharmakologisch unterschiedliche Wirkstoffe völlig unterschiedliche Wirkungen. Erst auf der Ebene dieser Wirkungen treten dann die Interaktionen auf.

Ein Beispiel ist die seit Jahrzehnten bekannte Interaktion zwischen Herzglykosiden (Digitalis-Wirkstoffen) und Diuretika oder Laxantien. Herzglykoside können dosisabhängig jede Art von EKG-Veränderungen verursachen und klinisch relevante Herzrhythmusstörungen auslösen. Diuretika und Laxantien können durch die verstärkte Elektrolytausscheidung die Kaliumkonzentration senken. Eine niedrige Kaliumkonzentration erhöht wiederum die Empfindlichkeit des Herzmuskelgewebes für Rhythmusstörungen.

Nachdem die Verordnung von Digitalispräparaten zur Behandlung der Herzinsuffizienz seit Jahren zurückgeht, hat die Bedeutung dieser PD4-Arzneimittelinteraktion deutlich abgenommen. Betrachtet man sie allerdings von hinten nach vorne, so ist ihre Bedeutung ungebrochen: In den letzten Jahren hat die Diskussion über arzneimittelbedingte Herzrhythmusstörungen vom Typ der QTc-Verlängerungen ständig zugenommen [14]. Speziell unter den Psychopharmaka gibt es praktisch keinen Wirkstoff, der als frei von diesem Risiko gelten kann, die Kombination mit einem anderen Wirkstoff, der die QTc-Zeit verlängern kann, gilt als Kontraindikation [15]. Gefürchtet ist bei Überschreitung einer QTc-Zeit von 500 ms die Torsade-de-pointes-Tachykardie, die in ein Kammerflimmern übergehen kann [16], was wohl eine der häufigsten Ursachen für den plötzlichen Herztod darstellt. Bei Verordnung von Wirkstoffen mit QTc-Risiko hilft es, prophylaktisch die Kalium- (und Magnesium-)konzentration im Blut des Patienten hochnormal einzustellen [17].

1.5.4 Pharmakokinetische Interaktionen

Alle pharmakokinetischen Interaktionen haben letztendlich Konsequenzen für die Wirkstoffkonzentration, die im Körper des Patienten nach einer bestimmten Dosis erreicht wird. Durch unterschiedliche genetische Dispositionen (z. B. bei den Enzymen des Fremdstoffmetabolismus), durch altersbedingte Funktionsschwankungen der Aufnahme- und Ausscheidungsorgane sowie durch Erkrankungen gibt es ohnehin schon sehr große interindividuelle Unterschiede, die durch die pharmakokinetischen Interaktionen noch weiter verstärkt werden. Alle diese individuellen, patientenspezifischen Veränderungen lassen sich jedoch durch eine einfache quantitative Bestimmung der Wirkstoffkonzentration erkennen [18], wenn die Konzentration nicht nur an Hand des für den Wirkstoff gültigen therapeutischen Referenzbereichs sondern vor allem an Hand des für den Wirkstoff zu berechnenden dosisbezogenen Referenzbereichs beurteilt [19,20] und das Ergebnis dem behandelnden Arzt in einem klinisch-pharmakologischen Befund mitgeteilt wird [21,22].

1.5.4.1 PK1-Interaktionen

PK1-Interaktionen treten auf der Ebene der Aufnahme von Fremdstoffen in den Körper auf. So bilden mehrwertige Ionen (z. B. Fe^{++}, Ca^{++}, Mg^{++}, Al^{+++} in Elektrolytpräparaten bzw. Antazida) Komplexe mit Arzneistoffen und behindern die Aufnahme (z. B. von Antiinfektiva wie Tetrazyklinen oder Gyrasehemmstoffen). Solche Ionen können auch in Lebensmitteln enthalten sein (z. B. Ca^{++}-Ionen in Milchprodukten), wodurch aus Arzneimittelinteraktionen Interaktionen mit Lebensmitteln werden. Lebensmittel können aber auch die Aufnahme von Wirkstoffen in den Körper verbessern: Milch ist z. B. ein hervorragender Emulgator, der vor allem die Aufnahme lipophiler Fremdstoffe sowohl nach Geschwindigkeit als auch nach Menge verbessert. Eine generelle Regel ist leider nicht ableitbar, die entsprechenden Effekte sind für jeden einzelnen Wirkstoff gesondert zu überprüfen, entsprechende Nachschlagewerke sind auf dem Büchermarkt verfügbar [z. B. 23].

Ein für die Psychiatrie relevantes Beispiel ist das Antipsychotikum Ziprasidon: Die orale Bioverfügbarkeit von Ziprasidon verdoppelt sich, wenn die Hartkapseln zusammen mit einer Mahlzeit eingenommen werden [24]. Die Einnahme von Ziprasidon-Hartkapseln zusammen mit einer Mahlzeit gilt heute als absolute Voraussetzung für eine zuverlässige und wirksame Therapie mit Ziprasidon [25].

1.5.4.2 PK2-Interaktionen

Der Klassiker der PK2-Interaktionen ist die Verdrängung eines Wirkstoffes aus der Plasmaproteinbindung durch einen zweiten. Derartige Untersuchungen lassen sich ganz einfach im Reagenzglas mittel Gleichgewichtsdialyse an einer semipermeablen Membran durchführen, die Patientenplasma von der Lösung eines radioaktiv markierten Wirkstoffes trennt. Sie wurden deshalb auch vielfältig durchgeführt und die Verdrängung aus der Plasmaproteinbindung nachgewiesen. Aus den Ergebnissen wurde abgeleitet, dass sich durch Veränderung der Plasmaproteinbindung auch die Wirksamkeit eines Wirkstoffes ändert. Im Unterschied zu einem Reagenzglas besteht der Körper aber aus Organen, deren Funktion anpassungsfähig ist: Steigt etwa der freie Anteil eines Wirkstoffes im Blut eines Patienten an, wird dieser erhöhte freie Anteil über die Nieren auch verstärkt ausgeschieden. Es stellt sich ein neues Gleichgewicht ein, in dem sich der ursprüngliche freie Anteil wieder einstellt, die Gesamtkonzentration dagegen abgenommen hat. Der Grund liegt darin, dass für die meisten Wirkstoffe die Elimination proportional zu ihrer freien Konzentration ist, da nur die nicht an Plasmaproteine gebundenen Wirkstoffmoleküle in den Nieren frei filtriert bzw. in die Tubulus- und Leberzellen aufgenommen werden können [26]. Die Bedeutung dieser Interaktion wurde und wird vielerorts immer noch viel zu sehr überschätzt. Klinisch relevante Beispiele lassen sich zumeist durch andere Mechanismen wie PK3-Interaktionen erklären.

1.5.4.3 PK3-Interaktionen

Zu den PK3-Interaktionen gehören alle Interaktionen bei der Ausscheidung. Interaktionen bei der Ausscheidung über die Nieren wurden in früheren Jahrzehnten intensiv diskutiert, wie z. B. Lithium und Na^+-Ionen ausscheidende Wirkstoffe wie Diuretika und/oder ACE-Hemmer oder Lithium und Analgetika vom Typ der nichtsteroidalen Antirheumatika (NSAR, Cyclooxidase (COX)-Hemmstoffe), bei denen es zu einem Anstieg der Lithiumkonzentration im Körper kommt. Gleichwohl haben diese Interaktionen bis heute nichts von ihrer klinischen Bedeutung verloren.

Diskutiert wird heute vor allem über Interaktionen an den Enzymen des Leberstoffwechsels. Der Fremdstoffmetabolismus hat das Ziel, aus einem lipophilen Fremdstoff einen hydrophilen zu machen, der über die Nieren ausgeschieden werden kann (vgl. Kapitel 1.3 Pharmakokinetik).

Abbildung 1.5.3 gibt die für den Arzneistoffwechsel relevanten 12 CYP-Isoenzyme wieder. In dem gezeigten Beispiel ist zu erkennen, dass das Antipsychotikum Quetiapin und das Antiepileptikum Carbamazepin, das in der Psychiatrie häufig auch als Phasenprophylaktikum verordnet wird, den gleichen Stoffwechselweg (CYP3A4/5/6) benutzen, der von Carbamazepin induziert wird.

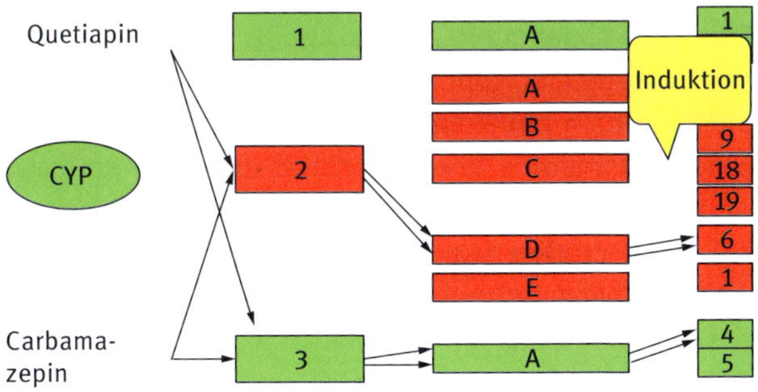

Abb. 1.5.3: Darstellung der 12 für den Arzneimittelmetabolismus relevanten Cytochrom-P450-Isoenzyme. Linke Zahl: Bezeichnung der Genfamilie; Buchstabe in der Mitte: Bezeichnung der Subfamilie; Rechte Zahl: Bezeichnung der Isoform. Dargestellt sind die Stoffwechselwege des Antipsychotikums Quetiapin und des Antiepileptikums Carbamazepin.

Die Aktivität der CYP-Enzyme, wahrscheinlich auch der Enzyme der Kopplungsphase, können durch Fremdstoffe sowohl induziert als auch gehemmt werden. Physiologischer Sinn ist die Entgiftung des Körpers, weshalb die Menge und die Aktivität der Enzyme bei Anwesenheit ihrer Substrate zunehmen (Enzyminduktion). Häufiger ist die Enzymhemmung, bei der im Prinzip derselbe Mechanismus abläuft, verschiedene Substrate aber um das aktive Zentrum des (möglicherweise ebenfalls vermehrt gebildeten) Enzyms konkurrieren. Welcher Fremdstoff verstoffwechselt und welcher in seinem Abbau behindert wird, hängt von der Affinität der Komponenten zum aktiven Zentrum des Enzyms ab und kann für ein und denselben Fremdstoff in Kombination mit einem anderen von generellen Regeln abweichen. Carbamazepin ist ein Beispiel für einen ungewöhnlich starken Polyinduktor unterschiedlicher Stoffwechselwege, in dessen Gegenwart von kaum einem anderen Wirkstoff klinisch wirksame Konzentrationen aufgebaut werden können.

Auch die Inhaltsstoffe des Tabakrauchens machen als Genussmittel in der Pharmakotherapie relativ viele Probleme, da sie als starke Induktoren des *CYP1A2*-Stoffwechselweges wirken. Im Unterschied zu Carbamazepin, das durch ein anderes Antiepileptikum ersetzt werden kann, ist die Aufforderung an den Patienten, das Rauchen einzustellen, weltfremd. Hier muss das Pharmakon durch ein anderes ersetzt werden, das nicht nur klinisch vergleichbare Wirkungen entfaltet, sondern auch über andere Stoffwechselwege als die Inhaltsstoffe des Tabakrauches abgebaut und ausgeschieden wird.

1.5.5 Fazit

Keine Angst vor Arzneimittelinteraktionen! Sie stellen nicht automatisch einen ärztlichen Kunstfehler da, sondern gehören als Interaktionen mit Fremdstoffen jeglicher Art, also auch Lebens- und Genussmitteln (z. B. Tabakrauch, Koffein, Alkohol) zum ärztlichen Berufsalltag. Der Arzt muss Interaktionen nicht auf jeden Fall vermeiden, sondern er muss im Einzelfall ärztlich therapeutisch entscheiden, wie die Therapie unter diesen Umständen geführt, ggf. abgeändert werden muss. Hierbei nutzt er zunächst seine medizinische Fachkompetenz, mit deren Hilfe er an Hand der in diesem Artikel vorgeschlagenen Einteilung der Fremdstoffinteraktionen abschätzt, ob die Medikation eines individuellen Patienten Interaktionsrisiken birgt. Um diese dann im Einzelnen zu bewerten und zu entscheiden, welche Maßnahmen zu ergreifen sind, kann er sich dem mittlerweile großen Angebot an Informationsquellen im Internet bedienen (vgl. Kapitel 1.6.3, Übersicht bei [27]). Pharmakokinetische Interaktionen können einfach durch Wirkstoffkonzentrationsbestimmungen entdeckt, verfolgt und überwacht werden.

Wichtig ist, dass niemand alles weiß, auch kein Arzt weiß alles! Es ist also nichts dabei, jemanden zu fragen, der weiter helfen kann. Zu diesem Zweck bietet die AGATE (vgl. 1.6.2) als unabhängiges, interdisziplinäres Pharmakokompetenzzentrum unter www.amuep-agate.de ihren Arzneimittelinformationsdienst (AID) an. Nicht hilfreich, unmedizinisch und sogar eher kontraproduktiv sind Computerprogramme, die automatisch und ohne Berücksichtigung des individuellen Einzelfalles Medikationsbewertungen vornehmen. Fälschlicherweise wird dann davon gesprochen, dass „in einer Medikation so-und-so-viel Arzneimittelinteraktionen aufgedeckt" wurden, ohne zu berücksichtigen, ob bei dem betreffenden Patienten tatsächlich neue Symptome aufgetreten sind. Sollten sie auch noch ihre seelenlosen Bewertungen durch rote Ausrufezeichen oder Bewertungen nach Ampelsystem veranschaulichen, so verbreiten sie nur Angst und Schrecken statt zu helfen.

Literatur

[1] Haen E. Bedeutung von Arzneimittelsicherheitsnetzwerken für die Qualitätssicherung der medikamentösen Depressionsbehandlung. In: Gastpar M, Müller WE, Hrsg. Depressionen. Versorgungsstrukturen und Behandlungsperspektiven. Berlin: Springer Verlag; 2002. S. 119–132.

[2] z. B. Interaktion Clozapin und Diazepam. In: Hiemke C, Dobmeier M, Eckermann G, Haen E, Hrsg. PSIAC – der Interaktionscomputer für die Psychiatrie. Heidelberg: Springer Verlag; 2006 (wird laufend aktualisiert), zugänglich über www.psiac.de.

[3] Köstlbacher A, Hiemke C, Haen E, Eckermann G, Dobmeier M, Hammwöhner R. PsiacOnline – Fachdatenbank für Arzneimittelwechselwirkungen in der psychiatrischen Pharmakotherapie. In: Osswald A, Stempfhuber M, Wolff C, Hrsg. Open Innovation. Proceedings des 10. Internationalen Symposions für Informationswissenschaften. Konstanz: Universitätsverlag; 2007. S. 321–326.

[4] Haen E. Arzneimittelinteraktionen – Interaktionen zwischen körperfremden Substanzen. Nervenarzt. 2014;85:417–426.

[5] Dobmeier M, Haen E, Spindler P, Klein H (2000): Pharmakotherapie der Schizophrenie in den bayerischen Bezirkskrankenhäusern: Ergebnisse der AMÜP Bayern. Psychiat. Prax. 27, S. 15–16.

[6] Haen E. Bedeutung von Arzneimittelsicherheitsnetzwerken für die Qualitätssicherung der medikamentösen Depressionsbehandlung. In: GASTPAR M, MÜLLER WE, Hrsg. Depressionen. Versorgungsstrukturen und Behandlungsperspektiven. Berlin: Springer Verlag; 2002. S. 119–132.

[7] in: Fülgraff-Palm: Lemmer B, Brune K, Hrsg. Pharmakotherapie/Klinische Pharmakologie. 14. Auflage, Heidelberg: Springer Verlag; 2010. S. 29–52.

[8] Aarsland D, Larsen JP, Cummins JL, Laake K. (): Prevalence and Clinical Correlates of Psychotic Symptoms in Parkinson Disease: A Community-Based Study. Arch Neurol. 1999;56(5):595–601.

[9] GlaxoSmithKline GmbH & Co KG: Fachinformation zu Requip®. Stand Juni 2013.

[10] Bymaster FP, Hemrick-Luecke SK, Perry KW, Fuller RW. Neurochemical evidence for antagonism by olanzapine of dopamine, serotonin, alpha 1-adrenergic and muscarinic receptors in vivo in rats. Psychopharmacology (Berl). 1996;124(1–2):87–94.

[11] Arnt J, Skarsfeldt T. Do novel antipsychotics have similar pharmacological characteristics? A review of the evidence. Neuropsychopharmacology. 1998;18:63–101.

[12] Haen E, Mößner-Haug B. Off-label-use bei Parkinson-Psychose. NeuroTransmitter. 2004;15(Heft 10):68.

[13] Haen E, Höffler D, Stammschulte Th. Tödliche Agranulozytose unter Novaminsulfon – aus Fehlern lernen. Arzneiverordnung in der Praxis. 2013;40(Heft 2):45–46.

[14] Haen E. Kardiale Schädigungen durch Medikamente. Dtsch Med Wochenschr. 2016;141:103–109.

[15] Wenzel-Seifert K, Wittmann M, Haen E. QTc Prolongation by Psychotropic Drugs and the Risk of Torsade de Pointes. Dtsch Arztebl Int. 2011;108:687–693.

[16] Selzer A, Wray HW. Quinidine Syncope. Paroxysmal Ventricular Fibrillation Occurring during Treatment of Chronic Atrial Arrhythmias. Circulation. 1964;30:17–26.

[17] Wenzel-Seifert K, Haen E. Rote-Hand-Briefe zu Citalopram und Escitalopram. Psychopharmakotherapie. 2012;19:25–29.

[18] Haen E. Therapeutic Drug Monitoring in Pharmacovigilance and Pharmacotherapy Safety. Pharmacopsychiatry. 2011;44:254–258.

[19] Greiner C, Haen E (2007): Therapeutisches Drug Monitoring in der Psychiatrie – Erstellung von Referenzbereichen für die Dosis-Konzentrations-Beziehung. Psychiat Prax 34, S90–S92.

[20] Haen E, Greiner C, Bader W, Wittmann M. Wirkstoffkonzentrationsbestimmungen zur Therapieleitung – Ergänzung therapeutischer Referenzbereiche durch dosisbezogene Referenzbereiche. Der Nervenarzt. 2008;79:558–566.

[21] Haen E. Bedeutung der klinisch-pharmakologischen Befundung von Wirkstoffkonzentrationsmessungen zur Therapieleitung. Psychopharmakotherapie. 2005;12:138–143.

[22] Haen E. Der TDM-Befund. Psychopharmakotherapie. 2012;19:129–134.

[23] Wunderer H. Arzneimittel richtig einnehmen: Wechselwirkungen zwischen Medikamenten und Nahrung; mit Einnahmeempfehlungen zu allen wichtigen Arzneistoffen. Eschborn: Govi Verlag. 2000.

[24] Miceli JJ, Wilner KD, Hansen RA, Johnson AC, Apseloff G, Gerber N. Single- and multiple-dose pharmacokinetics of ziprasidone under nonfasting conditions in healthy male volunteers. Br J Clin Pharmacol. 2000;49(Suppl 1):5S.

[25] Thombre AG, Herbig SM, Alderman JA. Improved ziprasidone formulations with enhanced bioavailability in the fasted state and a reduced food effect. Pharm Res.. 2011;28:3159–3170.

[26] Ficht B. Arzneistoffkonzentration im Organismus in Abhängigkeit von der Zeit: Pharmakokinetik im engeren Sinn. In Forth W, Henschler D, Rummel W, Förstermann U, Starke K, Hrsg. Allgemeine und spezielle Pharmakologie und Toxikologie, München: Urban & Fischer; 2001, 8. Aufl. S. 56–77.

[27] Böhm R, Reinecke K, Haen E, Cascorbi I, Herdegen T. Arzneimittelinteraktionen – verstehen, vermitteln und vermeiden. Deutsche Apotheker Zeitung. 2012;152(36):64–74.

1.6 Identifizierung von Arzneimittelinteraktionen

Ekkehard Haen, Mirjam Schwarz, Giulia Pascucci

Die in Kapitel 1.5 gegebene Klassifikation von Interaktionen kann als eine Art Checkliste benutzt werden, anhand derer Arzt und Apotheker überlegen, ob in einer Polymedikation Interaktionsrisiken verborgen sind. Arzneimittelinteraktionen können durchaus weitreichende Folgen nach sich ziehen, vom Therapieversagen bis hin zu Krankenhauseinweisungen oder Verlängerung des Krankenhausaufenthaltes. Sowohl Ärzte als auch Apotheker stellen sie täglich vor neue Herausforderungen, um das Risiko für die Patienten so klein wie möglich zu halten. Arzneimittelinteraktionen müssen auf drei Ebenen identifiziert werden:

1. In einer Medikation sollte bereits das Risiko für das Auftreten von Arzneimittelinteraktionen erkannt werden, bevor sie eintreten. Dabei dürfen relevante Warnhinweise aber nicht in einer Flut unbedeutender Meldungen untergehen (engl. *over alerting* oder *override*).

2. Ist eine Interaktion beim Patienten bereits eingetreten, sollte sie erkannt werden, bevor Beschwerden einer unerwünschten Arzneimittelwirkung auftreten.
3. Ist eine UAW aufgetreten, muss der Kausalzusammenhang mit einer Interaktion diagnostiziert und Maßnahmen zur Linderung der Beschwerden oder zur Beseitigung der Ursache ergriffen werden.

Zur Bewältigung der Anforderungen der ersten und dritten Ebene stellen einige Anbieter Interaktionsdatenbanken als Hilfestellung zur Verfügung. Oder Arzt und Apotheker nutzen Informationsdienste wie den AID der AGATE (vgl. Kap. 1.6.2), www.amuep-agate.de). Auf der zweiten und dritten Ebene können beim individuellen Patienten tatsächlich klinisch relevant werdende pharmakokinetische Interaktionen durch Wirkstoffkonzentrationsbestimmungen erkannt werden.

In jedem Fall ist aber ein Warnhinweis am Patienten zu verifizieren. Eine Datenbankabfrage alleine ist nicht mit einem eingetretenen Risiko gleichzusetzen. Hohl et al. [1] untersuchten während einer Studie bei 257 geriatrischen Patienten (65–101 Jahre) die Häufigkeit der potentiellen, lediglich an Hand eines Computerprogramms aufgedeckten Interaktionsrisiken und stellten sie den tatsächlich aufgetretenen und in einem Krankenhaus dokumentierten UAWs gegenüber. Jede dieser UAWs wurde einzeln nach ihrem Auftreten von Experten als „sicher“, „wahrscheinlich“ bzw. „möglicherweise“ durch die Medikation verursacht bewertet. Studienteilnehmer mit nur einer Medikation zeigten keine UAW, bei 11,5 % der Patienten, denen zwischen 2 und 5 Wirkstoffe verordnet waren (67 Studienteilnehmer hatten Verordnungen von 2–3 Medikamenten, 64 Studienteilnehmer 4 oder 5 Medikamente), wurden tatsächlich aufgetretene UAW dokumentiert, bei den Patienten mit mehr als 6 Verordnungen (52 Studienteilnehmer hatten 6–7 Medikamente, 37 Studienteilnehmer 8 Medikamente und mehr) lag dieser Anteil bei 16,9 % der Patienten. Bei 4 der UAWs wurde der Kausalzusammenhang mit der Medikation als „sicher“ eingestuft (Schwindel unter Gentamycingabe, Ulcera unter ASS, Entzugssymptomatik unter Lorazepam, Epistaxis unter Warfarin), bei 16 UAWs als „wahrscheinlich“, bei 10 UAWs als „möglich“. Per Computerprogramm wurden bei 88 der 257 Patienten (= 34,2 %) 144 potentielle Interaktionen (= Interaktionsrisiken) detektiert. Das Computerprogramm warnte am häufigsten vor dem Interaktionsrisiko zwischen Furosemid & Digoxin, ASS und Betablocker/Insulin, Enalapril und Kalium-Substitution. Jedoch war keine der tatsächlich aufgetretenen UAWs auf eines der Interaktionsrisiken zurückzuführen, vor denen der Computer gewarnt hatte. Andererseits erlitten 50 % der Patienten, bei denen per Computer ein Interaktionsrisiko aufgedeckt wurde, auch tatsächlich eine UAW, die aber nicht im Zusammenhang mit dem per Computer detektierten Interaktionsrisiko stand.

Wenn eine Kombination mehrerer Wirkstoffe nicht vermieden werden kann, muss

- der Patient auf die Symptome der Risiken, sollten sie eintreten, aufmerksam gemacht werden,
- der Patient auf das Eintreten der möglichen Risiken hin überwacht werden.

1.6.1 Potentiell inadäquate Medikationen (PIM)

Nicht vergessen werden sollte, dass Interaktionen nur eines von mehreren Risiken in einer Medikation sind, die potentiell inadäquat ist. Mit dem Begriff „potentiell inadäquate Medikation (PIM)“ wird eine Arzneimittelverordnung definiert, bei der das Risiko von unerwünschten Arzneimittelwirkungen (UAW) den zu erwartenden Nutzen der Behandlung übersteigt (Nutzen-Risiko-Beurteilung negativ) [2]. In den meisten Fällen sind die Ursache dafür risikobehaftete Arzneimittel („potentiell inadäquate Wirkstoffe“, PIW), für die sicherere Alternativen verfügbar sind, und/oder Anwendungsfehler. Die Verordnung potentiell inadäquater Medikationen stellt, wie in vielen Ländern durchgeführte Studien zeigten, eher die Regel als die Ausnahme dar. Abhängig vom untersuchten Setting – ambulante Praxen, Ambulanzen, Pflegeheime, Krankenhäuser – wiesen die Schätzungen zur Verordnungshäufigkeit von PIM eine sehr große Bandbreite von 15 bis knapp 50 Prozent der bewerteten Medikationen auf [3–10]. In diesen Kohortenstudien waren die häufigsten Arzneistoffklassen mit PIW Antidepressiva, kardiovaskuläre Medikamente, Sedativa und Antipsychotika [11,12]. International gibt es seit vielen Jahren Zusammenstellungen von Wirkstoffen, bei denen Experten zu einem Verzicht raten – die sogenannten PIW-Listen (potentiell inadäquate Wirkstoffe). Im August 2010 wurde eine solche Liste in Deutschland mit 83 Wirkstoffen veröffentlicht, die für Patienten > 65 Jahren ein besonderes Risiko darstellen, die sog. PRISCUS-Liste [13].

Neun Typen von risikobehafteten Medikationen (PIM1–PIM9) können klassifiziert werden. Zu ihnen gehören die folgenden drei risikobehafteten Arzneimittelgruppen:

PIM1 Arzneimittel, die wegen bekannter Gesundheitsrisiken nur **unter Überwachung** angewandt werden sollten (potentiell inadäquate Wirkstoffe vom Typ 1, PIW1).

PIM2 Arzneimittel, die trotz bekannter Gesundheitsrisiken **im Einzelfall aus spezifischen Gründen** zwar gegeben werden können, aber nie Mittel der ersten Wahl sein sollten (potentiell inadäquate Wirkstoffe vom Typ 2, PIW2).

PIM3 Die Arzneimittel, die **unbedingt vermieden** werden sollten, weil ihre Wirkungen ein zu großes Gesundheitsrisiko für den Patienten darstellen oder/und weil sie wirkungslos sind, obwohl es sicherere oder wirksamere Alternativpräparate gibt (potentiell inadäquate Wirkstoffe vom Typ 3, PIW3) [1].

Die folgenden Anwendungsfehler können auch mit Pharmaka, deren Nutzen-Risiko-Bewertung bei fachgerechter Anwendung positiv ausfällt, zu „potentiell inadäquaten Medikationen (PIM)“ führen:

PIM4 **Anwendungsdauer ungeeignet**: Entweder die Dauer der Behandlung mit einem bestimmten Medikament reicht nicht aus, um eine Wirksamkeit zu gewährleisten oder sie ist zu lang, sodass sie möglicherweise schädlich für den Patienten ist (z. B. Antidepressiva für nur eine Woche, Benzodiazepine über einen längeren Zeitraum, Antiinfektiva länger als zur Ausheilung des Infektes notwendig) (potentiell inadäquate Medikation vom Typ 4, PIM4).

PIM5 Nicht therapiegerechte **Darreichungsform** bzw. nicht therapiegerechter **Applikationsweg** (potentiell inadäquate Medikation vom Typ 5, PIM5).

PIM6 **Über-/Untermedikation**: Es handelt sich um Arzneimittel, die in einer Dosis oder Frequenz zu verordnen sind, bei deren Einhaltung ihre Wirkstoffkonzentration nicht die erforderliche Mindestschwelle (minimale effektive Konzentration = untere Schwelle des therapeutischen Referenzbereiches) erreicht, um eine pharmakologische Wirksamkeit zu zeigen, oder aber den therapeutischen Referenzbereich überschreitet, sodass das Risiko von UAW erhöht ist und dem Patienten Schaden entstehen kann (potentiell inadäquate Medikation vom Typ 6, PIM6).

PIM7 **Arzneimittelinteraktion:** Mit „Interaktion“ bezeichnet man eine Situation, in der die Wirkung eines Medikaments durch die vorherige oder gleichzeitige Einnahme eines anderen Xenobiotikums (körperfremder Stoff, außer Arzneimitteln auch Genuß- und Lebensmittel) verändert wird [14] (vgl. Kap. 1.5). Diese Kategorie umfasst auch die therapeutische Verdoppelung durch zwei Wirkstoffe ohne pharmakologische Unterschiede (potentiell inadäquate Medikation vom Typ 7, PIM7).

PIM8 **Kontraindikation**: Ein Wirkstoff ist für einen Patienten in einem bestimmten Zustand, z. B. Schwangerschaft, hohes Lebensalter oder Krankheit, nicht geeignet (potentiell inadäquate Medikation vom Typ 8, PIM8).

PIM9 **Kaskaden der Polypharmazie:** Dies ist der Fall, wenn eine UAW nicht als solche erkannt, sondern als Symptom einer neuen Krankheit interpretiert wird. Es werden neue Arzneimittel angewendet, die ihrerseits wieder neue Arzneimittelrisiken in sich bergen. Ein Beispiel ist der Fall eines 17-jährigen Mädchens, die ein Kontrazeptivum nimmt und später eine Pilzinfektion in der Vagina bekommt; dem Mädchen wird, zusätzlich zu dem ersten Medikament, jetzt ein Antimykotikum verschrieben. Ein weiteres Beispiel ist die Anwendung von Anticholinergika gegen Übelkeit, wenn die Übelkeit durch Medikamente gegen die Alzheimer-Krankheit verursacht wurde (potentiell inadäquate Medikation vom Typ 9, PIM9).

1.6.2 Die Arbeitsgemeinschaft Arzneimitteltherapie bei psychiatrischen Erkrankungen (AGATE)

Die unter Berücksichtigung der Vorläuferinstitution AMÜP-Bayern (Arzneimittelüberwachung in der Psychiatrie Bayerns) seit 1992 bestehende Arbeitsgemeinschaft Arzneimitteltherapie bei psychiatrischen Erkrankungen (AGATE, www.amuep-agate.de) ist aus der AMÜP-Studie (Arzneimittelüberwachung in der Psychiatrie) hervorgegangen, die in den 80er-Jahren mit Hilfe einer Anschubfinanzierung des damaligen Bundesgesundheitsamtes (BGA) in der Psychiatrischen Universitätsklinik München durchgeführt wurde [15,16]. Die AGATE hat heute die Rechtsform eines eingetragenen Vereins, der am 27. Juni 2012 im Tagungs- und Bildungszentrum Kloster Irsee des Bildungswerkes der Bayerischen Bezirke gegründet wurde. In ihm sind sowohl juristische (Kliniken, Arztpraxen, Apotheken) als auch natürliche Personen Mitglied bzw. können es werden, „die durch uneigennützigen Einsatz oder materielle Hilfe den Vereinszweck, die Förderung der Arzneimitteltherapiesicherheit (Steigerung der Wirksamkeit bei Verringerung der Risiken) im Rahmen einer sowohl rationalen wie rationellen Arzneimitteltherapie, fördern wollen“ [Satzung der AGATE e. V.]. Die AGATE finanziert sich frei von jeglichen Lobbyinteressen im Gesundheitssystem aus den Beiträgen ihrer Mitglieder, aus Dienstleistungsgebühren, aus Drittmitteln zur Durchführung klinischer Forschungsprojekte und aus Spenden, die von Lobbyinteressen im Gesundheitssystem unabhängig sind.

Kernstück der Arbeit der AGATE ist die Erfassung, Dokumentation und Bewertung schwerer unerwünschter Arzneimittelwirkungen (sUAW) sowie von Behandlungsfehlern, die unter der therapeutischen Anwendung von Arzneimitteln auftreten. Diese Ereignisse werden an die Arzneimittelkommission der deutschen Ärzteschaft (AkdÄ) weitergemeldet. Das hierbei angesammelte klinisch-pharmakologische Fachwissen wird auf allen Gebieten der Anwendung von Pharmaka genutzt und darüber hinaus den medizinischen Fachkreisen zur Verfügung gestellt (Arzneimittelinformationsdienst der AGATE).

Literatur

[1] Hohl C M, Dankoff J, Colacone A, Afilalo M. Polypharmacy, adverse drug-related events, and potential adverse drug interactions in elderly patients presenting to an emergency department. Ann Emerg Med. 2001;38(6):666–671.

[2] Nobili A, Pasina L, Mangiagalli A, Marchetti A, Frau S, Zimol R. Farmaci e anziani metodi per gestire l'inappropriatezza prescrittiva. Dialogo sui farmaci. 2012;3:112–120.

[3] van der Hooft C, 'tJong G, Dieleman J, Verhamme K, Van der Cammen T, Stricker B, Sturkenboom M. Inappropiate drug prescribing in older adults: the updated 2002 Beers criteria 2013 – a population-based cohort study. Br J Clin Pharmacol. 2005;60(2):137–144.

[4] Barry PJ, O'Keefe N, O'Connor KA, O'Mahony D. Inappropriate prescribing in the elderly: a comparison of the Beers criteria and the improved prescribing in the elderly tool (IPET) in acutely ill elderly hospitalized patients. J Clin Pharm Ther. 2006;31(6):617–626.

[5] Maio V, Yuen EJ, Novielli K, Smith KD, Louis DZ. Potentially inappropriate medication prescribing for elderly outpatients in Emilia Romagna, Italy: a population-based cohort study. Drugs Aging. 2006;23(11):915–924.

[6] Johnell K, Fastbom J, Rosen M, Leimanis A. Inappropriate drug use in the elderly: a nationwide register-based study. Ann Pharmacother. 2007;41(7):1243–1248.

[7] Hosia-Randell HM, Muurinen SM, Pitkala KH. Exposure to potentially inappropriate drugs and drug-drug interactions in elderly nursing home residents in Helsinki, Finland: a cross-sectional study. Drugs Aging. 2008;25(8):683–692.

[8] Prudent M, Drame M, Jolly D, Trenque T, Parjoie R, ..., Novella JL. Potentially inappropriate use of psychotropic medications in hospitalized elderly patients in France: cross-sectional analysis of the prospective, multicentre SAFEs cohort. Drugs Aging. 2008;25(11):933–946.

[9] Corsonello A, Pranno L, Garasto S, Fabietti P, Bustacchini S, Lattanzio F. Potentially inappropriate medication in elderly hospitalized patients. Drugs Aging 26 Suppl. 2009;1:31–39.
[10] Maio V, Del Canale S, Abouzaid S. Using explicit criteria to evaluate the quality of prescribing in elderly Italian outpatients: a cohort study. J Clin Pharm Ther. 2010;35(2):219–229.
[11] Thiem U. Potentiell inadäquate Medikamente, Qualität der Arzneimitteltherapie bei Älteren. Internist (Berl). 2012;53(9):1125–1130.
[12] Thiem U, Hinrichs T, Muller CA, Holt-Noreiks S, Nagl A, ..., Trampisch HJ. Voraussetzungen für ein neues Versorgungsmodell für ältere Menschen mit Multimorbidität. Ergebnisse und Schlussfolgerungen aus 3-jähriger Forschung im PRISCUS-Verbund [Prerequisites for a new health care model for elderly people with multiple morbidities: results and conclusions from 3 years of research in the PRISCUS consortium]. Z Gerontol Geriatr. 2011;44(Suppl 2):101–112.
[13] Holt S, Schmiedl S, Thürmann P. Potentially inappropriate medication in the elderly – PRISCUS list. Dtsch Arztebl Int. 2010;107:543–551.
[14] Haen E. Arzneimittelinteraktionen – Interaktionen zwischen körperfremden Substanzen. Nervenarzt. 2014;85:417–426.
[15] Haen E. Der Klinikverbund AGATE: Ein Pharmakokompetenzzentrum flächendeckend in und für Bayern. Bayerisches Ärzteblatt. 2010;65(12):702–703
[16] Haen E, Laux G. Arzneimitteltherapiesicherheit / Pharmakovigilanz in der klinischen Psychopharmakotherapie – Das Kliniknetzwerk AGATE. Psychopharmakotherapie. 2011;18:238–243

1.6.3 Datenbanken zur Identifizierung von Arzneimittelinteraktionen

Markus Quick, Mirjam Schwarz, Ekkehard Haen

1.6.3.1 Verfügbare Datenbanken zur Risikobewertung von Interaktionen

Zur Erkennung des durch Interaktionen entstehenden Risikos einer Medikation stehen einige Datenbanken zur Verfügung. Eine Übersicht über die relevanten Datenbanken gibt das Deutsche Institut für Medizinische Dokumentation und Information [DIMDI) [1]:

Elektronische Datenbanken:
- ABDA Datenbank [2] und ABDAMED [3]
- ifap und i:fox
- Gelbe Liste Pharmindex [4]
- UAW Datenbank des BfArM [5]
- Micromedex [6]
- Scholz Datenbank [7]

Über das Internet abgreifbare Datenbanken:
- MediQ Interaktionsprogramm [8]
- PSIAConline Interaktionsprogramm [9]
- kostenfrei zugreifbar:
  - Drugs.com [10],
  - idodrugs.club [11]
  - Apotheken Umschau [12]

ABDA (Apotheken) und ABDAMED (Arztpraxen) Datenbank

Die Datenbanken werden von ABDATA Pharma – Daten – Service bereitgestellt, einem Unternehmensbereich der Werbe- und Vertriebsgesellschaft Deutscher Apotheker mbH. Die entsprechenden Daten sind nicht frei verfügbar, sind aber üblicherweise in Softwareprogramme integriert, die von Apotheken oder Arztpraxen verwendet werden können. Öffentlich zugänglich sind Informationen der Hersteller, die einen Einblick in die abrufbaren Informationen erlauben [13].

Die ABDA-Datenbank gliedert sich in 4 Module zu Arzneimitteln und Inhaltsstoffen:

- Deutsche und Ausländische Fertigarzneimittel: (Zusammensetzung, Klassifikationen, Darreichungsformen, Standard-Hinweissätze, Monografien). Die Klassifikationen richten sich nach dem ATC-System der WHO und einem fünfstelligen ADBATA-Indikationsschlüssel, der auch sinnvolle Wirkstoffkombinationen beinhaltet. Das äußerst umfangreiche Repertoire der Standard-Hinweissätze orientiert sich an den Empfehlungen des BfArM und zielt auf Dosierempfehlungen, Risiken während Schwangerschaft und Stillzeit sowie allgemeine (Warn-) Hinweise ab. In den zugehörigen Monografien finden sich Informationen zu Indikationen, Kontraindikationen, Dosierungen (mit Berücksichtigung von Alter und Krankheit) sowie Art und Dauer der Anwendung.
- Pharmazeutische Stoffliste: die Monografien beschreiben medizinisch und pharmazeutisch verwendete Stoffe unter den Gesichtspunkten Bezeichnung, Verweisnummern, Begleittexte, Anwendungsoptionen, Rechtliches, Zubereitungen u. a. Insbesondere sind in diesem Modul wichtige Listen – wie die PRISCUS-Liste und die Aufstellung bedenklicher Arzneimittel – hinterlegt. Ferner sind hier relevante Stoffe erfasst, die man zum pharmazeutischen Randspektrum zählen könnte, wie Mikroorganismen, Kosmetika, Pflanzenschutzmittel, Pflanzenteile, Tierkörper u. Ä.
- Wirkstoffdossiers bieten eine breit angelegte Informationspalette zu einzelnen Wirkstoffen, die zum einen anbieterunabhängig und gleichwohl ergänzend zu den Fachinformationen sein sollen. Der klassische Aufbau dieser Dossiers sieht wie folgt aus: Allgemeine Eigenschaften/Pharmakologie/Toxikologie/Systemische und lokale Anwendung/Pharmakokinetik/Klinische Angaben/Sinnvolle Kombinationen/Ergänzende Meldungen u. a. In den klinischen Angaben behandelt das Dossier Indikationen, Dosierungen, Art und Dauer der Anwendung, Kontraindikationen, UAW, Intoxikation und Überdosierung, Warnhinweise (auch für Schwangerschaft/Stillzeit) und Interaktionen mit Nahrungs- und Genussmitteln. Ferner enthält das Modul eine interessante Schlagwortsuche, anhand derer Medikationsvorschläge bei komplexen Indikationskriterien herausgefiltert werden können (z. B. kann man nach geeigneten Diuretika suchen, die für Senioren geeignet sind und ebenfalls zur Behandlung eines Lungenödems zugelassen sind). In den Dossiers finden sich ebenfalls sog. Beratungsmasken, die dem pharmazeutischen Personal in einer Apotheke eine

Software – gestützte Beratungshilfe – je nach Gesprächspartner – bieten soll. Besonders relevant scheinen die Masken Krankenhausapotheke („KVA") und Heilberufsberatung („§ 5 ABO") zu sein. In der KVA-Maske besteht u.a. die Möglichkeit, sinnvolle Wirkstoffkombinationen oder die Beeinflussung von Laborparametern (in vitro) zu ersehen! In der §-5-ABO Maske stehen u. a. Informationen zur „Patienten-/Therapiekontrolle" oder zu UAW nach Art und Schweregrad zur Verfügung.

– Interaktionen: berücksichtigt werden sämtliche Arzneimittel, Phytopharmaka, Nahrungsergänzungsmittel, Nahrungs-, Genuss- und Suchtmittel. Nach Eingabe einer Polymedikation wird ein vorliegendes Interaktionsrisiko als „Interaktion" mit den beteiligten Partnern (oder ganzen Stoffgruppen) benannt, was den Eindruck erweckt, dass eine auf der Interaktion beruhende UAW auch bereits tatsächlich eingetreten ist. Es folgt die Beschreibung des Effekts mit möglicher klinischer Symptomatik. Sodann eine Beurteilung des Schweregrades der klinischen Bedeutung mit Handlungsempfehlung abgestuft nach 8 verschiedenen Schweregraden, von „Schwerwiegende Folgen, wahrscheinlich kontraindiziert" bis „In der Regel keine Maßnahmen erforderlich". Bei auftretenden Interaktionen können die Handlungsempfehlungen unterschiedlicher Natur sein. Individuelle Patienteneigenschaften oder Parameter werden u. U. als Risikofaktoren berücksichtigt oder in die Überwachung mit einbezogen. Interaktionen werden auch angezeigt, falls diese nicht literaturbelegt sind, aber deduktiv aus der Pharmakologie des Wirkstoffes abgeleitet werden können (z. B. aufgrund des Stoffwechselweges oder des Wirkmechanismus).

Ein Kommentar und Literaturhinweise sollen im Anschluss die Einschätzung der möglichen Interaktion erleichtern.

ABDAMED ist die äquivalente Datenbank für Ärzte in Klinik und Praxis und soll Transparenz und Therapiesicherheit bei der Arzneimittel-Verordnung sicherstellen. Entsprechend gliedert sich die Software in einen packungsbezogenen Datenteil und einen pharmazeutischen Datenteil (zu Fertigarzneimitteln).

– Packungsbezogene Daten: diese entsprechen im Wesentlichen einer Arzneimitteltaxe. Es finden sich Pharmazentralnummer (PZN), Angaben zu Fragen der Wirtschaftlichkeit, Hinweise auf Nachfolge- oder Importprodukte, verfügbare Darreichungsformen, Zuzahlungs – und Festpreisregelungen etc.
– Pharmazeutische Daten: Dieser Teil bildet eine Art Kondensat der ABDA Datenbankmodule 1 und 4, also Fertigarzneimittel-Informationen und Interaktionen. Wichtig scheint hier das CAVE Modul zu sein, das es erlauben soll, die patientenindividuelle Therapiesicherheit zu erhöhen. Hier werden systematisch Patientendaten eingetragen und folgend mit der Medikation zusammengeführt. Verfügbar sind die Kategorien *Allergie* (auch hinsichtlich Hilfsstoffen oder Pflanzenzubereitungen), *Alter* (geprüft werden altersabhängige Anwendungsrisiken), *Geschlecht* sowie *Erkrankung und Verhaltensweisen* (patientenspezifische Merkmale kommen hier zum Tragen, wie z. B. chronische Erkrankungen und Fragen nach Raucher/Nichtraucher, Leistungssportler o. Ä.).

Die ABDATA-Datenbanken stellen die am häufigsten eingesetzten Datenbanken in deutschen Apotheken und Arztpraxen dar, wo sie in diverse EDV-Systeme eingearbeitet sind. Die gelieferten Informationen sind umfassend, auch mit Bezug auf wissenschaftliche Publikationen, allerdings mit stark eingeschränkter Patientenspezifität.

Ifap und i:fox

Die ifap Service-Institut für Ärzte und Apotheker GmbH bietet, nach ihrer eigenen Angabe, eine umfassende, lizenzpflichtige Arzneimittel- und Therapiedatenbank, die den täglich praktizierenden Mediziner in puncto Arzneimittelsicherheit unterstützen und ihm eine Komplettlösung für die medikamentöse Patientenbetreuung liefern soll. Ein Testzugang wird nicht angeboten, so dass hier nur die Anbieterangaben wiedergegeben werden können, keine eigenen Erfahrungen. Angeblich nutzen mehr als die Hälfte der niedergelassenen Ärzte sowie über tausend Kliniken in Deutschland diese Dienstleistung. Angeboten werden sowohl medizinisch-wissenschaftliche als auch ökonomische Informationen. Auch Arzneimittel, die in Deutschland nicht zugelassen sind, finden umfangreiche Beachtung. Herz- und Kernstück der Software bildet das ifap praxisCenter, das alle klassischen Werkzeuge einer Arzneimitteltaxe beinhaltet. Es dient in erster Linie zur Recherche von Wirkstoffen, Wirkmechanismen, Fertigpräparaten, Zusammensetzungen, Preisen, Rabattverträgen, Anbietern etc. Einzelne Präparate können dann für eine Verschreibung ausgewählt werden. Das optionale Modul i:fox verschreibt sich hingegen ganz der Arzneimitteltherapiesicherheit (AMTS). Werden für eine Verordnung bestimmte Arzneimittel aus der Taxe ausgewählt, erscheinen diese dann in einer Rezeptvorschau. Die ausgesuchten Präparate werden jetzt automatisch mit den Stammdaten des Patienten (Alter, Geschlecht, Gewicht, Diagnosen, festgelegte Dauermedikation) abgeglichen und auf relevante Interaktionen geprüft. Eine abgestufte Farbskala signalisiert die Schwere der Wechselwirkung. Kontraindikationen, Doppelverordnungen, Allergien. Interaktionen mit Lebensmitteln sowie Risiken während Schwangerschaft und Stillzeit werden miteinbezogen. Ebenso liefert die Software zu jeder Interaktion ein umfangreiches Informationspaket (Mechanismus, Literatur, Diskussion) sowie Vorschläge zu erforderlichen Maßnahmen.

Gelbe Liste – Pharmindex

Die Gelbe Liste bietet eine Art öffentlich zugängliche Arzneimitteltaxe. Eine Suchmaschine bearbeitet Anfragen zu Wirkstoffen, ATC-Codes, Präparatenamen, Pharmazeutischen Unternehmern. In der „Profisuche" sind diverse speziellere Suchoptionen vorhanden, wie z. B. gezielte Suche nach nicht verschreibungspflichtigen Medikamenten, Diätetika u. Ä.

Sofern ein bestimmtes Präparat/Wirkstoff gewählt wurde, erhält man drei Informationsblöcke:

- In den Präparatedetails sind handelsübliche Packungsgrößen und Hersteller zu finden, Zusammensetzung der Darreichungsform mit Hilfsstoffen, ATC-Codes u. Ä. Durch kleine Icons wird auf einen Blick ersichtlich, welche Hinweise man beachten muss (Schwangerschaft, Stillzeit, Mörser – und Teilbarkeit von Tabletten und Verschreibungspflicht).
- Basisinformationen: die wichtigsten Informationen zum Wirkstoff sind hier aufgegliedert nach Zusammensetzung, Indikation, Dosierung, Kontraindikationen, Anwendungsbeschränkungen, Schwangerschaft und Stillzeit, UAW, Interaktionen sowie Hinweise.
- Der Preisvergleich ist nicht frei einsehbar.

Die Gelbe Liste ist eine allgemeine und leicht zugängliche Datenbank, die allerdings keine Möglichkeit bietet, verschiedene Wirkstoffe zu vergleichen oder gemeinsam zu untersuchen. Es ist somit nur möglich, eine Einzelbewertung vorzunehmen. Arzneimittelbewertungen im Sinne der Untersuchung einer Mehrfachverordnung sind nicht möglich. Daher eignet sich die Datenbank vor allem dazu, relevante Einzelinformationen zu Präparaten zu erfragen und kann lediglich eine Ergänzung im Medikationsmanagement sein. Viele Informationen sind allerdings gar nicht – oder nur über Umwege erreichbar (Registrierung erforderlich).

UAW-Datenbank des BfArM

Das Bundesinstitut für Arzneimittel und Medizinprodukte (BfArM) bietet einen öffentlichen Zugang zur Datenbank unerwünschter Arzneimittelwirkungen („UAW-Datenbank"). Mit einer Filterfunktion können Verdachtsfälle zu einzelnen Nebenwirkungsbegriffen, Wirkstoffen, Zeiträumen und Altersgruppen gesucht werden. Die Datenbank umfasst sowohl (begründete) Verdachtsfälle als auch wissenschaftlich gesicherte UAW aller Arzneistoffe, die seit 1995 zugelassen sind. Die Verdachtsfälle beziehen sich auf Ereignisse, die nach Einnahme des Arzneimittels eingetreten sind und bedürfen einer medizinischen Interpretation. Die Suchmaschine arbeitet auf der Ebene Arzneimittel oder Substanzen.

- Die Arzneimittelsuche ist wohl zur Untersuchung von einzelnen Handelspräparaten gedacht. Vor allem Kombinationspräparate können hier schnell und unkompliziert beleuchtet werden. In der Folge sind diese Suchfilter optional: *Nebenwirkungsbegriffe* (z. B. gezielte Suche nach Berichten zu Demenz mit vielen Abstufungen), *Organsysteme* (falls nur bestimmte Organsysteme im Interesse des Suchenden liegen) und *Zusammenstellung standardisierter Nebenwirkungsbegriffe* (z. B. Demenz, Arthritis, Asthma bronchiale etc.). Dazu kann ein Patientenalter eingestellt werden.
- Bei der Substanzsuche zielt man analog Richtung Wirkstoff(e).

Die Suchtreffer können in verschiedenen Modi angezeigt werden, was dann praktisch ist, wenn sehr viele Ergebnisse erzielt wurden. Die tabellarische Auflistung bringt zunächst eine Übersicht, in der die Rohdaten des Fallberichts enthalten sind (Alter, Geschlecht, Medikation und zugehörige Diagnosen, Verdachtsmomente der UAW sowie die Dosierungen).

Die Datenbank bietet eine enorme Tiefe an möglichen Suchoptionen, vor allem hinsichtlich der medizinischen UAW-Symptomatik (es lässt sich z. B. allein nach 17 verschiedenen Demenzarten suchen). Im Regelfall wird der Benutzer mit einer Vielzahl an Berichten und Treffern konfrontiert. Diese entsprechen allerdings „Rohdaten" und sind recht schwer interpretierbar aufgelistet. Der praktische Nutzen dieser Verdachts- und Fallberichte für eine prospektive Risikobewertung ist begrenzt, nicht zuletzt weil ganze Paletten an Komedikation vorliegen können und keine genauere Beschreibung der Fälle vorhanden ist. Das BfArM kommt mit dieser Datenbank der Pflicht einer Bundesbehörde zur Sammlung und Veröffentlichung von Verdachtsfällen nach. Die Informationen sind zwar unfangreich, überschwemmen aber den Suchenden. Die Datenbank eignet sich zur Informationsbeschaffung über Einzelpräparate, Medikationsbewertungen sind nicht möglich.

Micromedex

Ähnlich wie die ABDA-Datenbank kann Micromedex in ein Apotheken- oder Klinik-EDV-System integriert sein. Micromedex soll die Arbeit des Mediziners, Apothekers oder einer Pflegekraft erleichtern, indem eine Unzahl an Informationen über verschiedene elektronische Medien unkompliziert abgerufen werden kann. In der Grundanlage arbeitet das Programm mit ähnlichen Kriterien und Informationsangeboten wie die ABDA-Datenbank, nur noch ausführlicher und mit einigen Extrafunktionen. In puncto Interaktionen und Medikationsbewertung kann das Programm z. B. zu jedem Wirkstoff/Präparat alle relevanten Interaktionen aufführen (*Drug-Drug*, *Drug-Food*, *Laboratory*, *Lactation*, *Pregnancy*, *Allergy* etc.). Es unterscheidet weiter zwischen Gruppen-Interaktionen und jenen, die nur einen Wirkstoff betreffen. Ebenfalls kann eine vollständige Medikationsliste untersucht werden, allerdings ohne Berücksichtigung der Patientenparameter. Die relevanten Interaktionen werden in einem abgestuften Warnsystem wiedergegeben. Zu allen sind umfassende Literaturangaben zusammengetragen.

Zu einer weitergehenden Medikationsbewertung könnte beitragen, dass man innerhalb des Programms auch Leitlinien oder Off-Label-Anwendungen abfragen kann, ebenfalls mit bestehenden Bewertungskriterien. Ferner können Wirkstoffe eins zu eins miteinander verglichen werden (z. B. um eine etwaige Substitution einfacher zu gestalten). Vorschläge für eine Therapieüberwachung sind für einzelne Wirkstoffe hinterlegt.

Tiefe und Umfang der Daten sind unübertroffen. Die Datenbank kann für Fragen der praktischen Anwendung und der Informationsbeschaffung zu einzelnen Präparaten extrem hilfreich sein. Die Prüfung der gesamten Medikation eines Patienten bleibt allerdings auch an der klassischen Hürde der Patientenspezifität hängen. Die Datenlage zu den gewünschten Fragestellungen ist zwar enorm, diese allein kann aber nur bedingt darüber hinweghelfen, dass individuelle Patientenparameter nicht berücksichtigt werden. Damit bleibt auch Micromedex gewissermaßen blind, was den individuellen Patienten betrifft.

Scholz Datenbank

Die Scholz Datenbank wird von der eprax GmbH (fusionierte mit dem Scholz-Verlag im Jahre 2000) angeboten. Sie besitzt im Wesentlichen drei Hauptmodule, die käuflich erworben werden können: Der Arzneimittelrisikocheck, das darauf aufbauende Arzneimitteltherapiesicherheitsmodul sowie das Multi-Drug-Drug-Interactions-Modul. Somit schafft es die Scholz Datenbank neben dem praktischen Alltag auch gezielt auf Wechselwirkungen, Stoffwechselwege, sowie auf den individuellen Kunden einzugehen.

Arzneimittelrisikocheck. Hier können Nebenwirkungen (gemeint sind unerwünschte Arzneimittelwirkungen, UAW), Wechselwirkungen oder Kontraindikationen erkannt werden, sowie gezielt nach einer UAW und dem möglichen auslösenden Arzneimittel gesucht werden.

Arzneimitteltherapiesicherheit. In diesem Modul können zusätzlich patientenindividuelle Medikationspläne erstellt und gespeichert werden. Die Erstellung des Medikationsplanes erfolgt entlang einer Eingabemaske, die übersichtlich und schnell auszufüllen ist, sodass ein standardisierter ausdruckbarer Medikationsplan mit Apothekenlogo ausgehändigt werden kann.

Multi-Drug-Drug-Interactions. Neben dem Arzneimittelrisikocheck für die erste schnelle Einschätzung, hebt sich die Scholz Datenbank von anderen Anbietern durch die Darstellung von Wechselwirkungen ab, an denen mehrere Substanzen beteiligt sind. So werden nicht nur Interaktionspaare gebildet, sondern es können die Wechselwirkungen von drei oder mehr Substanzen betrachtet werden (engl. *Multi-Drug-Drug-Interactions*). Durch ein Ampelsystem wird dann die „Interaktionsstärke" für den Anwender sichtbar gemacht. Die „Stärke" der Interaktion wird über die therapeutische Breite des Wirkstoffes, seine Applikationsform und die verordnete Dosis definiert. Auch gibt die Datenbank an, um wie viel Prozent sich die AUC eines Medikaments erhöhen kann und gibt einen Vorschlag zur Dosisanpassung. Als Hilfestellung zum Management der Interaktion können risikoärmere Alternativpräparate gesucht werden.

Somit bietet die Scholz-Datenbank im Apotheken- oder Klinikalltag eine Hilfestellung, um das zukünftig geforderte Medikationsmanagement in den Arbeitsablauf zu integrieren. Nichtsdestotrotz ist für das Angebot des Medikationsmanagements eine weiterführende Recherche mit einer zweiten Datenbank nach der Leitlinie der Apothekerkammern notwendig, um eine ausreichende Qualität sicherzustellen.

MediQ-Interaktionsprogramm

Bei mediQ handelt es sich um das Qualitätszentrum für Medikamentensicherheit. Es ist Teil der Psychiatrischen Dienste Aargau AG in Königsfelden/Schweiz. Das kostenpflichtige Leistungsangebot umfasst ein Interaktionsprogramm, das nach Aussage der Herausgeber nicht nur Interaktionen in gestaffelter Dringlichkeit angibt, sondern ebenfalls auf genetische Anlagen der Patienten eingeht. Ferner bietet mediQ die Möglichkeit einer pharmakologischen Online-Sprechstunde an: Hierbei handelt es sich um optionale Beurteilungen von Polymedikationen, sowie Interpretationen von Wirkstoffkonzentrationen oder pharmakogenetischen Abklärungen. Diese Zusatzleistungen werden „von einem Team von Fachleuten aus Medizin, Pharmazie und Pharmakologie unter Einhaltung des 4-Augenprinzip" erstellt.

Die Datenquelle ihres Interaktionsprogramms besteht aus einer breiten Mischung aus wissenschaftlichen Plattformen (Pubmed.com), verwandten Computerprogrammen wie Drugdex, Pharmavista, Psiac u. a., sowie Lehrbüchern und Fachinformationen aus verschiedenen Ländern (z. B. Rote Liste, Fachinfo Service, AGES PharmMed, Arzneimittelkompendium der Schweiz etc.). Die Informationen zu den einzelnen Wirkstoffen sind sehr fein justiert. Abbauwege sind mit Nennung der beteiligten Enzyme sowie Haupt- und Nebenwegen exakt beschrieben, Rezeptormodulationen werden in jeweils drei Stärkegraden (für Affinität, Agonist, Antagonist) und die enzymatischen CYP-Interaktionen samt damit verbundenen Konzentrationserhöhungen bzw. -erniedrigungen des Wirkstoffs in 12-stufiger Skala angegeben. Bekannte genetische Dispositionen fließen in den Check mit ein. Das Informationsangebot versucht sich im Bedarfsfall sehr eng am einzelnen Patienten zu orientieren.

MediQ bietet als optional befundende Instanz eine Art Komplettlösung an, die sich dadurch von allen vorhergenannten Datenbanken abhebt. Das Interaktionsprogramm ist nur Teil des Leistungskatalogs. Geschickt und richtungsweisend am vorliegenden Modell scheint vor allem, dass verschiedene Quellen und Medien genutzt werden, um einen Befund abzusichern bzw. zu generieren. Renommierte Datenbanken werden herangezogen, um ein umfassendes, mehrfach beleuchtetes Ergebnis zu erzeugen. Auch fließen spezifische Patientenparameter mit ein (v. a. genetische, nicht jedoch Laborwerte). Beeindruckend am Angebot und neu in dieser Qualität ist die feingestufte Berücksichtigung von Stoffwechselwegen und genetischer Veranlagung in einer Interaktionsdatenbank. Die vielleicht größte Schwachstelle ist aber die Patientenspezifität insgesamt. Soweit ersichtlich, ist es nicht möglich, grundlegende Eckdaten einfließen zu lassen, wie Alter, Geschlecht und Diagnosen, was z. B. die Frage nach dem Umgang mit geriatrischen Patienten aufwirft.

PSIAConline

In der kostenpflichtigen (Springer Verlag Heidelberg) Interaktionsdatenbank PSIAConline können Wirkstoffe bzw. Handelspräparate gesucht werden. Eventuell vorhandene Interaktionen sind hinterlegt. Die Dossiers werden von einem Autorenkollegium bearbeitet und kontinuierlich gepflegt. Der pharmakologische Schwerpunkt liegt dabei bei den Psychopharmaka, die Datenbank ging ursprünglich von Medikamentenkombinationen aus, an denen mindestens ein Psychopharmakon beteiligt ist, der Partner kann ein Medikament aus einem anderen medizinischen Fachgebiet oder ein anderes Xenobiotikum sein. Mittlerweile wird die Datenbasis auf alle möglichen Interaktionen von Xenobiotika ausgedehnt. Es können beliebig viele Medikamente einer Polymedikation eingegeben werden. Ein positives Suchresultat liefert für jedes Kombinationspaar die folgenden Informationen:

Effekt. Angegeben werden die pharmakologischen und/oder die klinischen Folgen der Interaktion. Des Öfteren sind Anmerkungen dazu gesetzt, z. B. Fallbeispiele.

Mechanismus. Angabe des molekularen Wirkmechanismus der Interaktion.

Bewertung. Die Gabe der gesuchten Wirkstoffkombination wird bündig und kritisch beleuchtet. Auch können hier Bemerkungen zur aktuellen Studienlage einfließen, die die Bewertung stützen.

Vorgehensweise. Handlungsempfehlung für die klinische Praxis, insbesondere auch für den Fall, dass die Interaktion nicht vermieden werden kann.

Stoffwechselwege. Hinterlegt ist eine Tabelle mit den wichtigsten Enzymen und Stoffwechselwegen der (Poly-)Medikation, mit Angabe, ob der Wirkstoff lediglich Substrat oder Induktor bzw. Inhibitor des Stoffwechselweges ist. Ebenfalls ist der Hauptstoffwechselweg des Wirkstoffs markiert und es ist ersichtlich, ob es sich um klinisch relevante Inhibition/Induktion handelt.

Pharmakodynamische Effekte. Tabellarisch sind verschiedene pharmakodynamische Eigenschaften der Wirkstoffe aufgeführt: „Anticholinerge Effekte", „QTc-Zeit-Verlängerung" und „serotonerge Effekte". Aus den anschließenden Informationen kann – bei gegebener Überschneidung der Effekte – eine Handlungsempfehlung für die Praxis herausgelesen werden.

Metadaten. Hier können Publikationen verlinkt sein, die für die vorliegende Interaktion relevant sind. Außerdem wird das Datum der letzten Aktualisierung angegeben.

Kommentar. Die Nutzer von PSIAConline erhalten hier die Möglichkeit, interaktiv Fragen zu stellen und Kommentare zur Wirkstoffkombination abzugeben.

Die hinterlegten Interaktionen zeichnen sich durch eine sehr spezifische Bezugnahme auf die jeweilige Wirkstoffkombination aus. Dadurch erhält jedes Dossier eine individuelle Prägung, was bei anderen Datenbanken oft nicht der Fall ist.

Ebenso sind die Handlungsempfehlungen für den Kliniker wesentlich griffiger und feiner abgestimmt, was von großem Vorteil ist. Die Bedienung ist sehr einfach und selbsterklärend.

Kostenfreie Online-Datenbanken

Eine kostenfreie Online-Datenbank wird z. B. von **Drugs.com** angeboten. Die englischsprachige Seite bietet eine Vielzahl an Instrumenten, mit denen Arzneimittelinformationen abgegriffen werden können, u. a. auch eine Interaktionsdatenbank. In einer Eingabemaske können Wirkstoffe eingegeben werden. Ein Check wird durchgeführt und die Ergebnisse werden in abgestuftem Schweregrad wiedergegeben (Major, Moderate, Minor, Food, Duplication). Zu jeder Interaktion werden Literaturangaben geliefert.

Ähnliche Informationen bietet die Seite **http://idodrugs.club/**, die sich aus Daten- und Veröffentlichungsquellen der Universität Standford, Harvard- und Columbia speist. Auch hier werden viele Referenzen geboten, inklusive Überleitung zu den großen Plattformen wie Pubmed.com. Was die Aufbereitung der Suchtreffer angeht, fällt diese Datenbank allerdings im Vergleich zu Drugs.com stark ab. Die Ergebnisse werden nur als einzelne Aussagen formuliert, während Drugs.com immer einen längeren Begleittext liefert, der diverse Aussagen zu Pharmakodynamik oder -kinetik erläutert, sodass man nicht zwingend in die Literaturrecherche einsteigen muss.

Auch die **Apotheken Umschau** liefert einen Interaktionscheck. Obwohl laienverständlich aufbereitet, liefert die Datenbank trotzdem ein kompaktes Informationsangebot. Medikamente und Diagnosen können selbst vom Patient eingegeben werden. Die angezeigten Suchtreffer werden nach 4 Schweregraden eingeteilt sowie nach *Wechselwirkungen, kumulierenden Nebenwirkungen, Wechselwirkungen mit Nahrungs- und Genussmitteln* und *Beeinträchtigung der Fahrtüchtigkeit*.

Die Instrumente eignen sich sehr gut, um schnell und unkompliziert die Informationslage zu einzelnen Interaktionen zu überschauen. Insbesondere die Literaturangaben können den Benutzer schnell in die wissenschaftlichen Diskussionen hineintragen. Natürlich bedienen die Datenbanken nur die grundlegenden Aspekte der Interaktionen. Patientenspezifität wird in keiner Weise geleistet. Die kostenfreie und einfache Benutzbarkeit ist allgemein von größtem Wert, da die allermeisten Softwarelösungen ja kostenpflichtig oder an betriebliche EDV-Systeme gekoppelt sind.

1.6.3.2 Umgang mit Datenbanken

Eine Datenbank soll, kann und darf nicht alles leisten. Sie soll als unterstützendes Instrument verstanden werden, als eine Hilfe für das Fachpersonal mit praktischem Nutzen und nicht als Ersatz für Fachpersonal. So darf eine Datenbank viel Information bereithalten, diese Informationen aber ohne Überprüfung am Patienten zu übernehmen oder weiterzugeben, wäre jedoch ein ernster Fehler. In der

Literatur sind Beiträge und Publikationen zum Thema Datenbankanalyse zu Arzneimittelinteraktionen dünn gesät, konkrete Handlungsempfehlungen zum Umgang mit Arzneimittelinteraktionen werden kaum thematisiert. Der vorherrschende Tenor ist, dass Datenbanken zunächst Meldungen generieren, die dann in jedem Fall von einer sachkundigen Person interpretiert und unbedingt am Patienten überprüft werden müssen. Interessanterweise wird in Publikationen zum Thema Datenbankanalyse nicht über den eigenen Tellerrand geschaut und z. B. empfohlen, beim Patienten eine Wirkstoffkonzentrationsbestimmung vorzunehmen, die einzige Maßnahme, die hinsichtlich pharmakokinetischer Interaktionen wirklich Klarheit schafft.

Die Interpretationen sowie der praktische Umgang mit Warnhinweisen in der klinischen Praxis sind hingegen Gegenstand diverser Veröffentlichungen. Im Zentrum steht oftmals die Frage nach den Reaktionen von Ärzten auf Warnhinweise aus ihrer Klinik- bzw. Praxis-EDV und inwieweit diese Meldungen Eingang in das Therapieregime finden. So stellten van der Sijs et al. [14] in ihrem Review fest, dass im Schnitt zwischen 49 und 96 % der auftretenden Warnhinweise aus elektronischen Patientenverwaltungen von den behandelnden Personen übergangen wurden (sog. „override“). Allerdings muss hier berücksichtigt werden, dass viele Publikationen (mit verschiedenen Methoden und EDV-Systemen) durchaus auch zu anderen Ergebnissen kamen. Ebenso lässt sich die Statistik in verschiedene Kategorien von Warnhinweisen differenzieren, die dann zu unterschiedlichen Override-Raten führten. Ein klarer Trend weist aber darauf hin, dass Hinweise zu Kontraindikationen und Interaktionen in hohem Maße, aus verschiedenen Motivationen heraus, überlesen wurden. Auch schwerwiegende – oder gar lebensbedrohliche – Interaktionsmeldungen sind hier enthalten. Mehr Resonanz fanden offenbar Hinweise auf falsche Dosierungen. Die höchsten Override-Raten ergaben sich bei Dosiserhaltungen bzw. Wiederverschreibungen, topisch eingesetzten Wirkstoffen und Arzneimittelallergien mit unzureichender Informationslage. Der wichtigste Grund für das „Ignorieren“ von Warnhinweisen war das *Alert-fatigue* als eine direkte Folge von Unmengen an – größtenteils irrelevanten – Warnungen (sog. „over-alerting“), die täglich auf die Behandelnden niedergehen. Diese Warnungen unterliegen so einem allmählichen Bedeutungsverlust, der mitunter gefährlich werden kann, sollten sich einmal schwerwiegende Gefahren aus einer Medikation ergeben. Ferner gaben 22 % der Ärzte unumwunden zu, Arzneimittelinteraktionen ungeprüft zu überlesen.

Kuperman et al. untersuchten in einem Review 2007 [15] die sogenannten CDS-Systeme (engl. clinical decision support) auf ihre praktische Anwendung, Möglichkeiten, Nutzen, Fehler und Unzulänglichkeiten. Eine grundlegende Empfehlung wird dahingehend ausgesprochen, dass derartige Systeme zur Arzneimitteltherapiesicherheit (AMTS-IT) am besten zweistufig eingeführt werden sollten, einmal mit einem Basispaket (umfasst Allergie-Check, Erfassung von Doppelmedikation, allgemeine Dosierungsempfehlungen, Arzneimittelinteraktionen) und in einem zweiten Schritt mit erweiterten Informationen zur Spezifizierung (Dosisanpassungen bei

Niereninsuffizienz, Verfahren bei geriatrischen Patienten, Richtlinien für zu überwachende und zu testende Laborwerte, Information zu Schwangerschaft und Stillzeit, Indikationscheck). Mit Nachdruck wurden die Hersteller und Entwickler dazu aufgefordert, die Programme möglichst einfach zu gestalten und in einer Weise, in der der Anwender so wenig wie möglich in seinen Arbeitsprozessen gestört und unterbrochen wird.

Literatur

[1] Zugänglich über www.dimdi.de/dynamic/de/db/dbinfo/index.htm, zuletzt abgefragt am 29. März 2017.
[2] www.wuv-gmbh.de/abdata-pharma-daten-service/datenangebot/abda-datenbank/.
[3] www.wuv-gmbh.de/abdata-pharma-daten-service/datenangebot/abdamed/.
[4] www.gelbe-liste.de/.
[5] www.bfarm.de/DE/Arzneimittel/Pharmakovigilanz/Risikoinformationen/uawDB/_node.html.
[6] http://micromedex.com/medication-management.
[7] www.scholz-datenbank.de/.
[8] www.mediq.ch/welcome_public.
[9] www.psiac.de/.
[10] www.drugs.com/drug_interactions.php.
[11] http://idodrugs.club/.
[12] www.apotheken-umschau.de/Medikamente.
[13] Zugänglich über www.wuv-gmbh.de/wp-content/uploads/2014/09/ABDA_Datenbank_Manual_2014_f%C3%BCr_Anwender.pdf, zuletzt abgefragt am 29. März 2017.
[14] Van der Sijs H, Aarts J, Vulto A, Berg M. Overriding of Drug Safety Alerts in Computerized Physician Order Entry. J Am Med Inform Assoc. 2006;13:138–147, DOI: 10.1197/jamia.M1809.
[15] Kuperman G, Bobb A, Payne TH, Avery AJ, Gandhi TK, Burns G, Classen DC, Bates DW. Medication-related Clinical Decision Support in Computerized Provider Order Entry Systems: A Review. J Am Med Inform Assoc. 2007;14:29–40, DOI: 10.1197/jamia.M2170.

1.6.4 Tabelle der Stoffwechselwege

Ekkehard Haen und Christine Göpfert

Welche Ausscheidungswege von welchen Fremdstoffen benutzt und ob diese gehemmt oder induziert werden, kann im Internet in zahlreichen Tabellen nachgeschlagen werden. Auch in der Konsensusleitlinie für die Durchführung von Wirkstoffkonzentrationsbestimmungen (engl. Therapeutic Drug Monitoring, TDM) der TDM-Arbeitsgruppe der Arbeitsgemeinschaft für Neuropsychopharmakologie und Pharmakopsychiatrie (AGNP) [1] sind Wirkstoffe mit ihren Stoffwechselwegen aufgelistet. Unsere Vorstellung ist, dass ein Arzt oder Apotheker an den Stoffwechselwegen der von ihm verordneten oder vor ihm liegenden Medikation interessiert ist. Deshalb haben wir 2004; basierend auf tabellarischen Übersichten in gedruckter Form und abgreifbar über das Internet [2,3], eine Tabelle der Stoffwechselwege von Xenobiotika erstellt, die nach Wirkstoffnamen alphabetisch sortiert ist (Tab. 1.6.1).

Leider waren in unseren Quellen die Daten nicht mit Literaturzitaten hinterlegt, die eine Validierung der Daten erlaubt hätten. Dies wird in unserer Liste jetzt erst im Laufe der Zeit ergänzt bzw. bei Neueinträgen mit aufgenommen.

Ein Kreuz bedeutet, dass das Xenobiotikum über den markierten Stoffwechselweg metabolisiert wird (Substrat). Der Nutzer nimmt die für seine zu prüfende Medikation zutreffenden Zeilen der Tabelle (Tab. 1.6.1). Finden sich dort in Spalten mehrere Kreuze, so heißt dies, dass es in der Medikation gemeinsame Stoffwechselwege gibt. Eine grüne Markierung des Feldes bedeutet, dass das Xenobiotikum diesen Stoffwechselweg induziert, eine rote Markierung bedeutet, dass das Xenobiotikum diesen Stoffwechselweg hemmt. Auf die Angabe von Haut- und Nebenstoffwechselwegen, von schwachen oder starken bzw. klinisch relevanten Induktions- bzw. Hemmeffekten wurde bewusst verzichtet, da derartige Daten üblicherweise in in-vitro-Experimenten bzw. in kontrollierten Studien unter Monotherapie oder Paarmedikationen gewonnen werden. Unter versorgungsmedizinischen Bedingungen sind diese Voraussetzungen nur selten gegeben. Bei Hemmeffekten hängt es außerdem von den Affinitäten der jeweiligen Partner zum aktiven Zentrum des Enyzms ab, ob ein Wirkstoff den Stoffwechsel des Partners hemmt oder nicht. Bei Polymedikationen überlagern sich in der Regel zahlreiche hemmende und induzierende Einflüsse. Welcher Summeneffekt sich daraus für den individuellen Patienten ergibt, klärt nur eine Wirkstoffkonzentrationsbestimmung.

Seit Dezember 2010 ist die regelmäßig weiter gepflegte Tabelle der Stoffwechselwege der Internet-basierten Plattform KONBEST zur klinisch-pharmakologischen Befundung von Wirkstoffkonzentrationen (www.konbest.de) hinterlegt, seit 2015 der Interaktionsdatenbank PSIAConline (www.psiac.de). KONBEST und PSIAConline adressieren unterschiedliche Fragestellungen: KONBEST dient zur Interpretation einer gemessenen, also wirklich vorliegenden Wirkstoffkonzentration, PSIAConline zur Risikoabfrage einer Interaktion unter Xenobiotika. PSIAConline enthält daher unter Hinweis auf die oben genannten Einschränkungen Angaben zu den Haut- und Nebenstoffwechselwegen, zu schwachen, starken bzw. klinisch relevanten Induktions- bzw. Hemmeffekten.

Tab. 1.6.1: Stoffwechselwege der Xenobiotika, nach Wirkstoffnamen alphabetisch sortiert, Stand 29. März 2017.
Legende: X = das Xenobiotikum wird über markierten Stoffwechselweg metabolisiert,
X = das Xenobiotikum induziert diesen Stoffwechselweg, X = das Xenobiotikum hemmt diesen Stoffwechselweg.

Substanz	Niere	CYP 1A2	CYP 2A6	CYP 2B6	CYP 2C8	CYP 2C9	CYP 2C19	CYP 2D6	CYP 2E1	CYP 3A4/5/7	UGT	Pgp	NAT
Acamprosat	X												
Acarbose	? [4]												
Acebutolol								X					
Acenocoumarol						X				X			
Acetaminophen									X				
Acetazolamid								X		X			
Acetylcystein	X	? [5]											
Acetylsalicylsäure					X	X							
Adriamycin										X [6]		X [6]	
Äthanol		X	X	X				X	X	X			
Äthinylöstradiol		X		X			X			X	X		
Äthylöstradiol										X			
Äthylmorphin								X		X			
Ätonorgestrel										X			
Agomelatin		X				X	X						
Ajmalin								X					
Albendazol		X								X			

Albuterol (Salbutamol)										X			
Aldosteron												X	
Alfentanil										X			
Alkohol		X	X	X				X	X	X			
Allopurinol	X [7]	? [7]											
Almotriptan								X		X			
Alprazolam										X			
Alprenolol								X					
Ambroxol		? [8]									X [8]		
Aminogluthethimid		X					X			X			
Aminophyllin		X							X	X			
Aminosalicylsäure											X [9]		
Amiodaron		X	X	X	X	X [10]	X	X [10]		X [10]		X	
Amisulprid	X												
Amitriptylin		X		X	X	X	X	X	X	X			
Amitriptylinoxid		X		X	X	X	X	X	X	X			
Amlodipin				X	X	X		X		X			
Amobarbital			X							X			
Amphetamin								X					
Amprenavir					X	X	X			X		XX	
Amrinon													X
Anastrozol		X			X	X				X			

Tab. 1.6.1 (fortgesetzt)

Substanz	Niere	CYP 1A2	CYP 2A6	CYP 2B6	CYP 2C8	CYP 2C9	CYP 2C19	CYP 2D6	CYP 2E1	CYP 3A4/5/7	UGT	Pgp	NAT
Androsteron										X			
Anilin									X				
Apixaban	X [11]				X [11]	X [11]	X [11]			X [11]	X [11]		
Apretinat													
Aprindin								X					
Aripiprazol								X		X			
Asenapin	X [12]							X [12]	X [12]		X [12]		
Astemizol										X			
Atenolol	X [13]	? [13]											
Atomoxetin								X [14]					
Atovaquon [15]													
Atorvastatin										X		X	
Atropin	X [16]	? [16]									X [16]		
Azapropazon						X							
Azathioprin		X [17]											
Azelastin		X		X	X	X	X	X		X			
Azithromycin		? [18]											
Baldrian	es liegen keine Daten zu Stoffwechselwegen vor, kein Hinweis auf relevante Interaktionen [19]												
Beclometason										X			

Benperidol		(X) [20]						(X) [20]		(X) [20]		
Benzafibrat	X											
Benzylpenicillin	X [21]											
Bepridil								X				X
Betamethason										XX		
Betaxolol		X						X				
Bezafibrat										X		
Bexarolen										X		
Biperiden								X				
Bisoprolol								X		X		
Bleomycin		[22]										
Boceprevir										X [23]		X [23]
Bopindolol								X				
Bornaprin		(X) [24]										
Bosentan					X	X				X		
Brinzolamid										X		
Brokkoli		X										
Bromazepam									X	X		
Bromhexin						X [25]				X [25]	X [25]	
Bromocriptin										X		X
Budesonid										X		
Bufarolol								X				

Tab. 1.6.1 (fortgesetzt)

Substanz	Niere	CYP 1A2	CYP 2A6	CYP 2B6	CYP 2C8	CYP 2C9	CYP 2C19	CYP 2D6	CYP 2E1	CYP 3A4/5/7	UGT	Pgp	NAT
Bupivacain		X					X	X		X			
Buprenorphin										X			
Bupropion		X	X	X	X	X		X	X	X			
Buspiron								X		X			
Busulfan										X			
Butylscopolamin	X [26]	X [26]											
Cafergot										X			
Calcitriol (Vit. D)										X			
Calcium	X [27]												
Candesartan					X	X							
Canrenon													
Capsalcin									X				
Captopril								X					
Carbamazepin		X		X	X	X	X	X		X	X [28]	X	
Carbimazol		X [29], schnelle Umwandlung zu Thiamazol (siehe dort)											
Carisoprodol							X						
Carmustin										X			
Carteolol								X					
Carvedilol		X			X	X		X	X	X		X	

Ceftriaxon	X [30]											
Celecoxib					X	X	(X ?)	X		X		
Cerivastatin										X		
Cetirizin										X		
Certoparin	X [31]	Desulfatierung, Depolymerisierung										
Chinidin					X	X		X	X	X		X
Chinin		X			X	X	X	X		X		X
Chloralhydrat		X [32]									X [32]	
Chlorambucil						X				X		
Chloramphenicol					X	X	X			X		
Chlordiazepoxid										X		
Chloroquin								X		X		
Chlorpheniramin								X		X		
Chlorpromazin		X						X	X	X		
Chlorpropamid					X	X						
Chlorprothixen		X [33]						X [34]	X [33]		X [33]	
Chlorzoxazon		X	X					X	X	X		
Ciclosporin A					X	X				X		X
Cimetidin		X			X	X	X	X	X	X		X
Cinnarizin								X				
Ciprofloxacin		X								X		
Cisaprid		X	X	X	X	X	X	X		X		

Tab. 1.6.1 (fortgesetzt)

Substanz	Niere	CYP 1A2	CYP 2A6	CYP 2B6	CYP 2C8	CYP 2C9	CYP 2C19	CYP 2D6	CYP 2E1	CYP 3A4/5/7	UGT	Pgp	NAT
Citalopram		X		X			X	X		X			
Clarithromycin		X								X		X	
Clemastin								X		X			
Clobazam										X			
Clofibrat			X	X					X	X			
Clomethiazol								X [35]	X [35]	X [35]			
Clomipramin		X					X	X		X			
Clonazepam										X			
Clonidin										X			
Clopidogrel		X			X	X	X			X			
Clorazepat							X			X			
Clotrimazol			X		X	X			X	X X?		X	
Clozapin		X	X		X	X	X	X		X			
Cocain								X		X			
Codein								X		X			
Coffein		X			X	X		X	X	X			X
Colchicin					X	X			X	X		X	
Colecalciferol					X [36]	X [36]	X [36]	X [36]					
Cortisol (Hydrocortison)										X X		X	

Cortison										X			
Cromoglicinsäure	X [37]												
Cumarin							X						
Cyanocobalamin	X [38]												
Cyclobenzaprin		X						X		X			
Cyclophosphamid			X	X	X	X	X			X			
Cyclosporin A					X	X				X		X	
Dacarbazin	X [39]	X [39]							X [39]				
Dalteparin	X [40]	? [40]											
Danazol										X			
Dantrolen										X			
Dapson					X	X	X		X	X			X
Debrisoquin								X					
Delaviridin		X			X	X	X	X		X	X		
Desipramin		X						X	X				
Desogestrel							X			X			
Dexamethason			X	X	X	X		X		X X		XX	
Dexfenfluramin								X					
Dextromethorphan			X		X	X	X	X	X	X			
Diabetes mellitus									X				
Diazepam		X		X	X	X	X			X			
Diclofenac		X		X	X	X	X	X	X	X			

Tab. 1.6.1 (fortgesetzt)

Substanz	Niere	CYP 1A2	CYP 2A6	CYP 2B6	CYP 2C8	CYP 2C9	CYP 2C19	CYP 2D6	CYP 2E1	CYP 3A4/5/7	UGT	Pgp	NAT
Dicloxacillin										X			
Dicumarol					X	X							
Didanosin											X		
Dienogest										X [41]			
Diethyldithiocarbamat									X				
Digitoxin										X			
Digoxin												X	
Dihydrocodein								X					
Dihydroergotamin										X			
Diltiazem					X	X		X		X		X	
Dimethylsulfoxid					X	X	X						
Dimetinden		[42]											
Diphenhydramin								X					
Disopyramid										X			
Distigmin	X [43]												
Disulfiram		X	X	X	X	X		X	X	X			
Dithiocarbamat									X				
Dofetil										X			
Dolasetron					X	X		X		X			

Domperidon										X		X
Donepezil								X		X		
Dorzolamid					X	X				X		
Doxepin		X					X	X		X		
Doxorubicin								X		X [44]		X [44]
Doxycyclin										X		
Dronabinol												
Drospirenon		X			X	X	X			X		
Duloxetin		X						X [45]				
Dydrogesteron		? [46]									X	
Econazol									X			
„Ecstasy“ (MDMA)								X				
Efavirenz				X	X	X	X			X X		
Eisen	Einbau in Eisendepot des Körpers, Ausscheidung bei Blutverlusten und mit Häm-Abbauprodukten											
Eletriptan										X		
Emser Salz	X [47]											
Emtricitabin	X [48]										X [48]	
Enalapril										X		
Encainid								X				
Enfluran									X			
Enoxacin		X								X		
Enoxaparin	X [49]	? [49]										

Tab. 1.6.1 (fortgesetzt)

Substanz	Niere	CYP 1A2	CYP 2A6	CYP 2B6	CYP 2C8	CYP 2C9	CYP 2C19	CYP 2D6	CYP 2E1	CYP 3A4/5/7	UGT	Pgp	NAT
Entacapon		X	X		X	X	X	X	X	X			
Eplerenon										X			
Eprosartan					X	X							
Ergotamin										X			
Erlotinib	X [50]	X [50]			X [50]				X [50]	X [50]	X [50]		
Erythromycin		X		X						X		X	
Escitalopram							X	X		X			
Esomeprazol							X			X		X	
Estradiol		X	X	X	X	X	X	X	X	X		X	
Ethanol		X	X	X				X	X	X			
Ethinylestradiol		X		X			X			X	X		
Ethosuximid										X			
Ethylestradiol										X			
Ethylmorphin								X		X			
Etilefrin											X [51]		
Etonogestrel										X			
Etoposid		X			X	X			X	X		X	
Etoricoxib		X				X	X	X	X	X			
Exemestan										X			

Extr. Valerianae	Pharmakokinetische Daten sind nicht verfügbar. Es sind keine Wechselwirkungen bekannt. [52]										
Ezetimib										X [53]	
Fasten								X			
Felbamat						X		X	X		
Felodipin				X	X		X		X		X
Fenofibrat									X		
Fenoterol										X [54]	
Fentanyl									X		
Fesoterodin [55]											
Fexofenadin							X		X		X
Finasterid									X		
Fingolimod									X [56]		
Flavonoide (Grapefruitsaft)									X		X
Flecainid	X						X		X		
Fluconazol	X			X	X	X	X		X		
Flunarizin							X				
Flunitrazepam									X		
Fluoruracil									X		
Fluoxetin	X		X	X	X	X	X	X	X		
Flupentixol							X				
Flupentixoldecanoat							X				
Fluphenazin	X						X	X			

Tab. 1.6.1 (fortgesetzt)

Substanz	Niere	CYP 1A2	CYP 2A6	CYP 2B6	CYP 2C8	CYP 2C9	CYP 2C19	CYP 2D6	CYP 2E1	CYP 3A4/5/7	UGT	Pgp	NAT
Fluphenazindecanoat		X						X	X				
Flupirtin		intensive Verstoffwechselung Phase I und II in der Leber [57]											
Flurazepam									X	X			
Flurbiprofen					X	X							
Fluspirilen	X	extens. Metabolisierung, Hauptmechanismus oxidative N-Dealkylierung [58]											
Flutamid		X								X			
Fluticason										X			
Fluvastatin		X			X	X		X		X			
Fluvestrani										X			
Fluvoxamin		X		X	X	X	X	X		X			
Folsäure	X [59]												
Formoterol			X		X	X	X	X					
Fosphenytoin				X	X	X	X			X			
Furafylline		X											
Furosemid	X												
Gabapentin	X [60]												
Galantamin								X		X			
Gemfibrozil										X	X		
Gestoden										X			

Glibenclamid					X	X				X			
Glimepirid					X	X							
Glipizid					X	X							
Glyburid						X							
Guanfacin	X [61]									X [61]	X [61]		
Granisetron										X			
Grapefruitsaft (Flavonoide)										X		X	
Grisoefulvin		X			X	X				X			
Halofantrin					X	X		X		X			
Haloperidol		X						X		X			
Haloperidoldecanoat		X						X		X			
Halothan			X	X	X	X		X	X	X			
Hexobarbital						X	X						
Hydralazin										X			X
Hydrochlorothiazid	X												
Hydrocodon								X					
Hydrocortison (Cortisol)										X X		X	
Hydromorphon											X [62]		
5-Hydroxymethyl-Fesoterodin [55]	X							X		X			
Hydroxyzin								X [63]					

Tab. 1.6.1 (fortgesetzt)

Substanz	Niere	CYP 1A2	CYP 2A6	CYP 2B6	CYP 2C8	CYP 2C9	CYP 2C19	CYP 2D6	CYP 2E1	CYP 3A4/5/7	UGT	Pgp	NAT
Hyperforin, Hypericin (Johanniskraut)		X								X		X	
Ibuprofen					X	X	X						
Ibrutinib				X [64]	X [64]	X [64]	X [64]	X [64]		X [64]			
Ibrutinib Dihydrodiol-Metabolit				X [64]	X [64]	X [64]		X [64]					
Ifosfamid			X	X	X	X	X			X			
Imatinib		X			X	X	X	X		X			
Imipramin		X		X			X	X	X	X			
Imiquimod		X								X			
Indinavir					X	X	X	X		X		X	
Indomethacin					X	X	X						
Indoramin								X					
Insulin		X											
Interferon		X X ?							X				
Irbesartan					X	X				X			
Irinotecan				X						X	X		
Isofluran				X					X				
Isoniazid		X			X	X	X	X	X X	X			X

Isosorbiddinitrat (ISDN)									X		
Isosorbidmononitrat (ISMN)									X		
Isradipin									X		
Itraconazol					X				X		X
Ivermectin									X		X
Jodid											
Johanniskraut	X								X		X
Josamycin									X		
Kalium											
Ketamin			X	X	X				X		
Ketoconazol	X	X	X	X	X	X	X		X		X
Ketoprofen				X	X						
LAAM (Levacetylmethadol)			X						X		
Labetalol							X				
Lacosamid					X [65]	X [65]			X [65]		-
Lactulose											
Lamivudin										X	
Lamotrigin										X	
Lansoprazol	X			X	X	X	X		X X		X
Leflunomid				X	X						
Lercanidipin									X		

Tab. 1.6.1 (fortgesetzt)

Substanz	Niere	CYP 1A2	CYP 2A6	CYP 2B6	CYP 2C8	CYP 2C9	CYP 2C19	CYP 2D6	CYP 2E1	CYP 3A4/5/7	UGT	Pgp	NAT
Letrozol			X				X			X			
Levacetylmethadol (LAAM)				X						X			
Levetiracetam	X [66]			X [66]						X [66]			
Levodopa													
Levofloxacin		X											
Levomepromazin		X						X					
Levonorgestrel										X			
Levothyroxin		Verstoffwechselung in Leber, Niere, Gehirn und Muskel, Polyinduktoren wie Barbiturate, Carbamazepin, Rifampicin, aber auch Sertralin, Chloroquin/Proguanil senken die Konzentration [67]										X	
Lidocain		X	X	X	X	X		X		X		X	
Lisinopril													
Lithiumacetat	X												
Lithiumcarbonat	X												
Lomefloxacin		X											
Lomustin								X		X			
Loperamid												X	
Lopinavir										X			
Lorazepam											X [68]		

Loratadin								X		X			
Lormetazepam													
Losartan					X	X				X		X	
Lovastatin					X	X		X		X		X	
Lumiracoxib						X							
Magaldrat													
Magnesium													
Maprotilin								X					
MDMA („Ecstasy“)								X					
Medroxyprogesteron										X			
Mefenaminsäure					X	X							
Mefloquin										X		X	
Melatonin		X											
Meloxicam					X	X				X			
Melperon								X					
Memantin	X			X [69]									
Mephenytoin				X	X	X	X						
Meropenem	X [70]												
Mestranol		X		X	X	X	X			X			
Metamizol				X						X			X
Metformin	X [71]												

Tab. 1.6.1 (fortgesetzt)

Substanz	Niere	CYP 1A2	CYP 2A6	CYP 2B6	CYP 2C8	CYP 2C9	CYP 2C19	CYP 2D6	CYP 2E1	CYP 3A4/5/7	UGT	Pgp	NAT
Methamphetamin								X					
Methadon				X	X	X	X	X		X		X	
Methosuximid							X						
Methoxsalen		X	X		X	X	X	X	X	X			
Methoxyamphetamin								X					
Methoxyfluran			X	X					X	X			
Methylphenidat								X					
Methylphenobarbital							X						
Methylprednisolon										X		X	
Methysergid										X			
Metoclopramid		X				X		X					
Metoprolol							X	X		X			
Metronidazol					X	X				X			
Mexiletin		X						X					
Mianserin		X						X		X			
Mibefradil		X						X		X			
Miconazol			X		X	X			X	X			
Midazolam				X	X	X				X			

Mifepriston							X		X		
Miglitol											
Milnacipran	X [72]										X [72]
Minaprin							X				
Mirtazapin	X			X	X		X		X		
Mitoxantron									X		X
Moclobemid	X					X	X				
Modafinil	X		X	X	X	X			X		
Mometasonfuroat									X		
Montelukast				X	X				X		
Moricizin	X								X		
Morphin							X				XX
Movicol	Macrogol 3350 passiert den Darm unverändert [73].										
Nafcillin	X								X		
Nalidixinsäure	X										
Naphtoflavon	X										
Naproxen	X			X	X						
Naringenin (Grapefruit)									X		X
Nateglinid				X	X				X		
Nebivolol											

Tab. 1.6.1 (fortgesetzt)

Substanz	Niere	CYP 1A2	CYP 2A6	CYP 2B6	CYP 2C8	CYP 2C9	CYP 2C19	CYP 2D6	CYP 2E1	CYP 3A4/5/7	UGT	Pgp	NAT
Nefazodon		X		X				X		X			
Nelfinavir		X		X	X	X	X	X		X			
Nevirapin		X		X				X		X X	X		
Nicardipin		X			X	X	X	X	X	X		X	
Nikotin		X	X	X	X	X	X	X	X	X			
Nifedipin		X			X	X		X		X		X	
Nilutamid							X						
Nimodipin										X			
Niniodipin										X			
Nisoldipin		X								X			
Nitrazepam										X			X
Nitrendipin										X		X	
Nordazepam							X			X			
Norethindron							X						
Norethisteron										X			
Norfloxacin		X								X			
Norfluoxetin								X		X			
Nortriptylin		X					X	X	X	X			

N-Propylajmalin								X				
Nystatin												
Odanestron										X		
Ofloxacin		X										
Östradiol		X	X	X	X	X	X	X	X	X		X
Olanzapin		X			X	X	X	X		X		
Olanzapinpamoat		X			X	X	X	X		X		
Omeprazol		X	X		X	X	X	X		X X		X
Ondansetron		X			X	X		X	X	X		X
Opipramol	X [74]							X [74]				
Orphenadrin		X	X	X	X	X	X	X	X	X		
Oxazepam								X				
Oxcarbazepin							X [75]			X [75]	X [75]	
Oxprenolol								X				
Oxybutynin								X		X		
Oxycodon								X [76]		X [76]		
Paclitaxel = Taxol					X	X				X		X
Paliperidon	X							X				
Paliperidonpalmitat	X							X				
Pantoprazol		X					X			X		X
Paracetamol		X	X		X	X		X	X	X	X	

Tab. 1.6.1 (fortgesetzt)

Substanz	Niere	CYP 1A2	CYP 2A6	CYP 2B6	CYP 2C8	CYP 2C9	CYP 2C19	CYP 2D6	CYP 2E1	CYP 3A4/5/7	UGT	Pgp	NAT
Parecoxib						X	X			X			
Paroxetin		X		X	X	X	X	X		X			
Peginterferon alpha 2b					X [77]	X [77]		X [77]					
Penbutolol								X					
Penicillin G	X [21]												
Pentamidin							X	X					
Pentobarbital							X			X			
Pentoxifyllin		X											
Perazin		X [78]				X	X [79]	X		X			
Pergolid								X		X			
Perhexilin								X					
Perphenazin		X			X	X	X	X		X			
Pfefferminz										X [80]			
Phenacetin		X						X					
Phenformin								X					
Phenobarbital		X	X	X	X	X	X		X	X			
Phenprocoumon						X				X			
Phenylbutazon						X				X			

Phenytoin		X		X	X	X X	X			X	X [28]
Phytosterol											
Picrolimus										X	
Pilocarpin			X						X	X	
Pimozid		X						X		X	
Pindolol								X			
Pioglitazon					X	X	X			X	
Pipamperon											
Pirenzepin											
Piretanid	40–70 % unverändert	mehrere hydroxylierte Metaboliten ohne Angabe der Stoffwechselwege									
Piroxicam					X	X					
Prajmalin								X			
Pramipexol	X										
Pranziquantel								X			
Pravastatin					X	X		X		X	
Prazepam										X	
Prazosin										X	
Prednisolon										X X	
Prednison							X			X X	

Tab. 1.6.1 (fortgesetzt)

Substanz	Niere	CYP 1A2	CYP 2A6	CYP 2B6	CYP 2C8	CYP 2C9	CYP 2C19	CYP 2D6	CYP 2E1	CYP 3A4/5/7	UGT	Pgp	NAT
Pregabalin	X 92 % [81]												
Primaquin		X						X		X			
Primidon		X		X	X	X	X			X			
Probenecid						X	X						
Procainamid								X					X
Procarbazin										X [82]			
Progesteron		X	X		X	X	X	X		X		X	
Proguanil		X [83]					X [83]			X [83]			
Promethazin				X				X		X			
Propafenon		X						X		X		X	
Propofol		X	X	X	X	X	X	X	X	X	X		
Propranolol		X				X	X	X	X	X		X	
Prothipendyl [84]													
Pyrimethamin								X					
Quanoxan								X					
Quetiapin								X		X			
Quinidin								X		X			
Quinin										X			

Quinupristin									X		
Rabeprazol						X			X		
Ramipril	60 % X									X	
Ranitidin	X					X	X				X
Ranolazin							X [85]		X [85]		
Rauchen	X										
Reboxetin									X		
Repaglinid				X	X				X		
Retigabin										X	
Ribavirin	keine Verstoffwechselung über CYP-Enzyme [86]										
Rifabutin	X				X				X		
Rifampicin	X	X	X	X	X	X	X		X		XX
Rifapentin				X	X				X		
Riluzol	X										
Risperidon							X		X		
Ritonavir	X		X	X X	X X	X	X	X	X X		XX
Rivaroxaban									X [87]		X [87]
Rivastigmin	Abbau durch Cholinesterasen im Blut										
Rizatriptan							X [88]				
Rofecoxib	X			X	X				X		
Ropinirol	X						X		X		

Tab. 1.6.1 (fortgesetzt)

Substanz	Niere	CYP 1A2	CYP 2A6	CYP 2B6	CYP 2C8	CYP 2C9	CYP 2C19	CYP 2D6	CYP 2E1	CYP 3A4/5/7	UGT	Pgp	NAT
Ropivacain		X		X				X		X			
Rosiglitazon					X	X							
Roxithromycin										X			
R-Warfarin		X					X						
Salbei						X [89]		X [90]		X [91]			
Salbutamol (Albuterol)										X			
Salmeterol										X			
Saquinavir					X	X	X	X		X		XX	
Secobarbital			X		X	X							
Selegelin		X	X	X	X	X	X	X	X	X			
Sertindol								X					
Sertralin		X		X	X	X	X	X		X			
Sevofluran			X	X					X	X			
Sibutramin										X			
Sildenafil		X			X	X	X	X	X	X			
Simvastatin					X	X		X		X			
Sirolimus										X			
Sitagliptin	X [92]				X [92]					X [92]			

S-Mephenytoin							X						
Sparfloxacin		X											
Spartein								X					
Spiramycin										X			
Spironolacton													
St.-John's wort (Johanniskraut)		X								X		X	
Stavudin											X		
Sufentanil										X			
Sulfadiazin					X	X			X	X			
Sulfafurazol					X	X							
Sulfamethazin													X
Sulfamethoxazol					X	X				X			
Sulfaphenazol						X							
Sulfinpyrazol						X				X			
Sulfinpyrazon					X	X				X			
Sulpirid	X												
Sultiam										X [92]	X [92]		
Sumatriptan								X(?) [94]					
Suprofen						X							

Tab. 1.6.1 (fortgesetzt)

Substanz	Niere	CYP 1A2	CYP 2A6	CYP 2B6	CYP 2C8	CYP 2C9	CYP 2C19	CYP 2D6	CYP 2E1	CYP 3A4/5/7	UGT	Pgp	NAT
S-Warfarin					X	X							
Tabakrauch, Inhaltsstoffe des		X											
Tacrin		X											
Tacrolimus										X		X	
Tamoxifen		X	X	X [95]	X [95]	X [95]		X [95]	X	X [95]		X	
Tamsulosin								X		X			
Tapentadol						X [96]	X [96]				X [96]		
Taxol = Paclitaxel					X	X				X		X	
Teerstoffe (Tabakrauch)		X											
Telaprevir										X X [97]		X [97]	
Telmisartan							X						
Temazepam				X	X	X	X	X		X			
Teniposid					X	X	X			X		X	
Tenofovir		X											
Tenoxicam						X							
Terbinafin		X						X		X			
Terfenadin										X		X	

Testosteron			X	X	X	X			X		X
Tetracyclin									X		X
Tetrahydrocanabinol (THC)											
Theophyllin	X			X	X		X	X	X		
Thiamazol	X	X	X	X	X	X	X	X	X		
Thiamin											
Thioridazin	X					X	X	X	X		
Thiotepa			X								
Thiothixen	X						X				
Thymian											
Tiabendazol	X										
Tiagabin									X [98]		
Tianeptin	Die Biotransformation von Tianeptin wird nicht durch Cytochrom P450 vermittelt. [99]										
Tiaprid											
Ticlopidin	X		X	X	X	X	X		X		
Timolol							X				
Tizanidin	X										
Tocainid	X										
Tolbutamid				X	X	X			X		
Tolcapon		X		X	X				X		
Tolperison	intensive Verstoffwechselung in der Leber, 11 Metabolite, k. A. zu beteiligten Isoenzymen										

Tab. 1.6.1 (fortgesetzt)

Substanz	Niere	CYP 1A2	CYP 2A6	CYP 2B6	CYP 2C8	CYP 2C9	CYP 2C19	CYP 2D6	CYP 2E1	CYP 3A4/5/7	UGT	Pgp	NAT
Tolterodin					X	X	X	X		X			
Topiramat							X [100, 101]			X [102]	X		
Torasemid					X	X	X						
Toremifen		X								X			
Tramadol								X		X			
Tranylcypromin		X	X		X	X	X	X	X	X			
Trazodon								X		X			
Tretinoin = Vitamin A-Säure			X	X	X	X			X			X	
Triamcinolon										X			
Triazolam					X	X				X			
Trifluoperazin		X										X	
Trihexyphenidyl													
Trimethoprim					X	X	X			X			
Trimipramin							X	X		X			
Troglitazon										X			
Troleandomycin										X			
Tropisetron								X		X			

Trospiumchlorid												
Urapidil							X	X				
Valdecoxib					X	X	X	X		X		
Valproinsäure			X	X	X	X	X	X	X	X	X	
Valsartan					X	X						
Vancomycin	X [103]											
Vardenafil										X		
Venlafaxin				X	X	X	X	X		X		
Verapamil		X		X	X	X		X	X	X		X
Vigabatrin	X [104]											
Vildagliptin	X [105]											
Vinblastin								X		X [106]		X
Vincristin										X		X
Vindesin										X		
Vinorelbin								X		X		
Vitamin A-Säure = Tretinoin			X	X	X	X			X			X
Voriconazol					X	X [107]	X [107]			X [107]		
Vortioxetin						X [108]		X [108]		X [108]	X [108]	X [108]
Warfarin		X			X	X	X			X		
Xylometazolin												

Tab. 1.6.1 (fortgesetzt)

Substanz	Niere	CYP 1A2	CYP 2A6	CYP 2B6	CYP 2C8	CYP 2C9	CYP 2C19	CYP 2D6	CYP 2E1	CYP 3A4/5/7	UGT	Pgp	NAT
Yohimbin								X					
Zacitabin											X		
Zafirlukast		X			X	X	X	X		X			
Zaleplon										X			
Zidovudin			X		X	X	X			X	X		
Zileuton		X			X	X				X			
Ziprasidon		X						X [109]		X [109]			
Zolmitriptan		X											
Zolpidem		X			X	X	X	X		X			
Zonisamid							X			X [110]	X		
Zopiclon					X	X				X			
Zotepin		X								X			
Zuclopenthixol								X					
Zuclopenthixolacetat								X					
Zuclopenthixoldecanoat								X					

Literatur

[1] Hiemke C, Baumann P, Bergemann N, Conca A, Dietmaier O, Egberts K, ..., Zernig G. AGNP Consensus Guidelines for Therapeutic Drug Monitoring in Psychiatry: Update 2011. Pharmacopsychiatry. 2011;44:195–235.

[2] Medical Tribune Hospital (Schweiz). 1998; Supplement 49/98.

[3] Liste des Instituts für Klinische Pharmakologie der Medizinischen Hochschule Hannover (Apothekerin Ruxandra Sabau, Prof. Dr. J. C. Frölich) Zuletzt über das Internet abgegriffen am 15. 06. 2004, heute nicht mehr zugänglich.

[4] Fachinformation Glucobay®, Stand August 2008: keine Angaben. Wahrscheinlich nur Resorption von im Darm entstandenen Abbauprodukten und deren direkte Ausscheidung im Urin.

[5] Fachinformation Fluimucil®, Stand November 2007: Metabolisierung zu Cystein, Diacetylcystein, Cystin und gemischten Disulfiden ohne Angabe der beteiligten Enzyme.

[6] Fachinformation Doxorubicin ACCORD, Stand Mai 2013: Wird über Cytochrom P450 (CYP450) metabolisiert und ist ein Substrat für den Pgp Transporter. Gleichzeitige Verabreichung des Hemmstoffs von CYP450 und/oder Pgp kann erhöhte Plasmakonzentrationen von Doxorubicin und somit erhöhte Toxizität zur Folge haben. Umgekehrt kann die gleichzeitige Anwendung eines Induktors von CYP450, wie Rifampicin und Barbiturate, die Plasmakonzentrationen von Doxorubicin vermindern und die Wirksamkeit reduzieren.

[7] Fachinformation Zyloric®, Stand Januar 2008: Metabolismus durch Xanthinoxidase und Aldehydoxidase.

[8] Fachinformation Mucosolvan® Filmtabletten, Stand Mai 2008: Dibromanthranilsäure ohne Angabe des Stoffwechselweges.

[9] Fachinformation Salofalk®, Stand März 2008: Mesalazin wird präsystemisch sowohl an der Darmschleimhaut als auch in der Leber zur pharmakologisch unwirksamen N-Acetyl-5-Aminosalicylsäure (N-Ac-5-ASA) verstoffwechselt. Die Acetylierung scheint hierbei unabhängig vom Acetylierer-Phänotyp des Patienten zu erfolgen. Ein gewisser Anteil des Mesalazins wird auch durch die Dickdarmbakterien acetyliert.

[10] Fachinformation Cordarex®, Stand November 2008: Die Verstärkung der gerinnungshemmenden Wirkung von Warfarin beruht auf einer Hemmung von Cytochrom P450 2C9 durch Amiodaron. Die Plasmakonzentration von Flecainid wird von Amiodaron durch Hemmung von Cytochrom P450 2D6 erhöht. Die gleichzeitige Anwendung von Arzneimitteln, die durch Cytochrom P450 3A4 metabolisiert werden, und Amiodaron, einem Hemmstoff des Cytochroms P450 3A4, kann zu höheren Plasmaspiegelkonzentrationen und damit verbunden zu einer erhöhten Toxizität dieser Arzneimittel führen.

[11] Bristol-Myers Squibb GmbH & Co. KGaA, München: Fachinformation zu Eliquis®, Stand September 2015: Apixaban wird im Wesentlichen über CYP3A4/5 und in geringerem Umfang von CYP1A2, 2C8, 2C9, 2C19 und 2J2 metabolisiert. Unverändertes Apixaban ist beim Menschen die wichtigste Wirkstoffkomponente im Plasma, ohne dass wirksame Metaboliten im Blut zirkulieren. Apixaban ist Substrat der Transportproteine P-gp und *Breast Cancer Resistance Protein* (BCRP). Die Anwendung von Eliquis wird nicht empfohlen bei Patienten, die gleichzeitig eine systemische Behandlung mit starken CYP3A4- und P-gp-Inhibitoren, wie Azol-Antimykotika (z. B. Ketoconazol, Itraconazol, Voriconazol und Posaconazol) und mit HIV-Protease-Inhibitoren (z. B. Ritonavir), erhalten. Diese Arzneimittel können die Apixaban-Exposition in Anwesenheit von zusätzlichen Faktoren, die die Apixaban-Exposition erhöhen (z. B. schwere Nierenfunktionsstörung) um das 2-Fache oder stärker erhöhen (siehe Abschnitt 4.5). Die gleichzeitige Anwendung von Eliquis mit starken Induktoren von CYP3A4 und P-gp (z. B. Rifampicin, Phenytoin, Carbamazepin, Phenobarbital oder Johanniskraut) kann zu einer Reduktion der Apixaban-Exposition um ca. 50 % führen. In einer klinischen

Studie mit Patienten mit Vorhofflimmern wurden eine verringerte Wirksamkeit und ein erhöhtes Blutungsrisiko bei Patienten, die Apixaban gleichzeitig mit starken Induktoren von CYP3A4 und P-gp erhielten, im Vergleich zu Patienten, die nur Apixaban erhielten, beobachtet. In-vitro-Studien mit Apixaban zeigten bei Konzentrationen, die signifikant höher sind als die bei Patienten beobachteten maximalen Plasmakonzentrationen, keine Hemmwirkung auf die Aktivität von CYP1A2, CYP2A6, CYP2B6, CYP2C8, CYP2C9, CYP2D6 oder CYP3A4 (IC50 > 45 µM) und eine schwache Hemmwirkung auf die Aktivität von CYP2C19 (IC50 > 20 µM). Apixaban zeigte keine Induktion von CYP1A2, CYP2B6, CYP3A4/5 bei einer Konzentration von bis zu 20 µM.

[12] Fachinformation Sycrest®, Stand September 2010: Asenapin wird in hohem Maße metabolisiert. Die direkte Glukuronidierung (vermittelt durch UGT1A4) sowie die durch Cytochrom-P450 (vor allem CYP1A2, mit Beteiligung von2D6 und 3A4) vermittelte Oxidation und Demethylierung sind die primären Stoffwechselwege von Asenapin. In einer in-vivo-Studie am Menschen mit radioaktiv markiertem Asenapin war Asenapin-N+-Glukuronid der im Plasma überwiegende, den Wirkstoff betreffende Metabolit; ferner lagen N-Desmethyl-asenapin, N-Desmethylasenapin-N-Carbamoylglukuronid sowie unverändertes Asenapin in geringeren Mengen vor. Die Wirkung von Sycrest® wird vor allem durch die Muttersubstanz hervorgerufen. Asenapin ist ein schwacher Inhibitor von CYP2D6. Asenapin induziert in kultivierten humanen Hepatozyten keine CYP1A2- oder CYP3A4-Aktivität. Nach der gleichzeitigen Anwendung von Dextromethorphan und Asenapin bei gesunden Probanden wurde der Quotient Dextrorphan/Dextromethorphan (DX/DM) als Marker für die CYP2D6-Aktivität bestimmt. Die Behandlung mit 5 mg Asenapin zweimal täglich verringerte den DX/DM-Quotienten geringfügig auf 0,43, was auf eine Hemmung von CYP2D6 hinweist. In derselben Studie verringerte die Behandlung mit täglich 20 mg Paroxetin den DX/DM-Quotienten auf 0,032. In einer gesonderten Studie zeigte die gleichzeitige Anwendung von 75 mg Imipramin als Einzeldosis und 5 mg Asenapin als Einzeldosis keine Auswirkungen auf die Plasmakonzentrationen des Metaboliten Desipramin (ein Substrat von CYP2D6). Die gleichzeitige Anwendung von 20 mg Paroxetin als Einzeldosis (ein Substrat und ein Inhibitor von CYP2D6) und 5 mg Asenapin zweimal täglich bei 15 gesunden, männlichen Probanden verdoppelte annähernd die Exposition gegenüber Paroxetin. In vivo scheint Asenapin allenfalls ein schwacher Inhibitor von CYP2D6 zu sein. Jedoch kann Asenapin die hemmenden Wirkungen von Paroxetin auf dessen eigene Metabolisierung verstärken.

[13] Fachinformation Tenormin®, Stand Februar 2008: wird nur in sehr geringem Maße metabolisiert, ohne daß Stoffwechselenzyme genannt werden.

[14] Fachinformation Strattera®, Stand Dezember 2011: Atomoxetin wird hauptsächlich durch Cytochrom P450 2D6 (CYP2D6) verstoffwechselt ... Atomoxetin besitzt keine klinisch signifikante hemmende oder induzierende Wirkung auf Cytochrom P450 Enzyme, einschließlich CYP1A2, CYP3A, CYP2D6 und CYP2C9.

[15] GlaxoSmithKline GmbH & Co. KG (München): Fachinformation Malarone®, Stand Oktober 2013: Es gibt keinen Hinweis, dass Atovaquon metabolisiert wird. Die Ausscheidung erfolgt überwiegend (zu über 90 %) unverändert über den Stuhl. Die Ausscheidung über den Urin ist vernachlässigbar.

[16] Fachinformation Dysurgal®, Stand September 2006: Spaltung des Esters, Demethylierung ohne Nennung der beteiligten Enzyme.

[17] Fachinformation Imurek®, Stand Juli 2009: Azathioprin wird zum größten Teil zu 6-Thioinosin-säure und Methylmercaptopurin-Ribonukleotid (Enzym TPMT = Thiopurin-Methyltransferase) metabolisiert, welche teilweise für die Wirkung der Substanz verantwortlich sind. Bei eingeschränkter Leberfunktion ist der Metabolismus von Azathioprin verändert. Die Umwandlung in die aktiven Metaboliten ist eingeschränkt. Vor allem aber ist der Abbau zu eliminierbaren Stoffwechselprodukten vermindert (siehe Abschnitte 4.2 und 4.4).

[18] Fachinformation Zitromax®, Stand Oktober 2008: hauptsächlich unveränderte Ausscheidung über die Galle, aber auch 10 Metaboliten nachgewiesen. Interaktionen mit dem CYP-System trotz Studien nicht nachgewiesen.
[19] Fachinformation Ivel®, Stand Dezember 2007: Keine Wechselwirkungen bekannt. In der Gebrauchsinformation wird der Patient darauf hingewiesen, dass bei Einnahme weiterer Medikamente der Arzt oder Apotheker informiert werden sollte; Pharmakokinetische Daten sind nicht verfügbar.
[20] Fachinformation Glianimon®, Stand Dezember 2008: Intensiver Metabolismus, nur 1 % einer Dosis erscheinen unverändert im Urin. Aber keine Angaben zu konkreten Isoenzymen. Lediglich Warnhinweis, dass Glianimonkonzentrationen bei Rauchern und bei Comedikation mit Carbamazepin, Primidon und Rifampicin erniedrigt gefunden werden.
[21] Fachinformation Penicillin Grünenthal, Stand Juni 2007: Benzylpenicillin wird fast ausschließlich renal ausgeschieden, und zwar zu 90 % durch tubuläre Sekretion und zu 10 % durch glomeruläre Filtration. Ein geringer Teil wird biliär ausgeschieden.
[22] Fachinformation Bleomycin-Teva®, Stand Dezember 2011: Die Biotransformation wurde nicht vollständig aufgeklärt. Die Inaktivierung von Bleomycin erfolgt über einen enzymatischen Abbau durch Bleomycin-Hydrolyse und zwar vorwiegend im Plasma, in der Leber und in anderen Organen sowie in geringerem Maße in der Haut und der Lunge.
[23] Fachinformation Victrelis®, Stand April 2012: In-vitro-Studien deuten darauf hin, dass Boceprevir hauptsächlich über den Aldo-Keto-Reduktase(AKR)-vermittelten Reaktionsweg zu Keton-reduzierten Metaboliten ohne Aktivität gegen HCV verstoffwechselt wird. Nach Verabreichung einer oralen 800 mg-Einzeldosis von 14C-Boceprevir wurden diastereomere Keton-reduzierte Metaboliten als die im Blutkreislauf am häufigsten zirkulierenden Metaboliten identifiziert, deren mittlere Exposition ungefähr 4-mal höher war als die von Boceprevir. Boceprevir durchläuft zudem – in geringerem Ausmaß – eine durch CYP3A4/5 vermittelte oxidative Verstoffwechselung. Boceprevir ist ein starker CYP3A4/5-Inhibitor. Bei Arzneimitteln, die hauptsächlich durch CYP3A4/5 verstoffwechselt werden, kann es bei gleichzeitiger Anwendung mit Boceprevir zu einer erhöhten Exposition kommen, wodurch die therapeutischen Wirkungen und Nebenwirkungen dieser Arzneimittel möglicherweise verstärkt bzw. verlängert werden (siehe Tabelle 2). Boceprevir hemmt oder induziert nicht die anderen Enzyme von CYP450. Boceprevir hat in vitro gezeigt, dass es ein Substrat für P-gp und Brustkrebs resistentes Protein (BCRP) ist. Inhibitoren dieser Transportsysteme könnten möglicherweise die Boceprevir-Konzentration erhöhen; die klinische Bedeutung dieser Wechselwirkungen ist nicht bekannt. In Wechselwirkungsstudien mit Arzneimitteln, die mit den AKR-Inhibitoren Diflunisal und Ibuprofen durchgeführt wurden, stieg die Boceprevir-Verfügbarkeit nicht auf ein klinisch relevantes Ausmaß an. Boceprevir kann mit AKR-Inhibitoren zusammen angewendet werden.
[24] Fachinformation Bornaprin®, Stand Juni 2007: Bornaprin wird in großem Umfang metabolisiert. Keine Angabe der CYP-Isoenzyme. Der Hauptmetabolit entsteht durch Hydroxylierung am Bicyclus, wobei fünf Isomere gebildet werden können. Hydroxylierung am aromatischen Ring sowie N-Desethylierung wurden beim Menschen nicht beobachtet, ebenfalls keine Esterspaltung.
[25] Fachinformation Bisolvon®, Stand November 2008: Bromhexin wird nahezu vollständig metabolisiert. Es entsteht eine Reihe von hydroxylierten Produkten sowie Dibromanthranilsäure. Alle Metaboliten werden wie die Muttersubstanz Bromhexin hauptsächlich in N- und O-Glucuronide umgewandelt. Es gibt keine Hinweise für eine Veränderung des Abbauweges bei kombinierter Anwendung mit Sulfonamiden, Oxytetracyclin oder Erythromycin. Daraus wird geschlossen, dass relevante Interaktionen mit CYP 450 2C9 oder 3A4 unwahrscheinlich sind.

[26] Fachinformation Buscopan®, Stand April 2008: Über die Stoffwechselwege von Butylscopolamin ist wenig bekannt. Ein hoher First-pass-Metabolismus ist wahrscheinlich. Etwa 50 % der Dosis werden nach parenteraler Gabe unverändert im Urin ausgeschieden.
[27] Fachinformation Calciumchlorid Baxter, Stand Mai 2007: die renale Ausscheidung werden durch Parathormon, Calcitonin und 1,25-Dihydroxicholecalciferol beeinflusst.
[28] Fachinformation Elmendos®, Stand September 2006/1.
[29] Fachinformation Carbimazol Henning, Stand Oktober 2007: Die Eliminationshalbwertszeit beträgt ca. 3 Stunden und ist bei Leberinsuffizienz verlängert. Renal werden innerhalb von 24 Stunden 70 % der Substanz ausgeschieden, davon nur geringe Mengen in unveränderter Form.
[30] Fachinformation Ceftriaxon Kabi, Stand Januar 2010: Ceftriaxon wird nicht systemisch metabolisiert, aber im Dünndarm bakteriell abgebaut. 50–60 % des Ceftriaxons wird als unveränderter Wirkstoff über den Urin eliminiert, während der Rest als mikrobiologisch nicht wirksame Stoffwechselprodukte über die Galle in den Faeces ausgeschieden wird.
[31] Fachinformation Mono Embolex®, Stand Mai 2008: Die Metabolisierung niedermolekularer Heparine findet hauptsächlich in der Leber statt (Desulfatierung und Depolymerisation). Geringe Mengen von aktivem Certoparin (ca. 5 % bei Patienten) werden über die Niere ausgeschieden.
[32] Fachinformation Chloraldurat®, Stand November 2007: Chloralhydrat wird hauptsächlich in der Leber, auch im Gewebe und den Erythrozyten durch die Alkoholdehydrogenase in die eigentlich aktive Form, das Trichlorethanol, umgewandelt. Außerdem entsteht als pharmakologisch inaktiver Metabolit Trichloressigsäure. Trichlorethanol wird größtenteils in der Leber glukuronidiert und als Urochloralsäure ausgeschieden.
[33] Fachinformation Truxal®, Stand Juni 2008: Der Metabolismus von Chlorprothixen wird durch enzyminduzierende Stubstanzen (Carbamazepin, Rifampicin, Doxycyclin, Griseofulvin, Phenylbutazon, Phenobarbital oder Phenytoin) beschleunigt und durch enzymhemmende Substanzen (z. B. Paroxetin, Fluoxetin, Chloramphenicol, Disulfiram, Isoniazid, MAO-Hemmer, orale Kontrazeptiva und Chinidin, in geringerem Maße Buspiron, Sertralin oder Citalopram) verlangsamt. Der Hauptmetabolit, das Chlorprothixensulfoxid, besitzt keine neuroleptische Potenz. Im Plasma stellt sich das Verhältnis Chlorprothixensulfoxid/Chlorprothixen auf 3,9–2,4 ein. Der Hauptmetabolit unterliegt nachfolgend entweder der Umwandlung zum N-Desmethyl-chlorprothixensulfoxid oder zum Chlorprothixensulfoxid-N-oxid. Eine weitere Biotransformation besteht in der Hydroxylierung des Ringsystems, das resultierende Phenolderivat wird anschließend mit Glukuronsäure konjugiert. Im Vergleich mit anderen trizyklischen Psychopharmaka ist die N-Demethylierung gering. Untersuchungen an Ratten ergaben, dass Chlorprothixen zu 18 % in das entsprechende (Mono)-Methyl-Derivat überführt wird, das nachfolgend zu 10 % der weiteren N-Demethylierung zum freien Amin unterliegt. Keine Angaben zu den beteiligten CYP-Isoenzymen.
[34] Bader W, Greiner C, Haen E. Increase of Risperidone Concentration under Chlorprothixene Comedication – A Case Report. Pharmacopsychiatry. 2008;41:116–117.
[35] Fachinformation Distraneurin®, Stand November 2008: Clomethiazol wird umfassend verstoffwechselt, und weniger als 1 % der Dosis wird unverändert im Urin ausgeschieden. Die Metabolisierung erfolgt primär durch Dehalogenierung und oxidativen Abbau der C-5-Seitenkette. Im Plasma wurde als pharmakologisch aktiver Metabolit 5-Acetyl-4-methylthiazol bestimmt. Im Urin wurden als Hauptmetabolite 5-(1-Hydroxy-2-chlorethyl)-4-methylthiazol, 5-(2-Hydroxyethyl)-4-thiazolcarbonsäurelacton und 4-Methyl-5-thiazolessigsäure gefunden. Bei gleichzeitiger intravenöser Verabreichung von Clomethiazol mit Carbamazepin steigt die Clomethiazolausscheidung um 30 % an. Es gibt Hinweise darauf, dass der Stoffwechsel von Clomethiazol durch Cimetidin gehemmt wird. Eine Kombination von Propranolol und Clomethiazol führte bei einem Patienten zu einer

ausgeprägten Bradykardie. Die orale Plasmaclearance von Chlorzoxazon war bei mit Clomethiazol behandelten Patienten im Vergleich zu der bei nicht behandelten gesunden Probanden vermindert, trotz der bei Alkoholkranken zu vermutenden individuellen CYP2E1-Aktivität.

[36] Unholzer S, Rothmund A, Haen E. Alleskönner Vitamin D? Der Nervenarzt 2017 18. Januar E-pub ahead of print DOI 10.1007/s00115-016-0278-7: Hemmeffekte durch Colecalciferol konnten bei einer gründlichen Recherche in der Literatur nicht bestätigt werden.

[37] Fachinformation Intal®, Stand Dezember 2008: keine Metabolisierung. Ausscheidung unverändert zu gleichen Teilen über die Niere und die Galle.

[38] Fachinformation Cytobion®, Stand Juni 2008: Aussscheidung über die Niere und Galle mit großem enterohepatischem Kreislauf, endgültige Ausscheidung über die Niere.

[39] Fachinformaton Dacarbazin Lipomed, Stand April 2010: Dacarbazin wird hauptsächlich in der Leber sowohl durch Hydrolyse als auch Demethylierung zu den reaktiven N-demethylierten Metaboliten HMMTIC und MTIC abgebaut (Dacarbazin selbst ist inaktiv). Dacarbazin wird durch Cytochrom P450 (CYP1A1, CYP1A2 und CYP2E1) metabolisiert. Rund 20 % bis 50 % werden unverändert durch tubuläre Sekretion über die Nieren ausgeschieden.

[40] Fachinformation Fragmin® P forte, Stand August 2008: Metabolisierung im RES der Leber, Niere, Milz, Lunge ohne Angabe der daran beteiligten Enzyme.

[41] Jenapharm GmbH & Co KG, Jena/Deutschland: Fachinformation Qlaira®, Stand November 2015: Dienogest ist ein Substrat des Cytochrom P450 (CYP)3A4. ... Die gleichzeitige Verabreichung von starken CYP3A4-Inhibitoren kann die Plasmakonzentrationen des Estrogens oder des Gestagens oder beider erhöhen ... Es können Wechselwirkungen mit Arzneimitteln auftreten, die mikrosomale Enzyme induzieren (wie z. B.: Barbiturate, Bosentan, Carbamazepin, Phenytoin, Primidon, Rifampicin und die zur Behandlung einer HIV-Infektion verwendeten Arzneimittel Ritonavir, Nevirapin und Efavirenz und möglicherweise auch Felbamat, Griseofulvin, Oxcarbazepin, Topiramat und Produkte, die das pflanzliche Heilmittel Johanniskraut [Hypericum perforatum] enthalten). Dies kann eine erhöhte Clearance von Sexualhormonen zur Folge haben und zu Durchbruchblutungen und/oder kontrazeptivem Versagen führen.

[42] Fachinformation Fenistil®, Stand September 2011: Zu den metabolischen Reaktionen zählen Hydroxylierung und Methoxylierung der Verbindung.

[43] Fachinformation Ubretid®, Stand Juni 2008: 85 % einer i.v. Gabe werden über die Nieren ausgeschieden, nach p.o. Gabe mit den Faeces, orale Bioverfügbarkeit ca. 4 %. Metabolisierung über Esterasen durch hydrolytische Spaltung.

[44] Fachinformation Doxorubicin ACCORD, Stand Mai 2013: Doxorubicin wird über Cytochrom P450 (CYP450) metabolisiert und ist ein Substrat für den Pgp Transporter. Gleichzeitige Verabreichung des Hemmstoffs von CYP450 und/oder Pgp kann erhöhte Plasmakonzentrationen von Doxorubicin und somit erhöhte Toxizität zur Folge haben. Umgekehrt kann die gleichzeitige Anwendung eines Induktors von CYP450, wie Rifampicin und Barbiturate, die Plasmakonzentrationen von Doxorubicin vermindern und die Wirksamkeit reduzieren.

[45] Skinner MJ, Kuan H-Y, Pan A, Sathirakul K, Knadler MP, Gonzales CR, ..., Wise SD: Duloxetine is Both an Inhibitor and a Substrate of Cytochrome P4502D6 in Healthy Volunteers. Clin Pharmacol Ther. 2003;73:170–177.

[46] Fachinformation Duphaston®, Stand Mai 2007: vollständige Metabolisierung, die durch Barbiturate beschleunigt wird.

[47] Fachinformation Emser Salz®, Stand Oktober 2007: Es wurden keine Studien zur Pharmakokinetik durchgeführt. Es ist davon auszugehen, dass die in Emser Salz® enthaltenen Mineralstoffe und Spurenelemente auf bekanntem Wege resorbiert und ausgeschieden werden.

[48] Fachinformaion Emtriva®, Stand September 2008: Emtricitabin wird nur in geringem Umfang metabolisiert. Die Biotransformation von Emtricitabin umfasst die Oxidation des Thiol-Anteils zu 3-Sulfoxid-Diastereomeren (ca. 9 % der Dosis) sowie die Konjugation mit Glucuronsäure zu 2-O-Glucuronid (ca. 4 % der Dosis). Emtricitabin hemmte in vitro nicht die Metabolisierung von Arzneimitteln, die von einem der folgenden humanen CYP450-Isoenzyme vermittelt wird: 1A2, 2A6, 2B6, 2C9, 2C19, 2D6 und 3A4. Emtricitabin hemmte auch nicht das für die Glucuronidierung verantwortliche Enzym Uridin-5-Diphosphoglucuronyl-Transferase. Emtricitabin wird primär über die Nieren eliminiert, wobei die Dosis vollständig mit dem Urin (ca. 86 %) und der Fäzes (ca. 14 %) ausgeschieden wird. 13 % der Emtricitabin-Dosis lagen im Urin in Form von drei Metaboliten vor.

[49] Fachinformation Clexane®, Stand März 2008: Die Metabolisierung von Enoxaparin-Natrium findet hauptsächlich in der Leber unter Desulfatierung und Depolymerisation statt. Geringe Anteile des Produkts werden über die Nieren in unveränderter (ca. 10 %) oder geringfügig veränderter Form (ca. 30 %) ausgeschieden.

[50] Fachinformation Tarceva®, Stand August 2008.

[51] Fachinformation Effortil®, Stand Oktober 2008: Innerhalb von 24 Stunden nach oraler Gabe von Etilefrinhydrochlorid werden ca. 2 % der applizierten Dosis unverändert und ca. 69 % als Schwefelsäurekonjugat renal eliminiert.

[52] Fachinformation Baldurat®, Stand Januar 2008: Pharmakokinetische Daten sind nicht verfügbar. Es sind keine Wechselwirkungen bekannt.

[53] Fachinformation Inegy®, Stand August 2009: Ezetimib wird vor allem im Dünndarm und in der Leber über Glukuronidkonjugation (eine Phase-II-Reaktion) metabolisiert und anschließend über die Galle ausgeschieden. In allen untersuchten Spezies wurde ein minimaler oxidativer Metabolismus (eine Phase-I-Reaktion) beobachtet. Ezetimib und Ezetimib-Glukuronid sind die hauptsächlich im Plasma nachgewiesenen Substanzen, wobei Ezetimib ca. 10–20 % und Ezetimib-Glukuronid ca. 80–90 % der Gesamtkonzentration im Plasma ausmachen.

[54] Fachinformation Partussisten®, Stand Dezember 2010: Fenoterol wird beim Menschen durch Konjugation zu Glukuroniden und Sulfaten extensiv metabolisiert. Nach oraler Verabreichung wird Fenoterol hauptsächlich durch Sulfatierung metabolisiert.

[55] Fachinformation Toviaz®, Stand März 2011: Fesoterodin wird durch unspezifische Plasmaesterasen größtenteils und schnell zu dem 5-Hydroxymethylderivat, seinem primären aktiven Metaboliten, hydrolysiert, bei dem es sich um die wichtigste pharmakologisch aktive Substanz von Fesoterodin handelt. Der aktive Metabolit unterliegt in der Leber, unter Beteiligung von CYP2D6 und CYP3A4, einer weiteren Verstoffwechslung zu seinen Carboxy-, Carboxy-N-Desisopropyl- und N-Desisopropyl-Metaboliten. Die Verstoffwechslung in der Leber und die renale Ausscheidung tragen signifikant zur Elimination des aktiven Metaboliten bei. Nach oraler Anwendung von Fesoterodin wurden ungefähr 70 % der angewendeten Dosis in Form des aktiven Metaboliten (16 %), Carboxy-Metaboliten (34 %), Carboxy-N-Desisopropyl-Metaboliten (18 %) bzw. N-Desisopropyl-Metaboliten (1 %) im Urin wiedergefunden; ein geringerer Anteil (7 %) fand sich in den Fäzes.

[56] Fachinformation Gilenya®, Stand Dezember 2011: Fingolimod wird beim Menschen durch reversible, stereoselektive Phosphorylierung (Sphingosin Kinase) in das pharmakologisch aktive (S)-Enantiomer Fingolimod-Phosphat transformiert. Fingolimod wird durch oxidative Biotransformation über ein Cytochrom-P450-Isoenzym und anschließenden fettsäureähnlichen Abbau zu inaktiven Metaboliten sowie durch Bildung von pharmakologisch inaktiven nicht-polaren Ceramidanaloga von Fingolimod abgebaut. Das Hauptenzym, welches an der Metabolisierung von Fingolimod beteiligt ist, ist teilweise identifiziert, es handelt sich entweder um CYP4F2 oder CYP3A4.

[57] Fachinformation Katadolon®, Stand April 2009: Flupirtin wird zu etwa 3/4 der verabreichten Dosis in der Leber metabolisiert. Bei der Metabolisierung entsteht durch Hydrolyse (Phase-I-

Reaktion) der Urethan-Struktur und Acetylierung (Phase-II-Reaktion) des gebildeten Amins der Metabolit M1 (2-Amino-3-acetamino-6-[4-fluor]-enzylaminopyridin). Dieser Metabolit hat etwa ein Viertel der analgetischen Wirksamkeit von Flupirtin und ist damit an der Wirkung von Flupirtin beteiligt. Ein weiterer Metabolit entsteht durch oxidative Abspaltung (Phase-I-Reaktion) des p-Fluorbenzylrestes und anschließender Konjugation (Phase-II-Reaktion) der entstandenen p-Fluorbenzoesäure mit Glycin. Dieser Metabolit (M2) ist biologisch inaktiv. Welches Isoenzym vorrangig am (geringeren) oxidativen Abbauweg beteiligt ist, wurde bisher nicht untersucht. Für Flupirtin ist nur ein geringes Interaktionspotential zu erwarten. Der größte Teil der Dosis (69 %) wird renal ausgeschieden. Dieser Teil setzt sich wie folgt zusammen: 27 % unveränderte Muttersubstanz, 28 % Metabolit M1 (Acetyl-Metabolit), 12 % Metabolit M2 (p-Fluorhippursäure); das restliche Drittel besteht aus mehreren Nebenmetaboliten mit derzeit noch unaufgeklärter Struktur. Ein geringer Teil der Dosis wird auch mit der Galle und dem Stuhl ausgeschieden.

[58] Fachinformation Imap®, Stand März 2008: Bei der extensiven Metabolisierung von Fluspirilen (Hauptmechanismus oxidative N-Dealkylierung) werden aktive wie inaktive Metaboliten gebildet. Die gleichzeitige Gabe von trizyklischen Antidepressiva mit Fluspirilen führt zu einem Anstieg der Antidepressiva-Plasmaspiegel. Es ist nicht bekannt, ob dies zu einer bedeutsamen Änderung der Wirkung des Antidepressivums führt. Bei gleichzeitiger Gabe mit Benzatropin oder Trihexyphenidyl kann die Fluspirilen-Wirkung abgeschwächt werden. Bei gleichzeitiger Anwendung mit Phenobarbital, Carbamazepin oder Diphenylhydantoin kann der Blutspiegel von Fluspirilen gesenkt werden. Es ist nicht bekannt, ob dies zu einer bedeutsamen Abschwächung der Fluspirilenwirkung führt. Die Gabe von Lithium kann den Fluspirilenspiegel im Blut erhöhen, die Gabe von Fluspirilen den Lithiumspiegel.

[59] Fachinformation DreisaFol®, Stand Oktober 2008: Innerhalb der ersten 6 Stunden werden nach parenteraler Verabreichung etwa 80 % und in den darauf folgenden 4 Std. weitere 17 % renal ausgeschieden.

[60] Fachinformation Neurontin®, Stand Mai 2008: Gabapentin wird ausschließlich unverändert über die Niere ausgeschieden. Es gibt keinen Hinweis auf eine Metabolisierung von Gabapentin beim Menschen. Gabapentin führt nicht zu einer Enzyminduktion der für die Metabolisierung von Arzneistoffen verantwortlichen Enzyme (mischfunktionelle Oxidasen der Leber).

[61] Shire Pharmaceuticals Ltd., Irland: Fachinformation Intuniv®, Stand September 2015: Guanfacin wird über eine CYP3A4/5-vermittelte Oxidation mit Sulfatierung und Glucuronidierung als anschließenden Phase-II-Reaktionen verstoffwechselt. Der im Blut auftretende Hauptmetabolit ist 3-OH-Guanfacinsulfat. Guanfacin ist ein Substrat von CYP3A4 und CYP3A5 und die Exposition wird von CYP3A4- und CYP3A5-Induktoren und -Inhibitoren beeinflusst. In menschlichen Lebermikrosomen zeigte Guanfacin keine Hemmung der Aktivitäten der anderen wichtigen Cytochrom-P450-Isoenzyme (CYP1A2, CYP2C8, CYP2C9, CYP2C19, CYP2D6, CYP3A4 oder CYP3A5). ... Guanfacin wird über die Nieren mittels Filtration und aktiver Sekretion sowie über die Leber ausgeschieden. Die aktive renale Sekretion wird durch den OCT2-Transporter vermittelt. Die renale Ausscheidung ist der Haupteliminationsweg (80 %), wobei die Muttersubstanz für 30 % der Radioaktivität im Urin verantwortlich ist. Die im Urin ausgeschiedenen Hauptmetaboliten waren 3-Hydroxy-Guanfacinglucuronid, Guanfacin-dihydrodiol und 3-Hydroxyguanfacinsulfat. Die Eliminationshalbwertszeit von Guanfacin liegt bei etwa 18 Stunden. ... Vorsicht ist geboten, wenn Intuniv bei Patienten angewendet wird, die Ketoconazol und andere moderate oder starke CYP3A4/5-Inhibitoren einnehmen. Es wird zu einer Senkung der Intuniv-Dosis innerhalb des empfohlenen Dosisbereichs geraten. Die gleichzeitige Anwendung von Intuniv mit moderaten oder starken CYP3A4/5-Inhibitoren erhöht die Guanfacin-Konzentrationen im

Plasma und das Risiko für unerwünschte Reaktionen wie Hypotonie, Bradykardie und Sedierung. Bei gleichzeitiger Anwendung mit Ketoconazol kam es zu einem erheblichen Anstieg der Rate und des Umfangs der Guanfacin-Exposition. Die Höchstkonzentrationen von Guanfacin im Plasma (C_{max}) und die Exposition (AUC) nahmen um das 2- bzw. 3-fache zu. Andere CYP3A4/5-Inhibitoren können eine vergleichbare Wirkung haben; Tabelle 3 enthält eine Auflistung von Beispielen für moderate und starke CYP3A4/5-Inhibitoren, die jedoch nicht endgültig ist. Wenn die Patienten Intuniv gleichzeitig mit einem CYP3A4-Induktor einnehmen, wird zu einer Erhöhung der Dosis von Intuniv innerhalb des empfohlenen Dosisbereichs geraten (siehe Abschnitt 4.2). Zu einer signifikanten Abnahme der Rate und des Umfangs der Guanfacin-Exposition kam es bei gleichzeitiger Anwendung von Rifampin, einem CYP3A4-Induktor. Die Spitzenkonzentrationen im Plasma (C_{max}) und die Exposition (AUC) von Guanfacin nahmen um 54 % bzw. 70 % ab. Andere CYP3A4-Induktoren können eine ähnliche Wirkung haben. Die gleichzeitige Anwendung von Intuniv und Valproinsäure kann zu einem Anstieg der Valproinsäurekonzentrationen führen. Der Mechanismus dieser Wechselwirkung ist nicht bekannt; allerdings werden Guanfacin und Valproinsäure durch Glucuronidierung verstoffwechselt, und dies führt möglicherweise zu einer kompetitiven Hemmung. Wenn Intuniv gleichzeitig mit Valproinsäure angewendet wird, sollten die Patienten auf mögliche additive zentralnervöse (ZNS) Wirkungen beobachtet werden und eine Überwachung der Valproinsäurekonzentrationen im Serum sollte in Erwägung gezogen werden. Bei gleichzeitiger Anwendung kann eine Anpassung der Dosis von Valproinsäure und Intuniv angezeigt sein.

[62] Fachinformation Jurnista®, Stand Juni 2011: Der Hauptweg der Metabolisierung ist die Glucuronidierung und der Hauptmetabolit Hydromorphon-3-Glucuronid, welches einem ähnlichen zeitlichen Verlauf im Plasma wie Hydromorphon folgt. Anders als bei Morphin wird kein 6-Glucuronid gebildet.

[63] Rote Liste 2008, 07043 Atarax® Janssen Cilag International NV, Beerse/Belgien: Fachinformation zu Imbruvica, Stand Mai 2016: Ibrutinib wird hauptsächlich über CYP3A4 metabolisiert, wobei ein Dihydrodiol-Metabolit mit einer inhibitorischen Aktivität gegenüber BTK entsteht, die etwa 15 Mal niedriger ist als die von Ibrutinib. Die Beteiligung von CYP2D6 an der Metabolisierung von Ibrutinib scheint minimal zu sein. In-vitro-Studien zeigten, dass Ibrutinib ein schwacher, reversibler Inhibitor von CYP2B6, CYP2C8, CYP2C9, CYP2C19, CYP2D6 und intestinalem (jedoch nicht hepatischem) CYP3A4 ist und keine klinisch relevante zeitabhängige Hemmung von CYP1A2, CYP2B6, CYP2C8, CYP2C9, CYP2C19 und CYP2D6 zeigt. Der Dihydrodiol-Metabolit von Ibrutinib ist ein schwacher Inhibitor von CYP2B6, CYP2C8, CYP2C9 und CYP2D6. Der Dihydrodiol-Metabolit ist in vitro ein höchstens schwacher Induktor von CYP450-Isoenzymen. Obwohl Ibrutinib ein sensitives CYP3A4-Substrat ist, hat es keinen klinisch relevanten Effekt auf die eigene Exposition.

[64] Fachinformation Vimpat®, Stand Juli 2012: Die wichtigsten Verbindungen, die mit dem Urin ausgeschieden werden, sind unverändertes Lacosamid (rund 40 % der Dosis) und sein O-Desmethyl-Metabolit (weniger als 30 %). Eine polare Fraktion, vermutlich Serinderivate, die rund 20 % im Urin ausmachte, konnte jedoch nur in geringen Mengen (0–2 %) im Humanplasma einiger Personen nachgewiesen werden. Weitere Metaboliten wurden in geringen Mengen (0,5–2 %) im Urin gefunden. In-vitro-Daten zeigen, dass CYP2C9, CYP2C19 und CYP3A4 die Bildung des O-Desmethyl-Metaboliten katalysieren können, aber das hierfür hauptverantwortliche Isoenzym wurde in vivo bisher nicht bestätigt. Der pharmakokinetische Vergleich der Lacosamid-Exposition ergab jedoch keinen klinisch relevanten Unterschied zwischen schnell metabolisierenden Patienten (*Extensive Metabolizers*, EM; mit funktionsfähigem CYP2C19) und langsam metabolisierenden Patienten (*Poor Metabolizers*, PM; ohne funktionsfähiges CYP2C19). Zudem zeigte eine Interaktionsstudie mit dem CYP2C19-Inhibitor Omeprazol keine klinisch relevanten Veränderungen des Lacosamid-

Plasmaspiegels, was darauf hindeutet, dass dieser Stoffwechselweg bei Lacosamid nur eine nachrangige Rolle spielt. Der Plasmaspiegel von O-Desmethyl-Lacosamid beträgt rund 15 % des Lacosamid-Plasmaspiegels. Dieser Hauptmetabolit hat keine bekannte pharmakologische Aktivität. Die vorhandenen in-vitro-Daten deuten darauf hin, dass Lacosamid ein geringes Potenzial für Wechselwirkungen aufweist. In-vitro-Studien zeigen, dass Lacosamid bei Plasmakonzentrationen, wie sie in klinischen Studien beobachtet wurden, weder die Enzyme CYP1A2, 2B6 und 2C9 induziert noch CYP-1A1, 1A2, 2A6, 2B6, 2C8, 2C9, 2D6 und 2E1 inhibiert. Eine in-vitro-Studie zeigte, dass Lacosamid im Darm nicht vom P-Glykoprotein transportiert wird. Lacosamid inhibiert oder induziert in-vivo nicht die Enzyme CYP2C19 und 3A4 in klinisch relevantem Ausmaß. Lacosamid beeinflusste nicht die AUC von Midazolam (metabolisiert über CYP3A4, in einer Dosis von 200 mg Lacosamid zweimal täglich), aber die C_{max} von Midazolam war leicht erhöht (30 %). Lacosamid wirkte sich nicht auf die Pharmakokinetik von Omeprazol aus (metabolisiert über CYP2C19 und 3A4, in einer Dosis von 300 mg Lacosamid zweimal täglich). Der CYP2C19-Inhibitor Omeprazol (40 mg einmal täglich) zeigte keine Zunahme einer klinisch signifikanten Änderung der Lacosamid-Exposition. Es ist daher unwahrscheinlich, dass sich moderate Inhibitoren von CYP2C19 auf die systemische Lacosamid-Exposition in klinisch relevantem Ausmaß auswirken. Bei gleichzeitiger Therapie mit starken Inhibitoren der Enzyme CYP2C9 (z. B. Fluconazol) und CYP3A4 (z. B. Itraconazol, Ketoconazol, Ritonavir, Clarithromycin) ist Vorsicht geboten, da diese zu einer erhöhten systemischen Lacosamid-Exposition führen können. Derartige Wechselwirkungen wurden in vivo bisher nicht festgestellt, sind aber aufgrund der in-vitro-Daten möglich. Starke Enzyminduktoren wie Rifampicin oder Johanniskraut (Hypericum perforatum) könnten die systemische Exposition von Lacosamid in moderatem Maße verringern. Daher sollte bei solchen Enzyminduktoren zu Behandlungsbeginn oder bei Beendigung der Behandlung mit Vorsicht vorgegangen werden. In Interaktionsstudien beeinflusste Lacosamid den Plasmaspiegel von Carbamazepin und Valproinsäure nicht signifikant. Der Lacosamid-Plasmaspiegel wurde durch Carbamazepin oder Valproinsäure nicht beeinflusst. Eine Populationsanalyse zur Pharmakokinetik ergab, dass die gleichzeitige Behandlung mit anderen, als Enzyminduktoren bekannten, Antiepileptika (Carbamazepin, Phenytoin, Phenobarbital in unterschiedlichen Dosen) zu einer Verringerung der gesamten systemischen Lacosamid-Exposition um 25 % führte.

[65] Fachinformation Levetirazetam Abz, Stand Mai 2013: Die Ausscheidung erfolgt mit ca. 95 % der Dosis hauptsächlich über den Urin. Levetiracetam verursachte eine leichte Induktion von CYP2B6 und CYP3A4. Wikipedia 10. 12. 2010: Die Substanz wird kaum in der Leber verstoffwechselt. Es gibt einen inaktiven Haupt-Metaboliten, der durch Hydrolyse im Gewebe gebildet wird.

[66] Fachinformation L-Thyroxin Henning, Stand August 2008.

[67] Elliott HW (1976): Metabolizm of Lorazepam. Br J Anaesth 48: 1017–1023.

[68] Micuda Stanislav, Mundlova Lucie, Anzenbacherova E, Anzenbacher Pavel, Chladek Jaroslav, Fuksa Leos, Martinkova Jirina: Inhibitory Effects of Memantine on Human Cytochrome P450 activities: Prediction of in Vivo Drug Interactions. Eur J of Clin Pharmacology. 2004;60:583–589.

[69] Fachinformation Meronem®, Stand August 2011: Meropenem wird durch Hydrolyse des Beta-Laktam-Rings verstoffwechselt, wobei ein mikrobiologisch inaktiver Metabolit gebildet wird. Meropenem wird hauptsächlich in unveränderter Form über die Nieren ausgeschieden; ungefähr 70 % (50–75 %) einer Dosis werden innerhalb von 12 Stunden als unveränderte Substanz ausgeschieden. Weitere 28 % werden als mikrobiologisch inaktiver Metabolit wiedergefunden. Nur etwa 2 % der Dosis werden über die Faeces eliminiert.

[70] Fachinformation Eucreas®, Stand Januar 2011: Metformin wird in unveränderter Form im Urin ausgeschieden. Beim Menschen wurden bisher keine Abbauprodukte identifiziert.

[71] Fachinformation Ixel® (Österreich), Stand Mai 2008: Der Metabolismus von Milnacipran beschränkt sich im Wesentlichen auf eine Glucuronsäure-Konjugation. Sehr geringe Konzentrationen aktiver Metaboliten ohne klinische Relevanz wurden nachgewiesen. Die Ausscheidung erfolgt im Wesentlichen über die Niere (90 % der verabreichten Dosis) mit einer tubulären Sekretion des unveränderten Produkts.
[72] Fachinformation Movicol® aromafrei, Stand Juni 2014: Macrogol 3350 passiert den Darm unverändert.
[73] Fachinformation Insidon®, Stand Juni 2008.
[74] Fachinformation Oxcarbazepin CT, Stand Oktober 2008.
[75] Fachinformaation Oxygesic®, Stand März 2010: Cimetidin kann den Abbau von Oxycodon hemmen. Die Hemmung von Cytochrom P450 2D6 und 3A4 (Anm. d. Red.: durch Oxycodon?) hat keine klinische Relevanz. Der Einfluss anderer relevanter Isoenzyminhibitoren des Cytochrom-Systems auf den Metabolismus von Oxycodon ist nicht bekannt. Mögliche Wechselwirkungen sollten bedacht werden.
[76] Fachinformation PegIntron®, Stand Mai 2012: Die Ergebnisse einer Mehrfach-Dosis-Studie zur Untersuchung von P450-Substraten bei Patienten mit chronischer Hepatitis C, die einmal wöchentlich PegIntron (1,5 µg/kg) über 4 Wochen erhielten, zeigten eine erhöhte Aktivität bei CYP2D6 und CYP2C8/9. Es wurde keine Veränderung der Aktivität von CYP1A2, CYP3A4 oder N-Acetyltransferase beobachtet. Vorsicht ist angebracht, wenn Peginterferon alfa-2b zusammen mit Medikamenten verabreicht wird, die über die Enzymsysteme CYP2D6 und CYP2C8/9 metabolisiert werden. Dies betrifft insbesondere Medikamente mit geringer therapeutischer Breite, wie Warfarin, Phenytoin (CYP2C9) und Flecainid (CYP2D6). Diese Untersuchungsergebnisse können bei Patienten, die sich einer Behandlung mit PegIntron unterziehen, teilweise mit einer verbesserten Stoffwechselleistung aufgrund der reduzierten Entzündung der Leber zusammenhängen. Es wurden keine pharmakokinetischen Wechselwirkungen zwischen PegIntron und Ribavirin in einer pharmakokinetischen Mehrfach-Dosis-Studie beobachtet.
[77] Fischer M, Unterecker S, Deckert J, Pfuhlmann B. Elevated clozapine serum levels in combination with perazine. Psychopharmacol (Berl). 2013;226(3):623–625. doi: 10.1007/s00213-013-3007-y.
[78] Wójcikowski J, Pichard-Garcia L, Maurel P, Daniel WA. Perazine as a potent inhibitor of human CYP1A2 but not CYP3A4. Pol J Pharmacol. 2002;54(4):407–410, PMID: 12523495.
[79] Dresser GK, Wacher V, Wong S, Wong HT, Bailey DG. Evaluation of peppermint oil and ascorbyl palmitate as inhibitors of cytochrome P4503A4 activity in vitro and in vivo. Clin Pharmacol Ther. 2002;72:247–255.
[80] Corrigan BW, Pool WF, Posvar EL, Strand JC, Alvey CW, Radulovic LL, Bockbrader HN: Metabolic Disposition of Pregabalin in Healthy Volunteeers. Clin Phar Ther 2001;69:P18 (Abstract PI-68).
[81] Sigma-tau Arzneimittel GmbH (München): Fachinformation Natulan®, Stand Mai 2015: Procarbazin ist ein Prodrug, welches durch Metabolisierungsvorgänge aktiviert werden muss. Die Aktivierungsschritte sind bislang noch nicht vollständig bekannt. An seinem Metabolismus sind CYP450 Isoenzyme, vorrangig CYP3A4, beteiligt. Einen ersten Schritt stellt die Oxidation der Hydrazingruppe dar, die zur Bildung einer Azo-Verbindung führt. Interaktionsstudien mit CYP3A4-Inhibitoren (wie Ketoconazol) oder CYP3A4-Induktoren (wie Rifampicin) wurden nicht durchgeführt. Zusätzlich ist Procarbazin ein schwacher Inhibitor des Enzyms Monoaminooxidase (MAO) im Zentralnervensystem.
[82] GlaxoSmithKline GmbH & Co. KG (München): Fachinformation Malarone®, Stand Oktober 2013: Proguanil kann die Wirkung von Warfarin und anderen auf Cumarin basierenden Antikoagulanzien verstärken. Dies kann zu einem erhöhten Blutungsrisiko führen. Der Mechanismus dieser potentiellen Arzneimittelwechselwirkung wurde nicht untersucht. Wenn

eine Malariaprophylaxe oder -behandlung mit Malarone® (Atovaquon und Proguanil) begonnen oder beendet wird, ist Vorsicht bei Patienten geboten, die dauerhaft mit oralen Antikoagulanzien behandelt werden. Möglicherweise muss die Dosis der oralen Antikoagulanzien während oder nach Ende der Behandlung mit Malarone® auf Grundlage des INR-Wertes angepasst werden. ... Proguanilhydrochlorid wird zum überwiegenden Teil metabolisiert, primär über das polymorphe Cytochrom P450-Isoenzym 2C19, weniger als 40 % werden unverändert über den Urin ausgeschieden. Die Metaboliten Cycloguanil und 4-Chlorphenylbiguanid werden ebenfalls über den Urin ausgeschieden.

[83] Teva GmbH (Ulm): Fachinformation Dominal®, Stand April 2014: Details (Abbauort, Metaboliten etc.) sind nicht bekannt.

[84] Fachinformation Ranexa®, Stand Juli 2014: In-vitro-Studien mit humanen Lebermikrosomen weisen darauf hin, dass Ranolazin primär durch CYP3A4, aber auch durch CYP2D6 metabolisiert wird ... Die verfügbaren Daten deuten darauf hin, dass Ranolazin ein schwacher CYP2D6-Inhibitor ist ... Ranolazin ist ein mittelstarker bis starker P-gp-Inhibitor und ein schwacher CYP3A4-Inhibitor und kann daher die Plasmakonzentrationen von P-gp- oder CYP3A4-Substraten erhöhen.

[85] Fachinformation Rebetrol®, Stand April 2012: Ergebnisse von in-vitro-Studien, bei denen Leber-Mikrosomen-Präparationen von Ratte und Mensch verwendet wurden, zeigten keinen Cytochrom P450 vermittelten Metabolismus von Ribavirin. Ribavirin hemmt nicht die Cytochrom-P450-Enzyme. Toxizitätsstudien ergaben keinen Hinweis, dass Ribavirin Leberenzyme induziert. Daher ist die Wahrscheinlichkeit für P450-Enzym vermittelte Wechselwirkungen sehr gering. Die Metabolisierung von Ribavirin erfolgt über zwei Wege: 1) durch reversible Phosphorylierung; 2) durch einen Abbauweg mit Deribosylierung und Amidhydrolyse, so dass ein Triazolcarbonsäure-Metabolit entsteht. Ribavirin sowie seine Triazolcarbamid und Triazolcarbonsäure-Metaboliten werden ebenfalls über die Niere ausgeschieden.

[86] Fachinformation Xarelto®, Stand Mai 2012: Der Metabolismus von Rivaroxaban erfolgt über CYP3A4, CYP2J2 und CYP unabhängige Mechanismen. Der oxidative Abbau des Morpholino Ringes und die Hydrolyse der Amidbindungen sind die Hauptwege der Biotransformation. In-vitro-Untersuchungen zufolge ist Rivaroxaban Substrat des Transporterproteins P-gp (P-Glykoprotein) und Bcrp (*breast cancer resistance protein*). Rivaroxaban hat selbst keine inhibierende oder induzierende Wirkung auf relevante CYP Isoenzyme, wie z. B. CYP3A4.

[87] MSD Sharp & Dohme GmbH (Haar): Fachinformation Maxalt®, Stand März 2015: In-vitro-Studien zeigten, dass Rizatriptan Cytochrom P450 2D6 (CYP2D6) inhibiert. Rizatriptan wird vorwiegend über das Monoaminoxidase-Isoenzym A (MAO-A) metabolisiert.

[88] Cochrane ML (2015): Inhibition of Cytochrome P450 2C9 by essential oils. Medical Sciences Thesis.

[89] Hellum BH, Nilsen OG. The in vitro inhibitory potential of trade herbal products on human CYP2D6-mediated metabolism and the influence of ethanol. Basic Clin Pharmacol Toxicol. 2007;101:350–358.

[90] Hellum BH, Nilsen OG. In vitro inhibition of CYP3A4 metabolism and Pglycoprotein-mediated transport by trade herbal products. Basic Clin Pharmacol Toxicol. 2008;102:466–475.

[91] Fachinformation Januvia®, Stand Dezember 2012: Sitagliptin wird vorwiegend unverändert im Urin eliminiert, seine Metabolisierung spielt eine untergeordnete Rolle. Ca. 79 % von Sitagliptin werden unverändert im Urin ausgeschieden. In-vitro-Studien wiesen darauf hin, dass primär CYP3A4, unter Beteiligung von CYP2C8, das für die begrenzte Metabolisierung von Sitagliptin verantwortliche Enzym ist. In-vitro -Daten legen nahe, dass Sitagliptin CYP450-Isoenzyme weder hemmt noch induziert.

[92] Fachinformation Ospolot®, Stand November 2008: Bei Kombination von Sultiam mit Phenytoin kann der Plasmaspiegel von Phenytoin bedeutend erhöht sein ... In Einzelfällen

wurde beobachtet, dass es auch bei Kombination mit Lamotrigin zu einer Erhöhung des Lamotriginspiegels im Blut kommen kann. Bei einer Kombination von Sultiam mit Primidon kann die Intensität der Sultiam-Nebenwirkungen zunehmen; insbesondere bei Kindern können Schwindel, Gangunsicherheit und Schläfrigkeit auftreten ... Es gibt Hinweise darauf, dass die Serumkonzentration von Sultiam bei gleichzeitiger Einnahme von Carbamazepin vermindert wird.

[93] Glaxo Smith Kline GmbH & Co KG (München): Fachinformation zu Imigran®, Stand Januar 2015: Keine angabe zu Metabolismus über CYP-Enzyme (vgl. aber Rizatriptan). Wechselwirkungen können zwischen Sumatriptan und MAO-Hemmern auftreten, die gleichzeitige Anwendung ist daher kontraindiziert (siehe Abschnitt 4.3) ... Der Metabolismus anderer Arzneimittel wird durch Sumatriptan nicht beeinflusst ... Es gibt keine Hinweise auf Wechselwirkungen mit Propranolol, Flunarizin, Pizotifen oder Alkohol.

[94] Ratiopharm GmbH, Ulm/Deutschland, Fachinformation zu Tamoxifen-ratiopharm Tbl, Stand Februar 2016: Tamoxifen wird in beträchtlichem Ausmaß metabolisiert. Der Hauptmetabolit im Serum, N-Desmethyltamoxifen, und weitere Metaboliten besitzen nahezu gleiche antiöstrogene Eigenschaften wie die Muttersubstanz. Tamoxifen wird hauptsächlich über das Enzym CYP3A4 zu N-Desmethyl-Tamoxifen metabolisiert, welches weiter über das Enzym CYP2D6 zu dem aktiven Metaboliten 4-Hydroxy-N-Desmethyl-Tamoxifen (Endoxifen) verstoffwechselt wird. Bei Patienten mit fehlendem CYP2D6 zeigt sich eine um etwa 75 % niedrigere Konzentration an Endoxifen im Vergleich zu Patienten mit normaler CYP2D6-Aktivität. Die Gabe von starken CYP2D6-Inhibitoren reduziert die zirkulierenden Endoxifenspiegel in gleichem Umfang ... Tamoxifen und seine Hauptmetaboliten sind potente Inhibitoren von Oxidasen des Cytochrom-P450-Systems.

[95] Grünenthal GmbH Aachen/Deutschland, Fachinformation Palexia® retard, Stand Oktober 2013: Uridin-Diphosphat-Glucuronyl-Transferase (UGT) ist das primäre an der Glucuronidierung beteiligte Enzym (hauptsächlich UGT1A6, UGT1A9 und UGT2B7 Isoformen) ... Tapentadol wird zusätzlich durch CYP2C9 und CYP2C19 zu N-Desmethyl-Tapentadol (13 %) und durch CYP2D6 zu Hydroxy-Tapentadol (2 %) metabolisiert ... Tapentadol und seine Metabolite werden fast ausschließlich (99 %) über die Nieren ausgeschieden. Die Gesamt-Clearance nach intravenöser Gabe beträgt 1530 ± 177 ml/min.

[96] Fachinformation Incivo®, Stand März 2012: Telaprevir wird in der Leber durch CYP3A metabolisiert und ist ein Substrat des P-Glykoproteins (P-gp). Es können auch andere Enzyme am Metabolismus beteiligt sein. Telaprevir wird extensiv in der Leber metabolisiert, unter anderem mittels Hydrolyse, Oxidation und Reduktion. Mehrere Metabolite wurden in Faeces, Plasma und Urin nachgewiesen. Nach wiederholter oraler Anwendung stellten sich das R-Diastereomer von Telaprevir (30-fach weniger aktiv), Pyrazinsäure und ein Metabolit mit Reduktion an der α-Ketoamid-Bindung von Telaprevir (inaktiv) als die prädominanten Metaboliten von Telaprevir heraus. Anhand von in-vitro-Studien mit rekombinanten humanen Cytochrom-P450 (CYP)-Isoformen wurde CYP3A4 als die für den CYP-Metabolismus von Telaprevir hauptsächlich zuständige CYP-Isoform identifiziert. Es können auch andere Enzyme am Metabolismus beteiligt sein. In Studien mit rekombinanten humanen CYP-Supersomen wurde gezeigt, dass Telaprevir ein CYP3A4-Inhibitor ist. Eine zeit- und konzentrationsabhängige Inhibition von CYP3A4 durch Telaprevir wurde in humanen Lebermikrosomen beobachtet. In vitro konnte keine relevante Inhibition der Isoenzyme CYP1A2, CYP2C9, CYP2C19 und CYP2D6 durch Telaprevir gezeigt werden. Basierend auf den Ergebnissen der klinischen Wechselwirkungsstudien kann eine Induktion der metabolischen Enzyme nicht ausgeschlossen werden. Es ist nicht bekannt, ob Telaprevir ein Substrat, Induktor oder Inhibitor anderer arzneimitteltransportierender Proteine als P-gp ist. Die gleichzeitige Anwendung von Telaprevir und Arzneimitteln, die CYP3A und/oder P-gp induzieren, kann zu einer verminderten Plasmakonzentration von Telaprevir führen. Die

gleichzeitige Anwendung von Telaprevir und Arzneimitteln, die CYP3A und/oder P-gp hemmen, kann zu einer erhöhten Plasmakonzentration von Telaprevir führen. Die Gabe von INCIVO kann die systemische Exposition gegenüber Arzneimitteln, die Substrate von CYP3A und/oder P-gp sind, erhöhen. Dies kann ihren therapeutischen Effekt und ihre unerwünschten Wirkungen verstärken oder verlängern. Es ist nicht bekannt, ob Telaprevir ein Substrat, Induktor oder Inhibitor anderer arzneimitteltransportierender Proteine als P-gp ist.

[97] Fachinformation Gabitril®, Stand Februar 2010: Tiagabin wird im menschlichen Organismus fast vollständig metabolisiert, hauptsächlich über das hepatische CYP3A-Enzymsystem.

[98] Neuraxpharm Arzneimittel GmbH Langenfeld, Hrsg. Fachinformation zu Tianeurax®, Stand November 2011.

[99] May TW, Rambeck B, Jürgens U. Serum Concentrations of Topiramate in patients with Epilepsy: Influence of Dose, Age, and Comedicaation. Introduction. Ther Drug Monitor. 2002;24:366–374, .

[100] Levy RH, Bishop F, Streeter AJ, Trager WF, Kunze KL, Thummel KT, Mather GG. Explanation and Prediction of Drug Interactions with Topiramate Using a CYP450 Inhibition Spectrum. Epilepsia 1995;36(Suppl. 4):47.

[101] Fachinformation Topamax®, Stand Oktober 2009: Topiramat wird bei Probanden nicht extensiv metabolisiert (~ 20 %). Es wird bis zu 50 % bei Patienten metabolisiert, die gleichzeitig eine antiepileptische Therapie mit bekannten Induktoren Wirkstoff-metabolisierender Enzyme erhalten. Sechs Metabolite, die durch Hydroxylierung, Hydrolyse und Glucuronidierung gebildet werden, wurden vom Plasma, Urin und Fäzes des Menschen isoliert, charakterisiert und identifiziert. Jeder Metabolit repräsentiert weniger als 3 % der gesamten Radioaktivität, die nach Verabreichung von 14C-Topiramat ausgeschieden wurde. Zwei Metaboliten, die am meisten von der Struktur von Topiramat beibehalten hatten, wurden untersucht und zeigten wenig oder keine antikonvulsive Aktivität.

[102] Fachinformation Vancomycin Lederle, Stand Oktober 2010: Vancomycin wird nur zu einem geringen Teil metabolisiert. Nach parenteraler Gabe wird es fast vollständig als mikrobiologisch aktive Substanz (ca. 75–90 % innerhalb von 24 h) durch glomeruläre Filtration über die Nieren ausgeschieden. Die biliäre Ausscheidung ist unbedeutend (weniger als 5 % einer Dosis).

[103] Johannessen SI, Battino D, Berry DJ, Bialer M, Krämer G, Tomson T, Patsalos PN. Therapeutic Drug Monitoring of the Newer Antiepileptic Drugs. Ther Drug Monitor. 2003;25:347–363.

[104] Fachinformation Eucreas®, Stand Januar 2011: Vildagliptin wird nicht von CYP-450-Enzymen in einem quantifizierbaren Ausmaß verstoffwechselt. In-vitro-Studien zeigten, dass Vildagliptin die CYP-450-Enzyme nicht hemmt/induziert. In-vitro-Daten humaner Nieren-Mikrosomen weisen darauf hin, dass die Niere eines der Hauptorgane ist, das Vildagliptin zu seinem inaktiven Hauptmetaboliten, LAY151, hydrolysiert.

[105] Fachinformation Vinblastin Teva®, Stand Februar 2014: Die Anwendung von Vinblastin muss bei Patienten, die gleichzeitig Arzneimittel mit bekannter Hemmwirkung auf die Metabolisierung von Arzneistoffen über Isoenzyme des hepatischen Cytochroms CYP3A erhalten, sowie bei Patienten mit Leberfunktionsstörungen vorsichtig erfolgen. Die gleichzeitige Anwendung von Vinblastinsulfat und einem Inhibitor dieses Stoffwechselwegs kann zu früherem Auftreten und/oder erhöhtem Schweregrad von Nebenwirkungen führen.

[106] Fachinformation VFEND®, Stand Dezember 2010: Voriconazol wird durch die Cytochrom-P450-Isoenzyme CYP2C19, CYP2C9 und CYP3A4 metabolisiert.

[107] European Medicines Agency. Brintellix. International non-proprietary name: votrioxetin. Procedure No. EMEA/H/C/002717. www.ema.europa.eu/docs/en_GB/document_library/EPAR_-_Product_Information/human/002717/WC500159449.pdf. Zugriff am 29. 05. 2015 EMA Seite 26.

[108] Fachinformation Zeldox®, Stand August 2010: In-vitro-Daten weisen darauf hin, dass Ziprasidon ein moderater Inhibitor von CYP2D6 und CYP3A4 sein könnte.

[109] Nakasa H, Komiya M, Ohmori S et al: Characterization of Human Liver Microsomal Cytochrome P450 Involved in the Reductive Metabolism of Zonisamide. Mol Pharmacol. 1993;44:218–221.

1.7 Wirkstoffkonzentrationsbestimmungen zur Therapieleitung

Ekkehard Haen

Es ist zweifellos festzuhalten, dass nicht die Dosis die Wirkung eines Medikamentes bestimmt, sondern die Wirkstoffkonzentration. Trotzdem ist der klinische Alltag einer medikamentösen Therapie von der Dosis geprägt, die einem Patienten verschrieben oder bei einem Patienten angepasst wird. So hörten wir als Kinder unsere Eltern reden, so lernten wir es im Medizinstudium, so werden die klinischen Studien entworfen, in denen vor der Zulassung eines Medikamentes der Nutzen und das Risiko des neuen Wirkstoffes bestimmt wird, so lesen wir es in den Fachinformationen zu allen Medikamenten und deshalb wenden wir die Medikamente auch alltäglich so an. Die Dosis, die in den Fachinformationen zu unseren Medikamenten zum Start einer Therapie mit dem Medikament empfohlen wird (die „empfohlene Startdosis“) ist jedoch diejenige Dosis, auf die **im Mittel** die Probanden in den großen Zulassungsstudien eines neuen Wirkstoffes (den sog. „Phase-III-Studien“) angesprochen haben. Statistisch gesehen handelt es sich hierbei um **Populationsstudien**. Die Ärztin und der Arzt, die einen Patienten oder eine Patientin zu behandeln haben, haben aber keine Population von Patienten vor sich, sondern ein **einzelnes Individuum**. Der Übergang der Dosis in die Konzentration ist aber individuell hoch variabel: Bei der Aufnahme spielt es eine Rolle, ob das Medikament auf leeren Magen eingenommen wird oder zusammen mit einer Mahlzeit; wie stark die Dosis im Körper verteilt (= verdünnt) wird, hängt davon ab, ob das Individuum dick oder dünn ist; bei den an der Ausscheidung beteiligten Enzymen kommen bei einigen Individuen sog. Polymorphismen vor, genetische Normvarianten, die die Enzymaktivität individuell herauf- oder aber auch herabsetzen; Arzneimittel, vom Arzt verordnet und/oder vom Patienten selbst gekauft, konkurrieren zusammen mit Genuss- und sogar Lebensmitteln (sog. Xenobiotika, Fremdstoffe für den Körper) um die Eliminationswege aus dem Körper; Krankheiten der Eliminationsorgane Leber und Niere verzögern die Ausscheidung der Wirkstoffe aus dem Körper. Treffend hat die Stuttgarter Zeitung diese Situation, in der eigentlich keiner weiß, was aus der an einer Population ermittelten „empfohlenen Startdosis“ im Körper des gerade zu therapierenden Individuums wird, am 15. Dezember 2007 in ihrer Rubrik „Mensch und Gesundheit“ mit „Warum Ärzte oft im „Blindflug“ dosieren“ überschrieben. In der Grafik (Abb. 1.7.1) der viel zu früh verstorbenen Tübinger Psychopharmakologin Ines Gärtner wird deutlich, dass aus der Dosis im Körper zunächst

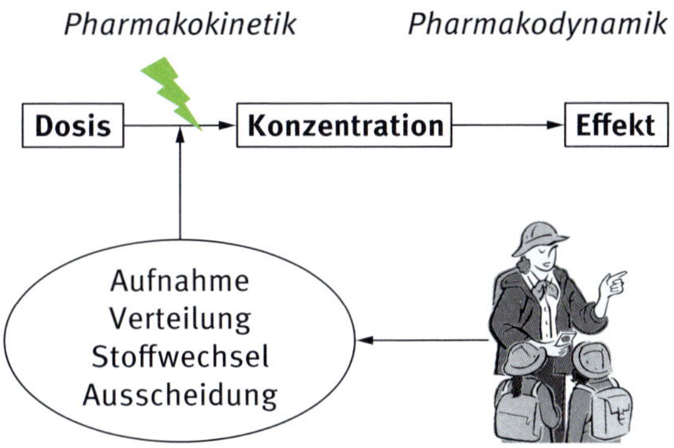

Abb. 1.7.1: Konzentrations-Wirkungsbeziehung. In jedem Fall wird aus der einem Patienten verabreichten Dosis eines Wirkstoffs im Körper des Patienten die Konzentration des Wirkstoffs, die dann für die Wirkungen, seien sie erwünscht oder unerwünscht, verantwortlich ist. Die aus einer bestimmten Dosis im Körper verschiedener Patienten entstehenden Wirkstoffkonzentrationen zeigen eine enorme inter-individuelle Streuung, bei der Faktoren zwischen 3–10 und mehr die Regel, nicht die Ausnahme sind. Ursächlich hierfür sind die pharmakokinetischen Eigenheiten eines jeden Individuums bei der Aufnahme, der Verteilung im Körper, der Verstoffwechselung und der Wiederausscheidung. Gibt es zwischen der Wirkstoffkonzentration und der Wirkung keine Korrelation, so kann es auch keine Korrelation zwischen der Dosis und der Wirkung geben. Modifiziert nach einer Grafik von Ines Gärtner, Tübingen, aus ihrem Vortrag beim Workshop der TDM-Arbeitsgruppe der AGNP (Arbeitsgemeinschaft für Neuropsychopharmakologie und Pharmakopsychiatrie), Lausanne 2004.

in jedem Fall die Konzentration des Wirkstoffes wird, die dann für die Wirkung verantwortlich ist. Die Verordnung eines Arzneimittels nach seiner Konzentration im Körper des Patienten erlaubt wirklich die Individualisierung der Arzneimitteltherapie und ist hierzu alternativlos.

1.7.1 Individualisierung der Arzneimitteltherapie: Ausrichtung auf die Wirkstoffkonzentration

Die Individualisierung der Arzneimitteltherapie mit Hilfe von Wirkstoffkonzentrationsbestimmungen ist keine neue Überlegung, kein neuer Vorschlag und auch keine neue Forderung. Heimann, Schug und Bergt haben bereits 1983 sehr anschaulich dargestellt, wie eine solche, auf die individuellen Bedürfnisse des einzelnen Patienten ausgerichtete Arzneimitteltherapie auszusehen hat [1]. In der Kinder- und Jugendmedizin geht man von jeher sehr viel kritischer mit der Anwendung von Medikamenten um, die Risikovermeidung spielt eine sehr große Rolle. Gentamicin, ein Aminoglykosid-Antibiotikum, ist mit dem Risiko irreversibler Nierenschädigungen und Schädigungen des Innenohrs (Taubheit, Gleichgewichtsstörungen) belastet; andererseits muss bei schweren Infektionen eine zuverlässige Wirkung gesichert werden, sonst stirbt der Patient. Die Autoren haben also zu-

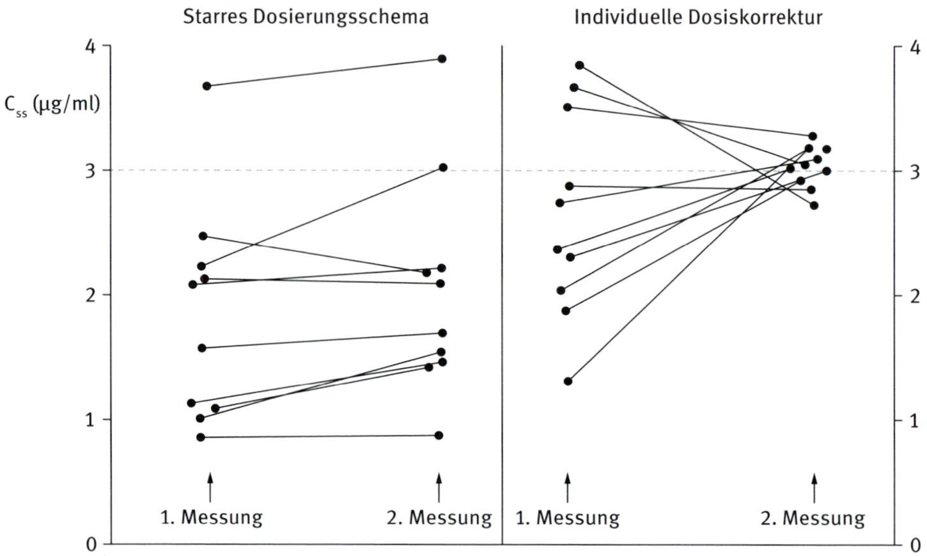

Abb. 1.7.2: Individualisierung der Arzneimitteltherapie durch Wirkstoffkonzentrationsbestimmungen. (links) Bei 10 Kindern wurden die Gentamicinkonzentrationen unter der empfohlenen Startdosis bestimmt, die gemessenen Konzentrationen wichen trotz gleicher Dosis individuell um den Faktor vier bis fünf voneinander ab; eine erneute Bestimmung am Ende der Therapie bestätigte die erste Messung bei fast allen Kindern. (rechts) Nach diesen Erkenntnissen wurde die Dosis bei 10 weiteren Kindern individuell nach dem Ergebnis der ersten Konzentrationsbestimmung so anpasst, dass alle Kinder eine Konzentration von 3 µg/ml erreichten. Nach [1].

nächst bei 10 ihrer Kinder die Gentamicinkonzentrationen unter der empfohlenen Startdosis bestimmt (Abb. 1.7.2 links), und stellten fest, dass die gemessenen Konzentrationen trotz gleicher Dosis individuell um den Faktor vier bis fünf voneinander abwichen; eine erneute Bestimmung am Ende der Therapie bestätigte die erste Messung bei fast allen Kindern. Nach diesen Erkenntnissen passten sie bei zehn weiteren Kindern die Dosis individuell nach dem Ergebnis der ersten Konzentrationsbestimmung so an, dass alle Kinder eine Konzentration von 3 µg/ml erreichten (Abb. 1.7.2 rechts). Dies ist ziemlich einfach, da bei jedem Individuum die Konzentration eines Wirkstoffs zur verabreichten Dosis direkt proportional ist (vgl. Kap. 1.3.1)

$$\{D \sim c\}, \tag{1.9}$$

solange die Ausscheidungswege nicht gesättigt sind und sich an der pharmakokinetischen Situation des Individuum nichts ändert, z. B. die Komedikation nicht verändert wird und keine neuen Erkrankungen der Ausscheidungsorgane auftreten.

1.7.2 Irrationale und emotionale Gründe gegen Wirkstoffkonzentrationsbestimmungen

Obwohl diese und andere Arbeiten auch schon wieder weit mehr als 30 Jahre alt sind, gibt es bis heute massive Widerstände gegen routinemäßige Bestimmungen der Wirkstoffkonzentration. Die meisten Begründungen entstammen falsch tradierten Gewohnheiten oder sind emotional gewachsenen.

1.7.2.1 Schlecht verträgliche Wirkstoffe

Seit Jahrzehnten stehen in pharmakologischen Lehrbüchern kleine Tabellen mit Wirkstoffen, für die eine routinemäßige Bestimmung der Wirkstoffkonzentration „allgemein akzeptiert" ist (z. B. Tab. 1 in [2]). Bei den dort aufgeführten Wirkstoffen handelt es sich (wie in der Arbeit von Heimann, Schug und Bergt aus dem Jahr 1983) um schlecht verträgliche Wirkstoffe. Damit hat sich traditionell der Eindruck festgesetzt, dass Konzentrationsbestimmungen nur bei schlecht verträglichen Wirkstoffen nötig wären. Das heißt aber, dass der pharmazeutische Hersteller, der seine Zulassungsstudien statt der üblichen Korrelation von Dosis und Wirkung endlich auf die Korrelation der Wirkstoffkonzentration mit der Wirkung ausrichtet, befürchten muss, dass sein neuer Wirkstoff sofort als schlecht verträglich eingestuft wird. Hier können nur die Zulassungsbehörden helfen, die endlich generell vorschreiben müssen, die Zulassungsstudien auf die Korrelation von Wirkstoffkonzentration und nicht von Dosis zur Wirkung auszurichten.

1.7.2.2 Das Kosten-„Problem" für Wirkstoffkonzentrationsbestimmungen

Sofort tönt es „Wer soll das bezahlen?" Es ist eine absolute Mär, dass Wirkstoffkonzentrationsbestimmungen die Entwicklungskosten für neue Arzneimittel oder auch die Gesundheitskosten im Versorgungssystem in die Höhe treiben würden. Die Entwicklungskosten für neue Medikamente steigen deshalb nicht, weil die pharmazeutische Industrie ohnehin für jeden neu entwickelten Wirkstoff eine Bestimmungsmethode etabliert hat, die jederzeit in einer Zulassungsstudie eingesetzt werden kann. Da die Ergebnisse der Phase-III-Studien bei Ausrichtung auf die Korrelation von Wirkstoffkonzentration und Wirkung eindeutiger ausfallen werden, werden sogar enorme Kosten eingespart. Und in der Versorgungsmedizin müssen die Betriebswirte nur lernen, Kostensteigerungen in einem Teilbudget (z. B. den Laborkosten) mit Einsparungen in anderen Teilbudgets (Medikamentenkosten, Liege- und Krankheitszeiten) zu verrechnen. Die Kasuistik 1.2 aus unserem Labor zeigt, dass heute in unserem Gesundheitssystem durch Vernachlässigung der Wirkstoffkonzentration sogar Geld mit vollen Händen zum Fenster hinausgeworfen wird. Die Laborkosten hätten in diesem Fall tatsächlich eingespart werden können, da das Ergebnis der Wirkstoffkonzentrationsbestimmung ohnehin nicht in der Therapie berücksichtigt werden sollte.

1.7.2.3 Gibt es eine Korrelation zwischen Wirkstoffkonzentration und Wirkung?

Völlig falsch ist die häufig zu hörende Auffassung, es gäbe keine Korrelation zwischen Konzentration und Wirkung. Völlig selbstverständlich wird dabei aber davon ausgegangen, dass es eine solche Korrelation zwischen Dosis und Wirkung gibt. Diese Behauptung stellt die gesamte Pharmakologie auf den Kopf, jede pharmakologische Wirkung ist konzentrationsabhängig, wie schon Bezeichnungen wie „EC_{50}" für die „effektive **Konzentration** bei 50 % der maximalen Wirkung" erkennen lassen. Auch ist in der Abbildung 1.7.1 nicht zu erkennen, wie die Dosis eines Medikamentes mit einer Wirkung korrelieren sollte, wenn keine Korrelation zwischen seiner Konzentration und der Wirkung besteht? Preskorn hat 2014 anschaulich dargestellt [3], woher solche Aussagen kommen: Es gibt tatsächlich Studien, die keine Korrelation zwischen Wirkstoffkonzentration und pharmakologischer Wirkung zeigen (bei denen aber auch kein Gegensatz zur Dosis postuliert wird, die angeblich mit der Wirkung korrelieren soll): In dem von Preskorn gezeigten Beispiel werden die Wirkstoffkonzentrationen von Patienten, die auf ein Antidepressivum ansprachen („responder") mit Konzentrationen von Patienten, die nicht auf diesen Wirkstoff ansprachen („non-responder") und von Patienten, die auch auf die Placebo-Kontrolle angesprochen hatten („placebo-responder"), gemeinsam als Ergebnis präsentiert – da aber nur die wirklichen Responder eine Konzentrations-Wirkungs-Beziehung zeigen, ist diese Konzentrations-Wirkungs-Beziehung in einer derartigen Misch-Auswertung in der Tat nicht zu erkennen (vgl. Abb. 1.7.7).

Kasuistik 1.2: Ergebnis der Wirkstoffkonzentrationsbestimmung nicht bei Therapie berücksichtigt.

Wir haben in einer Zeit, als Quetiapin noch ausschließlich in einem patentgeschützten Präparat verfügbar war, bei einem Patienten, der 600 mg Quetiapin/Tag verordnet hatte, die Konzentration bestimmen sollen. Das Ergebnis waren 16 ng/ml, bei 600 mg Quetiapin/Tag sind aber zwischen 172 und 364 ng/ml zu erwarten. In unserem klinisch-pharmakologischen Befund führten wir die Unterschreitung des dosisbezogenen Referenzbereiches auf die Comedikation mit Carbamazepin zurück und erwähnten ausdrücklich, dass in Gegenwart von Carbamazepin mit Quetiapin keine klinisch wirksamen Konzentrationen erreicht werden können. An Kosten waren bislang 28,56 € für die GOÄ Ziffern 4202 (HPLC-Analyse mit UV-Detektion) und 75 (Befund) angefallen. Drei Wochen später bekamen wir von demselben Patienten eine weitere Blutprobe zur Quetiapinbestimmung. Natürlich waren wir neugierig, wie unser (damals noch sehr neuer) klinisch-pharmakologischer Befund in die Therapie umgesetzt worden war. Die Medikation hatte sich tatsächlich verändert: Aus den 3 Antipsychotika Quetiapin, Benperidol und Zuclopentixol-Depot waren zwei geworden, das Zuclopentixol-Depot war abgesetzt worden; aus dem einen Benzodiazepin Flunitrazepam waren durch Neuverordnung von Lorazepam zwei Benzodiazepine geworden. An der Kombination von Quetiapin mit Carbamazepin, dem eigentlichen Problem der Medikation, hatte sich allerdings nichts geändert, die Konzentrationsbestimmung hat mit 21 ng Quetiapin/ml das Ergebnis der ersten Bestimmung hervorragend bestätigt. Jetzt waren Laborkosten in Höhe von 57,12 € für zwei Wirkstoffkonzentrationsbestimmungen inkl. klinisch-pharmakologischem Befund aufgelaufen, dazu aber Kosten in vierstelliger Höhe für drei Wochen einer völlig wirkungslosen Hochdosistherapie mit einem patentgeschützten Handelspräparat.

1.7.2.4 Die „klinische Erfahrung"

Als absolut unethisch muss die ebenfalls häufig zu hörende Ansicht angesehen werden, dass der erfahrene Kliniker keine Wirkstoffkonzentrationsbestimmung benötigt, „er sieht klinisch, ob das Medikament wirkt oder nicht, und ob es unerwünschte Wirkungen macht oder nicht". Sicherlich ist die klinische Erfahrung eines erfahrenen Klinikers ein ungemein hohes Gut in der Therapie, dessen Bedeutung heute eher noch mehr betont werden muss als auch nur geringfügig daran zu rütteln. Auch ist sicherlich richtig und wichtiger denn je, dass in der Arzneimitteltherapie keine Laborwerte sondern Patienten behandelt werden! Nur sollen Wirkstoffkonzentrationsbestimmungen, wenn sie richtig durchgeführt werden – und dazu gehört unbedingt die Absprache zwischen dem erfahrenen Kliniker und dem Klinischen Pharmakologen! –, ja den erwünschten Wirkungseintritt (EAW) beschleunigen und unerwünschte Wirkungen (UAW) erst gar nicht entstehen lassen. Mit der Dosis zu spielen während man wartet, bis erwünschte und vor allem unerwünschte Wirkungen klinisch bemerkbar sind, ist angesichts der Verfügbarkeit anderer Methoden, die schneller zum Ziel führen und Schäden erst gar nicht entstehen lassen, heute absolut inakzeptabel!

1.7.3 Wirkstoffkonzentrationsbestimmungen nach dem heutigen Stand der medizinischen Wissenschaft

Wie eine Wirkstoffkonzentrationsbestimmung klinisch korrekt durchzuführen ist, wird seit 2004 in den Konsensus-Leitlinien für das Therapeutische Drug Monitoring der Arbeitsgruppe Therapeutisches Drug Monitoring (AGTDM) der Arbeitsgemeinschaft für Neuropsychopharmakologie und Pharmakopsychiatrie (AGNP) beschrieben [4] (vgl. Kap. 1.7.11), die regelmäßig aktualisiert werden [5] und gerade in der 3. Auflage erscheinen [6]. Zu einer klinisch korrekt vorgenommenen Wirkstoffkonzentrationsbestimmung gehört die Beachtung der richtigen Probennahme, es muss eine geeignete analytische Methode zur Verfügung stehen und die bestimmte Wirkstoffkonzentration muss klinisch-pharmakologisch befundet werden.

Literatur

[1] Heimann G, Schug S, Bergt U. Pharmacokinetics of combined antibiotic therapy in the newborn infant. Monatsschr Kinderheilkd. 1983;13:58–62.

[2] Gärtner R, Haen E. Endokrinpharmakologie – Pharmakotherapie mit Hormonen. In: Forth W, Henschler D, Rummel W, Förstermann U, Starke K, Hrsg. Allgemeine und Spezielle Pharmakologie und Toxikologie. 9. Auflage, München/Jena: Urban & Fischer Verlag; 2001. S. 78.

[3] Preskorn SH: Therapeutic Drug Monitoring (TDM) in psychiatry (part I): Why studies attempting to correlate drug concentration and antidepressant response don't work. J Psychiatr Pract. 2014;20:133–137.

[4] Baumann P, Hiemke C, Ulrich S, Eckermann G, Gärtner I, Gerlach M, ..., Zernig G. The AGNP-TDM expert group consensus guidelines: Therapeutic drug monitoring in psychiatry. Pharmacopsychiatry. 2004;37:243–265.
[5] Hiemke C, Baumann P, Bergemann N, Conca A, Dietmaier O, Egberts K, ..., Zernig G. AGNP Consensus Guidelines for Therapeutic Drug Monitoring in Psychiatry: Update. Pharmacopsychiatry. 2011;44:195–235.
[6] Hiemke C, Bergemann N, Broich K, Clement HW, Conca A, Deckert J, ..., Baumann P. AGNP Consensus Guidelines for Therapeutic Drug Monitoring in Psychiatry: Update 2017. Pharmacopsychiatry 2018;51 (im Druck).

1.7.4 Wirkstoffkonzentrationsbestimmungen in Körperflüssigkeiten

Daniel Braun, Ekkehard Haen

Arzneistoffe können in verschiedenen Körperflüssigkeiten quantitativ bestimmt werden. Blut ist in der Regel die am besten geeignete Körperflüssigkeit für das Therapeutische Drug Monitoring. Für besondere Patientengruppen und für bestimmte Fragestellungen wie Pharmakokinetik, Proteinbindung oder Verteilung eines Arzneistoffes im Organismus sind aber auch Konzentrationsbestimmungen in anderen Körperflüssigkeiten, wie Speichel, Liquor, Schweiß und Urin, sinnvoll [1,2]. Der Übergang eines Wirkstoffes aus dem Blut in eine andere Körperflüssigkeit erfolgt hauptsächlich durch passive Diffusion, aber auch durch aktiven Transport. Die Diffusion wird u. a. durch folgende Faktoren beeinflusst:
- Molare Masse des Wirkstoffes,
- Lipophilie des Wirkstoffes,
- pK-Werte des Wirkstoffes,
- Plasmaproteinbindung des Wirkstoffes,
- pH der betroffenen Körperflüssigkeiten.

1.7.4.1 Blut (Plasma, Serum)

Aufgrund seines Kontaktes mit allen Organen und Geweben des Körpers ist Blut eine sehr gut geeignete Matrix für die Bestimmung systemischer Wirkstoffkonzentrationen. Wegen der Zellen und der intensiven Färbung kann Blut nicht direkt in die chromatographische Analyse eingesetzt werden. Der Farbstoff stört die photometrische Detektion, die Proteine führen bei direkter Injektion des Probenmaterials in die Chromatographie-Apparaturen schnell zur Verstopfung des Trennmaterials und der Fließmittelkapillaren. Eine Blutprobe muss deshalb vor der Analyse gereinigt werden.

Die zellulären Blutbestandteile werden durch Zentrifugation abgetrennt. Läßt man das Blut vorher gerinnen, so erhält man das **Serum**. Wird die Blutgerinnung vor der Zentrifugation durch Heparin, Zitronensäure oder EDTA verhindert, so wird das **Plasma** von den Zellen im Blut abgetrennt. Serum enthält also im Gegensatz zu Plasma keine Gerinnungsfaktoren mehr, in dem Blutklott werden noch weitere Proteine (z. B. Albumin) eingeschlossen und mitgefällt. Wegen der größeren Proteinkonzentration ist das Volumen von Plasma größer, was potentiell zu einer geringeren Wirkstoffkonzentration führen müßte. Die Unterschiede sind aber gering und werden in der Regel nicht beachtet.

Ohne dass ein besonderer Aufwand getrieben wird, wird bei den üblichen Bestimmungsverfahren die Summe aus an Plasmaproteine gebundener Fraktion und ungebundener (freier) Fraktion eines Wirkstoffes bestimmt. Pharmakologisch aktiv ist aber nur der ungebundene Anteil und nur dieser ist in der Lage, die Blut-Hirn-Schranke und andere Grenzschichten im Körper zu passieren. So ist im Falle eines Psychopharmakons nur die ungebundene Fraktion für die zentrale pharmakologische Wirkung verantwortlich. Meist ist es im Rahmen des TDM ausreichend, die Gesamtfraktion zu bestimmen, aber bei gestörter Proteinbindung (z. B. bei Hypoalbuminämie) sollte der ungebundene Anteil erfasst werden. Für diesen Zweck kann beispielsweise durch Ultrafiltration oder Ultrazentrifugation die freie Fraktion von der an Proteine gebundenen Fraktion getrennt werden.

1.7.4.2 Speichel

Wirkstoffkonzentrationen im Speichel repräsentieren den nicht an Plasmaproteine gebundenen Anteil im Blut (die sog. freie Konzentration), der für die pharmakologische Wirkung verantwortlich ist. Eine wichtige Voraussetzung für den Einsatz von Speichel in TDM ist eine Korrelation der Wirkstoffkonzentrationen in Speichel und Plasma zueinander. Der pH-Wert des Speichels variiert sehr stark (ca. 5,6–7,4), was sich auch auf die Konzentrationen einiger Arzneistoffe auswirkt [3].

Der Speichelfluss kann zur Probengewinnung stimuliert werden, z. B. mit Zitronensäure oder durch Kauen von inerten Materialien wie Paraffinwachs. Allerdings muss dabei beachtet werden, dass einige Wirkstoffe (z. B. Phenytoin, Levetiracetam) bei stimuliertem Speichelfluss ein anderes Verhältnis von Speichel- zu Plasmakonzentration zeigen als bei nicht stimuliertem Speichelfluss [4]. Außerdem steigt bei stimuliertem Speichelfluss der pH an.

Die Bestimmung von Wirkstoffkonzentrationen in Speichel hat einige wichtige Vorteile [5]:
- Nichtinvasive Probengewinnung, deshalb ist sie gut geeignet für Kinder und Patienten, bei denen eine Blutabnahme problematisch ist (vgl. Kapitel 1.8.3),
- die Probengewinnung ist fast jederzeit möglich, kein Fachpersonal benötigt,
- die Probengewinnung ist kostengünstig,
- Wirkstoffkonzentration repräsentiert die ungebundene, pharmakologisch aktive Wirkstoffkonzentration im Plasma.

Diesen Vorteilen stehen aber auch einige Nachteile gegenüber:
- Die Bestimmung liefert nur für eine begrenzte Anzahl von Wirkstoffen mit konstantem Konzentrationsverhältnis Speichel/Blut klinisch relevante quantitative Meßwerte. Qualitative Aussagen (z. B. zur Compliance) sind hingegen immer möglich.

- Es besteht die Gefahr der Verfälschung der Meßwerte durch Kontamination.
- Wegen der hohen Viskosität von Speichel treten im Labor bei der Verarbeitung Schwierigkeiten z. B. beim Pipettieren auf.

Wirkstoffe mit konstantem Konzentrationsverhältnis Speichel/Blut

Ist das Verhältnis der Konzentration eines Wirkstoffes zwischen Speichel und Blut von äußeren Einflüssen unabhängig und so bei wiederholten Messungen stabil, spiegelt die Speichelkonzentration die freie Konzentration im Blut wider, sodass eine Speichelprobe in diesem Fall für TDM geeignet ist. In der Regel handelt es sich um Moleküle, die im pH des Speichels nicht ionisiert vorliegen (z. B.: Carbamazepin, Ethosuximid, Gabapentin, Topiramat, Phenytoin, Levetiracetam) [2].

Wirkstoffe mit variierendem Konzentrationsverhältnis Speichel/Blut

Zeigt sich keine Korrelation zwischen den Konzentrationen in Speichel und Blut, so variieren die Wirkstoffkonzentrationen im Speichel zu stark in Abhängigkeit vom pH des Speichels und der Plasmaproteinbindung des Wirkstoffes (z. B.: Methylphenidat, Dexamphetamin, Valproinsäure, [1]). Eine Speichelprobe ist in diesem Fall nicht für TDM geeignet, jedoch können qualitative Aussagen (z. B. zur Compliance-Kontrolle) trotzdem getroffen werden.

Methylphenidat und Dexamphetamin reichern sich als schwache Basen im Speichel an [3]. Da diese Wirkstoffe im Blut nichtionisiert vorliegen, können sie als ungeladene Moleküle über passive Diffusion in den Speichel gelangen. Dort werden sie je nach pH-Wert protoniert, sodass keine Diffusion zurück in das Blut mehr möglich ist.

1.7.4.3 Liquor

Der Liquor ist normalerweise eine klare, nur schwach gefärbte Flüssigkeit und enthält keine Proteine. Deshalb kann Liquor im Labor direkt, d. h. ohne Probenaufarbeitung in die Analysegeräte eingespritzt werden. Da sich Liquor cerebrospinalis im ständigen Kontakt mit dem Gehirn befindet, ist er eine interessante Matrix für Konzentrationsbestimmungen von zentral wirkenden Substanzen. Es wird angenommen, dass die im Blut nicht an Proteine gebundene, freie Konzentration eines zentral wirkenden Arzneistoffes im Interzellularraum des Gehirns der Konzentration am Wirkort entspricht [6]. Die Konzentration eines Wirkstoffes im Liquor eignet sich daher besser als dessen Konzentration im Blut, um die freie Wirkstoffkonzentration im Gehirn zu beurteilen. Allerdings ist Liquor nicht so wie Blut für Routineuntersuchungen zugänglich. Außerdem zeigen Vergleichsmessungen (z. B. Olanzapin, Venlafaxin, Doxepin) stabile Korrelationen zwischen den im Liquor und den im Blut gemessenen Konzentrationen [7,8].

Die Bestimmung von Wirkstoffkonzentrationen im Liquor hat einige wichtige Vorteile:
- Die Bestimmung im Liquor repräsentiert die Wirkstoffkonzentration im Gehirn besser als Blut;
- wegen des sehr niedrigen Proteingehaltes ist eine Bestimmung ohne Probenaufbereitung möglich.

Diesen Vorteilen stehen folgende Nachteile gegenüber:
- sehr aufwendige und kostenintensive Probengewinnung durch Lumbalpunktion,
- deshalb wenig Akzeptanz bei den Patienten.

1.7.4.4 Schweiß

Wirkstoffkonzentrationen im Schweiß spiegeln die nicht an Plasmaproteine gebundene, freie und pharmakologisch aktive Fraktion im Blut wider. Die Gewinnung einer Schweißprobe kann mit Schweißpflastern (engl. *sweat patches*) über einen Zeitraum von mehreren Tagen wiederholt erfolgen. Wie im Speichel, so variiert auch der pH-Wert des Schweißes über einen großen Bereich von ca. 4–6,8, was bei einigen Wirkstoffen Konzentrationsschwankungen verursacht. So steigt der pH-Wert beispielsweise durch das vermehrte Schwitzen bei sportlicher Aktivität leicht an.

Eine Schweißprobe kann nur dann für TDM eingesetzt werden, wenn die zu bestimmende Wirkstoffkonzentration unabhängig vom Ausmaß des Schwitzens ist und mit der Blutkonzentration korreliert (z. B. Phenytoin). Ansonsten sind nur qualitative Analysen möglich. Die Vorteile der Quantifizierung von Wirkstoffen im Schweiß sind:
- es ist eine nichtinvasive Probengewinnung möglich; deshalb eignet sich das Verfahren gut für Kinder und Patientengruppen, bei denen eine Blutabnahme problematisch ist;
- Es ist ein kontinuierliches Monitoring über einen längeren Zeitraum möglich;
- die Wirkstoffkonzentration repräsentiert die ungebundene, pharmakologisch aktive Wirkstoffkonzentration im Plasma:

Nachteile sind:
- Das Verfahren ist nur für eine begrenzte Anzahl an Wirkstoffen möglich;
- auch im Schweiß besteht die Gefahr verfälschter Ergebnisse durch Kontamination;
- die genaue Menge des im Pflaster gesammelten Schweißes ist nur schwer bestimmbar.

1.7.4.5 Urin

Wirkstoffkonzentrationen im Urin sind abhängig von Faktoren wie Flüssigkeitsaufnahme und Harn-pH und zeigen deshalb sehr große Schwankungen. Aus diesem

Grund ist Urin nicht für die Quantifizierung von Wirkstoffen für TDM geeignet. Benutzt wird der Nachweis im Urin, wenn es darum geht, eine integrale Vorstellung von der Anwesenheit von Wirkstoffen über einen längeren Zeitraum zu bekommen, z. B. die Quantifizierung von Vanillinmandelsäure als Abbauprodukt der Katecholamine im 24h-Sammelurin.

Allerdings ist die qualitative Erfassung vieler Wirkstoffe im Urin möglich, was es zu einer nützlichen Matrix für die Kontrolle von Compliance oder Screening auf verschiedene Substanzen macht. Für den qualitativen Nachweis wird in der Regel der erste Morgenurin genutzt, da darin die Konzentration von Wirkstoffen am höchsten ist.

Vorteile von Wirkstoffbestimmungen im Urin sind:

- Eine nicht-invasive Probengewinnung, Urin eignet sich deshalb gut für Patienten, bei denen eine Blutabnahme problematisch ist;
- für die Probengewinnung wird kein Fachpersonal benötigt;
- die Probengewinnung ist kostengünstig.

Nachteile sind:

- Auch hier besteht die Gefahr verfälschter Ergebnisse durch Kontamination;
- da die Wirkstoffkonzentrationen sehr großen Schwankungen unterliegen, ist Urin nicht für TDM geeignet.

Literatur

[1] Pichini S, Altieri I, Zuccaro P, Pacifici R. Drug monitoring in nonconventional biological fluids and matrices. Clinical pharmacokinetics. 1996;30(3):211–228.

[2] Raju KS, KS, Taneja I, Singh SP, Wahajuddin. Utility of noninvasive biomatrices in pharmacokinetic studies. Biomed Chromatogr. 2013;27(10):1354–1366.

[3] Stegmann B, Dörfelt A, Haen E. Quantification of methylphenidate, dexamphetamine and atomoxetine in human serum and oral fluid by hplc with fluorescence detection. Ther Drug Monit. 2016;38(1):98–107.

[4] Patsalos PN, Berry DJ. Therapeutic drug monitoring of antiepileptic drugs by use of saliva. Ther Drug Monit. 2013;35(1):4–29.

[5] Danhof M, Breimer DD. Therapeutic drug monitoring in saliva. Clinical pharmacokinetics. 1978;3(1):39–57.

[6] Liu X, Smith BJ, Chen C, Callegari E, Becker SL, Chen X, Cianfrogna J, Doran AC, Doran SD, Gibbs JP, Hosea N, Liu J, Nelson FR, Szewc MA, Van Deusen J. Evaluation of cerebrospinal fluid concentration and plasma free concentration as a surrogate measurement for brain free concentration. Drug metabolism and disposition. 2006;34(9):1443–1447.

[7] Skogh E, Sjödin I, Josefsson M, Dahl M. High Correlation Between Serum and Cerebrospinal Fluid: Olanzapine Concentrations in Patients With Schizophrenia or Schizoaffective Disorder Medicating With Oral Olanzapine as the Only Antipsychotic Drug; Journal of clinical psychopharmacology. 2011;31(1):4–9.

[8] Paulzen M, Groppe S, Tauber SC, Veselinovic T, Hiemke C, Gründer G. Venlafaxine and O-Desmethylvenlafaxine Concentrations in Plasma and Cerebrospinal Fluid. J Clin Psychiatry. 2015;76(1):25–31.

1.7.5 Probennahme, Versand und Analyse im Routinelabor

Ekkehard Haen

1.7.5.1 Zeitpunkt der Probennahme

Die Konsensus-Leitlinie der AGNP für das Therapeutische Drug Monitoring empfiehlt die Probennahme zum Zeitpunkt der geringsten Wirkstoffkonzentration im Tagesverlauf c_{min}, d. h. morgens vor der nächsten Tabletteneinnahme [1–3]. Diese Empfehlung orientiert sich an praktischen Gegebenheiten im Klinikablauf, wo in der Regel morgens Blut abgenommen wird. Sehr häufig kann diese zeitliche Vorgabe im ambulanten Betrieb, d. h. in einer niedergelassenen Praxis und in Ambulanzen, nicht eingehalten werden, wenn die Patienten erst nachmittags einen Termin haben. Aus diesem Grund ist es notwendig, auf dem Anforderungsbogen die Uhrzeit der Blutabnahme und die Uhrzeiten der Medikamentenanwendung anzugeben. Der Befunder kann die anderen Zeiten dann bei Erstellung seines klinisch-pharmakologischen Befundes (vgl. Kapitel 1.7.8) berücksichtigen.

Besondere Vorkehrungen für den Versand (z. B. Versand auf Eis) sind in der Regel nicht notwendig. Einige Wirkstoffe, wie z. B. Methylphenidat [4] oder die Benzodiazepin Antipsychotika Olanzapin und Quetiapin [5], sind lichtempfindlich. Proben zum Nachweis dieser Wirkstoffe sollten sofort nach Entnahme lichtgeschützt verpackt (z. B. Umwickeln mit Alufolie), gelagert (im Versandkarton im dunklen Kühlschrank), und frühestmöglich versandt werden. Bei dem sehr labilen Methylphenidat sollte ein Versand auf Eis erwogen werden und die Probe unverzüglich und auf dem kürzesten Weg ins Labor gebracht werden.

1.7.5.2 Versand der Probe

Soll die Wirkstoffkonzentrationsbestimmung aus Serum erfolgen, dann sollte Vollblut direkt in ein Probenröhrchen (z. B. Sarstedt 01.1601, S-Monovette 7,5 ml Z) abgenommen werden. Bei der Wahl des Probenröhrchens (sog. Primärverpackung) ist darauf zu achten, dass das Abnahmegefäß kein Gel enthält, an das einige Wirkstoffe gebunden werden, die gemessenen Wirkstoffkonzentrationen sind dann zu niedrig. Das Probenröhrchen mit dem Vollblut wird in ein zuschraubbares Plastikröhrchen (sog. Sekundärverpackung) gesteckt und nach der Verpackungsanweisung P 650 in eine Außenverpackung aus starrem Material verpackt (z. B. Sarstedt Nr. 95.900, 95.901, 95.902) [6]. Diese kann dann auf dem Postweg ins Labor geschickt werden.

1.7.5.3 Intra- und Inter-Labor-Streuung der Analyseergebnisse

Florian Ridders und Ekkehard Haen

Im analytischen, kommerziell betriebenen Routinelabor erfolgt die Wirkstoffkonzentrationsbestimmung als Einzelbestimmung. Naturwissenschaftlich richtig wäre eine Doppelbestimmung oder sogar Dreifachbestimmung, mit deren Hilfe die verfahrensbedingte, laborinterne Streuung der Analyseergebnisse reduziert werden kann. Dies verteuert die Laborkosten aber natürlich auf das Zwei- bzw. Dreifache.

In Deutschland richtet sich die Analyse menschlichen Probenmaterials nach den Richtlinien der Bundesärztekammer zur Qualitätssicherung laboratoriumsmedizinischer Untersuchungen (RiliBÄK, [7]). Die Wirkstoffkonzentrationsbestimmungen fallen unter den Teil B1 dieser Richtlinie: „Quantitative laboratoriumsmedizinische Untersuchungen". Jedes Labor führt täglich interne Messkontrollen durch und nimmt an externen Qualitätskontrollen (Ringversuchen) teil.

Interne Qualitätskontrolle – laborinterne Streuung der Analyseergebnisse

Mit dem Start einer Messreihe wird eine Kontrollprobeneinzelmessung durchgeführt. Da mit Hilfe der Kontrollprobeneinzelmessungen die Qualität der Untersuchung geprüft werden soll, müssen die Kontrollproben den zu untersuchenden Patientenproben so ähnlich wie möglich sein. Der Zielwert der Kontrollproben muss nach RiliBÄK im für die ärztliche Entscheidung relevanten Messbereich liegen, jedoch darf die Kontrollprobe nicht mit dem Kalibriermaterial identisch sein. Soweit verfügbar sind zwei sich in ihrer Konzentration unterscheidende Kontrollproben im Wechsel zu verwenden.

Anhand der Ergebnisse dieser Kontrollprobeneinzelmessungen kann die laborinterne Streuung der Messwerte beurteilt werden. Der einfachste Weg ist die Bildung des arithmetischen Mittelwertes über eine Kontrollperiode (nach RiliBÄK in der Regel der Zeitraum eines Kalendermonats, wenn in diesem mindestens 15 Messungen durchgeführt wurden). Unter der Voraussetzung normalverteilter Meßwerte sind im Bereich von je einer Standardabweichung ± um diesen Mittelwert statistisch gesehen ca. 67 % aller korrekten Meßwerte zu finden, im Bereich von je drei Standardabweichungen ± um diesen Mittelwert ca. 99 % aller korrekten Meßwerte.

RiliBÄK berechnet die laborinternen Fehlergrenzen als Abweichung der Kontrollprobeneinzelmessungen vom Herstellersollwert der Kontrollproben (Zielwert, Einwaage) [7]:

$$\Delta = \sqrt{\frac{1}{n}\sum_{i=1}^{n}\left(x_i - x_0\right)^2} \tag{1.10}$$

wobei

- Δ Mittelwert der quadratischen Messabweichung
- x_0 wahrer Wert der Messgröße (Zielwert der Kontrollprobe, Einwaage, nach Angabe des Herstellers)
- x_i Wert der Einzelmessung
- n Anzahl der zur Berechnung herangezogenen Einzelergebnisse.

Tab. 1.7.1: Ergebnisse der 15 Kontrollprobeneinzelmessungen einer Kontrollperiode für die quantitative Bestimmung von Clozapin in Serum/Plasma. Zielwert (Einwaage): 800 ng/ml, Zielbereich des Kontrollprobenherstellers: 640–960 ng/ml.

Probe 1	812 ng/ml
Probe 2	807 ng/ml
Probe 3	838 ng/ml
Probe 4	831 ng/ml
Probe 5	807 ng/ml
Probe 6	829 ng/ml
Probe 7	930 ng/ml
Probe 8	911 ng/ml
Probe 9	821 ng/ml
Probe 10	831 ng/ml
Probe 11	802 ng/ml
Probe 12	827 ng/ml
Probe 13	822 ng/ml
Probe 14	788 ng/ml
Probe 15	871 ng/ml

Der relative quadratische Mittelwert der Messabweichung ergibt sich durch Division von Δ durch x_O.
Die maximale laborinterne Streuung der Kontrollprobeneinzelmessungen Δ_{max} definiert RiliBÄK aus der empirische Standardabweichung (s_{eq}) der Kontrollprobeneinzelmessungen in der Ermittlungsperiode (ep) und der systematischen Messabweichung (δ_{eq}) der Kontrollprobeneinzelmessungen in der Ermittlungsperiode (ep), mit: $\delta_{eq} = \bar{x} - x_0$ zu

$$\Delta_{max} = \sqrt{k^2 \cdot s_{ep}^2 + \delta_{ep}^2} \tag{1.11}$$

mit dem Erweiterungsfaktor $k = 3$ (Standardabweichungen), damit der Bereich ca. 99 % der richtigen Meßergebnisse umfaßt. Die laborinterne Fehlergrenze errechnet sich aus dem Zielwert (Einwaage) der Kontrollprobe x_0 zuzüglich sowie abzüglich Δ_{max}.

Die Tabelle 1.7.1 zeigt die entsprechenden Berechnungen für die Bestimmungen der Clozapinkonzentrationen in unserem Labor. Die laborinternen Fehlergrenzen für HPLC-Bestimmungen liegen im Normalfall oft unter den in RiliBÄK-Tabelle B1 genannten zulässigen Abweichungen für Wirkstoffkonzentrationsbestimmungen. Die in dieser Tabelle gelisteten Analyte beziehen sich auf eine Bestimmung mit immunologischen Verfahren, deren Streuung der Einzelmessungen deutlich größer als bei chromatographischen Verfahren ist (vgl. Kapitel 1.7.6).

Ausgehend von diesen 15 Kontrollprobeneinzelmessungen ergeben sich folgende Werte:

$\bar{x}$	s_{ep}	δ_{ep}	Δ_{max}
835,1 ng/ml	39,6 ng/ml	35,1 ng/ml	124 ng/ml

Die laborinterne Fehlergrenze nach RiliBÄK umfaßt in diesem Fall 676–924 ng/ml.

Externe Qualitätskontrollen – Inter-Labor-Streuung der Analyseergebnisse

Zur externen Qualitätskontrolle werden von unabhängigen Einrichtungen (z. B. INSTAND Gesellschaft zur Förderung der Qualitätssicherung in medizinischen Laboratorien e. V., Düsseldorf) sog. „Ringversuche" angeboten. Bei den Ringversuchen werden viermal pro Jahr an die teilnehmenden Laboratorien Proben mit derselben Wirkstoffkonzentration verschickt. INSTAND bestimmt zunächst aus allen Ergebnissen den Median, Ergebnisse außerhalb eines Bereiches von ± 40 % um diesen Median herum gelten als Ausreißer. Der Median ± 40 % ist somit der **Einschlussbereich**. Da es für Wirkstoffkonzentrationsbestimmungen bislang keine Standardreferenzmethode gibt, die zuverlässig den „richtigen" Meßwert einer Probe liefert, wird bei den INSTAND Pharmaka Ringversuchen mit mehr als 8 Teilnehmern der robuste Mittelwert (Algorithmus A nach DIN ISO 13528, Anhang C) aller berichteten Ergebnisse im Einschlussbereich als „Zielwert" verwendet. Nur für kleinere Kollektive wird aus statistischen Gründen die Einwaage als Zielwert benutzt. Die Bestehensgrenzen umschließen einen Bereich von $3 \times V_{k\text{-Bew}}$ um diesen Zielwert. Der $V_{k\text{-Bew}}$ ist eine Rechengröße in Höhe von ⅓ der zulässigen relativen Abweichung beim Ringversuch, die sich an dem entsprechenden Streumaß orientiert, das die Richtlinie der Bundesärztekammer zur Qualitätssicherung laboratoriumsmedizinischer Untersuchungen (RiliBÄK) in ihrer Tabelle 1 für Wirkstoffkonzentrationsbestimmungen aus Plasma/Serum/Vollblut vorgibt (Carbamazepin, Phenobarbital, Phenytoin, Valproinsäure ± 20 %, Vancomycin ± 21 %, Theophyllin ± 24 %, Digitoxin, Digoxin ± 30 %). Die RiliBÄK geht dabei von den immunologischen Nachweismethoden aus, mit denen diese Wirkstoffe seit Jahrzehnten bestimmt werden. Psychopharmaka werden dagegen überwiegend mit GC, HPLC, und HPLC-MS bestimmt, für die entsprechende Streumaße bislang nicht definiert wurden. INSTAND legt seinen Ringversuchen derzeit einen $V_{k\text{-Bew}}$ von 8 % zu Grunde, was eine zulässige relative Abweichung beim Ringversuch von 24 % um den Zielwert ergibt. Da bei niedrigen Konzentrationen die mit diesem prozentualen Bewertungsverfahren ermittelten Bestehensgrenzen einen recht kleinen Bestehensbereich ergeben, wurde für niedrige Konzentrationen ein absolutes Maß angesetzt: Als Bestehensgrenzen gelten bei Konzentrationen < 5 ng/ml : ZW ± 1 ng/ml, bei Konzentrationen 5 ng/ml ≤ x < 15 ng/ml: ZW ± 5 ng/ml, bei Konzentrationen 15 ng/ml ≤ x < 25 ng/ml: ZW ± 10 ng/ml und bei Konzentrationen ≥ 25 ng/ml: ZW ± 3 x Vk.

Tabelle 1.7.2 gibt als Beispiel die Ergebnisse des Ringversuchs vom März 2016 für 9-OH-Risperidon/Paliperidon wieder. Die dargestellten Streuungen zwischen

Tab. 1.7.2: Ergebnisse des INSTAND Ringversuches vom März 2016 für 9-OH-Risperidon/ Paliperidon. Zielwert: 28,50 ng/ml, Bestehensbereich 21,70–35,70 ng/ml, Einwaage 30,00 ng/ml. Die Proben 1 und 25 haben den Ringversuch nicht bestanden.

Probe 1	21,00 ng/ml	Probe 14	28,90 ng/ml
Probe 2	21,80 ng/ml	Probe 15	29,43 ng/ml
Probe 3	23,00 ng/ml	Probe 16	29,90 ng/ml
Probe 4	24,00 ng/ml	Probe 17	29,90 ng/ml
Probe 5	25,00 ng/ml	Probe 18	30,00 ng/ml
Probe 6	26,40 ng/ml	Probe 19	30,30 ng/ml
Probe 7	27,20 ng/ml	Probe 20	31,00 ng/ml
Probe 8	27,60 ng/ml	Probe 21	31,60 ng/ml
Probe 9	27,80 ng/ml	Probe 22	31,69 ng/ml
Probe 10	27,90 ng/ml	Probe 23	31,96 ng/ml
Probe 11	27,90 ng/ml	Probe 24	32,00 ng/ml
Probe 12	28,50 ng/ml	Probe 25	36,80 ng/ml
Probe 13	28,60 ng/ml		

den einzelnen Laboratorien müssen bei der Beurteilung berücksichtigt werden, wenn Laboratorien untereinander Proben zur Validierung ihrer eigenen Methoden austauschen und wenn Proben eines Patienten in unterschiedlichen Laboren bestimmt werden. Gerade in der Klinik werden Streuungen in dieser Größenordnung in der Regel nicht erwartet, z. B. wenn ein Patient aus der Klinik entlassen und im niedergelassenen Bereich weiter betreut wird.

Literatur

[1] Baumann P, Hiemke C, Ulrich S, Eckermann G, Gärtner I, Gerlach M, ..., Zernig G: The AGNP-TDM expert group consensus guidelines: Therapeutic drug monitoring in psychiatry. Pharmacopsychiatry. 2004;37:243–265.

[2] Hiemke C, Baumann P, Bergemann N, Conca A, Dietmaier O, Egberts K, ..., Zernig G. AGNP Consensus Guidelines for Therapeutic Drug Monitoring in Psychiatry: Update. Pharmacopsychiatry. 2011;44:195–235.

[3] Hiemke C, Bergemann N, Broich K, Clement HW, Conca A, Deckert J, ..., Baumann P. AGNP Consensus Guidelines for Therapeutic Drug Monitoring in Psychiatry: Update 2016. Pharmacopsychiatry. 2017;50 (im Druck).

[4] Stegmann B, Dörfelt A, Haen E. Quantification of Methylphenidate, Dexamphetamine, and Atomoxetine in Human Serum and Oral Fluid by HPLC With Fluorescence Detection. Ther Drug Monit. 2016;38(1):98–107.

[5] Geiger C. Benzodiazepin Neuroleptika Clozapin und Olanzapin. In: Haen E, Hrsg. Klinische Pharmakologie Vol. 3, Pentling: SASKA Verlag; 2002.

[6] Thurm V, Heinemann A. Versand von medizinischem Untersuchungsmaterial: Sicher und vorschriftenkonform Literatur. Dtsch Arztebl. 2010;107(49):16–19.

[7] Vorstand der Bundesärztekammer Hrsg. Richtlinie der Bundesärztekammer zur Qualitätssicherung laboratoriumsmedizinischer Untersuchungen gemäß Beschluss des

Vorstandes der Bundesärztekammer vom 11.04. 2014 und 20.06. 2014. Dtsch Ärzteblatt. 2014;111:A1583–A1618.

1.7.6 Chemisch-analytische Methoden zur Wirkstoffkonzentrationsbestimmung

Sandra Unholzer

Für das Therapeutische Drug Monitoring (TDM) werden selektive und robuste Messmethoden benötigt, die reproduzierbare Ergebnisse liefern. Dieser Nachweis muss durch eine Validierung der entwickelten Methode erbracht worden sein. Hierzu werden Linearität, Genauigkeit (Präzision), Richtigkeit, Empfindlichkeit, Stabilität und Selektivität abgeprüft. Außerdem wird bei jedem Lauf eine Qualitätskontrollprobe mitgemessen, deren Ergebnis innerhalb einer für jedes Labor ermittelten Schwankungsbreite liegen muss (vgl. Kap. 1.7.5.3). Zusätzlich sollte das TDM-Labor an externen Qualitätskontrollen in Form von Ringversuchen teilnehmen (z. B. INSTAND eV, www.instand-ev.de).

Im Rahmen des TDM kommen verschiedene analytische Methoden zum Einsatz, die im Folgenden vorgestellt werden.

1.7.6.1 Chromatographische Verfahren

In der Routineanalytik werden Wirkstoffkonzentrationsbestimmungen aus biologischen Flüssigkeiten meistens nach chromatographischer Auftrennung des Probenmaterials durchgeführt. Sie erlauben eine spezifische Abtrennung des Analyten einerseits von der Probenmatrix und andererseits von anderen in der Probe vorhandenen Stoffen. So ist nach der Ab- und Auftrennung eine eindeutige Identifizierung mit verschiedenen Detektoren möglich. Eine Kreuzreaktion wird so weitestgehend vermieden.

Die Hochdruckflüssigkeitschromatographie (HPLC und UHPLC) [1,2]

Eine häufig verwendete Analysenmethode stellt die Hochleistungsflüssigchromatographie (HPLC) dar. Sie gehört zu den flüssigchromatographischen (Liquid Chromatography, LC) Verfahren und erlaubt eine schnelle, zuverlässige und kostengünstige Analyse von Patientenproben. Die Trennung basiert auf der Wechselwirkung zwischen einer stationären (Trenn- oder Analysensäule) und einer mobilen Phase (Fließmittel). Sowohl hydrophile, lipophile und ionische Wechselwirkungen, als auch Adsorption und Verteilungsvorgänge spielen bei der Auftrennung der Probe eine Rolle und werden durch die unterschiedlichsten Trennmaterialien in den Analysesäulen entsprechend ausgenutzt. Je nach Chemie des Analyten ist seine Interaktion mit der stationären Phase stärker oder schwächer ausgeprägt, weshalb unterschiedliche Analyte unterschiedlich lange auf der Analysensäule zurückgehalten werden. Dies führt zu verschiedenen Retentionszeiten im resultierenden Chromatogramm, an Hand derer die Analyte identifiziert werden. Die mobile Phase muss in der Lage sein, die Wechselwirkungen zwischen Probe und stationärer Phase zu unterbrechen, um die Substanzen von der Trennsäule zu eluieren. Die Zusammensetzung der mobilen Phase kann während des Analyselaufs gleichbleiben (isokratische Messung), oder verändert werden (Gradientenelution).

Vor der HPLC-Analyse muss die Probe ggf. aufgereinigt werden, um Proteine, Lipide und andere Störsubstanzen aus der Probenmatrix zu entfernen. Diese Aufarbeitung kann außerhalb der Anlage („offline“), oder mit einer der Analysensäule über ein Säulenschaltventil parallel geschalteten Vorreinigungssäule („online“) direkt in der Anlage durchgeführt werden. Die Säulenschaltung gestattet die automatische Auftragung der vorgereinigten Probe auf die Analysensäule (*column-switching* oder Säulenschalt-Technik).

Eine Weiterentwicklung der klassischen HPLC-Trennung stellt die UHPLC (Ultra High Performance Liquid Chromatography) dar. Hier werden Analysesäulen mit sehr kleinen Partikeldurchmessern von 2,2 bis 1,7 µm („sub-2 µm“-Partikel) befüllt, die eine noch bessere chromatographische Trennung bewirken. Die UHPLC-Analyse benötigt weniger Fließmittel und ist empfindlicher, kommt also auch mit einem geringeren Probeninjektionsvolumen aus. Da die UHPLC-Anlage jedoch mit englumigen Kapillaren und kleinporigen Analysensäulen arbeitet, müssen sehr viel höhere Drücke aufgewendet werden, um das Fließmittel über die Analysensäule zu pumpen. Deshalb ist bei der Analyse von Blutproben auch eine gründliche Probenaufarbeitung unumgänglich, um ein Verstopfen der Anlage zu verhindern. Gängige Methoden für die Probenaufarbeitung stellen die Proteinfällung mit organischen Lösungsmitteln oder Säuren, die Flüssig-Flüssig-Extraktion (LLE), oder die Festphasenextraktion (SPE) über chromatographische Kartuschen dar.

Bei der Analyse von Pharmaka aus Serum wird am häufigsten die Umkehrphasenchromatographie (RP, *reversed phase*) eingesetzt. Dabei werden unpolare stationäre Phasen (zum Beispiel Kieselgelphasen, deren polare Silanolgruppen mit langkettigen, unpolare Kohlenstoffketten umgesetzt wurden) und polare mobile Phasen (zum Beispiel Mischungen aus wässrigen Pufferlösungen und Acetonitril, oder Methanol) verwendet. Eluiert werden unter diesen Bedingungen als erstes die polaren Inhaltsstoffe der Probe, je unpolarer (lipophiler) die Substanz ist, desto länger wird ihre Retentionszeit. Bei der Normalphasenchromatographie werden in der Analysensäule die unveränderten Kieselgelphasen mit ihren polaren Silanolgruppen als chromatographisches Trennmaterial eingesetzt und als Fließmittel unpolare Phasen. Unter diesen Bedingungen werden zuerst die lipophilen Analyte eluiert und die hydrophilen mit längerer Retentionszeit. Neben Normalphasen- und RP-Säulen sind auch stereoselektive Säulen verfügbar, die eine Trennung von optischen Enantiomeren erlauben.

Nach Verlassen der Analysensäule gelangen die Analyten zum Detektor und werden als Peak im Chromatogramm registriert, dessen Fläche und Höhe zur Menge des Analyten proportional sind. Gängige Detektoren für HPLC-Messungen arbeiten photometrisch (UV-Dioden-Array-Detektoren [DAD], Fluoreszenzdetektoren), messen den Stromfluss nach Oxidation oder Reduktion des Analyten (elektrochemische Detektoren) oder die Leitfähigkeit in der Probe, oder sind Massenspektrometer (MS). Es können auch mehrere Detektoren hintereinander geschaltet werden, um die Empfindlichkeit weiter zu erhöhen (UV- und elektrochemischer Detektor, Tandem-MS oder MS-MS). Die Detektion mit einem Massenspektrometer zeichnet sich durch eine besonders hohe Spezifität aus, da das Massenspektrum eines Analyten aufgezeichnet wird. Hohe Empfindlichkeit und eine sehr niedrige Nachweisgrenze zeichnen daher die LC-MS-Verfahren aus, die Varianz der Einzelmessungen ist aber größer als bei der HPLC-UV. HPLC-MS-Geräte sind in der Anschaffung und Wartung jedoch sehr teuer, sodass sich nicht jedes TDM-Routine-Labor ein HPLC-MS-Gerät leisten kann. Die quantitative Messung mittels HPLC-UV ist eine geeignete Alternative, die in der Regel die Anforderungen des TDM unter versorgungsmedizinischen Bedingungen erfüllt.

Unter Einsatz geeigneter Standards lassen sich Analyte mittels HPLC sowohl qualitativ als auch quantitativ verlässlich bestimmen.

Die Gaschromatographie (GC)

Die Gaschromatographie ist ein chromatographisches Verfahren zur Analyse gasförmiger oder unzersetzt verdampfbarer Substanzen. Hier ist die stationäre Phase eine Flüssigkeit oder ein polymerer Feststoff. Sie befindet sich in einer Kapillare, die meist aus Quarzglas besteht. Die mobile Phase ist ein inertes Trägergas (Stickstoff, Helium, Wasserstoff). Die Auftrennung hängt hier im Gegensatz zur HPLC nicht von der Zusammensetzung der mobilen Phase ab, sondern wird lediglich durch die Fließgeschwindigkeit des Trägergases beeinflusst. Bei der GC spielen sowohl Adsorptions- als auch Verteilungsvorgänge eine Rolle. Die Auftrennung erfolgt hier nach Dampfdruck (Siedepunkt) der einzelnen Substanzen. Die Analysensäule befindet sich in einem temperierbaren Säulenofen, da die Analysentemperatur sowohl die Flüchtigkeit der Analyte als auch die Retentionszeit beeinflusst. Zur Verbesserung der Auftrennung können Temperaturgradienten verwendet werden.

Gängige Detektoren sind Massenspektrometer (MS), Wärmeleitfähigkeitsdetektoren (WLD), Flammenionisationsdetektoren (FID), flammenphotometrische Detektoren (FPD) und Elektroneneinfangdetektoren (ECD). Die Gaschromatographie eignet sich zur Detektion sehr kleiner Stoffmengen und wird deswegen häufig in der Umweltanalytik eingesetzt.

1.7.6.2 Immunoassays

Immunoassays sind analytische Verfahren, die auf Antigen-Antikörper-Reaktionen beruhen. Der Analyt muss hierfür in flüssiger Form vorliegen: Entweder gelöst in einer Pufferlösung, in verdünnten Körperflüssigkeiten, oder als Suspension. Um eine quantitative Aussage über die Analytenmenge treffen zu können, werden markierte Reagenzien und Standards verwendet. Bei der Messung wird auch eine Negativkontrolle mitgeführt.

Zur Markierung können Enzyme (ELISA, *enzyme linked immunosorbent assay*), Verbindungen mit Chemilumineszenz (CLIA, *chemiluminescence immunoassay*), Fluoreszenzfarbstoffe, farbige Polymere, oder radioaktive Substanzen (RIA) verwendet werden. Die Detektion erfolgt über die Farbintensität oder die Radioaktivität. Die Reaktion wird auf einer Mikrotiterplatte (oft: 96-Well-Platte) oder in einem Kunststoffröhrchen (feste Phase) durchgeführt.

Es können kompetitive und nicht-kompetitive Assays ausgeführt werden. Bei einem kompetitiven Assay ist der Antikörper an die feste Phase gebunden. Die flüssige Probe, die unmarkiertes Antigen enthält, wird mit einer markierten Antigenlösung mit definiertem Gehalt versetzt. Beide Lösungen konkurrieren um die Bindung an den Antikörper. Je höher die Analytekonzentration in der Probe ist, desto weniger markiertes Antigen kann vom Antikörper gebunden werden. Die freie Menge des markierten Antigens kann detektiert und mittels einer Eichgerade auf die Analytenkonzentration quantifiziert werden. Die nicht-kompetetiven Assays (Sandwich-Assays) beruhen nicht auf einer Verdrängungsreaktion, es werden zwei verschiedene Antikörper benötigt: Der Primärantikörper ist fest an die stationäre Phase gebunden. Die Probelösung mit unbekanntem Antigen wird zugegeben und bindet. Nach Entfernung der überschüssigen Probelösung wird eine zweite Antikörperlösung (Sekundär-Antikörper) zugeben. Dieser bindet ebenfalls an das unbekannte Antigen und erlaubt dessen Detektion.

Soll nicht das unbekannte Antigen, sondern ein Antikörper in der Probe nachgewiesen werden, spricht man von einem direkten Assay.

Die Spezifität von Immunoassays ist deutlich geringer als die Detektion nach chromatographischer Auftrennung. Kreuzreaktionen des immunologischen Reagenz mit anderen, chemisch bzw. immunologisch ähnlichen Stoffen kommen vergleichsweise häufig vor. Andererseits sind sie vollständig automatisierbar, was für klinisch-chemische Laboratorien ein Faktor von hoher wirtschaftlicher Bedeutung ist. Immunoassays werden häufig zur Bestimmung von Antiepileptika, wie Carbamazepin, Valproinsäure, oder Phenytoin eingesetzt. Drogentests beruhen ebenfalls häufig auf Immunoassays.

1.7.6.3 Photometrie [3]

Lithium ist ein häufig eingesetzter Wirkstoff mit einer geringen therapeutischen Breite, daher ist TDM bei seiner Anwendung obligat. Lithiumatome färben eine Flamme intensiv rot, was zur photometrischen Bestimmung von Lithium genutzt wird: Durch die in einer Flamme zugeführte thermische Energie werden die Valenzelektronen angeregt, bei der Rückkehr in den Grundzustand geben sie die aufgenommene Energie als Licht mit einer für das Element spezifischen Wellenlänge wieder ab. Dieses Licht wird über einen Monochromator zum Photodetektor geleitet. Die Lichtintensität nimmt mit steigender Analytenkonzentration zu.

Literatur

[1] Hanai T. HPLC: A Practical Guide (RSC Chromatography Monographs). 1. edition. London: Royal Society of Chemistry; 1999.

[2] Kromidas S. Der HPLC-Experte II: So nutze ich meine HPLC/UHPLC optimal! 1. Auflage. New Jersey Hoboken: John Wiley & Sons; 2015.

[3] Halbach J.: Klinische Chemie für den Einstieg. 2. Auflage. Stuttgart: Georg Thieme Verlag; 2006.

1.7.7 Ergebnisübermittlung zu einer Wirkstoffkonzentrationsbestimmung

Ekkehard Haen

Die gebräuchliche Form der Ergebnisübermittlung einer Wirkstoffkonzentrationsbestimmung von einem klinisch-chemischen Labor an den Einsender einer Probe ist die Angabe des Messwertes zusammen mit dem therapeutischen Referenzbereich, der häufig noch als „Referenzwert" oder gar „Normwert" bezeichnet wird. Analog Abbildung 1.7.3. Ein derartiger Endbefund passt in das Ergebnisfor-

DAkkS
Deutsche
Akkreditierungsstelle
D-ML-13360-01-00

Med. Einricht. des
Bezirkes Oberpfalz GmbH Bezirksklinikum Regensburg
Station 01 B
Universitätsstr. 84

93053 Regensburg

Pat-ID : 8741 -0000 MO
Seite : 1 von 1
Eing. : 08.07.2011 um 16:27
Ausg. : 11.07.2011 um 11:50

Vielen Dank für die freundliche Überweisung.
Nachfolgend der **ENDBEFUND** Ihres Patienten:

Eingang/ID	Patient	Geschlecht/Geburtsdatum	
		09.11.1963 F	

Untersuchung		Ergebnis/Dimension		Referenzwert
Eingangsmaterial: Vollblut Abnahme: 08.07.2011				
Topiramat i.S.	w	* **1.8**	mg/l	5.0-20.0

Mit kollegialen Grüßen

Abb. 1.7.3: Wirkstoffkonzentrationsbestimmung eines klinisch-chemischen Labors mit Angabe des Messwertes und des therapeutischen Referenzbereiches.

mat labormedizinischer Untersuchungen. Bei jeder anderen labormedizinischen Analytik findet sich jedoch unter „Referenzwert“ ein Bereich, in dem sich der Analysenwert findet, wenn er in der Probe eines gesunden Menschen bestimmt wurde (sog. „Normbereich“). Hier unterscheidet sich die Bestimmung einer Wirkstoffkonzentration konzeptionell grundlegend von jeder anderen labormedizinischen Analytik, da jede Wirkstoffkonzentration in einem gesunden Menschen Null (0,0 ng/ml) ist.

In dem gezeigten Beispiel wird die Problematik einer professionellen Wirkstoffkonzentrationsbestimmung in einem auf Wirtschaftlichkeit ausgerichteten medizinischen Labor deutlich: Die Arbeitsabläufe sind weitestgehend automatisiert, die elektronische Datenverarbeitung hat Laborinformationssysteme (LIS) geschaffen, die zwar die direkte Kommunikation zwischen Labor und elektronischer Patientenakte ermöglichen. Es verursacht aber schier unüberwindliche Schwierigkeiten, für einen einzigen Typ einer labormedizinischen Spezialanalyse, der konzeptionell anders als die überwiegende Mehrheit der Analysen geartet ist, eine neue, ungewöhnliche Überschrift in die Software aufzunehmen, etwa statt „Normwert“ oder „Referenzwert“ die für Wirkstoffkonzentrationen notwendige Bezeichnung „therapeutischer Referenzbereich“. Derzeit verfügbare Produkte enthalten noch kein TDM-Modul.

1.7.7.1 Rückmeldung einer kommentierten Wirkstoffkonzentration

Abbildung 1.7.4 zeigt einen TDM-Befund, der zusätzlich zum Messwert und der Angabe des therapeutischen Referenzbereiches weitere Informationen zur Beurteilung der Wirkstoffkonzentration enthält. Am wichtigsten ist es, dass die verordnete Dosis in die Beurteilung mit einbezogen wird, da die Wirkstoffkonzentration zur eingenommenen Dosis proportional ist, d. h. je höher die Dosis desto höher die Wirkstoffkonzentration [1] (vgl. Kap. 1.3, Gleichung 1.3). Die Beurteilung der Patien-

EINZELBEFUND

Pat-ID: 0005008283
Pat-Fall: 9603862
Auftrag: 16078406

Endbefund
Probeneingang:
01.07.2010, 09:50

gedruckt 07.07.2010 / 14:48

Analyt	Analysenergebnisse	Referenzwerte		Kommentare
Risperidon	<2.0		ng/ml	
9-Hydroxyrisperidon	3.0		ng/ml	Dosis (mg/d) 50 consta Blutspiegel: zu niedrig
Olanzapin	25.0	20 - 80	ng/ml	Dosis (mg/d) 30 Blutspiegel: im therapeutischen Bereich Spiegel etwas niedrig für die Dosis - Raucherstatus?

Abb. 1.7.4: Wirkstoffkonzentrationsbestimmung eines klinisch-chemischen Labors mit Angabe des Messwertes und dem therapeutischen Referenzbereich mit weiteren Informationen zur Beurteilung der Wirkstoffkonzentration.

tencompliance am therapeutischen Referenzbereich zu orientieren, ist zum Beispiel unsinnig, da die verordnete Dosis möglicherweise zu niedrig ist, als dass die daraus resultierende Wirkstoffkonzentration den auf Wirkungen ausgerichteten therapeutischen Referenzbereich überhaupt erreichen kann (vgl. Kasuistik 1.3). In dem gezeigten Beispiel war jedoch der Ersteller des klinisch-pharmakologischen Fachbefundes gezwungen, seinen Befund in das Format eines der eben geschilderten Laborinformationssysteme (LIS) einzubinden, das das Ergebnis der labormedizinischen Untersuchungen direkt in die elektronische Patientenakte des Einsenders übermittelt. Da labormedizinische Untersuchungen im Regelfall Ergebnisse in Zahlenformaten ergeben (Messwert und Norm- oder Referenzwert), sehen derzeit die verfügbaren Laborinformationssysteme so gut wie keine Eingabe von Fließtexten und oder Tabellen vor. Das LIS stellt lediglich ein kleines Kommentarfeld zur Verfügung, der klinisch-pharmakologische Fachbefund muss deshalb kryptisch kurz gehalten werden.

1.7.7.2 Entwicklung des klinisch-pharmakologischen Befundes zu Wirkstoffkonzentrationsbestimmungen

„Gib nie eine Wirkstoffkonzentration heraus, ohne sie zu kommentieren!" Diesen Satz hat dem Autor Christoph Hiemke (Mainz) mit auf den Weg gegeben, als er uns ab 1997 half, in Regensburg an der neu eingerichteten psychiatrischen Universitätsklinik (1. Lehrstuhlinhaber für Psychiatrie und Psychotherapie Prof. Dr. Helmfried E. Klein) das klinisch-pharmakologische Labor aufzubauen. Anfangs habe ich dies zusammen mit meinen ersten Assistenten Matthias Dobmeier, Markus Wittmann, Michael Böhme und Matthias Vogel nach dem Mittagessen im Vorbeigehen im klinisch-chemischen Labor, in dem damals auch in Regensburg die Wirkstoffkonzentrationen zusammen mit allen anderen klinisch-chemischen Anforderungen bestimmt wurden, erledigt. Vorbild hierfür war die Befundung von Lungenfunktionstests, so wie das bei Hans-Peter Emslander in der Pneumologie am Klinikum-rechts-der-Isar in München gehandhabt wurde, wo der Autor bei Gernot Klein seine Weiterbildung zum Klinischen Pharmakologen absolvierte. Grundlage unserer Befundung war die Orientierung der Wirkstoffkonzentration am „therapeutischen Referenzbereich", der damals auch im Regensburger Labor noch „Normwert" hieß. Um zu verhindern, dass Laborwerte therapiert wurden, bestand unsere Hauptaufgabe beim Befunden darin, dem Kliniker zu sagen, ob auf Grund der Konzentrationsbestimmung die Dosis verändert (erhöht oder erniedrigt) werden sollte, und dies zu begründen. Dabei tauchte alsbald die Frage auf, ob ein Patient die gemessene Wirkstoffkonzentration bei der ihm verordneten Dosis überhaupt haben durfte. Unterstrichen wurde die Bedeutung dieser Frage durch ein Erlebnis im Wochenenddienst von Markus Wittmann (Kasuistik 1.3). Da die Dosis bei jedem Patienten direkt mit der Wirkstoffkonzentration korreliert (vgl. Kapitel 1.3), hatte der Patient in diesem Fallbeispiel überhaupt keine Chance, mit der ihm verordneten niedrigen Dosis den für die Schizophrenie-Behandlung gültigen therapeutischen Referenzbereich zu erreichen. Da die Krankenschwester aber nur diesen einen Referenzbereich genannt bekommen hatte, hatte sie keine Möglichkeit, die gemessene Wirkstoffkonzentration anders zu interpretieren.

Kasuistik 1.3: Im Stationszimmer sah Markus Wittmann eine Pflegekraft eine Tablette zermörsern. „Was machen Sie da?" – „Wir haben einen Patienten auf Station, der nimmt einfach seine Tabletten nicht!" – „Woher wissen Sie das?" – „Wir haben eine Konzentrationsbestimmung gemacht, die Konzentration ist viel zu niedrig! Wir haben den Patienten zur Rede gestellt, er beteuert, seine Medikation regelmäßig und vollständig einzunehmen. Jetzt haben wir die Konzentration wieder bestimmt, sie ist immer noch viel zu niedrig!" – „Um welches Medikament handelt es sich?" – „Clozapin!" – „In welcher Dosis?" – „25 mg!"

Clozapin wird als Antipsychotikum zur Behandlung von Psychosen üblicherweise in Dosen zu mehreren hundert Milligramm verordnet, hierfür gilt der therapeutische Referenzbereich von 350–600 ng/ml [5]. Häufig wird Clozapin aber auch lediglich zur Sedierung eingesetzt, eben in Dosen zu 25–50 mg. Mit diesen Dosierungen ist der für die Schizophrenie-Behandlung gültige therapeutische Referenzbereich nicht zu erreichen.

1.7.7.3 Der klinisch-pharmakologische Befund zu Wirkstoffkonzentrationen (TDM-Befund)

Eine Wirkstoffkonzentration darf also nicht nur an einem, zur Behandlung einer bestimmten Erkrankung entwickelten Referenzbereich beurteilt werden. In der Regel wird dies bis auf den heutigen Tag aber genau so gehandhabt. Wurde die Konzentrationsbestimmung wie üblich in einem herkömmlichen, kommerziell ausgerichteten klinisch-chemischen Labor durchgeführt, wird die Beurteilung des Meßwertes darüber hinaus aber auch noch bis auf den heutigen Tag dem anfordernden = behandelnden Arzt überlassen. Es kann und sollte aber gar nicht erwartet werden, dass dieser behandelnde Arzt am Krankenbett alle pharmakologischen Daten im Kopf hat, die ihm eine individuelle Beurteilung der gemessenen Wirkstoffkonzentration ermöglichen. In der realen Praxis gehen dabei tatsächlich sehr viele Informationen, die eine Wirkstoffkonzentration enthält, schlicht verloren. Hierzu gehören alle individuellen Faktoren des Patienten wie seine Compliance, Veränderungen des Arzneimittelstoffwechsels, die auf Interaktionen mit Arznei-, Genuss- und Nahrungsmitteln, auf genetischen Besonderheiten sowie auf den Alterungsprozessen beruhen, und die Konsequenzen von Erkrankungen der Ausscheidungsorgane Niere und Leber. Aber auch methodische Probleme wie Signalüberlagerungen bei der quantitativen Analyse werden so übersehen. In der Klinischen Pharmakologie am Lehrstuhl mit Poliklinik für Psychiatrie und Psychotherapie und am Lehrstuhl für Pharmakologie und Toxikologie der Universität Regensburg senden wir deshalb die Wirkstoffkonzentration (also den Messwert) stets zusammen mit einem klinisch-pharmakologischen Befund an den Einsender zurück [2–4], in dem die Konzentration zusätzlich in Relation zu einem zweiten Referenzbereich beurteilt wird, dem dosisbezogenen Referenzbereich. Der dosisbezogene Referenzbereich bezieht die Wirkstoffkonzentration auf die verordnete Dosis.

Außer dem Messwert enthält der klinisch-pharmakologische Befund also:
- den dosisbezogenen Referenzbereich der Wirkstoffkonzentration [1,2,5],
- den therapeutischen Referenzbereich der Wirkstoffkonzentration,
- die 9-Felder-Tafel der TDM-Befundung [1],
- die Tabelle der Xenobiotika-Stoffwechselwege (Komedikation, Genuss- und Lebensmittel) (Kapitel 1.6.2) [4],
- die Möglichkeit zur Einsicht in Vorbefunde (Verlaufsbeobachtung),
- die klinisch-pharmakologische Interpretation der Wirkstoffkonzentration.

Dieser klinisch-pharmakologische TDM-Befund gehört zu einer Wirkstoffkonzentrationsbestimmung wie der pneumologische Befund zu einer Lungenfunktionsprüfung oder der radiologische Befund zu einem Röntgenbild.

Der dosisbezogene Referenzbereich (DRB, engl. *dose-related reference range* DRR)

Der dosisbezogene Referenzbereich gibt an, welche im Tagesverlauf mittlere Wirkstoffkonzentration (c_{av}) bei einem „Normalpatienten" (vgl. weiter unten), der mit einer bestimmten Tagesdosis behandelt wird, nach Erreichen des pharmakokinetischen Gleichgewichtes zu erwarten ist [1]. In einem Diagramm nach Abbildung 1.7.5, in dem die Dosis gegen die Wirkstoffkonzentration aufgetragen ist, ergibt der dosisbezogene Referenzbereich einen sich nach rechts oben öffnenden, dreieckigen Datenbereich, dessen beide Schenkel sich im Ursprung des Diagrammes (dem Nullpunkt) schneiden. Der dosisbezogene Referenzbereich wird aus der totalen Clearance (Cl_t) des Wirkstoffes berechnet, die in einer klinischen Phase-II-Studie vor der

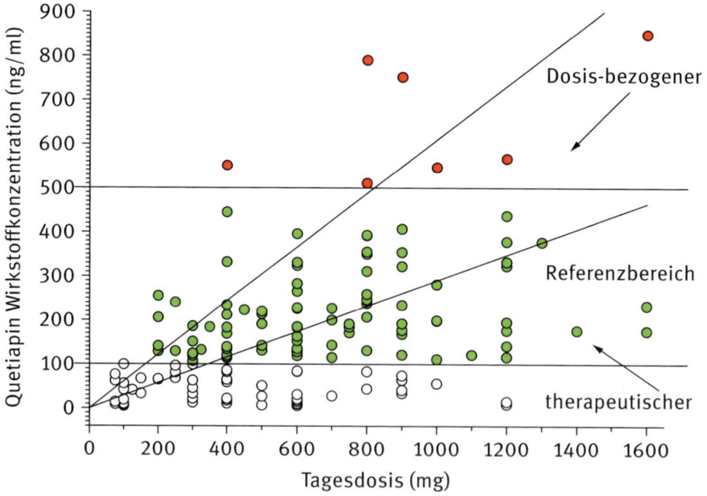

Abb. 1.7.5: TDM-Referenzbereiche.

Zulassung eines neuen Wirkstoffes ermittelt wird. Für die Berechnung wird die Angabe der totalen Clearance als Mittelwert ± Standardabweichung benötigt.

Definitionsgemäß [1] ergibt sich nach Einstellung des pharmakokinetischen Gleichgewichtes aus der positiven Korrelation zwischen Tageserhaltungsdosis (D_e/24 h) und mittlerer Tageskonzentration (c_{av}) des Wirkstoffs (vgl. Kapitel 1.3: Grundgleichung 1 der Pharmakokinetik, Auflösung dieser Gleichung nach c_{av}) der untere Wert des dosisbezogenen Referenzbereiches als Dosis dividiert durch die totale Clearance (Cl_t) des Wirkstoffs, die als Mittelwert + 1 Standardabweichung eingesetzt wird, der obere Wert als Mittelwert der Cl_t – 1 Standardabweichung:

$$c_{av} = D_e/24\,h \cdot F/Cl_t \quad \text{(vgl. Gleichung 1.3)} \qquad (1.12)$$

mit D_e/24 h = Tageserhaltungsdosis [ng], F = Bioverfügbarkeit, Cl_t = totale Clearance [ml/h], c_{av} = im Tagesverlauf mittlere Wirkstoffkonzentration [ng/ml] (ggf. muss D_e für das Molekulargewicht des verordneten Salzes auf die entsprechende freie Base korrigiert werden).

Eine Gauß'sche Normalverteilung der Wirkstoffkonzentrationen vorausgesetzt, liegen in einem solchermaßen definierten dosisbezogenen Referenzbereich etwa 67 % aller mittleren Tageskonzentrationen des Wirkstoffs, die bei „Normalpatienten" auftreten, die mit der entsprechenden Dosis behandelt werden. Als **„Normalpatienten"** gilt die Patientenpopulation der entsprechenden klinischen Phase-II-Studie, in der die totale Clearance des Wirkstoffes ermittelt wurde, d. h. in der Regel:

- Patienten, die zwischen 18 und 65 Jahren alt sind,
- Patienten ohne Erkrankungen der Eliminationsorgane Leber und Niere,
- Patienten, die nur an der Erkrankung leiden, zu deren Behandlung der neue Wirkstoff entwickelt wurde,
- Patienten, die keine anderen Medikamente einnehmen,
- Patienten, die keine Genussmittel (z. B. Tabak, Alkohol u. a.) konsumieren,
- Patienten, die keine Lebensmittel zu sich nehmen, deren Inhaltsstoffe den Arzneimittelabbau beeinflussen (z. B. Grapefruitsaft, Brokkoli u. a.),
- Patienten mit einem normalen Metabolisiererstatus (ohne genetische Polymorphismen der Arzneimittel-abbauenden Enzyme).

Der dosisbezogene Referenzbereich ist ein diskriminierender Referenzbereich, d. h. die Arzneimitteltherapie muss nicht so ausgerichtet werden, dass der bei einem Patienten gemessene Konzentrationswert im dosisbezogenen Referenzbereich liegt. Interessant sind vielmehr die Wirkstoffkonzentrationen, die **nicht** im dosisbezogenen Referenzbereich liegen. Dies bedeutet nämlich, dass der entsprechende individuelle Patient nicht zur Population der „Normalpatienten" gehört. Mit Hilfe der Informationen über den Patienten und seine individuelle Arzneimitteltherapie, die der Klinische Pharmakologe auf dem Anforderungsbogen (Abb. 1.7.6) zur Wirkstoff-

Stand: 16.09.2016

Konzentrationsbestimmung von Pharmaka

Klinikanschrift: ____________________

____

Station: ______ **Fax:** ____________ **Tel:** ______

Patient (Aufkleber) ☐ **Privatpatient**

Name, Vorname: ____________________

Geburtsdatum (m/w): ____________________

Größe: ____________ Gewicht: ____________

Blutabnahme: Datum ____________ Uhrzeit ______

ICD-10 Diagnosen: ____________________

zu bestimmende(s) Medikament(e):

Probennummer ____________

☐ Alprazolam	☐ Haloperidol
☐ Amisulprid	☐ Imipramin+Metab.
☐ Amitriptylin+Metab.	☐ Lamotrigin
☐ Amitriptylin-Oxid	☐ Levomepromazin
☐ Apixaban	☐ Maprotilin
☐ Aripiprazol	☐ Mirtazapin
☐ Bromazepam	☐ Nitrazepam
☐ Chlordiazepoxid	☐ Nordiazepam
☐ Citalopram	☐ Nortriptylin
☐ Clobazam	☐ Olanzapin
☐ Clomipramin+Metab.	☐ Oxazepam
☐ Clonazepam	☐ Oxcarbazepin+Metab.
☐ Clozapin	☐ Paliperidon
☐ Dabigatran	☐ Paroxetin
☐ Desipramin	☐ Perazin
☐ Diazepam	☐ Pipamperon
☐ Donepezil	☐ Quetiapin
☐ Doxepin+Metab.	☐ Risperidon+Metab.
☐ Duloxetin	☐ Rivaroxaban
☐ Escitalopram	☐ Sertralin
☐ Flunitrazepam	☐ Trimipramin
☐ Fluoxetin	☐ Venlafaxin+Metab.
☐ Flurazepam	☐ Ziprasidon
☐ Fluvoxamin	
☐ ____________	

Hinweis: *Blutentnahme morgens* ***vor*** *der nächsten Tabletteneinnahme, bei Depotpräparaten vor der nächsten Injektion Vollblut in S-Monovette 7,5ml Z (Sarstedt 01.1601) - ausreichend für* ***3*** *Bestimmungen! Bitte nur in verschraubbaren Röhrchen verschicken!*

Grund der Anforderung (bitte Fragestellung an das Labor so konkret wie möglich formulieren)

☐ ____________________

☐ Ersteinstellung	☐ Compliance – Kontrolle	☐ neue Beschwerden (V.a. UAW, siehe unten)
☐ Umstellen der Medikation	☐ Arzneimittelinteraktion	☐ Metabolisierungsstatus des Patienten
☐ Verlaufskontrolle	☐ Konzentration im therapeutischen Bereich?	☐ Verhältnis von Konzentration zu eingesetzter Dosis?

Gesamtmedikation am **Vortag** der Abnahme oder **Kopie des Krankenblattes**

Handelsname	Tagesdosis [mg] morgens / mittags / abends / nachts	Seit wann oder wann letzte Dosisänderung? Wann 1. Depotinjektion?
		seit: ________ oder ☐ länger als eine Woche Abgesetzt seit: ________
		seit: ________ oder ☐ länger als eine Woche Abgesetzt seit: ________
		seit: ________ oder ☐ länger als eine Woche Abgesetzt seit: ________
		seit: ________ oder ☐ länger als eine Woche Abgesetzt seit: ________
		seit: ________ oder ☐ länger als eine Woche Abgesetzt seit: ________
		seit: ________ oder ☐ länger als eine Woche Abgesetzt seit: ________

Bedarf für eine wirksame medikamentöse Therapie

☐ 0: Patient/in ist überhaupt nicht krank
☐ 1: Patient/in ist grenzwertig krank
☐ 2: Patient/in ist leicht krank
☐ 3: Patient/in ist mäßig krank
☐ 4: Patient/in ist deutlich krank
☐ 5: Patient/in ist schwer krank
☐ 6: Patient/in ist extrem schwer krank

Bedarf für eine Änderung der medikamentösen Therapie

☐ 6: und wurde unter der angegebenen Medikation deutlich schlechter
☐ 5: und wurde unter der angegebenen Medikation schlechter
☐ 4: und wurde unter der angegebenen Medikation etwas schlechter
☐ 3: und wurde unter der angegebenen Medikation noch nicht besser
☐ 2: und wurde unter der angegebenen Medikation etwas besser
☐ 1: und wurde unter der angegebenen Medikation besser
☐ 0: und wurde unter der angegebenen Medikation deutlich besser

Genussmittel

Patient ist Raucher:	☐ ja, was und wieviel?	☐ nein
Patient konsumiert Coffein?	☐ ja, was und wieviel?	☐ nein
Patient konsumiert Alkohol?	☐ ja, was und wieviel?	☐ nein
Sind neue Beschwerden (UAW?) aufgetreten: Wenn ja, welche?	☐ ja	☐ nein

Anschrift: Universität Regensburg, Pharmakologie Prof. Haen, Universitätsstr. 31, 93053 Regensburg, Tel.: +49 (0) 941 943-4766, www.amuep-agate.de

Abb. 1.7.6: Anforderung einer Wirkstoffkonzentrationsbestimmung.

konzentrationsbestimmung bekommen hat, kann er den Grund hierfür identifizieren und dem behandelnden Arzt in seinem klinisch-pharmakologischen TDM-Befund mitteilen:

- Compliance-Probleme
- Veränderungen des Arzneimittelstoffwechsels durch
  - Interaktionen mit anderen Arzneimitteln, Genussmitteln, Nahrungsmitteln
  - genetische Besonderheiten
- Veränderungen der Arzneimittelelimination durch
  - Alter
  - Krankheiten

Die TDM-Leitlinie [6] empfiehlt, das Blut für eine Wirkstoffkonzentrationsbestimmung morgens vor der nächsten Tabletteneinnahme abzunehmen (vgl. Kap. 1.7.5.1), was mit dem Zeitpunkt der im Tagesverlauf niedrigsten Wirkstoffkonzentration c_{min} gleichgesetzt wird. Deshalb ist es eigentlich korrekter, auch den dosisbezogenen Referenzbereich statt auf die im Tagesverlauf mittlere Wirkstoffkonzentration c_{av} auf die im Tagesverlauf niedrigste Wirkstoffkonzentration zu berechnen. Nach Gex-Fabry et al. [7] läßt sich c_{min} aus der Bateman-Funktion berechnen, wenn die Dosierintervalle gleich groß sind und die Zeit des Anstiegs der Wirkstoffkonzentration nach Anwendung des Pharmakons im pharmakokinetischen Gleichgewicht vernachlässigt wird:

$$c_t = (D_e/24\ h) \cdot (F/Cl_t) \cdot [(ke \cdot \tau)/(1 - e^{-ke \cdot \tau})] \cdot (e^{-ke \cdot t}) \quad (1.13)$$

mit D_e = Erhaltungsdosis [ng], F = Bioverfügbarkeit, τ = Dosisinterval, Cl_t = totale Clearance [ml/h], c_t = Konzentration des Wirkstoffs [ng/ml] zum Zeitpunkt t = c_{min} für Blutabnahme zum Zeitpunkt der minimalen Blutkonzentration (T_{min}), t = Zeit zwischen postabsorptiver Phase (T_{max}) nach der letzten Anwendung des Pharmakons und der Blutabnahme, T_{max} = Zeit bis zum Erreichen der maximalen Blutkonzentration, ke = Eliminationskonstante = ln $2/t_{1/2}$ (ggf. muss D_e für das Molekulargewicht des verordneten Salzes auf die entsprechende freie Base korrigiert werden)

Im Gegensatz zu c_{av} ist c_{min} jedoch abhängig davon, ob die Tageserhaltungsdosis $D_e/24$ h als Einzeldosis oder aufgeteilt auf mehrere Teildosen angewendet wird, abhängig davon, ob diese Teildosen gleich groß oder unterschiedlich sind, gleichmäßig oder ungleichmäßig über den Tag verteilt werden, womöglich die größere Teildosis sogar abends verabreicht wird und ob der Wirkstoff aus dem Applikationsmedium schnell oder verzögert freigesetzt wird (vgl. Kap. 1.3). In der Praxis kommen leider alle diese Varianten vor, möglicherweise sogar häufiger als die in Fachinformationen empfohlenen Standarddosierungen. Die Unterschiede sind umso auffallender, je kürzer die Eliminationshalbwertszeit des Wirkstoffs ist und je länger die Zeit zwischen Applikation der Tagesdosis als Einmaldosis und der Blutabnahme. Unter diesen Umständen überschätzt der auf c_{av} berechnete dosisbezogene Referenzbereich die tatsächlich zu erwartende Wirkstoffkonzentration: So werden für D_e = Tageserhaltungsdosis, $\tau = 24$ h und $t = 24$ h mit Gleichung (1.13) weniger Patienten der möglichen Noncompliance bezichtigt. Der Klinische Pharmakologe sollte also in jedem Fall beim Befunden Wirkstoffkonzentrationen innerhalb von 30 % über bzw. unterhalb des dosisbezogenen Referenzbereiches sorgfältig auf klinische Relevanz prüfen, bevor er eine pharmakologische Beurteilung äußert.

Ist die Eliminationshalbwertszeit so kurz, dass zum Zeitpunkt der nächsten Arzneimittelanwendung alle Verteilungsräume wieder leer sind (d. h. $c_{min} = 0$ ng/ml), z. B. bei der Therapie mit Methylphenidat, so muss ein ganz anderer Ansatz für das Therapeutische Drug Monitoring gewählt werden, etwa die Beurteilung an Hand der maximalen Wirkstoffkonzentration (c_{max}) und der Berechnung von dosisbezogenen Referenzbereichen mit dem Verteilungsvolumen als Proportionalitätskonstante nach Grundgleichung 2 der Pharmakokinetik (Gleichung 1.4) in Kapitel 1.3. (vgl. hierzu auch Kapitel 1.8 Stegmann) [8].

Der therapeutische Referenzbereich (TRB, engl. *therapeutic reference range*, TRR)

Jede Wirkung eines Medikamentes, unabhängig davon, ob sie erwünscht oder unerwünscht ist, zeigt eine Konzentrations-/Wirkungsbeziehung (Abb. 1.4.7). Es gibt aber keine „richtige“ Konzentration, die bei allen Individuen eine bestimmte Wirkung auslöst, sondern die Konzentrations-/Wirkungsbeziehungen zeigen wie die Dosis-/Konzentrationsbeziehungen eine individuelle Schwankungsbreite. Die TDM-Consensus-Leitlinie der AGNP definiert den therapeutischen Referenzbereich (TRB) als „den Bereich einer Medikamentenkonzentration, unterhalb dessen der Eintritt einer erwünschten Arzneimittelwirkung (EAW) relativ unwahrscheinlich ist; oberhalb der oberen Grenze ist eine weitere Verbesserung der erwünschten Wirkung relativ unwahrscheinlich bzw. es nimmt die Verträglichkeit ab“ [9].

In einem Diagramm nach Abbildung 1.7.5, in dem die Dosis gegen die Wirkstoffkonzentration aufgetragen ist, stellen sich die Grenzen des therapeutischen Referenzbereiches durch Parallelen zur x-Achse (Dosis-Achse) dar. Der therapeutische Referenzbereich eines Wirkstoffes gilt nur für die Indikation, für die das entsprechende Medikament zugelassen und vor seiner Zulassung in den vorgeschriebenen Klinischen Studien entsprechend geprüft wurde. Er sollte in Phase-III-Studien an einer möglichst großen Zahl von Probanden (Multicenter-Studien) durch direkte Korrelation der Wirkstoffkonzentration mit den klinischen Wirkungen als Populationswert ermittelt werden. Die untere Grenze ist selbst ein Bereich (EAW-Bereich). Ich schlage vor, ihn als Mittelwert der Wirkstoffkonzentration ± eine Standardabweichung anzugeben, bei der die erwünschte Wirkung (EAW) eintritt. Eine Gauß’sche Normalverteilung der Konzentrations-/Wirkungsbeziehungen der individuellen Patienten vorausgesetzt, sollten sich in dem solchermaßen als untere Grenze des therapeutischen Referenzbereiches definierten EAW-Bereich etwa 67 % aller individuellen Wirkstoffkonzentrationen finden, die klinisch wirksam geworden sind. 16,5 % der wirksamen Konzentrationen würden unter, 16,5 % über diesem unteren EAW-Bereich liegen.

Bei einem Medikament mit akzeptablem Nutzen/Risiko-Profil liegt die Konzentrations-/Wirkungskurve einer unerwünschten Arzneimittelwirkung (UAW) in einem Konzentrations-/Wirkungsdiagramm rechts von der Kurve der erwünschten Wirkung, das heißt bei höheren Konzentrationen (vgl. Kap. 1.4, Abb. 1.4.7). Je größer der Abstand, d. h. je größer der Konzentrationsunterschied zwischen dem Eintritt der erwünschten und dem Eintritt der unerwünschten Wirkung, desto größer die sog. „therapeutische Breite" des Wirkstoffs. Das erste Update der TDM-Consensus-Leitlinie der AGNP bezeichnete die UAW-Konzentration als *laboratory alert-level* und meinte damit einen Messwert, der das ausführende Labor dazu veranlassen sollte, sofort den behandelnden Arzt, ggf. per Telefon zu benachrichtigen [6]. In Ermangelung entsprechender Studien wurde der *laboratory alert-level* ex juvantibus zunächst als 2-fache Überschreitung des EAW-Bereiches festgesetzt [6]. Auch die obere Grenze des therapeutischen Referenzbereiches (die UAW-Konzentration) muss experimentell bestimmt werden: Ich schlage vor, es sollte die Wirkstoffkonzentration sein, über der im Mittel der in die Phase-III-Studie eingeschlossenen Probanden die erste rechts von der erwünschten Wirkung liegende, nicht tolerable unerwünschte Wirkung eintritt. Ein praktikabler Wert ist der Mittelwert dieser UAW-Konzentration –1 Standardabweichung. Solchermaßen definiert, tritt statistisch gesehen diese UAW immer noch bei 16,5 % der Patienten ein, obwohl bei ihnen die UAW-Konzentration noch nicht erreicht ist.

Tabellarische Zusammenstellung der dosisbezogenen und der therapeutischen Referenzbereiche einiger klinisch wichtiger Wirkstoffe

Ekkehard Haen, Bianca Fay und Christoph Hiemke

Die Tabelle 1.7.3 enthält für einige ausgewählte Wirkstoffe die nach bestem Wissen und Gewissen in der internationalen Literatur identifizierten, derzeit am validesten belegten dosisbezogenen und therapeutischen Referenzbereiche. Ferner sind die pharmakokinetischen Parameter angegeben, die zur Berechnung der dosisbezogenen Referenzbereiche benötigt werden. Die Daten wurden den gesetzlich vorgeschriebenen Fachinformationen zu den einzelnen Wirkstoffen bzw. dem 2. Update der TDM Consensus-Leitlinie entnommen [9].

Durch Multiplikation der verordneten Tageserhaltungsdosis mit den angegebenen Faktoren wird der Konzentrationsbereich erhalten, in dem bei „Normpatienten" (vgl. Kapitel 1.7.8.3) die mittlere Tageswirkstoffkonzentration (cav) bzw. die minimale Tageswirkstoffkonzentration (c_{min}) zu erwarten ist. Da bei leitlinienkonformen Therapeutischem Drug Monitoring (TDM) die Blutabnahme morgens vor der nächsten Tabletteneinnahme erfolgen soll (d. h. zum Zeitpunkt c_{min}), überschätzt der auf Basis von c_{av} berechnete dosisbezogene Referenzbereich diese Konzentration umso mehr, je kürzer die Eliminationshalbwertszeit des Wirkstoffs ist

Tab. 1.7.3: Übersicht über die dosisbezogenen und der therapeutischen Referenzbereiche einiger klinisch wichtiger Wirkstoffe.

									dosisbezogener Referenzbereich (DBR)								therapeutischer Referenzbereich (TRR)	
Wirkstoff	m/w	Muttersubstanz (Mu) Metabolit (Me) Prodrug (Pr)	Metabolit ist als eigene Substanz im Handel	oral (o) Depot (d)	Dosierintervall [h]	Bioverfügbarkeit (F)	totale Clearance $Cl_t + SD$ [l/h]	totale Clearance $Cl_t - SD$ [l/h]	$Faktor_{av}$ untere Grenze	$Faktor_{av}$ obere Grenze	$Faktor_{min}$ untere Grenze	$Faktor_{min}$ obere Grenze	Eliminationshalbwertszeit $t_{1/2}$ [h]	Eliminationskonstante ke [ln2/$t_{1/2}$]	Zeit bis zur maximalen Blutkonzentration T_{max} [h]	Zeit zwischen T_{max} und Blutabnahme Δt [h]	untere Grenze	obere Grenze
4-OH-Bupropion	m/w	Me	nein	o	24	0,9	12,9	3,02	2,91	12,42	2,21	9,44	28	0,0247 55256	1,5	22,5	225	1.500
9-OH-Carbazepin	m/w	Me	nein	o	24	1	5,74	2,36	7,26	17,66	2,82	6,85	9	0,0770 16353	1,5	22,5	10.000	35.000
Acamprosat	m/w	Mu	nein		24	1	253,26	104,46	0,16	0,40	0,09	0,21	13	0,0533 19014	1,5	22,5	250	700
Alprazolam	m/w	Mu	nein	o	24	0,8	4,98	2,04	6,69	16,34	3,57	8,73	13	0,0533 19014	1,5	22,5	5	50
Amisulprid	m/w	Mu	nein	o	24	0,5	41,6	31,2	0,50	0,67	0,30	0,41	16	0,0433 21699	1,5	22,5	100	320
Amiodaron	m/w	Mu	nein	o	24	0,35	10,5	7,7	1,39	1,89	1,38	1,88	1.440	0,0004 81352	1,5	22,5	500	25.000
Amitriptylin	M/W	Mu / Me	ja	o	24	0,5	40,32	22,26	0,52	0,94	0,34	0,62	19	0,0364 81431	1,5	22,5	80	200
Amitriptylinoxid	M/w	Pr	ja	o	24	0,8	32,34	19,86	1,03	1,68	0,00	0,01	2	0,3465 7359	1,5	22,5	80	200
Apixaban	m/w	Mu	nein	o	24	0,5	3,955	2,145	5,27	9,71	2,65	4,89	12	0,0577 62265	1,5	22,5	26	194
Aripiprazol	m/w	Mu	nein	o	24	0,9	4,2	2,82	8,93	13,30	8,03	11,96	70	0,0099 02103	1,5	22,5	150	500
Aripiprazol Monohydrat	m/w	Mu	nein	d	24	0,9	4,2	2,82	8,93	13,30	8,03	11,96	70	0,0099 02103	1,5	22,5	150	500

Asenapin	m/w	Mu	nein	o	24	0,35	52,03	52,01	0,28	0,28	0,21	0,21	26	0,0266 59507	1,5	22,5	2	5
Atenolol	m/w	Mu	nein	o	24	0,5	10,8	6	1,93	3,47	0,65	1,17	8	0,0866 43398	1,5	22,5	1.000	2.000
Atomoxetin	m/w	Mu	nein	o	24	15,12	74,98	28,52	8,40	22,09	0,72	1,89	4	0,1732 86795	1,5	22,5	224	1.047
Benperidol	m/w	Mu	nein	o	24	0,5	134,4	64,38	0,16	0,32	0,05	0,11	8	0,0866 43398	1,5	22,5	1	10
Biperiden	m/w	Mu	nein	o	24	0,33	52,08	45,36	0,26	0,30	0,19	0,22	25	0,0277 25887	1,5	22,5	Ein therapeutischer Referenzbereich ist für Biperiden in der Literatur bislang nicht belegt	
Brivaracetam	m/w	Mu	nein	o	24	1	4,03	2,44	10,34	17,08	4,01	6,62	9	0,0770 16353	1,5	22,5		
Bromazepam	m/w	Mu	nein	o	24	1	5,46	3	7,63	13,89	5,44	9,90	23	0,0301 36834	1,5	22,5	50	200
Brotizolam	m/w	Mu	nein	o	24	0,7	8,46	5,1	3,45	5,72	0,76	1,26	6	0,1155 2453	1,5	22,5	4	10
Bupropion	m/w	Mu	nein	o	24	0,9	169	75,1	0,22	0,50	0,15	0,33	19	0,0364 81431	1,5	22,5	225	1.500
Buspiron	m/w	Mu	nein	o	24	0,04	162,12	75,6	0,01	0,02	0,00	0,00	3	0,2310 4906	1,5	22,5	1	4
Carbamazepin	M/w	Mu	nein	o	24	1	4,44	3,48	9,38	11,97	5,49	7,01	15	0,0462 09812	1,5	22,5	4.000	10.000
Chlorprothixen	m/w	Mu	nein	o	24	0,2	86,88	55,08	0,10	0,15	0,04	0,07	10	0,0693 14718	1,5	22,5	20	300
Citalopram	m/w	Mu	nein	o	24	0,8	32,7	22,02	1,02	1,51	0,83	1,23	36	0,0192 54088	1,5	22,5	50	110
Clobazam	m/w	Mu	nein	o	24	0,9	3,942	1,002	9,51	37,43	7,49	29,48	32	0,0216 60849	1,5	22,5	30	300
Clomipramin	m/w	Mu	nein	o	24	0,5	55,98	34,98	0,37	0,60	0,27	0,42	23	0,0301 36834	1,5	22,5	230	450
Clonazepam	m/w	Mu	nein	o	24	0,8	5,4	3,78	6,17	8,82	4,97	7,10	35	0,0198 04205	1,5	22,5	4	80
Clozapin	m/w	Mu	nein	o	24	0,5	24,48	13,66	0,85	1,53	0,43	0,77	12	0,0577 62265	1,5	22,5	350	600

Tab. 1.7.3 (fortgesetzt)

Wirkstoff	m/w	Muttersubstanz (Mu) Metabolit (Me) Prodrug (Pr)	Metabolit ist als eigene Substanz im Handel	oral (o) Depot (d)	Dosierintervall [h]	Bioverfügbarkeit (F)	totale Clearance $Cl_t + SD$ [l/h]	totale Clearance $Cl_t - SD$ [l/h]	dosisbezogener Referenzbereich (DBR)				Eliminationshalbwertszeit $t_{1/2}$ [h]	Eliminationskonstante ke [ln2/ $t_{1/2}$]	Zeit bis zur maximalen Blutkonzentration T_{max} [h]	Zeit zwischen T_{max} und Blutabnahme Δt [h]	therapeutischer Referenzbereich (TRR)	
									Faktor$_{av}$ untere Grenze	Faktor$_{av}$ obere Grenze	Faktor$_{min}$ untere Grenze	Faktor$_{min}$ obere Grenze					untere Grenze	obere Grenze
Dabigatran	m/w	Mu	nein	o	24	0,06	13,02	8,62	0,19	0,29	0,10	0,15	13	0,053319014	1,5	22,5	42	87
Desipramin	m/w	Me	nein	o	24	0,5	139,98	97,98	0,15	0,21	0,10	0,15	22	0,03150669	1,5	22,5	100	300
Dexamfetamin	m/w	Mu	nein	o	24	0,72	12,8202	6,9102	2,34	4,34	0,91	1,68	9	0,077016353	1,5	22,5	44	63
Diazepam	M/w	Mu	nein	o	24	0,9	2,58	0,6	14,53	62,50	12,20	52,44	43	0,016119702	1,5	22,5	20	800
Donepezil	m/w	Mu	nein	o	24	1	13,02	6,72	3,20	6,20	2,88	5,57	70	0,009902103	1,5	22,5	30	75
Doxepin	m/w	Mu	nein	o	24	1	158,64	46,14	0,26	0,90	0,16	0,57	17	0,040773364	1,5	22,5	50	150
Duloxetin	m/w	Mu	nein	o	24	0,5	103,98	36,6	0,20	0,57	0,10	0,29	12	0,057762265	1,5	22,5	30	120
Escitalopram	m/w	Mu	nein	o	24	0,8	57,6	21,6	0,58	1,54	0,45	1,20	30	0,023104906	1,5	22,5	15	80
Fluoxetin	m/w	Mu	nein	o	24	0,7	49,98	36	0,58	0,81	0,55	0,76	120	0,005776227	1,5	22,5	120	500
Flupentixol	m/w	Mu	nein	o	24	0,6	29,4	26,4	0,85	0,95	0,68	0,76	35	0,019804205	1,5	22,5	1	10
Flupentixol-Decanoat	m/w	Mu	nein	d	24	1	25,2	9,6	1,65	4,34	1,33	3,49	35	0,019804205	1,5	22,5	1	10

Fluphenazin	m/w	Mu	nein	o	24	0,05	72,06	11,82	0,03	0,18	0,02	0,11	16	0,0433 21699	1,5	22,5	1	10
Fluphenazin-Decanoat	m/w	Mu	nein	d	24	1	236,4	142,8	0,18	0,29	0,11	0,18	16	0,0433 21699	1,5	22,5	1	10
Fluvoxamin	m/w	Mu	nein	o	24	1	117,6	48,42	0,35	0,86	0,26	0,62	24	0,0288 81133	1,5	22,5	60	230
Gabapentin	m/w	Mu	nein	o	24	0,6	10,8	3,6	2,31	6,94	0,51	1,53	6	0,1155 2453	1,5	22,5	2.000	20.000
Galantamin	m/w	Mu	nein	o	24	1	24	16,08	1,74	2,59	0,38	0,57	6	0,1155 2453	1,5	22,5	30	60
Haloperidol	m/w	Mu	nein	o	24	0,6	40,8	25,2	0,61	0,99	0,44	0,72	24	0,0288 81133	1,5	22,5	1	10
Haloperidol-Decanoat	m/w	Mu	nein	d	24	1	40,8	25,2	1,02	1,65	0,74	1,20	24	0,0288 81133	1,5	22,5	1	10
Imipramin	m/w	Mu	ja	o	24	0,4	61,74	47,46	0,27	0,35	0,14	0,18	12	0,0577 62265	1,5	22,5	175	300
Lacosamid	m/w	Mu	nein	o	24	1	2,65	1,34	15,72	31,09	8,40	16,61	13	0,0533 19014	1,5	22,5	1.000	10.000
Lamotrigin	m/w	Mu	nein	o	24	1	2,94	1,32	14,17	31,57	7,95	17,71	14	0,0495 10513	1,5	22,5	800	5.800
Lamotrigin	m/w	Mu	nein		24	1	2,94	1,32	14,17	31,57	7,95	17,71	14	0,0495 10513	1,5	22,5	3.000	14.000
Levetiracetam	m/w	Mu	nein	o	24	1	4,32	3,12	9,65	13,35	2,72	3,77	7	0,0990 21026	1,5	22,5	10.000	40.000
Levodopa	m/w	Mu	nein	o	24	0,8	46,35	37,35	0,72	0,89	0,00	0,00	1,5	0,4620 9812	1,5	22,5	bei peripherer Hemmung der Dopa-Decarboxylase. Ein therapeutischer Referenzbereich ist für Levodopa in der Literatur bislang nicht belegt	
Levomepromazin	m/w	Mu	nein	o	24	0,5	284,22	54,78	0,07	0,38	0,06	0,29	28	0,0247 55256	1,5	22,5	30	160

Tab. 1.7.3 (fortgesetzt)

Wirkstoff	m/w	Muttersubstanz (Mu) Metabolit (Me) Prodrug (Pr)	Metabolit ist als eigene Substanz im Handel	oral (o) Depot (d)	Dosierintervall [h]	Bioverfügbarkeit (F)	totale Clearance $Cl_t + SD$ [l/h]	totale Clearance $Cl_t - SD$ [l/h]	dosisbezogener Referenzbereich (DBR)				Eliminationshalbwertszeit $t_{1/2}$ [h]	Eliminationskonstante ke [ln2/ $t_{1/2}$]	Zeit bis zur maximalen Blutkonzentration T_{max} [h]	Zeit zwischen T_{max} und Blutabnahme Δt [h]	therapeutischer Referenzbereich (TRR)	
									Faktor$_{av}$ untere Grenze	Faktor$_{av}$ obere Grenze	Faktor$_{min}$ untere Grenze	Faktor$_{min}$ obere Grenze					untere Grenze	obere Grenze
Lithium	m/w	Mu	nein	o	24	1	2,4	0,6	17,36	69,44	12,57	50,27	24	0,0288 81133	1,5	22,5	4.000	8.000
Lorazepam	m/w	Mu	nein	o	24	0,8	6,54	2,16	5,10	15,43	2,86	8,66	14	0,0495 10513	1,5	22,5	10	15
Maprotilin	m/w	Mu	nein	o	24	0,8	104,82	30,18	0,32	1,10	0,26	0,91	39	0,0177 73005	1,5	22,5	75	130
Melperon	m/w	Mu	nein	o	24	0,6	173,88	89,04	0,14	0,28	0,02	0,04	5	0,1386 29436	1,5	22,5	30	100
Memantin	m/w	Mu	nein	o	24	1	11,901	5,555	3,50	7,50	3,12	6,68	64	0,0108 30425	1,5	22,5	90	150
Methadon	m/w	Mu	nein	o	24	0,95	8,88	4,5	4,46	8,80	3,56	7,03	34	0,0203 86682	1,5	22,5	400	600
Methylphenidat	m/w	Mu	nein	o	24	5,28	120,32	49,28	1,83	4,46	0,06	0,14	3	0,2310 4906	1,5	22,5	10	16
Mirtazapin	m/w	Mu	nein	o	24	0,5	56,7	27,3	0,37	0,76	0,29	0,61	33	0,0210 0446	1,5	22,5	30	80
Nortriptylin	M/w	Me	ja	o	24	0,5	67,02	18	0,31	1,16	0,24	0,90	31	0,0223 59586	1,5	22,5	70	170
O-Desmethylvenlafaxin	m/w	Me	nein	o	24	1	37,08	18,9	1,12	2,20	0,53	1,04	11	0,0630 1338	1,5	22,5	100	400

Olanzapin	m/w	Mu	nein	o	24	0,8	38,22	13,98	0,87	2,38	0,69	1,89	33	0,02100446	1,5	22,5	20	80
Olanzapinpamoat	m/w	Mu	nein	d	24	1	38,2	14	1,09	2,98	0,87	2,36	33	0,02100446	1,5	22,5	20	80
Oxazepam	m	Me	ja	o	24	0,8	10,02	2,16	3,33	15,43	2,25	10,42	20	0,034657359	1,5	22,5	200	1.500
Oxazepam	w	Me	ja	o	24	0,8	6,54	1,74	5,10	19,16	3,44	12,94	20	0,034657359	1,5	22,5	200	1.500
Oxcarbazepin	M/w	Mu	nein	o	24	1	303,78	102,24	0,14	0,41	0,00	0,00	2	0,34657359	1,5	22,5	10.000	35.000
Paliperidon p.o.	m/w	Me	ja	o	24	0,3	5,88	1,86	2,13	6,72	1,44	4,54	20	0,034657359	1,5	22,5	20	60
Paliperidonpalmitat	m/w	Me	ja	d	24	1	5,87	1,85	7,10	22,52	4,79	15,21	20	0,034657359	1,5	22,5	20	60
Paroxetin	m/w	Mu	nein	o	24	1	651,36	93,66	0,06	0,44	0,04	0,29	19	0,036481431	1,5	22,5	30	120
Perampanel	m/w	Mu	nein	o	24	1	0,66	0,56	63,13	74,40	58,84	69,35	105	0,006601402	1,5	22,5	180	980
Perphenazin	m/w	Mu	nein	o	24	0,4	153,66	60,54	0,11	0,28	0,05	0,12	10	0,069314718	1,5	22,5	0	2
Pregabalin	m/w	Mu	nein	o	24	0,9	5,06665	3,61655	7,40	10,37	1,63	2,28	6	0,11552453	1,5	22,5	2.000	5.000
Primidon	m/w	Mu	nein	o	24	1	2,82	1,8	14,78	23,15	9,98	15,63	20	0,034657359	1,5	22,5	5.000	10.000
Quetiapin	m/w	Mu	nein	o	24	1	145,26	68,76	0,29	0,61	0,10	0,20	8	0,086643398	1,5	22,5	100	500
Risperidon Mikrospheren	m/w	Mu	nein	d	24	1	10,26	5,46	4,06	7,63	0,12	0,23	3	0,23104906	1,5	22,5	20	60
Risperidon p.o.	m/w	Mu	nein	o	24	0,7	10,26	5,46	2,84	5,34	0,09	0,16	3	0,23104906	1,5	22,5	20	60
Rivaroxaban	m/w	Mu	nein	o	24	1	8,573	6,447	4,86	6,46	1,37	1,82	7	0,099021026	1,5	22,5	39	193
Rivastigmin	m/w	Mu	nein	o	24	0,5	3,84	1,74	5,43	11,97	0,02	0,04	2	0,34657359	1,5	22,5	5	13

Tab. 1.7.3 (fortgesetzt)

Wirkstoff	m/w	Muttersubstanz (Mu) Metabolit (Me) Prodrug (Pr)	Metabolit ist als eigene Substanz im Handel	oral (o) Depot (d)	Dosierintervall [h]	Bioverfügbarkeit (F)	totale Clearance Cl_t + SD [l/h]	totale Clearance Cl_t – SD [l/h]	dosisbezogener Referenzbereich (DBR) Faktor$_{av}$ untere Grenze	Faktor$_{av}$ obere Grenze	Faktor$_{min}$ untere Grenze	Faktor$_{min}$ obere Grenze	Eliminationshalbwertszeit $t_{1/2}$ [h]	Eliminationskonstante ke [ln2/$t_{1/2}$]	Zeit bis zur maximalen Blutkonzentration T_{max} [h]	Zeit zwischen T_{max} und Blutabnahme Δt [h]	therapeutischer Referenzbereich (TRR) untere Grenze	obere Grenze
Rufinamid	m/w	Mu	nein	o	24	0,85	5,2	5,19	6,81	6,82	2,30	2,31	8	0,0866 43398	1,5	22,5	5000	30.000
Sertindol	m/w	Mu	nein	o	24	1	36	7,98	1,16	5,22	1,05	4,72	73	0,0094 95167	1,5	22,5	50	100
Sertralin	m	Mu	nein	o	24	1	132,78	78,78	0,31	0,53	0,23	0,39	26	0,0266 59507	1,5	22,5	10	150
Sertralin	w	Mu	nein	o	24	1	141,42	47,58	0,29	0,88	0,22	0,65	26	0,0266 59507	1,5	22,5	10	150
Sulpirid	m/w	Mu	nein	o	24	0,4	29,94	19,986	0,56	0,83	0,19	0,28	8	0,0866 43398	1,5	22,5	200	1.000
Theophyllin	m/w	Mu	nein	o	24	1	4,032	1,932	10,33	21,57	3,50	7,30	8	0,0866 43398	1,5	22,5	8.000	15.000
Topiramat	m/w	Mu	nein	o	24	1	1,86	1,26	22,40	33,07	15,43	22,78	21	0,0330 07009	1,5	22,5	2.000	8.000
Trazodon	m/w	Mu	nein	o	24	1	6,18	4,38	6,74	9,51	1,90	2,69	7	0,0990 21026	1,5	22,5	700	1.000
Triazolam	m/w	Mu	nein	o	24	0,9	35,04	19,56	1,07	1,92	0,03	0,06	3	0,2310 4906	1,5	22,5	2	20
Trimipramin	m/w	Mu	nein	o	24	0,4	72,9	53,88	0,23	0,31	0,17	0,22	24	0,0288 81133	1,5	22,5	150	300
Valproinsäure	m/w	Mu	nein	o	24	1	0,588	0,27	70,86	154,32	39,75	86,58	14	0,0495 10513	1,5	22,5	50.000	100.000

Venlafaxin	m/w	Mu	nein	o	24	1	92,4	44,82	0,45	0,93	0,07	0,14	5	0,1386 29436	1,5	22,5	100	400
Ziprasidon	m/w	Mu	nein	o	24	0,6	23,82	18,18	1,05	1,38	0,30	0,39	7	0,0990 21026	1,5	22,5	50	200
Zolpidem	m/w	Mu	nein	o	24	0,67	21,84	15,96	1,28	1,75	0,00	0,01	2	0,3465 7359	1,5	22,5	80	150
Zonisamid	m/w	Mu	nein	o	24	1	0,71	0,69	58,69	60,39	51,82	53,32	60	0,0115 52453	1,5	22,5	10.000	40.000
Zopiclon	m/w	Mu	nein	o	24	1	52,98	15	0,79	2,78	0,07	0,24	4	0,1732 86795	1,5	22,5	10	50
Zuclopenthixol	m/w	Mu	nein	o	24	0,4	138	52,02	0,12	0,32	0,08	0,21	18	0,0385 08177	1,5	22,5	4	50
Zuclopenthixoldecanoat	m/w	Mu	nein	d	24	1	60	43,2	0,69	0,96	0,45	0,62	18	0,0385 08177	1,5	22,5	4	50

und wenn die gesamte Tageserhaltungsdosis morgens, d. h. 24 h vor der Blutabnahme, eingenommen wird. Im Gegensatz zu c_{min} ist c_{av} jedoch unabhängig davon, ob die Tageserhaltungsdosis D_e/24 h als Einzeldosis oder aufgeteilt auf mehrere Teildosen angewendet wird, abhängig davon, ob diese Teildosen gleich groß oder unterschiedlich sind, gleichmäßig oder ungleichmäßig über den Tag verteilt werden, womöglich die größere Teildosis sogar abends verabreicht wird und ob der Wirkstoff aus dem Applikationsmedium schnell oder verzögert freigesetzt wird.

Die in der Tabelle angegebenen Faktoren für die auf Basis von c_{min} berechneten dosisbezogenen Referenzbereiche gelten nur für die Anwendung von Wirkstoffen in unretardierten Arzneiformen, wenn die gesamte Tageserhaltungsdosis als Einmaldosis morgens, d. h. 24 h vor der Blutabnahme, eingenommen wird. Zur Berechnung von c_{min} bei Aufteilung der Tagesdosis in mehrere Teildosen ist das Dosierintervall entsprechend zu verändern, bei Anwendung retardierter Präparate Tmax. Ist die Tageserhaltungsdosis D_e/24 h in ungleich große und/oder ungleichmäßig über den Tag verteilte Teildosen aufgeteilt, läßt sich c_{min} mit den der Tabelle zugrunde gelegten Formeln nicht berechnen.

Der klinisch-pharmakologische Befunder sollte Wirkstoffkonzentrationen innerhalb von 30 % über bzw. unterhalb der beiden Referenzbereiche (definiert als „geringfügig“ oder „nur etwas“ über- bzw. unterschritten) sorgfältig auf klinische Relevanz prüfen, bevor er oder sie eine pharmakologische Beurteilung äußert.

Wie findet man den therapeutischen Referenzbereich?

Sebastian Böhr und Ekkehard Haen

Phase-III-Studien, die zum Wirksamkeitsnachweis durchgeführt werden, bieten eigentlich perfekte Voraussetzungen, um therapeutische Referenzbereiche zu etablieren: Ausreichend große Studienpopulationen mit mehreren Hunderten bis Tausenden von Patienten und Testung auf klinische Wirksamkeit. Leider werden in diesen Studien jedoch nur im seltenen Fall Messungen der Wirkstoffkonzentration durchgeführt. Grundsätzlich lassen sich Studienpopulationen in drei Gruppen aufteilen: Non-Responder, Placebo-Responder und Responder. Non-Responder und Placebo-Responder zeigen keine Konzentration-Wirkungsbeziehung, da diese entweder auf keine Konzentration ansprechen oder auf jede gleichermaßen (Abb. 1.7.7). Nur bei Respondern zeigt sich eine Korrelation zwischen klinischer Wirkung und Konzentration. Deshalb dürfen auch nur Responder in solche Auswertungen eingeschlossen werden, um Verzerrungen zu vermeiden. Diese sogenannte „rule of thirds“ oder „Drittelregel“ belegte Preskorn an Antidepressiva [21].

Im Folgenden sollen verschiedene Möglichkeiten aufgezeigt werden, wie therapeutische Bereiche ermittelt werden können.

Wirkstoffkonzentrationen unter zugelassenen Dosierungen: Da die Bestimmung des therapeutischen Referenzbereiches bislang nicht zum Katalog der Phase-III-Zulassungsstudien gehört, wurden die meisten heute zur Verfügung ste-

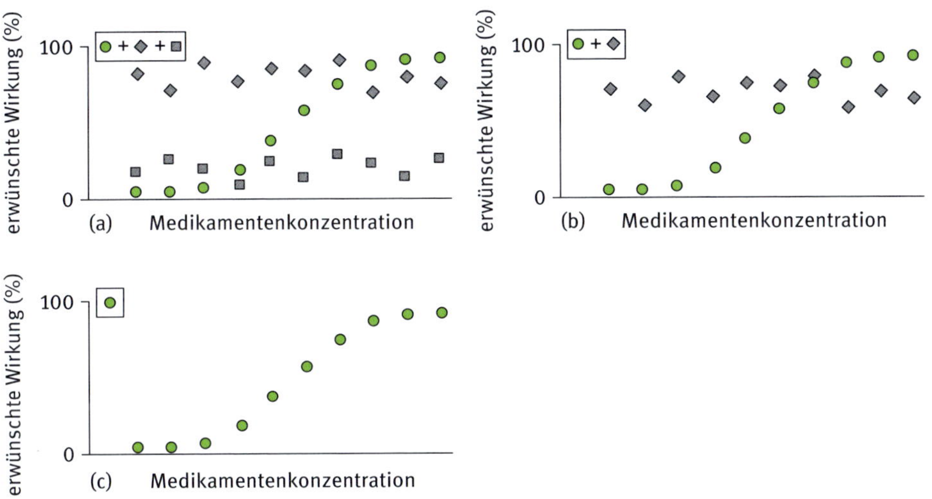

Abb. 1.7.7: Vermeintliches Fehlen einer Korrelation zwischen Wirkstoffkonzentration und klinischem Effekt. Werden in einer Studienauswertung die Konzentrations-/Wirkungsbeziehungen von allen Teilnehmern dargestellt, so läßt die Grafik keine Korrelation zwischen Wirkstoffkonzentration und klinischem Effekt erkennen (a). Nimmt man dagegen zunächst die Non-Responder (b) und schließlich auch noch die Placebo-Responder aus der Grafik heraus, so ergibt sich für die Responder eine typische Konzentrations-/Wirkungsbeziehung (c).

Rechtecke: Wirkstoffkonzentrationen von Patienten, die nicht auf den Wirkstoff ansprechen (engl. „non-responder"); Rauten: Wirkstoffkonzentrationen von Patienten, die auch auf die Placebo-Kontrolle ansprechen (engl. „placebo-responder"); Kreise: Wirkstoffkonzentrationen von Patienten, die auf den Wirkstoff ansprechen (engl. „responder"). Nach [21].

henden „therapeutischen Referenzbereiche" erst nach der arzneimittelrechtlichen Zulassung des Wirkstoffes durch Messung der Konzentrationen in einer im Vergleich zu einer klinischen Phase-III-Studie sehr kleinen Anwendungsbeobachtung an 20–50 Patienten ermittelt, die mit den zugelassenen Dosierungen behandelt wurden. Das ist zwar besser als gar nichts, dieser Ansatz beinhaltet aber ohne Erhebung eines klinischen Wirksamkeitsparameters nach wie vor gewissermaßen in einem Zirkelschluss das Grundproblem der Übertragung des Ergebnisses einer Phase-III-Studie über die Wirksamkeit einer Populationsdosis auf den individuellen Patienten (vgl. Kapitel 1.7). Gleiches gilt für die Berechnung des therapeutischen Referenzbereiches als c_{av} nach Gleichung 1.12 für die zugelassenen Dosierungen (sog. ATEC, nach dem englischen „assumed therapeutically effective concentrations" [22]).

Extrapolation aus der Rezeptorbesetzung: Vor allem bei den Antipsychotika haben sich Studien, bei denen die Korrelation von Rezeptorbesetzung im Gehirn mit der Wirkstoffkonzentration gezeigt wird, zur Findung des therapeutischen Referenzbereiches etabliert [23]. Hierbei wird Positronen-Emissions-Tomographie (PET) genutzt, um z. B. die Rezeptorbesetzung im Gehirn bei unterschiedlichen Konzentrationen graphisch darzustellen. Normalerweise wird hier das Blut kurz vor der

Durchführung des PET-Scans entnommen und separat die Konzentration bestimmt. Aus bereits etablierten Daten z. B. Ausmaß der D_2-Rezeptorblockade bei Eintreten einer antipsychotischen Wirkung oder Plateaubildung (engl. *ceiling*) der Kurven (Rezeptorbesetzung nimmt bei weiterer Steigung der Konzentration nicht mehr zu) lassen sich dann obere und untere Grenzen des wirksamen Bereiches definieren. Notwendig für solche Untersuchungen sind jedoch Kenntnisse über das genaue Target und den Mechanismus des Wirkstoffes (z. B. Dopaminhypothese bei Antipsychotika).

***Fixed-dose*-Studien:** Eine weitere Möglichkeit bieten Studien mit fester Dosierung (engl. *fixed-dose*-Studien). Hier wird das Patientenkollektiv auf eine fixe Dosis eingestellt und über die Studiendauer Konzentrationsbestimmungen durchgeführt. Lediglich die Konzentrationen der Responder werden in die Auswertung eingeschlossen. Anschließend wird eine *Receiver-Operating-Characteristic* Analyse (ROC-Analyse) durchgeführt, durch deren Auswertung eine Grenze ermittelt werden kann, welche Konzentration erreicht werden sollte, damit beim Patienten eine klinische Besserung eintritt [24,25]. Die ROC-Analyse ist eine statistische Methode zur Überprüfung von Sensitivität und Spezifität von Labortests. Problematisch ist bei solchen Studien die große individuelle Schwankung der Wirkstoffkonzentration, so dass es auch möglich ist, dass sich Responder unterhalb dieses Grenzwertes finden lassen, die somit nicht berücksichtigt werden.

Prospektive Studien mit Einstellung auf Serumkonzentrationen: Den aktuellen Goldstandard bieten sicherlich prospektive Studien, bei denen die Patienten auf feste Konzentrationen bzw. Konzentrationsbereiche anstatt auf Dosen eingestellt werden. Während der Studiendauer wird die Konzentration regelmäßig kontrolliert, um eventuelle Dosisanpassungen in Bezug auf die gewünschte Konzentration vorzunehmen. Anschließend werden die unterschiedlichen Gruppen untereinander verglichen, um zu erschließen, bei welchen Konzentrationen der größtmögliche Nutzen besteht [26].

Retrospektive Datenbankauswertung: Oftmals fehlen jedoch prospektive Studien, mit denen sich ein therapeutischer Referenzbereich bestimmen läßt. In diesem Fall kann auf die Auswertung von Datenbanken, in denen Konzentrationen von Patienten hinterlegt sind, zurückgegriffen werden. Notwendig ist neben der Angabe der Konzentration auch ein klinischer Parameter, der den klinischen Zustand des Patienten beschreibt, damit nur Responder in die Auswertung eingeschlossen werden. Aus dem Mittelwert aller Wirkstoffkonzentrationen ± 1 Standardabweichung wird ein therapeutischer Referenzbereich abgeschätzt [27].

1.7.7.4 Die 9-Felder-Tafel der Wirkstoffkonzentrationsbestimmung

Ekkehard Haen

Bei Betrachtung der Abbildung 1.7.5 fällt sofort auf, dass beide Referenzbereiche zusammen 9 unterschiedliche Möglichkeiten für die Beurteilung einer Wirkstoffkonzentration eröffnen. Sie können in einer 9-Felder-Tafel veranschaulicht werden

Dosis-bezogener Referenzbereich	Therapeutischer Referenzbereich: zu niedrig	passend	zu hoch
zu niedrig	A1	B1	C1
passend	A2	B2	C2
zu hoch	A3	B3	C3

(a)

Dosis-bezogener Referenzbereich	Therapeutischer Referenzbereich: zu niedrig / passend / zu hoch
zu niedrig	Enzyminduktion schnelle Metabolisierer
passend	„Normpatient“
zu hoch	Enzymhemmung langsame Metabolisierer

(b)

Dosis-bezogener Referenzbereich	Therapeutischer Referenzbereich: zu niedrig / passend / zu hoch
zu niedrig	steile Dosisanpassung möglich
passend	nach Klinik/TDM Dosis anpassen
zu hoch	bitte nur flache Dosisanpassung !

(c)

Abb. 1.7.8: (a–c) Die 9-Feldertafel der Wirkstoffkonzentrationsbestimmung.

(Abb. 1.7.8a), deren Spalten die drei Möglichkeiten (zu niedrig, passend, zu hoch) enthalten, die eine Wirkstoffkonzentration in Relation zum therapeutischen Referenzbereich einnehmen kann; in den Zeilen werden die drei Möglichkeiten in Relation zum dosisbezogenen Referenzbereich aufgetragen. Man sieht auf einen Blick, wie die gemessene Wirkstoffkonzentration zu beurteilen ist. Daraus ergeben sich die folgenden klinischen Konsequenzen:

- In Zeile 2 finden sich die Wirkstoffkonzentrationen der „Normalpatienten“ (Abb. 1.7.8b), bei denen die Dosis je nach klinischem Bild gesteigert oder abgesenkt werden kann (Abb. 1.7.8c).
- In Zeile 1 finden sich die Wirkstoffkonzentrationen der genetisch bedingten schnellen Metabolisierer, der Patienten, bei denen es durch eine Interaktion mit Xenobiotika zu einer Enzyminduktion gekommen ist, und der Patienten, die ihre Medikation nicht wie verordnet einnehmen (partielle oder vollständige

Non-Compliance, [10])(Abb. 1.7.8b). Hier kann die Dosis in großen Schritten gesteigert oder abgesenkt werden (Abb. 17.8c). Es sollte allerdings je nach der Ursache immer überlegt werden, ob die medikamentöse Therapie nicht besser auf einen anderen Wirkstoff umgestellt werden sollte:
  - Es ist nicht sicher, ob mit den prinzipiell möglichen höheren Dosen die Beschleunigung des Stoffwechsels wirklich überwunden werden kann;
  - bei Complianceproblemen wird durch Dosiserhöhung nur das Risiko der Medikation, nicht aber deren Erfolgschancen erhöht: Wenn ein Patient niedrige Dosen nicht einnimmt, wird er auch höhere Dosen nicht einnehmen; nimmt er sie dann aber plötzlich doch einmal, kann das für ihn gefährlich werden. Dies wird im Freitext des klinisch-pharmakologischen Befunds erörtert.
- In Zeile 3 finden sich die Wirkstoffkonzentrationen der genetisch bedingten langsamen Metabolisierer und der Patienten, bei denen es durch eine Interaktion mit Xenobiotika zu einer Enzymhemmung gekommen ist (Abb. 1.7.8b). Hier muss die Dosis sehr vorsichtig, d. h. nur in kleinen Schritten gesteigert oder abgesenkt werden (Abb. 1.7.8c). Für den klinisch-pharmakologischen Befund sehr wichtig sind die Konzentrationen im Feld A3 (therapeutisch zu niedrig, dosisbezogen zu hoch), weil hier bereits bei klinisch unwirksamen, also für den Patienten völlig unproblematischen Konzentrationen ein die Arzneimittelsicherheit bei diesem Patienten betreffendes, individuelles Problem erkannt werden kann. Hier kann durch richtigen Einsatz der Wirkstoffkonzentrationsbestimmung das Auftreten von UAW überhaupt verhindert werden.

Auf den ersten Blick entsteht der Eindruck als sei der Patient, dessen Wirkstoffkonzentration sowohl im therapeutischen als auch in dosisabhängigen Referenzbereich liegt, optimal auf seine Arzneimitteltherapie eingestellt ist. Wie Abbildung 1.7.9 am Beispiel einer Konzentration des Antidepressivums Amitriptylin zeigt, täuscht jedoch dieser Eindruck. In der Stoffwechselwegetabelle der verschriebenen und konsumierten Xenobiotika (vgl. Kapitel 1.6.2) ist mit den Inhaltsstoffen des Tabakrauches ein potenter Stoffwechsel-Induktor enthalten, gleichzeitig aber auch 16 (!) Hemmeffekte, die diesen Induktionseffekt ausgleichen. Die gemessene Amitriptylinkonzentration liegt also nur „zufällig" im dosisbezogenen Referenzbereich. Im Augenblick ist das ohne klinische Relevanz, da die Amitriptylinkonzentration ja im therapeutischen Referenzbereich liegt. Wenn aber nur an einer Schraube dieser Polymedikation gedreht wird, z. B. weil die Patientin im gezeigten Beispiel wegen eines grippalen Infektes ihr Rauchen reduziert oder vorübergehend unterbricht, dann bricht das ganze Kartenhaus in sich zusammen, was für sie wegen der plötzlich nach oben schießenden Wirkstoffkonzentrationen auch tödlich enden kann. Eigentlich sollte allein der Blick auf die Stoffwechselwegetabelle den behandelnden Arzt nachdenklich werden lassen, weil er gar nicht mehr überblicken kann, was hier im Körper seines Patientin wirklich vor sich geht, was mit was interagiert. So sollte er langsam zu überlegen beginnen, welche Ver-

Laborbefund - Amitriptylin **Probe Nr.: 37495**

Gesamtwert: 167 ng/ml Amitriptylin: 125 ng/ml Metaboliten: 42 ng/ml

Dosisbezogener Referenzbereich für eine Tagesdosis von 75 mg: 93-218 ng/ml

Therapeutischer Referenzbereich: 80-200 ng/ml

Dosisbezogener Referenzbereich \ Therapeutischer Referenzbereich	zu niedrig	passend	zu hoch
zu niedrig			
passend		X	
zu hoch			

Stoffwechselwege der Medikation des Patienten

Wirkstoff	Niere	CYP 1A2	CYP 2A6	CYP 2B6	CYP 2C8	CYP 2C9	CYP 2C19	CYP 2D6	CYP 2E1	CYP 3A4/5/6	UGT 1A4	Pgp	pNAT
Amitriptylin		**X H**		**X**	**X H**	**X H**	**X H**	**X H**	**X H**	**X**			
Allopurinol	X												
Biperiden								X H					
Bisoprolol								X		X			
Bupropion		X	X	X	X	X		X H	X	X			
Fenofibrat										X			
Ibuprofen					X H	X H	X						
Koffein		X H			X	X		X	X	X			X
Lactulose													
Lisinopril													
Lorazepam											X		
Macrogol													
Melperon								X H					
Metformin	X												
Nifedipin		X H			X H	X H		X H		X H		X H	
Olanzapin		X H			X	X H	X H	X H		X H			
Tabak		X I								X I			

X: Substrat, H: Hemmung, I: Induktion

Klinisch-Pharmakologischer Befund

Bei einer Tagesdosis von 75 mg Amitriptylin würden wir eine Wirkstoffkonzentration der Muttersubstanz Amitriptylin zwischen 70 und 131 ng/ml und des aktiven Metaboliten Nortriptylin zwischen 23 und 87 ng/ml, in Summe also zwischen 93 und 218 ng/ml erwarten. Amitriptylin hat mit Biperiden, Bisoprolol, Bupropion, Fenofibrat, Ibuprofen, Koffein, Melperon, Nifedipin, Olanzapin und Tabak gemeinsame Stoffwechselwege

Befundung durch Nagia Ben Omar, Nähere Infos: Tel.: 0941/944-8988 oder Fax.: 0941/944-8998. Die Informationen und Empfehlungen dieses Befundes setzen Vollständigkeit und Richtigkeit der vom Einsender gemachten Angaben voraus. Die dem Befund zu Grunde liegenden pharmakologischen Datenbanken wurden nach bestem Wissen aus der Fachliteratur zusammengestellt, sie werden regelmäßig überprüft, aktualisiert und elektronisch verarbeitet. Dennoch können Irrtümer nicht völlig ausgeschlossen werden. Besonders vor therapierelevanten Entscheidungen sollte der Benutzer stets selbst noch einmal überdenken, ob die Informationen dem aktuellen Erkenntnisstand entsprechen und die Empfehlungen zum klinischen Bild des Patienten passen.

Abb. 1.7.9: Nur zufällig zu beiden Referenzbereichen passende Amitriptylinkonzentration: 1 induzierender Effekt überlagert sich mit 16 hemmenden Effekten.

schreibung eines der Medikamente am ehesten gestoppt werden kann. Im klinisch-pharmakologischen Fachbefund können hierzu Empfehlungen gegeben werden. Änderungen sollten außer in Notfällen nicht abrupt, sondern nur schleichend vorgenommen werden.

1.7.7.5 Die Xenobiotika-Stoffwechselwegetabelle

Ekkehard Haen

Im Internet finden sich an verschiedenen Stellen Informationen über die Stoffwechselwege von Xenobiotika. In der Regel sind sie nach den einzelnen Stoffwechselenzymen gegliedert, und listen die Wirkstoffe auf, die Substrate dieser Stoffwechselwege sind. Den Arzt am Krankenbett interessiert aber umgekehrt, über welche Stoffwechselwege die von ihm verordneten Medikamente aus dem Körper seines Patienten eliminiert werden. So haben wir aus den 2006/2007 verfügbaren Quellen [11,12] diese Informationen alphabetisch nach den Wirkstoffen sortiert zusammengestellt (Kapitel 1.6.4). Der klinisch-pharmakologische TDM-Befund enthält aus dieser Xenobiotika Stoffwechselwegetabelle die Zeilen für die auf dem Anforderungsbogen angegebene Komedikation, die Genuss- und Nahrungsmittel (Abb. 1.7.6).

1.7.7.6 Einsicht in Vorbefunde

Ekkehard Haen

Sehr interessante Informationen liefert auch der Blick in die Vorbefunde des Patienten (Abb. 1.7.10). Die Kasuistik 1.2 (Kapitel 1.7) zeigte bereits ein Beispiel, wo der Vergleich mit einem Vorbefund klar erkennen ließ, daß die behandelnden Ärzte überhaupt nicht dazu bereit waren, die Ergebnisse der von ihnen selbst angeforderten Wirkstoffkonzentrationsbestimmung in die Therapie zu übernehmen. Die Kasuistik 1.4 ergänzt diese Beobachtungen nun durch ein Beispiel für die fehlende Bereitschaft auf Seite des Patienten, das Seine zu einer erfolgreichen Arzneimitteltherapie beizutragen, was im Ärztedeutsch gerne als „mangelnde Compliance", „Non-Compliance" oder in jüngerer Zeit auch als „mangelnde Adhärenz" bezeichnet wird. Auch in diesem Fall wurde ein sehr großer Finanzbetrag der Sozialversichertengemeinschaft schlicht zum Fenster hinaus, oder in diesem Fall wahrscheinlich besser: in den Mülleimer geworfen.

Kasuistik 1.4: Non-Compliance.
Bei einer Patientin, die unter schweren Depressionen litt, wurden im Verlauf von fast 6 Jahren 19 Bestimmungen der Konzentration des selektiven Serotonin-Wiederaufnahmehemmers Escitalopram vorgenommen. Die ersten beiden und die letzten drei Wirkstoffkonzentrationen lagen sowohl im therapeutischen als auch im dosisbezogenen Referenzbereich. Die anderen 14 Escitalopram-Konzentrationen dazwischen lagen unter dem therapeutischen Referenzbereich, es mussten also keine unerwünschten Wirkungen befürchtet, es konnten aber auch keine erwünschten Wirkungen erwartet werden. Diese 14 Konzentrationen erreichten auch den dosisbezogenen Referenzbereich nicht. Hinweise auf eine Induktion des Arzneimittelstoffwechsels auf Grund einer Interaktion mit anderen Arzneimitteln konnten als Ursache hierfür in der Komedikation nicht gefunden werden. Als Ausschlussdiagnose bleiben eine mangelnde Compliance der Patientin (sie nimmt ihre Medikamente nicht ein) oder ein beschleunigter Metabolismus auf Grund eines Genpolymorphismus (schneller Metabolisierer) übrig. Wäre die Patientin tatsächlich eine genetisch bedingte schnelle Metabolisiererin, dann wären auch die ersten beiden und

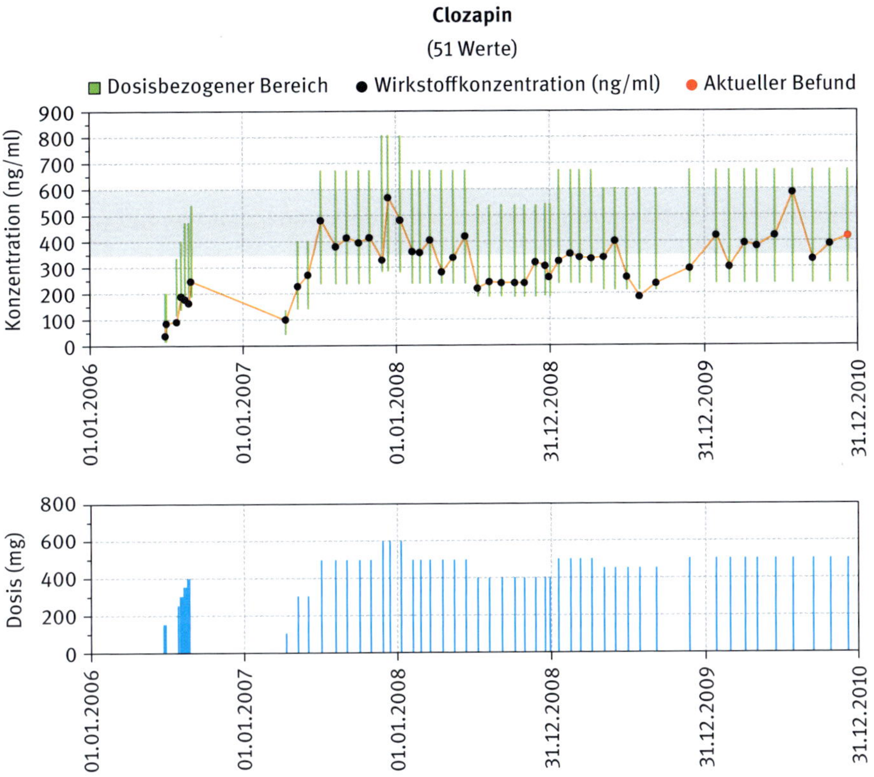

Abb. 1.7.10: Historie der Wirkstoffkonzentrationsbestimmungen eines Patienten.

die letzten drei gemessenen Konzentrationen unterhalb des dosisbezogenen Referenzbereiches gelegen, da sich eine genetische Normvariante immer auf die Geschwindigkeit des Arzneimittelmetabolismus auswirken muss. Durch Ausschlussdiagnose unter Berücksichtigung bereits erfolgter Konzentrationsbestimmungen wurde also eindeutig nachgewiesen, dass die Patientin fast sechs Jahre lang nie die ihr verordneten Medikamente eingenommen hatte. Da es sich um das teure, seinerzeit noch patentgeschützte Escitalopram Präparat gehandelt hatte, musste die Versichertengemeinschaft sehr viel Geld für eine Medikation aufwenden, die erkennbar nie wirksam werden konnte.

1.7.7.7 Die klinisch-pharmakologische Interpretation

Ekkehard Haen

Die so zusammengestellten patientenbezogenen und pharmakologischen Daten werden in einem frei formulierten Text zusammengefasst und hinsichtlich der Zusammenhänge klinisch-pharmakologisch interpretiert. So erhält der anfordernde Arzt alle in der bestimmten Wirkstoffkonzentration enthaltenen Informationen über den individuellen Patienten und seine Arzneimittelverordnungen. Unter Berücksichtigung des klinischen Zustandes leitet der Befunder eine klinisch-pharmakologische Empfehlung ab, ob die Dosis des bestimmten Medikamentes erhöht, gesenkt oder unverändert fortgeführt oder ob die Komedikation verändert werden soll. An dieser Stelle wird im Bedarfsfall auch eine angegebene UAW auf ihren Kausalzusammenhang mit der Medikation bewertet und andere arzneimitteltherapeutisch relevante Fragen des Anfordernden beantwortet, etwa nach Vorsichtsmaßnahmen bei QT-Verlängerung oder nach der Hepatotoxizität von Alternativpräparaten oder Ähnliches.

Wichtig ist uns, dass klinisch-pharmakologische TDM-Befunde, die unser Labor verlassen, nur Empfehlungen, keinesfalls Handlungsanweisungen sind: Der behandelnde Arzt vor Ort entscheidet in jedem Fall, wie die Arzneimitteltherapie seines Patienten gestaltet und ggf. geändert wird.

1.7.8 Die internetbasierte Plattform „KONBEST“ zur klinisch-pharmakologischen Befundung von Wirkstoffkonzentrationen

Ekkehard Haen

Der beschriebene klinisch-pharmakologische TDM-Befund zu Wirkstoffkonzentrationen ist eine fachärztliche Leistung so wie der radiologische Befund eines Röntgenbildes, der pneumologische Befund einer Lungenfunktion oder Ähnliches. Es kann unmöglich erwartet werden, dass selbst sehr gut ausgebildete Ärzte alle Informationen über Medikamente, und wie diese zu individuellen Besonderheiten ihrer Patienten mit Diagnosen aller Fachrichtungen passen, ab ihrem Staatsexamen im Kopf haben. In der Klinischen Pharmakologie am Lehrstuhl mit Poliklinik für Psychiatrie und Psychotherapie und am Lehrstuhl für Pharmakologie und Toxikologie der Universität Regensburg nutzen wir hierfür die modernen Möglichkeiten der Informationstechnologie: Die internetbasierte Plattform „KONBEST“ zur klinisch-pharmakologischen Befundung von Wirkstoffkonzentrationen in Körperflüssigkeiten wurde in den Jahren 2006–2010 in unserem Labor in Zusammenarbeit mit dem Lehrstuhl für Informationswissenschaften der Universität Regensburg (Lehrstuhlinhaber Prof. Dr. phil. Rainer Hammwöhner) im Rahmen einer Dissertation (Anton Köstlbacher) entwickelt [13,14]. Sie wird heute von unserer Arbeitsgruppe genutzt, um Wirkstoffkonzentrationen aus Kliniken in ganz Deutschland klinisch-pharmakologisch zu befunden.

KONBEST wurde entlang der Arbeitsabläufe bei der Bestimmung von Wirkstoffkonzentrationen im Labor unserer klinisch-pharmakologischen Arbeitsgruppe programmiert. KONBEST sortiert die zur Medikation eines individuellen Patienten gehörenden pharmakologischen Daten und Kenngrößen der Arzneimittel und präsentiert sie zusammen mit den individuellen Patientendaten. Aus diesen vorsortierten Daten erstellen Klinische Pharmakologen bzw. Klinische Pharmazeuten den klinisch-pharmakologischen Befund, der die gesamten therapierelevanten Informationen einer Wirkstoffkonzentration enthält [4]. Jeder Befund wird von seinem Befunder persönlich abgezeichnet und geht dann an den behandelnden Arzt zurück. KONBEST liefert also **keinen** automatisierten klinisch-pharmakologischen Befund zu einer Wirkstoffkonzentration, auch keine automatisierte Therapieempfehlung.

1.7.9 Die Qualität der verfügbaren Daten

Ekkehard Haen

Heute liegen uns Therapiekonzepte und eine Fülle von dazugehörenden Daten über Medikamente vor, die eine qualitativ hochwertige Leitung der Arzneimitteltherapie durch Wirkstoffkonzentrationsbestimmungen (engl. *therapeutic drug monitoring*, TDM) ermöglichen. Die modernen Entwicklungen der Informationstechnologie tragen das Ihre dazu bei, haben diese Errungenschaft wohl erst möglich gemacht.

Immer wieder hört man allerdings von Patienten, die keine erwünschte Wirkung zeigen, obwohl die Wirkstoffkonzentration im therapeutischen Referenzbereich liegt, oder von Patienten, die unter UAW leiden, obwohl die Wirkstoffkonzentration den therapeutischen Referenzbereich noch nicht überschritten hat. In allererster Linie liegt dies daran, dass es natürlich Patienten gibt, die auf einen Wirkstoff nicht ansprechen, vielleicht auch, weil das Medikament außerhalb der zugelassenen Indikation (sog. *Off-Label*-Verordnung) eingesetzt wird. Es darf auch nicht übersehen werden, dass es in der Medizin als empirischer Wissenschaft auf Grund der gegebenen statistischen Definitionen immer Patienten geben wird, die aus den Referenzbereichen herausfallen.

Darüber hinaus muss aber auch festgehalten werden, dass das Handwerkszeug, das heute für die Interpretation von Wirkstoffkonzentrationen zur Verfügung steht, noch nicht optimal ist, sondern weiter verbessert werden muss. Es gibt nur ganz wenige Wirkstoffe, für die der therapeutische Referenzbereich bis heute in einer Form bestimmt wurde, die auch nur annähernd an die hier formulierte Definition herankommt. Hierzu gehört das trizyklische Antidepressivum Amitriptylin [15], sein aktiver Metabolit Nortriptylin [16], das Antipsychotikum Clozapin [17], die Antidepressiva Imipramin und Mirtazapin [18] und der Bronchodilatator Theophyllin [19]. Hinzu kommt, dass die Bestimmung des therapeutischen Referenzbereiches durch Wirkstoffkonzentrationsbestimmungen unter Therapie mit zugelassenen Dosierungen das Grundproblem der Übertragung von Populationsstudien auf den individuellen Patienten nicht gelöst hat (vgl. Kapitel 1.7.7.3, S. 130).

Die Datenlage, die den dosisbezogenen Referenzbereich absichert, ist zwar bereits sehr gut, aber ebenfalls noch nicht optimal. Die Ermittlung der totalen Clearance Cl_t gehört bereits seit Jahrzehnten zum Aufgabenkatalog einer Phase-II-Zulassungsstudie, die Werte werden aber oft nicht als arithmetisches Mittel ± Standardabweichung veröffentlicht, sondern lediglich als Wert ohne Streumaß, gar als Circa-Wert oder als Streubreite (x_{min} – x_{max}) aus verschiedenen Studien, denen allen zusammen die statistische Aussage fehlt. In jüngster Zeit scheint sogar noch eine Tendenz zu entstehen, die Daten pharmakokinetischer Studien überhaupt nicht mehr zu veröffentlichen, sondern nur noch der Zulassungsbehörde vorzulegen. In deren Dossiers sind sie dann zwar „der Öffentlichkeit zugänglich gemacht“, aber nur noch sehr schwer und oft in schlechter Qualität zu finden. Beim dosisbezogenen Referenzbereich gibt es gute Gründe zur Hoffnung, dass das Handwerkszeug bereits in naher Zukunft deutlich besser werden wird: Aus den großen Datenbanken, die mittlerweile bei der klinisch-pharmakologischen Befundung der Wirkstoffkonzentrationen entstanden sind, können die Werte für die totale Clearance aus den Dosen und den dazu gemessenen Konzentrationen an einer großen Zahl von Patienten berechnet werden.

1.7.9.1 Stellenwert der Referenzbereiche für die klinische Praxis

Bei aller berechtigter Kritik darf diese Datenlage nicht entmutigen, Wirkstoffkonzentrationsbestimmungen generell in der Arzneimitteltherapie anzuwenden. Es überrascht immer wieder, welch genaue Aussagen trotz dieser nicht optimalen Datenlage bereits heute zu individuellen Patienten gemacht werden können, die zu erstaunlich wichtigen therapeutischen Konsequenzen führen. Vergessen werden darf dabei aber nicht, dass die heute zur Verfügung stehenden therapeutischen Referenzbereiche lediglich orientierende Konzentrationsbereiche sind, in die kein Patient hineingezwungen werden darf, d. h.

- keine Therapie von Laborwerten(!) und
- interdisziplinäre Besprechung des Messwertes zwischen Kliniker und Klinischem Pharmakologen, d. h. Notwendigkeit der Kommentierung in einem klinisch-pharmakologischen TDM-Befund.

Andererseits müssen aber auch die Arzneimittelzulassungsbehörden an ihre Verpflichtung erinnert werden, dafür zu sorgen, dass der Bevölkerung wirksame Medikamente mit einem akzeptablen Nutzen-Risiko-Verhältnis zur Verfügung stehen. Hierzu gehört auch, dass den Nutzern der Medikamente alle Daten in der geforderten wissenschaftlichen Qualität zur Verfügung stehen, so dass sie die Medikamente nach dem Stand der medizinischen Wissenschaft optimal einsetzen können. Dies zu überwachen und die Standards für die klinischen Prüfungen zu setzen ist in Deutschland Aufgabe des Bundesinstitutes für Arzneimittel und Medizinprodukte (BfArM).

1.7.10 Probleme für die Umsetzung in der kassenärztlichen Versorgung

Ekkehard Haen

Die hier vorgestellte Nutzung von Wirkstoffkonzentrationsbestimmungen zur Leitung einer Arzneimitteltherapie ist kein hypothetisches Wunschdenken. Im Rahmen der Arbeitsgruppe Therapeutisches Drug Monitoring der AGNP wird sie bereits tagtäglich praktiziert. Wir bearbeiten jährlich ca. 6.000 Proben, die uns von Kliniken und Privatpatienten erreichen. In Deutschland gibt es allerdings in der kassenärztlichen Versorgung ein bürokratisches Problem, das die Umsetzung fachgerechter Wirkstoffkonzentrationsbestimmungen in der Praxis fast unmöglich macht: Das für die Anforderung von Laborleistungen vorgesehene/vorgeschriebene Muster-10-Formular sieht ausführliche patientenbezogene Angaben nicht vor. Es ist noch nicht einmal möglich, die verordnete Dosis eines Medikamentes auf dem Formular anzugeben. Ohne diese Informationen ist aber die Erstellung eines fachlich qualifizierten klinisch-pharmakologischen Befundes nicht möglich.

1.7.11 Die Consensus-Leitlinie für Wirkstoffkonzentrationsbestimmungen

Christoph Hiemke

Von einem Verfahren für die Therapiesteuerung wird nach heutigem Stand der Medizin gefordert dass der medizinische und ökonomische Nutzen nachgewiesen ist. Idealerweise bedeutet dies, dass die Wirksamkeit des Verfahrens aufgrund mindestens einer adäquat randomisierten kontrollierten Studie nachgewiesen worden ist, d. h. dass es nach den Prinzipien der evidenzbasierten Medizin [40] sinnvoll ist, das Verfahren anzuwenden. Diese Bedingungen zu erfüllen, ist das Ziel von Zulassungsstudien für Arzneistoffe. Für TDM bedeutet dies, dass für jeden Arzneistoff, bei dem TDM indiziert erscheint, entsprechende Untersuchungen den Nutzen belegen müssen. Dies ist, wie bei vielen lange etablierten therapieunterstützenden Maßnahmen, bei Weitem nicht der Fall. Erschwerend kommt hinzu, dass im Rahmen der Zulassungsstudien von Medikamenten nicht nachgewiesen werden muss, dass es einen Zusammenhang zwischen Konzentration im Blut und klinischer Wirkung gibt. Es gibt vereinzelte Studien, die einen Nutzen von TDM untersucht und belegt haben, so z. B. für Lithium, trizyklische Antidepressiva oder einige Antipsychotika [33]. Systematische Recherchen, die die Evidenzlage für oder gegen die Anwendung von TDM aus bisherigen Untersuchungen überprüft haben, kommen so gut wie immer zu dem Schluss, dass es keine ausreichenden Daten gibt, um Nutzen oder gar Risiken von TDM valide beurteilen zu können. Dieser Kenntnisstand erschwert die praktische Anwendung von TDM.

Eine weitere Schwierigkeit von TDM besteht darin, dass das Verfahren für die Steuerung der Pharmakotherapie häufig fehlerhaft angewandt wird, weil das Wissen über TDM mangelhaft ist. TDM ist ein komplexer Prozess bestehend aus Indikationsstellung und Anforderung einer Wirkstoffkonzentrationsmessung durch den behandelnden Arzt, Messung der Konzentration in einem dafür spezialisierten Labor, klinisch-pharmakologische Befundung des Messwertes und Anwendung des Messergebnisses. In jeder Phase kann es zu Fehlern im Ablauf kommen.

Typische Problemfelder bei der Anwendung von TDM sind folgende:

- Unklare Vorstellungen, wann TDM indiziert ist,
- Unklarheit, wie vorgegangen werden soll,
- fehlerhafte Blutentnahmen (nicht im Steady-state, nicht zur Zeit des Talspiegels),

- unklare therapeutische Referenzbereiche,
- Unklarheit über die Darstellung therapeutischer Referenzbereiche,
- Anwendung nicht validierter Messverfahren in den Laboren,
- mangelhafte Überwachung der analytischen Qualität der Labore,
- unterschiedliche Messergebnisse in verschiedenen Laboren,
- unterschiedliche Referenzbereiche in verschiedenen Laboren,
- fehlende klinisch-pharmakologische Befundung des Messergebnisses,
- zu lange Wartezeiten zwischen Blutentnahme und Befundübermittlung (eine Woche und länger).

Die oben genannten Probleme werden für Arzneistoffe unterschiedlicher Wirkstoffklassen gleichartig beobachtet und berichtet, z. B. Psychopharmaka [36,44], Antiepileptika [42,43], Immunsuppressiva [29] oder Antibiotika [34].

Ein bewährter Weg, die Defizite und Probleme zu beheben und damit die Anwendung eines Therapie-unterstützenden Verfahrens wie TDM zu verbessern, ist die Erstellung von **Leitlinien** durch Experten. Leitlinien in der Medizin sind definitionsgemäß systematisch entwickelte, wissenschaftlich begründete und praxisorientierte Entscheidungshilfen für Leistungserbringer und Nutzer (Ärzte und Patienten) eines Verfahrens [29]. Im Unterschied zu Richtlinien, die rechtlich bindend sind, handelt es sich bei Leitlinien um Empfehlungen. Sie werden in der Regel von Experten wissenschaftlicher Fachgesellschaften erstellt, im Idealfall in einem systematischen und transparenten Entwicklungsprozess. Daraus werden dann wissenschaftlich fundierte, praxisorientierte Handlungsempfehlungen abgeleitet. Ziel von Leitlinien ist es, vorhandenes, meist umfangreiches Wissen zusammenfassend darzustellen, zu bewerten und zu vermitteln. Leitlinien sollen möglichst kurz und klar sein, evidenzbasiert, realistisch umsetzbar und konsensusbasiert.

Für TDM wurden die ersten Leitlinien 1979 von Orsulak und Schildkraut [40] für trizyklische Antidepressiva veröffentlicht. Dargestellt wird dabei im Wesentlichen der Stand des Wissens über einen Zusammenhang zwischen Arzneistoffkonzentrationen im Blut und klinischen Effekten. Die Leitlinien wurden 1989 von Orsulak [38] in alleiniger Autorenschaft überarbeitet. Die Aktualisierung war weiterhin auf trizyklische Antidepressiva beschränkt und lieferte auch Hinweise zur praktischen Vorgehensweise. Diese Leitlinien hatten allerdings keine erkennbar verbessernden Effekte auf die Anwendung von TDM in der Psychiatrie.

Nachweislich wirksamer waren Leitlinien für Neuropsychopharmaka der TDM-Gruppe der Arbeitsgemeinschaft für Neuropsychopharmakologie und Pharmakopsychiatrie (AGNP). Die Arbeitsgruppe veröffentlichte 2004 Leitlinien für TDM in der Psychiatrie unter der Federführung von Baumann [28]. Die Leitlinien wurden zweimal umfassend erweitert, überarbeitet und 2011 [32], bzw. 2018 veröffentlicht [33]. 2008 erschienen Leitlinien für Antiepileptika unter Erstautorenschaft von Patsalos [39], für die es seither keine Aktualisierung gibt. Die Analyse der Zitierungen der Leitlinien von Baumann et al. [28] und Patsalos et al. [39] ergab, dass diese Leitlinien in der wissenschaftlichen Literatur sehr häufig zitiert wurden, somit wahrgenommen und akzeptiert worden sind [41].

In den TDM-Leitlinien der AGNP für Psychopharmaka und z. T. auch in den Leitlinien für Antiepileptika werden
- Indikationen für TDM definiert,
- Empfehlungsgrade für die Anwendung von TDM auf der Basis der wissenschaftlichen Literatur gegeben,
- therapeutische und dosis-bezogene Referenzbereiche nach dem aktuellen Stand des Wissens dargestellt und abgestimmt im Konsens von einem interdisziplinären Expertenteam bestehend aus Psychiatern, Neurologen, Klinischen Pharmakologen, Klinischen Chemikern, Apothekern,
- Warnschwellen für das Labor definiert, bei denen der behandelnde Arzt unmittelbar informiert werden muss, um den Patienten vor Schaden zu bewahren,
- Informationen für die pharmakologische Interpretation der Laborbefunde zusammengestellt und
- Empfehlungen formuliert, wann es sinnvoll ist, Wirkstoffkonzentrationsmessungen im Blut mit einer pharmakogenetischen Untersuchung zu kombinieren.

Um die Verbreitung zu verstärken, wurden die in Englisch publizierten Leitlinien der TDM-Gruppe der AGNP in verschiedene Sprachen übersetzt, in Deutsch, Ungarisch, Französisch und Chinesisch. Die in diesen Konsensusleitlinien angegebenen Referenzbereiche sind heute eine wesentliche Basis für das TDM in Psychiatrie und Neurologie. Verbesserungen der vorhandenen und Erstellung neuer Konsensus-Leitlinien für TDM sind notwendig. Dazu gehört auch ein Konsensus über die optimale Darstellung des therapeutischen Referenzbereiches [30].

1.7.12 Concentratio, non dosis facit venenum

Ekkehard Haen

Auf Theophrastus Bombastus von Hohenheim, besser bekannt unter dem Namen „Doktor Paracelsus“, geht der Satz zurück „Dosis facit venenum“ – „Die Dosis macht das Gift“. Paracelsus lebte und wirkte als Arzt von 1493 bis 1541, also vor etwa 500 Jahren. Wie sehr er aber die Medizin bis auf den heutigen Tag geprägt hat, zeigt ein Blick in die Fachinformationen unserer Tage. Sie sind heute nach Arzneimittelgesetz als Information für die Fachkreise vorgeschrieben, müssen für jedes Medikament vorliegen und von der Arzneimittelzulassungsbehörde genehmigt werden. Sie sind Standard in den Industrieländern und unabhängig von der Landessprache in allen Ländern von Nordamerika über Europa bis nach Japan in der gleichen Art und Weise gegliedert und zusammengestellt. In einer solchen Fachinformation findet sich relativ weit vorne am Anfang ein Abschnitt, der mit „4.2 Dosierung und Art der Anwendung“ überschrieben ist. In dem in Abbildung 1.7.11 gezeigten Beispiel (das völlig unabhängig von dem beschriebenen Handelspräparat und Wirkstoff ist und genauso in jeder anderen Fachinformation in jeder anderen Sprache gefunden werden kann) wird der Unterschied der Medizin

DOSAGE AND ADMINISTRATION

Initial Treatment

The recommended starting dose for Effexor is 75 mg/day, administered in two or three divided doses, taken with food. Depending on tolerability and the need for further clinical effect, the dose may be increased to 150 mg/day. If needed, the dose should be further increased up to 225 mg/day. When increasing the dose, increments of up to 75 mg/day should be made at intervals of no less than 4 days. In outpatient settings there was no evidence of usefulness of doses greater than 225 mg/day for moderately depressed patients, but more severely depressed inpatients responded to a mean dose of 350 mg/day. Certain patients, including more severely depressed patients, may therefore respond more to higher doses, up to a maximum of 375 mg/day, generally in three divided doses (see **PRECAUTIONS, General, Use in Patients with Concomitant Illness**).

Effexor®
(venlafaxine hydrochloride)
Tablets

Rx only

Suicidality in Children and Adolescents
Antidepressants increased the risk of suicidal thinking and behavior (suicidality) in short-term studies in children and adolescents with Major Depressive Disorder (MDD) and other psychiatric disorders. Anyone considering the use of Effexor or any other antidepressant in a child or adolescent must balance this risk with the clinical need. Patients who are started on therapy should be observed closely for clinical worsening, suicidality, or unusual changes in behavior. Families and caregivers should be advised of the need for close observation and communication with the prescriber. Effexor is not approved for use in pediatric patients. (See WARNINGS and PRECAUTIONS, Pediatric Use.)

Pooled analyses of short-term (4 to 16 weeks) placebo-controlled trials of 9 antidepressant drugs (SSRIs and others) in children and adolescents with major depressive disorder (MDD), obsessive compulsive disorder (OCD), or other psychiatric disorders (a total of 24 trials involving over 4400 patients) have revealed a greater risk of adverse events representing suicidal thinking or behavior (suicidality) during the first few months of treatment in those receiving antidepressants. The average risk of such events in patients receiving antidepressants was 4%, twice the placebo risk of 2%. No suicides occurred in these trials.

DESCRIPTION

Effexor (venlafaxine hydrochloride) is a structurally novel antidepressant for oral administration. It is designated (R/S)-1-[2-(dimethylamino)-1-(4-methoxyphenyl)ethyl] cyclohexanol hydrochloride or (±)-1-[α-[(dimethyl-amino)methyl]-p-methoxybenzyl] cyclohexanol hydrochloride and has the empirical formula of $C_{17}H_{27}NO_2$ HCl. Its molecular weight is 313.87. The structural formula is shown below.

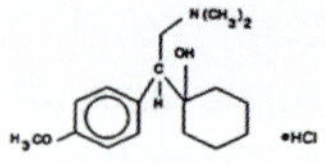

venlafaxine hydrochloride

Venlafaxine hydrochloride is a white to off-white crystalline solid with a solubility of 572 mg/mL in water (adjusted to ionic strength of 0.2 M with sodium chloride). Its octanol:water (0.2 M sodium chloride) partition coefficient is 0.43.

Abb. 1.7.11: Amerikanische Fachinformation zu Effexor®.

als „empirischer Wissenschaft" zu einer „Naturwissenschaft" deutlich, die klare Fragen stellt und darauf klare Antworten („Ja" oder „Nein") erwartet: Als Startdosis, ist dort zu lesen, werden 75 mg empfohlen. Wenn das nichts hilft, kann die Dosis in mehreren Schritten auf bis zu 375 mg gesteigert werden – was immerhin dem Fünffachen (!) entspricht. Wenn unterwegs unerwünschte Wirkungen die Verträglichkeit zu stark einschränken, soll die Dosis wieder verringert werden. Das ist Versuch und Irrtum, das ist die empirische Wissenschaft!

Wirkstoffkonzentrationsbestimmungen werden vielerorts in klinisch-chemischen Laboratorien durchgeführt und dort wie alle anderen klinisch-chemischen Analyte behandelt. Wirkstoffkonzentrationen sind aber keine klinisch-chemischen Analyte. Das zeigt sich an vielerlei Stellen: Zum Beispiel gibt es für Wirkstoffkonzentrationen keinen „Normwert", oder besser er ist mit 0 ng/ml für alle Wirkstoffe gleich, denn ein Medikament kommt „normalerweise" im Körper eines Menschen nicht vor. Die „Normwerte" der Klinischen Chemie sind als Mittelwert ± 2 Standardabweichungen auch statistisch anders definiert als die Referenzbereiche der Wirkstoffkonzentrationen, die als Mittelwerte ± 1 Standardabweichung definiert sind. Dies gilt derzeit sowohl für den therapeutischen als auch für den dosisbezogenen Referenzbereich [1].

Die fachlich qualifizierte Erstellung eines klinisch-pharmakologischen Befundes zu einer Wirkstoffkonzentration ist personal- und arbeitszeitintensiv. In vollautomatisierte Arbeitsabläufe ist der klinisch-pharmakologische TDM-Befund nicht zu integrieren. Es ist eine echte Zusatzleistung, die persönlich erstellt und auch persönlich abgezeichnet wird. Im Bereich der kassenärztlichen Versorgung können diese Dienstleistungen derzeit nicht in Rechnung gestellt werden, da keine Abrechnungsziffern zur Verfügung stehen. Richtig umgesetzt entstehen dem Versorgungssektor aber keine neuen Kosten: Dem Anstieg bei den Laborleistungen stehen Einsparungen bei den Krankentagen, den stationären Liegezeiten, den diagnostischen Leistungen für vermeidbare unerwünschte Arzneimittelwirkungen und den Arzneimittelkosten für unwirksame Verordnungen gegenüber.

Paracelsus hatte Recht, gemessen an den Mitteln, die ihm vor 500 Jahren zur Verfügung standen, als er die Arzneimitteltherapie mit seinem Satz „Dosis facit venenum“ auf eine rationale Basis stellte. Ihm stand zwar der Aderlass zur Verfügung, er hatte aber keine Möglichkeit, das einem Patienten abgenommene Blut näher zu untersuchen: Er hatte keine Hochdruckflüssigkeitschromatographie (HPLC), die ihm die Abtrennung des Wirkstoffs von den Blutbestandteilen ermöglichte, er hatte keine Detektoren, die ihm eine Konzentrationsbestimmung und keine Laborinformationssysteme, die ihm eine klinisch-pharmakologische Befundung der Messwerte erlaubt hätten. Heute sind wir da weiter und deshalb ist die Ausrichtung der Arzneimitteltherapie auf die Dosis überholt. Die Unterlassung einer Wirkstoffkonzentrationsbestimmung entspricht nicht mehr dem Stand der medizinischen Wissenschaft.

Es sollte wirklich nicht mehr erwartet werden, dass der Arzt vor Ort am Krankenbett alle pharmakologischen Eigenschaften der verordneten Medikamente in seinem Kopf hat, sie alleine sortiert und mit den spezifische Daten eines jeden individuellen Patienten abgleicht, um dann die richtigen Schlussfolgerungen daraus zu ziehen. Aber noch schlimmer ist, dass wir bereits von seelenlosen Computerprogrammen umgeben sind, über die das Risiko von Arzneimittelinteraktionen abgefragt wird – aber keiner geht zum Patienten und schaut nach, ob die erwartete Arzneimittelinteraktion auch wirklich eingetreten ist.

Der klinisch-pharmakologische Fachbefund zu einer Wirkstoffkonzentrationsbestimmung dagegen, einzeln individuell beurteilt, erstellt und mit Namen abgezeichnet als fachlich qualifizierte Leistung, liefert heute alle in einer Medikamentenkonzentration enthaltenen Informationen, die zum individuellen Patienten gehören. Der Satz von Paracelsus kann also fortgeschrieben werden:

Concentratio, non dosis facit venenum!

Literatur

[1] Haen E, Greiner C, Bader W, Wittmann M. Wirkstoffkonzentrationsbestimmungen zur Therapieleitung – Ergänzung therapeutischer Referenzbereiche durch dosisbezogene Referenzbereiche. Der Nervenarzt. 2008;79:558–566.

[2] Haen E. Bedeutung der klinisch-pharmakologischen Befundung von Wirkstoffkonzentrationsmessungen zur Therapieleitung. Psychopharmakotherapie. 2005;12:138–143.

[3] Haen E. Therapeutic Drug Monitoring in Pharmacovigilance and Pharmacotherapy Safety Pharmacopsychiatry. 2011;44:254–258.

[4] Haen E. Der TDM-Befund. Psychopharmakotherapie. 2012;19:129–134.
[5] Greiner C, Haen E. Therapeutic Drug Monitoring in Psychiatry – Reference Ranges for the Dose-Concentration-Relationship. Psychiatr Prax. 2007;34(1 Suppl):90–92
[6] Hiemke C, Baumann P, Bergemann N, Conca A, Dietmaier O, Egberts K, ... Zernig G: AGNP Consensus Guidelines for Therapeutic Drug Monitoring in Psychiatry: Update. Pharmacopsychiatry. 2011;44:195–235.
[7] Gex-Fabry M, Balant-Gorgia AE, Balant LP. Therapeutic drug monitoring of olanzapine: the combined effect of age, gender, smoking, and comedication. Ther Drug Monit. 2003;25:4653.
[8] Stegmann B, Dörfelt A, Haen E. Quantification of Methylphenidate, Dexamphetamine, and Atomoxetine in Human Serum and Oral Fluid by HPLC With Fluorescence Detection. Ther Drug Monit. 2016;38(1):98–107
[9] Hiemke C, Bergemann N, Broich K, Clement HW, Conca A, Deckert J, ..., Zurek G, Baumann P. AGNP Consensus Guidelines for Therapeutic Drug Monitoring in Psychiatry: Update 2017. Pharmacopsychiatry. 2018;51. DOI: 10.1055/s-0043-116492.
[10] Reis M, Akerblad AC, Ekselius L, von Knorring L: Partial compliance as determined from plasma levels of sertraline and its metabolite in depressed patients in primary care. J Clin Psychopharmacol. 2010;30:746–748.
[11] Medical Tribune Hospital aus der Schweiz, Supplement 49/98
[12] Liste des Instituts für Klinische Pharmakologie der Medizinischen Hochschule Hannover (Apothekerin Ruxandra Sabau, Prof. Dr. J. C. Frölich), zuletzt über das Internet abgegriffen am 15. 06. 2004, heute nicht mehr zugänglich
[13] Köstlbacher A, Haen E: Konbest – A Web-Based Laboratory Information Management System (LIMS) for TDM-Laboratories. Pharmacopsychiatry. 2008;41:212
[14] Anton Köstlbacher A. Eine Informationssystem-Infrastruktur für das Therapeutische Drug Monitoring. Planung, Umsetzung und Integration der Wechselwirkungsdatenbank PsiacOnline, des semantischen Wikis OpenDrugWiki.org und des Laborinformationssystems KONBEST. Dissertation Universität Regensburg 2012. Herausgegeben vom Hochschulverband für Informationswissenschaft (HI) e.V. Konstanz (Hrsg.): Schriften zur Informationswissenschaft Band 61. Verlag Werner Hülsbusch, Boizenburg/Deutschland 2012.
[15] Ulrich S1, Northoff G, Wurthmann C, Partscht G, Pester U, Herscu H, Meyer FP. Serum levels of amitriptyline and therapeutic effect in non-delusional moderately to severely depressed in-patients: a therapeutic window relationship. Pharmacopsychiatry. 2001;34:33–40
[16] Åsberg M, Crönholm B, Sjöqvist F, Tuck D. Relationship between plasma level and therapeutic effect of nortriptyline. Br Med J. 1971;3:331–334
[17] Van der Zwaag C, McGee M, McEvoy JP, Freudenreich O, Wilson WH, Cooper TB. Response of patients with treatment-refractory schizophrenia to clozapine within three serum level ranges. Am J Psychiatry. 1996;153:1579–1584
[18] Bruijn JA, Moleman P, Mulder PG, van den Broek WW, van Hulst AM, van der Mast RC, van de Wetering BJ. A double-blind, fixed blood-level study comparing mirtazapine with imipramine in depressed in-patients. Psychopharmacology (Berl). 1996;127:231–237
[19] Hendeles L, Weinberger M, Johnson G. Monitoring Serum Theophylline Levels. Clin Pharmacokin. 1978;3:294–312
[20] Baumann P, Hiemke C, Ulrich S, Eckermann G, Gärtner I, Gerlach M, ..., Zernig G. The AGNP-TDM expert group consensus guidelines: Therapeutic drug monitoring in psychiatry. Pharmacopsychiatry. 2004;37:243–265
[21] Preskorn SH. Therapeutic Drug Monitoring (TDM) in Psychiatry (Part I): Why studies attempting to correlate drug concentration and antidepressant response don't work. Journal of Psychiatric Practice. 2014;20:133–137.
[22] Boehr S, Haen E. Development of an UHPLC-UV-Method for Quantification of Direct Oral Anticoagulants: Apixaban, Rivaroxaban, Dabigatran, and its Prodrug Dabigatran Etexilate in Human Serum. Ther Drug Monit 2017;39:66–76.

[23] Gründer G, Fellows C, Janouschek H, Veselinovic T, Boy C, Bröcheler A, ..., Vernaleken I. Brain and plasma pharmacokinetics of Aripiprazole in patients with schizophrenia: an [18F]fallypride PET study. Am J Psychiatry. 2008;165:988–995.
[24] Suzuki Y, Fukui N, Sawamura K, Sugai T, Watanabe J, Ono S, ..., Someya T. Concentrationresponse relationship for fluvoxamine using remission as an endpoint: a receiver operating characteristics curve analysis in major depression. J Clin Psychopharmacol. 2008:325–8.
[25] Perry et al. Clozapine and norclozapine plasma concentrations and clinical response of treatment- refractory schizophrenic patients. Am J Psychiatry. 1991 Feb;148(2):231–5.
[26] Van der Zwaag C et al. Response of patients with treatmentresistant schizophrenia to clozapine within three serum level ranges. Am J Psychiatry 1996; 153:1579–1584.
[27] Unholzer S, Haen E. Retrospective Analysis of Therapeutic Drug Monitoring Data for Treatment of Bipolar Disorder with Lamotrigine. Pharmacopsychiatry. 2015;48(6):211–214. DOI: 10.1055/s-0035-1559635.
[28] Baumann P, Hiemke C, Ulrich S, Eckermann G, Gärtner I, Gerlach M, ..., Zernig G: The AGNP-TDM expert group consensus guidelines: Therapeutic drug monitoring in psychiatry. Pharmacopsychiatry. 2004;37:243–265
[29] Christians U, Vinks AA, Langman LJ, Clarke W, Wallemacq P, van Gelder T, Renjen V, ..., Meyer EJ. Impact of Laboratory Practices on Interlaboratory Variability in Therapeutic Drug Monitoring of Immunosuppressive Drugs. Ther Drug Monit. 2015 Dec;37(6):718–24.
[30] Cooney L, Loke YK, Golder S, Kirkham J, Jorgensen A, Sinha I, Hawcutt D. Overview of systematic reviews of therapeutic ranges: methodologies and recommendations for practice. BMC Med Res Methodol. 2017 Jun 2;17(1):84.
[31] Fishman L. Grundlagen der Leitlinienarbeit. Bewegung und Entwicklung. Zeitschrift der Vereinigung der Bobath Therapeuten Deutschlands e. V. 2010;33(1):18–27
[32] Hiemke C, Baumann P, Bergemann N, Conca A, Dietmaier O, Egberts K, ..., Zernig G: AGNP Consensus Guidelines for Therapeutic Drug Monitoring in Psychiatry: Update. Pharmacopsychiatry. 2011;44:195–235
[33] Hiemke C, Bergemann N, Broich K, Clement HW, Conca A, Deckert J, ..., Zurek G. AGNP Consensus Guidelines for Therapeutic Drug Monitoring in Psychiatry: Update 2017. Pharmacopsychiatry. 2018;51 (im Druck)
[34] Lindsay PJ, Bond SE, Norris R, Marriott DJ, Miyakis S. Posaconazole Therapeutic Drug Monitoring in a Regional Hospital Setting. Ther Drug Monit. 2016 Dec;38(6):804–807.
[35] Mann K, Hiemke C, Lotz J et al. Appropriateness of plasma level determinations for lithium and valproate in routine care of psychiatric inpatients with affective disorders. J Clin Psychopharmacol. 2006;26:671–673
[36] Mann K, Hiemke C, Schmidt LG et al. Appropriateness of therapeutic drug monitoring for antidepressants in routine psychiatric inpatient care. Ther Drug Monit. 2006;28:83–88
[37] Orsulak PJ, Schildkraut JJ. Guidelines for therapeutic monitoring of tricyclic antidepressant plasma levels. Ther Drug Monit. 1979;1:199–208
[38] Orsulak PJ. Therapeutic monitoring of antidepressant drugs: guidelines updated. Ther Drug Monit. 1989 Sep;11(5):497–507.
[39] Patsalos PN, Berry DJ, Bourgeois BF, Cloyd JC, Glauser TA, Johannessen SI, ..., Perucca E. Antiepileptic drugs – best practice guidelines for therapeutic drug monitoring: a position paper by the subcommission on therapeutic drug monitoring, ILAE Commission on Therapeutic Strategies. Epilepsia. 2008 Jul;49(7):1239–76.
[40] Sackett DL, Rosenberg WM, Gray JA, Haynes RB, Richardson WS. Evidence based medicine: what it is and what it isn't. BMJ. 1996;312:71–72
[41] Schäfer A, Hiemke C, Baumann P. Consensus guideline for therapeutic drug monitoring in psychiatry (2004): Bibliometric analysis of citations for the period 2004–2011. Nord J Psychiatry. 2016;70(3):202–7.

[42] Schoenenberger RA, Tanasijevic MJ, Jha A, Bates DW. Appropriateness of antiepileptic drug level monitoring. JAMA. 1995 Nov 22–29;274(20):1622–6.
[43] Sharma S, Joshi S, Mukherji S, Bala K, Tripathi CB. Therapeutic drug monitoring: appropriateness and clinical utility in neuropsychiatry practice. Am J Ther. 2009 Jan–Feb;16(1):11–6.
[44] Vuille F, Amey M, Baumann P. Use of plasma level monitoring of antidepressants in clinical practice. Towards an analysis of clinical utility. Pharmacopsychiatry 1991;24:190–195

1.8 Pharmakotherapie im Kindes- und Jugendalter

Benedikt Stegmann

1.8.1 Alterstypische Veränderungen der Pharmakokinetik und der Pharmakodynamik

Nach derzeitigem Kenntnisstand ist davon auszugehen, dass 40–70 % der in der Kinder- und Jugendpsychiatrie eingesetzten Arzneimittel nur eine altersbezogene Indikation besitzen, also nicht für Minderjährige, sondern nur für Patienten im Erwachsenenalter zugelassen sind [1]. Die Situation in der somatischen Kinder- und Jugendmedizin dürfte ähnlich sein. Da aber auch Patienten unter 18 Jahren eine wirksame Pharmakotherapie nicht vorenthalten werden darf, handelt es sich bei zahlreichen Verordnungen um sog. Off-Label-Verschreibungen, d. h. um Verschreibungen außerhalb des formellen Zulassungsstatus. Somit sind die sonst durch das Arzneimittelgesetz garantierten Sicherheits- und Wirksamkeitskriterien nicht gegeben, was zu einer erheblichen Unsicherheit bei Ärzten, Patienten und Erziehungsberechtigten führen kann [2]. Die Gründe für die fehlenden Zulassungen von Arzneimitteln für das Kinder- und Jugendalter sind in erster Linie darin zu suchen, dass sich Zulassungsstudien aufgrund von umfangreichen formellen Einschränkungen hier deutlich schwieriger gestalten als im Erwachsenenalter. Die Population ist vergleichsweise klein – das Gewinnen von ausreichend vielen Probanden für eine Studie ungleich schwieriger. Auch das Interesse der pharmazeutischen Industrie kann als überschaubar bezeichnet werden, da eine Kosten-Refinanzierung aufgrund deutlich geringerer Patientenzahlen schwieriger zu verwirklichen ist als im Erwachsenenalter [2,3].

Aufgrund ihrer anatomischen, physiologischen, psychologischen und pathologischen Besonderheiten unterscheiden sich Kinder und Jugendliche in jedem Entwicklungsstadium. Es kann also davon ausgegangen werden, dass sowohl Pharmakokinetik wie auch Pharmakodynamik vom Erwachsenenalter abweichen. Es resultieren häufig unvorhersehbare UAW und eine schwierige Vorhersagbarkeit der Dosis-Wirkungs-Beziehung: Die Wirkung eines Pharmakons beim Säugling ist nicht die gleiche wie bei einem 17-jährigen Jugendlichen [2].

Entscheidende entwicklungsabhängige Faktoren mit potentiellem Einfluss auf die Pharmakokinetik sind unter anderem das Körpergewicht, der Säuregrad und die Entleerungsfrequenz des Magens sowie ein abweichendes Proteinbindungsvermögen. Letzteres ist bei Kindern im Vergleich zu Erwachsenen herabgesetzt, was zu einer erhöhten Bioverfügbarkeit im Gehirn führen kann. Weiterhin kann in Abhängigkeit von der körperlichen Entwicklung die Verteilung des Körperfettes derart variieren, dass bei schlanken und körperlich aktiven Kindern die Speicherung lipophiler Wirkstoffe vergleichsweise zu Erwachsenen reduziert ist. Dies kann auch eine Herabsetzung der Halbwertszeit zur Folge haben. Eine effektivere hepatische und renale Elimination können diesen Effekt noch verstärken. Vor allem die in Relation zum Körpergewicht größere Leber von Kindern kann zu einem deutlich effektiveren hepatischen Metabolismus führen, so dass bei Pharmaka, die vorwiegend über das Cytochrom-P450-System verstoffwechselt werden, unter Umständen höhere Dosierungen zum Erreichen einer therapeutischen Wirkstoffkonzentration erforderlich sein können. Die Genexpression von CYP-Enzymen gilt zwar bereits bis zum Ende des ersten Lebensjahres als abgeschlossen – allerdings kann man unter anderem aufgrund von unterschiedlichen Organproportionen und Hormonspiegel annehmen, dass sich die Funktion und Regulation der Enzyme bis zum Ende der Pubertät fortlaufend ändert. Auch die gastrointestinale Resorption gilt bei Säuglingen und Kindern als effektiver im Vergleich zum Erwachsenenalter. Die Blut-Hirn-Schranke ist im Kleinkind- und Kindesalter noch nicht voll entwickelt, so dass weit mehr Substanzen in das kindliche Gehirn diffundieren als im Erwachsenenalter. So verdeutlichen die wenigen, bisher vorliegenden Studien zur Psychopharmakologie im Kindes- und Jugendalter die Altersabhängigkeit der Pharmakokinetik von Psychopharmaka. Nach oraler Gabe gleicher Dosierungen mit den trizyklischen Antidepressiva Nortriptylin und Clomipramin wurden bei Kindern und Jugendlichen (5–15 Jahre) deutlich niedrigere Wirkstoffkonzentrationen im Plasma gemessen als bei Erwachsenen [2,3,4].

Im Hinblick auf die Pharmakodynamik im Kindes- und Jugendalter gilt es zu beachten, dass die Reifung des Gehirns noch nicht abgeschlossen ist. Die neuronale Differenzierung und die Migration der Neuronen in die Zielregionen gelten zwar im ersten Jahr nach der Geburt bereits als abgeschlossen, allerdings bilden sich zeitlebens neue Nervenzellkontakte in großer Zahl (Synaptogenese). Zeitgleich kommt es im Laufe der Ontogenese des zentralen Nervensystems zu einer Synapsenelimination, welche ebenfalls lebenslang stattfindet. Neben der entwicklungsabhängigen Synapsenbildung- und elimination unterliegt auch die Ausstattung an Neurotrans-mittermetabolisierenden Enzymen, Neurorezeptoren und Molekülen, die an der Signaltransduktion beteiligt sind, fortlaufender Veränderung [2,3,5].

Neben der vom Erwachsenenalter abweichenden Pharmakokinetik und Pharmakodynamik kommen im Kindes- und Jugendalter erschwerend alterstypische Besonderheiten im Verhalten der Patienten hinzu. Hier sind insbesondere eine typischerweise im Jugendalter vorkommende Non-Compliance, Veränderungen des Essverhaltens sowie der Konsum von Nikotin und Alkohol und komorbider Substanzmissbrauch zu betrachten.

Das Zusammenspiel aller genannten Faktoren gilt als Ursache dafür, dass es alters- und entwicklungsabhängige Unterschiede in der Wechselwirkung von Pharmaka mit den biologischen Zielstrukturen und damit auch hinsichtlich der daraus resultierenden Wirkung gibt. Psychisch kranke Kinder und Jugendliche haben ein höheres Risiko für eine unwirksame Pharmakotherapie und für das Auftreten von unerwünschten Arzneimittelwirkungen als Erwachsene – daher wird TDM als generelle Indikation in der Kinder- und Jugendpsychiatrie angesehen [2,4].

1.8.2 Verordnungsverhalten in der Kinder- und Jugendpsychiatrie

Das Programm der AGATE wurde im Februar 2009 auf den Bereich der Kinder- und Jugendpsychiatrie ausgedehnt (KinderAGATE). Derzeit beteiligen sich neben Kliniken auch mehrere niedergelassene Praxen. Unter anderem werden an zwei Tagen pro Jahr (den beiden „Stichtagen" im April und Oktober) in allen Einrichtungen des AGATE Verbundes von jedem Patienten, der sich zu diesem Zeitpunkt in Behandlung befindet, anonymisiert folgende fünf Daten erfaßt: Alter, Geschlecht, psychiatrische Hauptdiagnose, verordnete Medikation und zugehörige Dosierung. Die Daten werden in der sogenannten „Stichtagsdatenbank" gespeichert. In den KinderAGATE-Kliniken finden die Stichtagserhebungen seit 2009 statt, für niedergelassene Praxen liegen Daten seit 2013 vor.

Die folgenden Daten basieren auf den Stichtagserhebungen der KinderAGATE aus den Jahren 2009–2015 und aktualisieren frühere Veröffentlichungen [6,7]. Neben der Unter-suchung der Alters- und Geschlechterverteilung des Gesamtpatientenkollektivs erfolgt eine Fokussierung auf Patienten mit einer Hauptdiagnose aus der Gruppe der F90.x-Diagnosen nach ICD-10 (hyperkinetische Störungen, HKS). Weiterhin wird die Verschreibungspraxis unter besonderer Berücksichtigung der Stimulantien- und Antipsychotikaverordnungen in den beiden häufigsten Subdiagnosegruppen „hyperkinetische Störung des Sozialverhaltens" (ICD-10: F90.1) und „einfache Aktivitäts- und Aufmerksamkeitsstörung" (ICD.10: F90.0) aufgezeigt.

Die Verordnungszahlen der beiden Stichtage werden als repräsentativ für das ganze Jahr angesehen. Die statistische Signifikanz der kontinuierlichen Werte wurde mit Hilfe von Student's t-Test überprüft, die von Häufigkeitsangaben mit Hilfe des Chi-Quadrat-Testes. Ein Unterschied wurde vor Beginn der Auswertung als statistisch signifikant definiert, wenn die Nullhypothese mit einer Wahrscheinlichkeit von $p < 0{,}05$ verworfen werden konnte.

1.8.2.1 Patientenkollektiv

An den Stichtagen des Jahres 2009–2015 wurden in den Kliniken der KinderAGATE die Daten von insgesamt 4.747 Patienten erfasst, von denen 4.472 (= 100 %Pat) in die Auswertung einbezogen werden konnten (Abb. 1.8.1). 275 Datensätze waren aufgrund fehlender Angaben nicht verwertbar. Das Durchschnittsalter der männlichen Patienten betrug 11,2 ± 3,6, das der Mädchen 13,6 ± 3,6.

Mit insgesamt 1.584 Patienten (49,3 %Pat) wurde ein großer Teil des Patientenkollektivs unter Diagnosen aus der Gruppe F9x nach ICD-10 (Verhaltens- und emo-

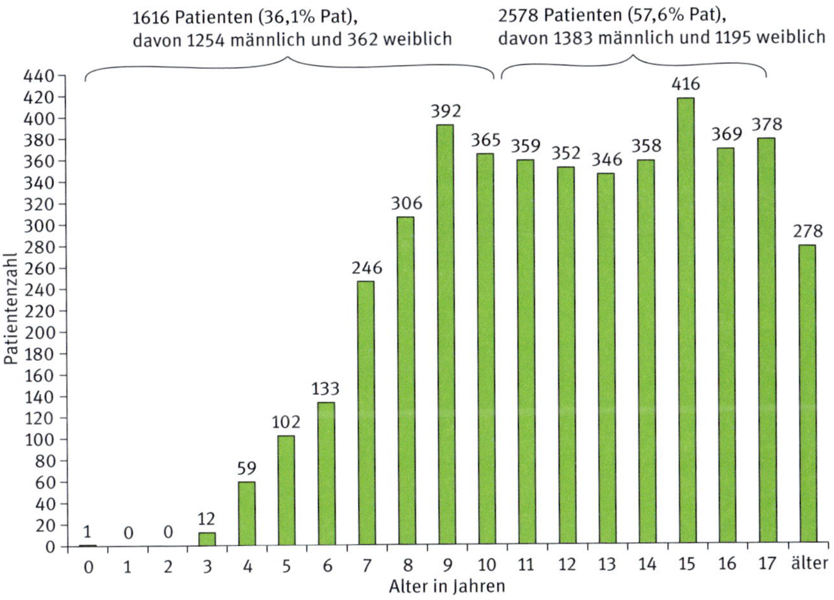

Abb. 1.8.1: Altersverteilung aller einbezogenen Patienten.

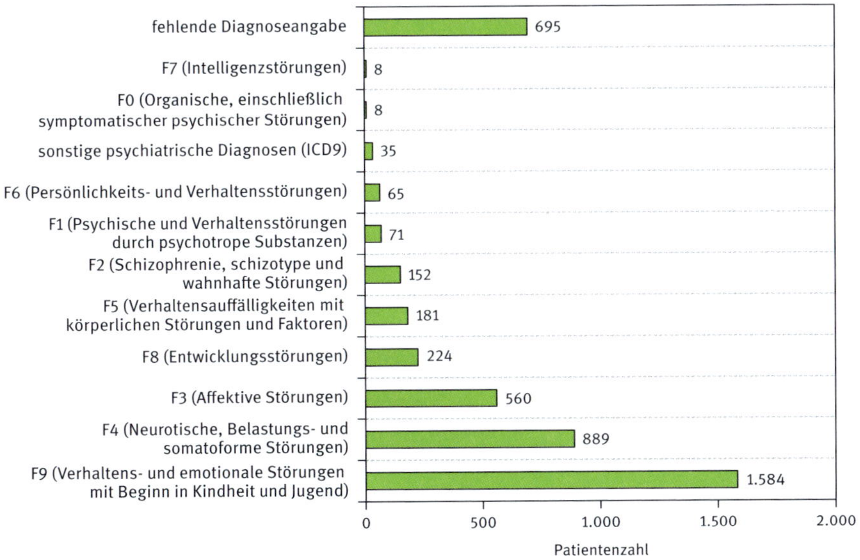

Abb. 1.8.2: Verteilung aller einbezogenen Patienten auf ICD-10-Diagnosegruppen.

tionale Störungen mit Beginn in der Kindheit und Jugend) behandelt (Abb. 1.8.2). Auch die meisten Medikamentenverordnungen entfielen auf diese Diagnosegruppe (Tab. 1.8.1).

Tab. 1.8.1: Übersicht: Auswertung der Stichtagserhebungen 2009–2015 in den Kliniken der KinderAGATE.

	Patientenkollektiv	Untergruppe: Verhaltens- und emotionale Störungen (ICD-10: F9x)	Untergruppe: Hyperkinetische Störungen (ICD-10: F90.x)	Untergruppe: Einfache Aktivitäts- und Aufmerksamkeitsstörung (ICD-10: F90.0)	Untergruppe: Hyperkinetische Störung des Sozialverhaltens (ICD-10: F90.1)
Patientenanzahl	4.472 (= 100 %Pat)	1.584 (35,4 %Pat = 100 %VPat)	1.175 (26,3 %Pat = 100 %HPat)	581 (13,0 %Pat = 100 %EAPat)	580 (13,0 %Pat = 100 %HSPat)
davon männlich	2.751 (61,5 %Pat)	1.244 (78,5 %VPat)	980 (83,4 %HPat = 100 %$HPat_m$)	454 (78,1 %EAPat = 100 %$EAPat_m$)	518 (89,3 %HSPat = 100 %$HSPat_m$)
davon weiblich	1.721 (38,5 %Pat)	340 (21,5 %VPat)	195 (16,6 %HPat = 100 %$HPat_w$)	127 (21,9 %EAPat = 100 %$EAPat_w$)	62 (10,7 %HSPat = 100 %$HSPat_w$)
mittleres Alter (in Jahren)	12,1 ± 3,8 (Range 0–26)	10,4 ± 3,0 (Range 0–22)	10,4 ± 3,1 (Range 3–22)	10,4 ± 3,2 (Range 3–22)	10,4 ± 2,9 (Range 4–22)
Patienten mit mind. einer Medikamentenverordnung	2.353 (52,6 %Pat)	966 (61,0 %VPat)	797 (67,8 %HPat)	354 (60,9 %EAPat)	437 (75,3 %HSPat)
Anzahl der Medikamentenverordnungen (MV)	3.538 (= 100 %MV)	1.405	1.156	495	654
Durchschnittliche Zahl der MV pro Patient*	1,5 ± 0,8	1,5 ± 0,7	1,5 ± 0,7	1,4 ± 0,8	1,5 ± 0,7
Patienten mit mind. einer Psychopharmakaverordnung	1.980 (44,3 %Pat)	872 (55,1 %VPat)	742 (63,1 %HPat)	331 (= 57,0 %EAPat)	406 (= 70,0 %HSPat)
Anzahl der Psychopharmakaverordnungen	2.593	1.120 (= 100 %PVA)	947	396	546
Durchschnittliche Zahl der PV pro Patient*2	1,3 ± 0,6	1,3 ± 0,5	1,3 ± 0,5	1,2 ± 0,5	1,3 ± 0,6

* bezogen auf Patienten mit mind. 1 MV; *2 bezogen auf Patienten mit mind. 1 PV

1.8.2.2 Untergruppe: Verhaltens- und emotionale Störungen mit Beginn in der Kindheit und Jugend (ICD-10: F9x)

Bei den 1.584 Patienten (= 100 %VPat) aus der Gruppe der Verhaltens- und emotionalen Störungen mit Beginn in der Kindheit und Jugend wurden bei 74 %VPat und damit am häufigsten Diagnosen aus der Gruppe F90.x (Hyperkinetische Störungen; 1.175 Patienten = 74,2 %VPat = 26,2 %Pat) gestellt (Tab. 1.8.2).

Tab. 1.8.2: Verteilung der unter der Diagnose „Verhaltens- und emotionale Störungen mit Beginn in der Kindheit und Jugend" behandelten Patienten auf die einzelnen ICD-10 Subgruppen (aus Übersichtlichkeitsgründen nur Diagnosen mit mind. 17 Patienten).

Diagnose nach ICD-10	Patientenzahl
F90.0 (einfache Aktivitäts- und Aufmerksamkeitsstörung)	581
F90.1 (Hyperkinetische Störung des Sozialverhaltens)	580
F92.0 (Störung des Sozialverhaltens mit depressiver Störung)	69
F93.8 (sonstige emotionale Störungen des Kindesalters)	68
F92.8 (sonstige kombinierte Störung des Sozialverhaltens und der Emotionen)	47
F93.0 (emotionale Störung mit Trennungsangst des Kindesalters)	34
F94.1 (reaktive Bindungsstörung des Kindesalters)	31
F91.3 (Störung des Sozialverhaltens mit oppositionellem, aufsässigem Verhalten)	21
F94.2 (Bindungsstörung des Kindesalters mit Enthemmung)	17
F94.0 (elektiver Mutismus)	17
F91.0 (auf den familiären Rahmen beschränkte Störung des Sozialverhaltens)	17

Hyperkinetische Störungen (ICD-10: F90.x)

Rund 83 % der Patienten mit einer hyperkinetischen Störung (83,4 %HPat; = 100 %$HPat_m$) waren männlich (Tab. 1.8.1). Das durchschnittliche Alter der männlichen Patienten betrug 10,3 ± 2,9 Jahre, das der Patientinnen 10,9 ± 3,6 Jahre (Abb. 1.8.3). Der jüngste Patient war drei Jahre alt.

In dieser Diagnosegruppe wurden 586 Patienten (49,9 %HPat) mit Methylphenidat (MPH) therapiert, darunter 86 Patientinnen und 500 Patienten. Die jüngsten Patienten mit einer MPH-Verordnung waren 5 Jahre alt (Tab. 1.8.3).

Der Anteil der Patienten mit hyperkinetischen Störungen, die mit einem Antipsychotikum behandelt wurden unterschied sich nicht signifikant vom Anteil der Patienten des Gesamtkollektivs, der mit Antipsychotika behandelt wurde (Tab. 1.8.4).

Die einfache Aktivitäts- und Aufmerksamkeitsstörung (ICD-10: F90.0): Von den 581 Patienten, die unter der Diagnose „einfache Aktivitäts- und Aufmerksamkeitsstörung" erfasst wurden (= 100 %EAPat), erhielten 271 Patienten (46,6 %EAPat) Methylphenidat. Der Anteil der in dieser Diagnosegruppe mit MPH behandelten

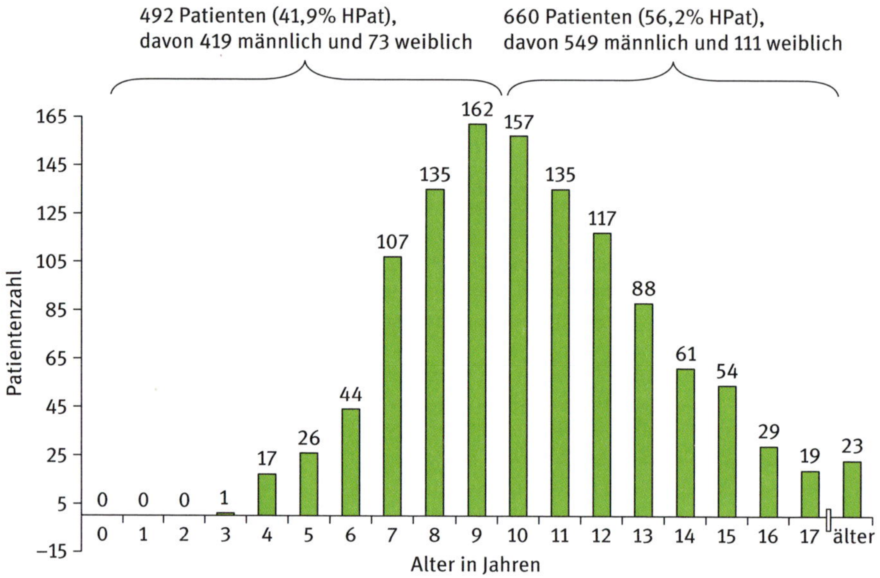

Abb. 1.8.3: Altersverteilung der Patienten mit einer F90.x Diagnose nach ICD-10.

Tab. 1.8.3: Anteil der Patienten mit MPH-Therapie in den jeweiligen Altersgruppen der Diagnosegruppe F90.x nach ICD-10.

Alter in Jahren	Anteil der Patienten mit MPH-Therapie [%]
3–4	0
5	15,4 %
6	22,7 %
7	52,3 %
8	57,0 %
9	54,3 %
10	57,3 %
11	54,1 %
12	47,9 %
13	48,9 %
14	60,7 %
15	40,7 %
16	48,3 %
17	36,8 %

Mädchen (44,1 % $EAPat_w$) unterschied sich nicht statistisch signifikant von dem der Jungen (47,4 % $EAPat_m$).

Insgesamt wurden in dieser Diagnosegruppe 319 MPH – Verordnungen dokumentiert, was einem Wert von 1,2 ± 0,4 Verschreibungen pro Patient entspricht (Abb. 1.8.4). Der jüngste Patient mit einer MPH-Verordnung war 5, der älteste

Tab. 1.8.4: Anteil der Patienten mit Neuroleptika – Verordnungen in der Diagnosegruppe „Hyperkinetische Störungen“ und im Patientenkollektiv gesondert für die Jahre 2009–2015.

	2009	2010	2011	2012	2013	2014	2015	Summe bzw. Mittelwert
Patientenzahl (Diagnosegruppe „Hyperkinetische Störungen“)	31	187	220	209	178	211	139	1.175
Anteil der Patienten mit einer Neuroleptikaverordnung in der Diagnosegruppe „Hyperkinetische Störungen“	25,8 %	16,0 %	17,3 %	19,6 %	20,2 %	7,1 %	2,8 %	14,6 %
Patientenzahl (Patientenkollektiv)	122	649	852	909	822	670	448	4472
Anteil der Patienten mit einer Neuroleptikaverordnung im Patientenkollektiv [%]	23,0 %	17,7 %	20,7 %	20,8 %	19,1 %	11,6 %	6,3 %	17,2 %
Anteil der Patienten mit Quetiapin-Therapie im Patientenkollektiv [%]	4,9 %	3,5 %	4,8 %	5,4 %	4,9 %	2,7 %	1,8 %	4,1 %

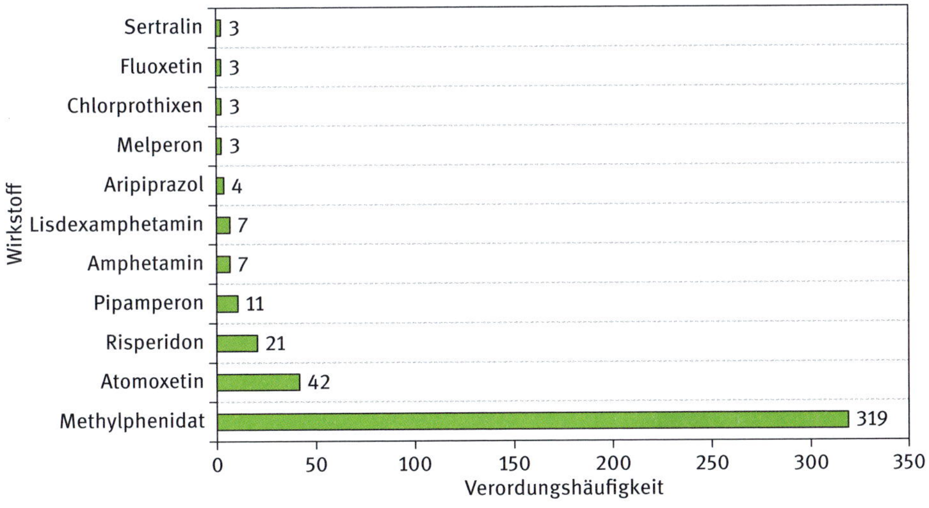

Abb. 1.8.4: Verordnungshäufigkeit der in der Diagnosegruppe F90.0 nach ICD-10 am häufigsten verordneten Psychopharmaka (aus Übersichtlichkeitsgründen nur Psychopharmaka mit mind. 3 Verordnungen).

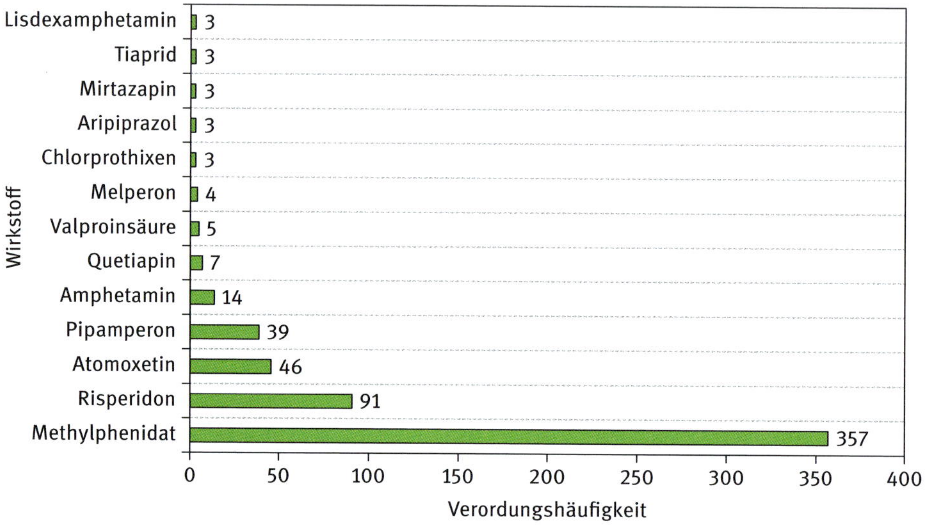

Abb. 1.8.5: Verordnungshäufigkeit der in der Diagnosegruppe F90.1 nach ICD-10 am häufigsten verordneten Psychopharmaka (aus Übersichtlichkeitsgründen nur Psychopharmaka mit mind. 3 Verordnungen).

20 Jahre. In 18 Fällen wurde Methylphenidat mit Atomoxetin kombiniert, eine Kombination von Amphetamin und Atomoxetin erfolgte nicht.

Die hyperkinetische Störung des Sozialverhaltens (ICD-10: F90.1): Von den 580 Patienten, die unter der Diagnose „hyperkinetische Störung des Sozialverhaltens" erfasst wurden (= 100 %HSPat), erhielten 312 Patienten (53,8 %HSPat) Methylphenidat. In dieser Diagnosegruppe wurden 46,8 % der Patientinnen (46,8 %$HSPat_w$) wurden mit MPH therapiert, bei den Jungen waren es 54,6 % $HSPat_m$.

Insgesamt wurden hier 357 MPH-Verordnungen dokumentiert, was einem Wert von 1,1 ± 0,4 Verschreibungen pro Patient entspricht (Abb. 1.8.5). Der jüngste Patient mit einer MPH-Verordnung war 5, der älteste 18 Jahre alt. 46 Patienten in dieser Diagnosegruppe erhielten Atomoxetin, davon 17 in Kombination mit MPH (5 % aller mit MPH behandelten Patienten) und drei in Kombination mit Amphetamin.

1.8.3 Therapeutisches Drug Monitoring in der Kinder- und Jugendmedizin

In der Kinder- und Jugendmedizin sind Wirkstoffkonzentrationsbestimmungen aus den geschilderten Gründen noch wichtiger als in der Erwachsenenmedizin. Neben Antiinfektiva in der somatischen Kinder- und Jugendmedizin [8] zeigen die genannten Verordnungsdaten aus der Kinder- und Jugendpsychiatrie vor allem die

Verordnung von Psychostimulantien und wie in der Erwachsenpsychiatrie die Verordnung von Antipsychotika und Antidepressiva.

Für ein routinemäßiges TDM wird bislang humanes in der Regel Serum oder Plasma verwendet. Dies bedeutet, dass sich der Patient für eine Bestimmung der Wirkstoffkonzentration stets einer Blutentnahme unterziehen muss. Zahlreiche Veröffentlichungen weisen allerdings daraufhin, dass auch Speichel als praktikables Untersuchungsmaterial (STDM) dienen könnte [9–11, vgl. auch Kapitel 1.7.5.2]. Gerade für den Patienten in der Kinder- und Jugendmedizin ist die Abgabe einer Speichelprobe ein deutlich weniger invasiver und außerdem schmerzfreier Eingriff im Vergleich zur Blutentnahme. Auch für den behandelnden Arzt stellt die Abnahme einer Speichelprobe für eine Wirkstoffkonzentrationsbestimmung eine weniger aufwendige Alternative zur gewohnten Blutabnahme dar, die außerdem noch ein geringeres Infektionsrisiko beinhaltet. Dennoch genießt das STDM bislang nur geringe klinische Akzeptanz [9]. Der Hauptgrund hierfür ist im Mangel an Studien bezüglich des Nutzens und der Aussagekraft einer aus Speichel bestimmten Wirkstoffkonzentration für das TDM zu suchen.

1.8.3.1 Diffusion von Pharmaka aus dem Plasmakompartiment in den Speichel

Arzneistoffe können via passiver Diffusion aus dem Plasmakompartiment in den Speichel gelangen. Neben der passiven Diffusion ist für einige Arzneistoffe jedoch auch ein aktiver Transport vom Plasmakompartiment in den Speichel beschrieben. Hierzu gehören unter anderem Lithium, Phenytoin und Penicillin [3,12–14]. Bei einem aktiven Transport handelt es sich allerdings um einen Prozess, der einer Sättigung unterliegt – hohe Plasmakonzentrationen resultieren daher nicht zwingend in hohen Konzentrationen im Speichel. Daher reflektieren in diesen Fällen die Wirkstoffkonzentrationen im Speichel nicht adäquat die Plasmakonzentrationen [11].

Für einige Arzneistoffe, die mittels passiver Diffusion aus dem Plasma- in das Speichelkompartiment wandern, konnte bereits gezeigt werden, dass die Speichelkonzentration mit der nicht proteingebundenen Wirkstoffkonzentration im Plasma übereinstimmt. Diese Erkenntnis erlangt insbesondere vor dem Hintergrund an Bedeutung, dass sich Veränderungen im Ausmaß der Proteinbindung des Wirkstoffs nicht an der totalen Konzentration im Plasma, wohl aber in der „freien“ Konzentration im Plasma oder Speichel erkennen lassen. Sofern es sich bei dem „freien“ Anteil des Pharmakons um die pharmakologisch aktive Form handelt, könnte STDM hinsichtlich der Optimierung einer Arzneimitteltherapie sogar von größerem Nutzen sein als das TDM aus Plasma oder Serum [3,11].

1.8.3.2 Notwendige Voraussetzungen für aussagekräftige Wirkstoffkonzentrationsbestimmungen im Speichel (STDM)

Für die Interpretation einer Wirkstoffkonzentration im Speichel müssen für den jeweiligen Wirkstoff zunächst einmal klinische Studien vorliegen, die einen therapeutischen Referenzbereich für Serum oder Plasma definieren.

Bei Speichel handelt es sich in der Regel nicht um das Target des entsprechenden Wirkstoffs, an dem dieser seinen pharmakologischen Effekt entfalten soll. Es gilt daher zu untersuchen, ob und wenn ja wie die Konzentration im Speichel mit der für die Wirkung verantwortlichen Konzentration im Plasma bzw. Serum korreliert.

Für eine hinreichende therapeutische Aussagekraft ist außerdem erforderlich, dass das Verhältnis von Speichelkonzentration zu Plasma- bzw. Serumkonzentration höchstens minimaler inter- und intraindividueller Variabilität unterliegt und zudem zeit- und konzentrationsunabhängig ist [11].

Für die Arzneistoffe Carbamazepin und Theophyllin konnte bislang eine direkte Korrelation zwischen Plasma- und Speichelkonzentration gezeigt werden. Digoxin, Cyclosporin und Levetiracetam gelten ebenfalls als Kandidaten für ein STDM, da es Hinweise auf eine signifikante Korrelation zwischen Speichel- und Plasmakonzentration gibt [3,15]. Die basischen Psychostimulanzien Methylphenidat und Dexamphetamin wurden ebenfalls im Patientenspeichel gefunden [16]. Hier zeigte sich jedoch eine Akkumulation der freien Basen im vergleichsweise sauren Speichelkompartiment – die protonierten und damit geladenen Basen können nicht mehr in das Plasmakompartiment zurückdiffundieren. Die Untersuchung von Plasma- und Speichelkonzentrationen von Atomoxetin bestätigte, dass die Bindung von Pharmaka an Plasmaproteine einen Einfluss auf den Speichel-Serum-Quotienten der Wirkstoffkonzentration hat. So ist Atomoxetin bis zu 98 % an Plasmaproteine gebunden und konnte daher, trotz teilweise hoher vorliegender Plasmakonzentrationen, gar nicht im Speichel detektiert werden [3,16].

Literatur

[1] Kölch, M, Kranzeder, A, Plener, PL, Fegert, M. Pharmakotherapie – Psychopharmaka in der Kinder- und Jugendpsychiatrie. Klinikmanual Kinder- und Jugendpsychiatrie und -psychotherapie. Berlin, Heidelberg: Springer; 2011. S. 286–306.

[2] Gerlach, M, Rothenhöfer, S, Mehler-Wex, C, Fegert, JM, Schulz, E, Wewetzer, C, Warnke, A. Therapeutisches Drug-Monitoring in der Kinder- und Jugendpsychiatrie – Grundlagen und praktische Empfehlungen. Zeitschrift für Kinder- und Jugendpsychiatrie. 2006;34;5–13.

[3] Stegmann, B. Klinisch-pharmazeutische Betreuung von Patienten mit hyperkinetischen Störungen. In: Haen, E, Hrsg. Klinische Pharmakologie. Vol. 11. Pentling: SASKA-Verlag; 2015.

[4] Morselli, PL, Cuche, H, Zarifian, E. Pharmakokinetics of psychotropic drugs in the pediatric patient. In: Mendlewicz, J, van Praag, HM. (Hrsg), Childhood Psychopharmacology: Current Concepts. Advances in Biological Psychiatry. Basel: Karger; 1978. S. 70–86.

[5] Rapp, PR, Bachevalier. Cognitive development and aging. In: Squire, LR, Bloom, FE, McConnell, SK, Roberts, JL, Spitzer, NC, Zigmond, MJ, Hrsg. Fundamental Neuroscience, 2nd edition. London: Academic Press; 2003; S. 1167–1200.

[6] Stegmann B, Wenzel-Seifert K, Haen E für die KinderAGATE. Depressive Störungen im Kindes- und Jugendalter – Eine Auswertung der KinderAGATE Datenbanken 2010. Z Kinder-Jugendpsychiatr Psychother. 2013;41:109–119.

[7] Stegmann B, Rexroth CA, Wenzel-Seifert K, Haen E. Hyperkinetische Störungen im Kindes- und Jugendalter. Eine Auswertung der KinderAGATE Datenbanken 2009–2012. Z Kinder-Jugendpsychiatr Psychother. 2015;43:101–114.
[8] Heimann G, Schug S, Bergt U. Pharmacokinetics of combined antibiotic therapy in the newborn infant. Monatsschr Kinderheilkd. 1983;13:58–62.
[9] Danhof, M, Breimer, DD. Therapeutic drug monitoring in saliva. Clinical pharmakokinetics. 1978;3:39–57.
[10] Dvorchik, BH, Vesell, ES. Pharmakokinetic interpretation of data gathered during therapeutic drug monitoring. Clinical chemistry. 1976;22:868–878.
[11] Drobitch, RK, Svensson, CK. Therapeutic drug monitoring in saliva. An update. Clinical pharmacokinetics. 1992;23:365–379.
[12] Allen, MA, Wrenn, JM, Putney, JW, Borzelleca, JF. A study of the mechanism of transport of diphenylhydantoin in the rat submaxillary gland in vitro. Journal of Pharmacology and Experimental Therapeutics. 1976;197:408–413.
[13] Borzelleca, JF, Cherrick, HM. The excretion of drugs in saliva: antibiotics. Journal of Therapeutics and Pharmacology. 1965;2:180–187.
[14] Groth, U, Prellwitz, W, Jahnchen, E. Estimation of pharmakokinetic parameters of lithium from saliva and urine. Clinical Pharmacology and Therapeutics. 1974;16:490–498.
[15] AbZ Pharma GmbH. Fachinformation Levetiracetam AbZ 500 mg Filmtabletten, Stand Mai 2013. 2013.
[16] Stegmann B, Dörfelt A, Haen E. Quantification of Methylphenidate, Dexamphetamine, and Atomoxetine in Human Serum and Oral Fluid by HPLC With Fluorescence Detection. Ther Drug Monit. 2016;38(1):98–107.

1.9 Verordnungsverhalten in der Geriatrie und der Stellenwert des Therapeutischen Drug Monitorings

Bianca Fay

Der Alterungsprozess beginnt individuell verschieden, keine Bevölkerungsgruppe ist daher so heterogen – eine Verallgemeinerung des Verordnungsverhaltens fällt schwer angesichts gravierender Unterschiede bezüglich Gesundheit, Behinderungen (Einschränkungen) und Komorbiditäten. Der zunehmenden Zahl an „fitten“ Senioren steht eine ansteigende Zahl von gebrechlichen Senioren mit erhöhter Vulnerabilität entgegen [1]. Das Therapeutische Drug Monitoring stellt eine maßgeschneiderte Lösung zur Gewährleistung der Arzneimittelsicherheit des individuellen Patienten dar, doch welche Wirkstoffe erhält der geriatrische Patient?

1.9.1 Pharmakokinetische Besonderheiten des älteren Menschen

Der geriatrische Patient weist einige pharmakokinetische Besonderheiten auf (Tab. 1.9.1), die durch Polypharmazie verschärft werden, andererseits ist der geriatrische Patient per se anfälliger für unerwünschte Arzneimittelwirkungen im Zentralnervensystem [2]:

Tab. 1.9.1: Pharmakokinetische Besonderheiten im Alter nach [38] und [21].

Dissoziation und Absorption	Die Liberation des Wirkstoffes ist verzögert durch verminderte Produktion von Speichel, Verdauungssäften. Die Peristaltik ist vermindert und auch die Entleerung des Magens verzögert. Eine verminderte Absorptionsfläche (jejunal) führt zu einer rückläufigen passiven Diffusion der Wirkstoffe, eine verminderte Durchblutung auf Grund von reduziertem kardialem Output verschärft die Situation. Neben passivem Transport nehmen ebenso aktive Transportprozesse ab.	Absorptionrate ↓ T_{max} ↑ Hydrolyse ↓ Resorption ↓
Verteilung	Im Alter nimmt der Anteil des Fettgewebes zu und zwar um bis zu 35 %, hiervon sind auch Patienten betroffen, die phänotypisch nicht adipös erscheinen.	Eliminationshalbwertszeit ↑ Dauer Arzneimittelwirkung ↑
Metabolismus	Neben einer reduzierten Kapazität an CYP-Enzymen und eine Verminderung an Phase-I-Reaktionen ist auch die hepatische Durchblutung um bis zu 40 % reduziert.	Eliminationshalbwertszeit ↑ Pro-Drugs ↓
Elimination	Die meisten im Alter auftretenden Verminderungen der Clearance von Wirkstoffen können durch einen Rückgang der renalen Tätigkeit erklärt werden.	Eliminationshalbwertszeit ↑

Polypharmazie, Arzneimittelklassen und UAW

1.9.2 Prästationäre Arzneimittelverordnungen an ältere Menschen

Vom 01. 01. 2014 bis zum 30. 03. 2016 erfasste unsere Arbeitsgruppe auf den geriatrischen Stationen des Bezirksklinikums Regensburg das prästationäre Verordnungsverhalten bei 304 neu aufgenommenen Patienten. Diese pharmakoepidemiologische Untersuchung ließ deutliche Unterschiede zwischen nicht-dementen und an Demenz erkrankten Patienten erkennen (Tab. 1.9.2).

1.9.2.1 Verordnung von Nicht-Psychopharmaka

Den nicht-dementen Patienten wurden mit zunehmendem Alter (< 80 Jahre vs. > 80 Jahre alt) mehr Nicht-Psychopharmaka (84,9 % der erfassten Patienten = %N vs 97,6 %N) verordnet, darunter vor allem Antihypertensiva (62,3 %N vs 75,6 %N). Von einer Unterbehandlung der Hypertonie, wie sie in der Berliner Altersstudie diagnostiziert wird [3], kann an Hand unserer Daten nicht ausgegangen werden. In der LUCAS-Studie entfielen 47,1 % der Verordnungen auf kardiovaskulär wirksame

Tab. 1.9.2: Verordnungsverhalten Dauermedikation (ohne Bedarfsmedikation) in Abhängigkeit von Alter und Demenz bei stationärer Aufnahme.

Medikamentengruppe	Alter < 80 Jahre		Alter ≥ 80 Jahre	
	∅ Demenz (N = 106)	Demenz (N = 66)	∅ Demenz (N = 41)	Demenz (N = 91)
Nicht-Psycho-Pharmaka	90 (84,9 %)	60 (91,0 %)	40 (97,6 %)	83 (91.2 %)
Antihypertensiva	66 (62,3 %)	39 (59,1 %)	31 (75,6 %)	67 (73,6 %)
Antipsychotika	44 (41,5 %)	42 (63,6 %)	15 (36,6 %)	50 (54,9 %)
SSRI/SSNRI	39 (36,8 %)	15 (22,7 %)	12 (29,3 %)	12 (13,2 %)
Andere Antidepressiva	42 (39,6 %)	10 (15,2 %)	17 (41,6 %)	21 (23,1 %)
Antidementiva	0	12 (18,1 %)	0	15 (16,5 %)
Sedativa	21 (19,8 %)	7 (10,6 %)	10 (24,4 %)	17 (18,7 %)
PIM	49 (46,2 %)	8 (12,1 %)	16 (39,0 %)	20 (22,0 %)

Substanzen, mit 23 % der Verordnungen gefolgt von ZNS-wirksamen Arzneimitteln [4].

1.9.2.2 Verordnung von Antipsychotika

Den jüngeren an Demenz erkrankten Patienten wurden mit 63,6 %N vs. 41,5 %N prästationär zwar häufiger Antipsychotika verordnet, jedoch nahm in beiden Patientengruppen die Verordnungshäufigkeit mit zunehmendem Lebensalter ab (54,9 %N vs. 36,6 %N). In der SHELTER-Studie, welche das Verordnungsverhalten in Altenheimen in 7 europäischen Ländern untersuchte aber nicht zwischen Demenz und Nichtdemenz und Altersgruppen unterschied, betrug die Antipsychotika-Prävalenz bei 4.023 Altenheimbewohnern 26,4 % [5]. Das Review von Uhrhan und Mitarbeitern fasste die Prävalenzen der Antipsychotika-Verordnungen in verschiedenen Studien mit geriatrischen Patienten in Altenheimen zusammen: 6,1–40,1 % der Patienten wurde mindestens ein Antipsychotikum verordnet [6]. Hach und Mitarbeiter untersuchten das Verordnungsverhalten in unterschiedlichen Wohnsituationen: So war die 1-Jahres-Prävalenz für Altenheimbewohner, ein Antipsychotikum zu erhalten, signifikant höher als für ältere Bewohner ihrer eigenen Wohnung. Zwar zeigte die Population der Altenheimbewohner auch höhere Prävalenzen im Hinblick auf die Verordnungen von Antidepressiva (15,0 %) und Hypnotika/Sedativa (21,7 %) jedoch waren die Unterschiede zu Älteren aus anderen Wohnsituationen statistisch nicht signifikanten [7].

Bei stationärer Aufnahme erhielten die geriatrischen Patienten aus der Klasse der Neuroleptika 17 verschiedene Wirkstoffe als Dauermedikation (Abb. 1.9.1). Vor allem Antipsychotika, die nach Benkert und Hippius auf Grund ihres Rezeptorprofils als sedierend wirksam eingestuft werden, waren in der Aufnahmemedikation vorhanden [8,11]. Auch die von Steinhilber et al. als hochpotent eingestuften Antipsychotika wurden häufig verordnet: Haloperidol, Olanzapin, Risperidon [9]. Die

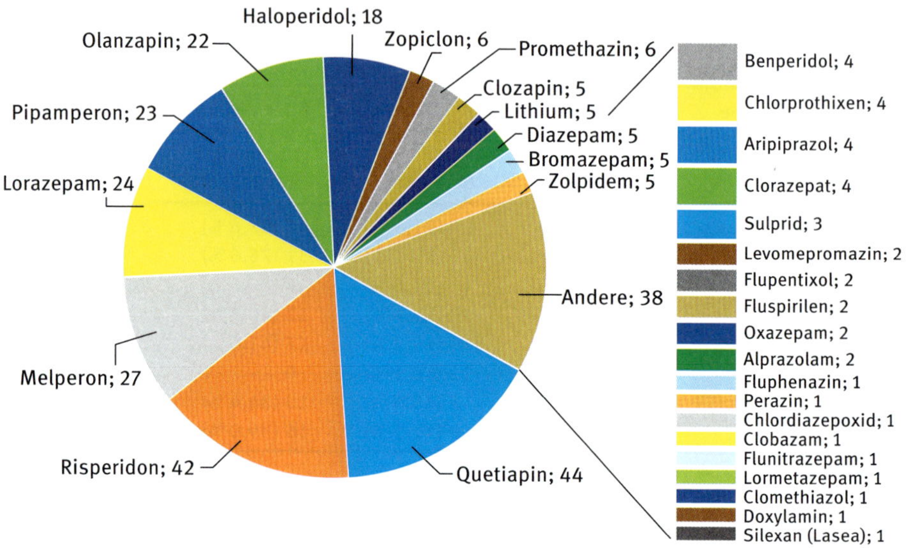

Abb. 1.9.1: Anzahl Verordnungen (Dauermedikation) Psycholeptika (ATC-Code N05) bei stationärer Aufnahme.

Antipsychotika Quetiapin, Risperidon, Pipamperon, Melperon weisen gemäß Literatur eine geringe Eliminationshalbwertszeit auf [10,11].

1.9.2.3 Verordnung von Sedativa

Die Prävalenz von Sedativa stieg mit 19,8 %N vs 24,4 %N bei den nicht-dementen und mit 10,6 %N vs 18,7 %N bei den dementen Patienten in beiden Patientengruppen mit zunehmendem Lebensalter an, Sedativa bekamen aber weniger demente Patienten verordnet. In der vorliegenden Arbeit wurden Sedativa damit seltener verordnet als in der SHELTER-Studie (Prävalenz 36,0 %N). Dieses Ergebnis ist kongruent mit dem im Arzneimittelverordnungsreport beschriebenen Verordnungsrückgang zu Gunsten der Antipsychotika [12]. Das Review von Uhrhan et al. zeigte bezüglich der Sedativa/Hypnotika-Verordnungen eine Prävalenz von 8,0–21,7 % Antipsychotika [6].

Bei stationärer Aufnahme erhielten die geriatrischen Patienten aus der Klasse der Sedativa 13 Wirkstoffe (Abb. 1.9.1). Das häufig verordnete Lorazepam bildet keine aktiven Metaboliten und besitzt eine vergleichsweise kurze Eliminationshalbwertszeit.

1.9.2.4 Verordnung von Antidepressiva

Die Verordnungshäufigkeit der selektiveren Antidepressiva SSRI/SSNRI nahm bei den nicht-dementen Patienten mit zunehmendem Lebensalter von 36,8 %N auf 29,3 %N ab, während sie bei den tetra- und trizyklischen Antidepressiva mit 39,6 %N und 41,6 %N nahezu altersunabhängig blieb. Den dementen Patienten

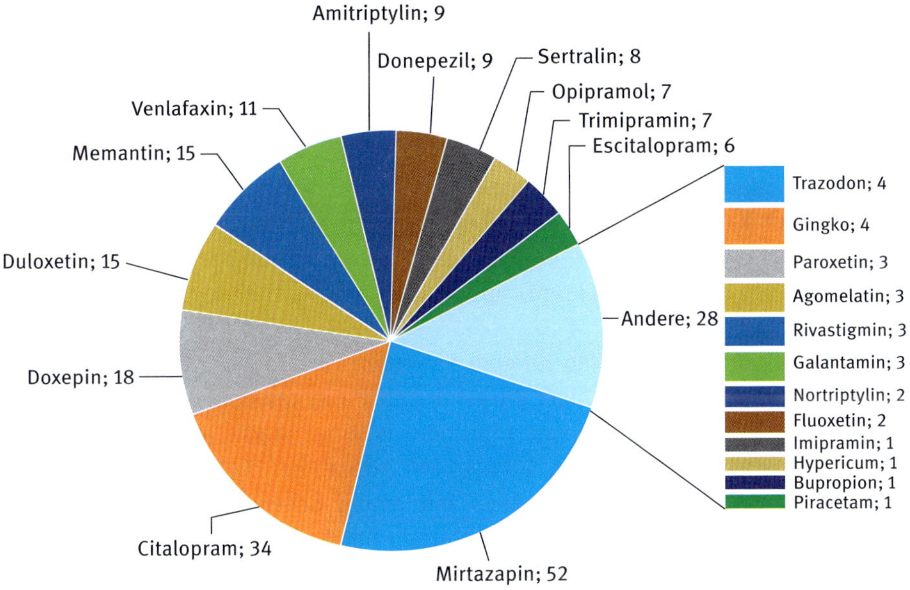

Abb. 1.9.2: Anzahl Verordnungen (Dauermedikation) Psychoanaleptika (ATC-Code N06) bei stationärer Aufnahme.

wurden mit 22,7 %N und 13,2 %N bzw. 15,2 %N und 23,1 %N seltener Antidepressiva verordnet, dem altersabhängigen Abfall der SSRI/SSNRI-Verordnungen stand aber ein deutlicher altersabhängiger Anstieg der Verordnung von tetra- und trizyklischen Antidepressiva gegenüber. In der Erhebung von Onder et al und dem Review von Uhrhan und Schäfer fand sich bei 2,6–35,6 % der Altenheimbewohner mindestens ein Antidepressiva im Medikationsplan [5,6].

Bei stationärer Aufnahme wurden bei 304 Patienten insgesamt 19 verschiedene Antidepressiva verordnet (Abb. 1.9.2). Am häufigsten wurde prästationär das tetrazyklische Antidepressivum Mirtazapin eingesetzt.

1.9.2.5 Verordnung von Antidementiva

Antidementiva wurden in der vorliegenden Studie prästationär eher zurückhaltend, nur an demente Patienten und mit 18,2 %N an die jüngeren und 16,5 %N an die älteren unabhängig vom Lebensalter verordnet. Auch in der SHELTER-Studie zeigten die Antidementiva mit 10,7 %N eine niedrigere Prävalenz als andere Wirkstoffgruppen [5].

1.9.2.6 Potentiell inadäquate Medikationen (PIM)

Die gemäß Priscus-Liste für ältere Patienten auf Grund einer negativen Nutzen-Risiko-Bewertung eingestuften potentiell inadäquaten Wirkstoffe (PIM) wurden zwar mit zunehmendem Lebensalter seltener verordnet, vor allem aber bei den an Demenz erkrankten Patienten wurden diese Wirkstoffe vermieden.

1.9.2.7 Polymedikation

Je älter ein Patient ist, desto mehr behandlungsbedürftige und somit medikationspflichtige Erkrankungen treten auf. In der Berliner Alterstudie litten 90 % der Studienteilnehmer unter einer behandlungsbedürftigen Erkrankung und 30 % unter mindestens 5 Morbiditäten [13]. Die Zahlen im Hinblick auf die durchschnittliche verordnete Wirkstoffanzahl variieren zwar in verschiedenen Anwendungsbeobachtungen, jedoch kann man davon ausgehen, dass der Großteil der Patienten polymediziert ist. Der Barmer GEK-Arzneimittelreport aus dem Jahr 2013 beschreibt, dass 57,7 % der Versichertem (≥ 65 Jahre) mindestens 3 verschreibungspflichtige Wirkstoffe erhielten [14].

In unserer Erhebung hatten jüngere Patienten (< 80 Jahre) bei Aufnahme ins Bezirksklinikum (6,5 ± 3,5) weniger Wirkstoffe als Patienten mit einem Mindestalter von 80 Jahren (7,0 ± 3,9) ein. Kruse ermittelte in einer Studie aus dem Jahr 1991 eine mittlere Wirkstoffanzahl von 4,3 ± 2,5 bei Aufnahme. 70–79-jährige Patienten erhielten mehr Wirkstoffe als Personen mit einem Lebensalter von mindestens 80 Jahren (4,8 ± 2,7; 4,1 ± 2,9). Männern wurden bei Aufnahme weniger Wirkstoffe verschrieben [15]. Die IMREN-Studie untersuchte hauptsächlich Pflegeheimbewohner, welche eine mittlere Anzahl von 8,8 ± 4,3 Wirkstoffen einnahmen [16]. In der LUCAS Kohorte erhielten die Patienten bei Aufnahme eine mittlere Wirkstoffanzahl von 11,0 ± 3,4 Wirkstoffen [15]. Die Studienpopulation bestand aus kognitiv eingeschränkten Patienten. Basler und Mitarbeiter erhoben eine Wirkstoffanzahl von 7,31 ± 2,66 bei geriatrischen Schmerzpatienten [17]. In der Subpopulation der SHELTER-Studie (deutsche Kohorte) betrug die mittlere Wirkstoffanzahl 6,9 ± 3,1 [5].

1.9.3 Auftreten unerwünschter Arzneimittelwirkungen (UAW)

In der Berliner Altersstudie wurde 24,6 % der Patienten mit einem Mindestlebensalter von 70 Jahren Psychopharmaka verordnet. In dieser Gruppe zeigten sich bei 68,9 % UAW-analoge Befunde und bei 34,9 % bestand ein konkreter UAW-Verdacht. Eine Analyse der meist verordneten Arzneimittelgruppen ergab, dass von 25,9 % der Patienten mit Diuretikatherapie 100,0 % einen UAW-analogen Befund und bei 69,7 % dieser Patienten ein UAW-Verdacht vorlag. Calciumantagonisten und Betablocker wurden 25,5 % der Studienpopulation verschrieben, von dieser Gruppe präsentierten 87,7 % einen UAW-analogen Befund und 47,1 % einen UAW-Verdacht. Zusammenfassend fanden sich die meisten UAW-Verdachtsfälle bei Aldosteron-Antagonisten, Diuretika, Antihypertensiva, Lipidsenkern, Calciumantagonisten- und Betablockern, sowie den Psychopharmaka. Die höchste Prävalenz (55,6 %) an UAW-Verdachtsfällen unter den Psychopharmaka wurde bei den Neuroleptika verzeichnet, welche 4,4 % der Studienpopulation erhielten [3]. ZNS-UAW bedingt durch Psychopharmaka sind ein häufiger Grund für stationäre Aufnahme: In einer geriatrischen Klinik zeigten 13 % der betagten Patienten eine extrapyramidale Störung [18].

1.9.3.1 Wirkstoffkonzentrationsbestimmungen im höheren Lebensalter

Eine steigende Anzahl von verordneten (Psycho-)Pharmaka erhöht das Risiko des Patienten für UAW, z. B. Stürze und Hospitalisierungen [19]. Obwohl 25 % bzw. 11 % der geriatrischen Patienten in ihrer Medikation Interaktionen der CYP-Systeme 2D6 bzw. 3A4 aufweisen, gibt es leider nur wenige Publikationen, die den Nutzen des Therapeutischen Drug Monitorings untermauern [20].

„Start low, go slow"?

Der Grundsatz „start low, go slow" ist ein allgemeingültiges Dogma in der Pharmakotherapie im geriatrischen Bereich. Er mag dazu verleiten, eine Anpassung eines bestimmten Wirkstoffes an das höhere Lebensalter des Patienten ausschließlich durch Reduktion der Dosis durchzuführen, jedoch ist dies ein Trugschluss. Die Frage nach der adäquaten Dosis für den geriatrischen Patienten beruht entweder auf einer breiten Verallgemeinerung (ein Drittel oder die Hälfte der üblichen Dosis) oder auf empirischer Erfahrung des behandelnden Arztes, solide pharmakokinetische Daten existieren für den geriatrischen Patienten nicht [21]. So werden die Dosen von Psychopharmaka der Teilnehmer der Berliner Altersstudie von Psychiatern und Internisten in 35,7 % der Fälle unterdosiert und in 64,3 % der Fälle ohne Vorliegen von Wirkstoffkonzentrationen als richtig dosiert eingestuft [2]. Unter Verzicht auf Wirkstoffkonzentrationsbestimmungen ist die Arzneimitteltherapie des älteren Menschen aber nicht zu führen, wie die folgend zietierten Untersuchungen zeigen.

Molden und Mitarbeiter bewiesen im Fall des Risperidon, dass Patienten mit einem Mindestlebensalter von 65 Jahren zwar durchschnittlich nur 1,5 mg Risperidon erhielten, während jüngere Patienten eine mittlere Dosis von 3 mg einnahmen, jedoch waren die mittleren Wirkstoffkonzentrationen nahezu identisch [35]. Fric et al., fanden bei geriatrischen Patienten bei einer mittleren Dosis von 1,7 mg eine mittlere Wirkstoffkonzentration von 58,1 ng/ml [22]. Risperidon ist gemäß Fachinformation indiziert zur Kurzzeitbehandlung (bis zu 6 Wochen) von anhaltender Aggression bei Patienten mit mäßiger und schwerer Alzheimer-Demenz [23]. Die Empfehlung, dabei die niedrigste Neuroleptika-Dosis einzusetzen, ist aber ohne Wirkstoffkonzentrationsbestimmung wertlos.

Bowskill und Mitarbeiter untersuchten retroperspektiv Clozapin-Wirkstoffkonzentrationen: Männer < 65 Jahren wiesen signifikant niedrigere Plasmakonzentrationen auf als ältere Patienten, welchen wiederum eine signifikant niedrigere Dosis verschrieben worden war. Eine Untersuchung bei den weiblichen Patienten zeigte dieselben Resultate: 37 % der untersuchten Proben (N = 1930) überschritten den therapeutischen Referenzbereich. Patienten mit zweifelhafter Compliance oder par-

Tab. 1.9.3: Wirkstoffkonzentrationen bei gleicher Dosis verschiedener Antidepressiva zwischen Patienten < 65 Jahre und ≥ 65 Jahre (modifiziert nach Reis [28]).

Wirkstoff (Dosis)	**Plasmakonzentration (nmol/l) < 65 Jahre (n = Proben)**	**Plasmakonzentration (nmol/l) ≥ 65 Jahre (n = Labor)**	**Anstieg Wirkstoffkonzentration Alt vs. Jung**
Citalopram (20 mg/d)	105 (n = 1.740)	193 (n = 590)	+84 % (p = 0,001)
Clomipramin (150 mg/d)	274 (n = 103)	468 (n = 12)	+71 % (p = 0,05)
Escitalopram (10 mg/d)	32 (n = 1212)	61 (N = 258)	+91 % (p = 0,001)
Fluoxetin (20 mg/d)	229 (n = 293)	369 (n = 40)	+61 % (p = 0,005)
Mirtazapin (30 mg/d)	79 (n = 215)	128 (n = 101)	+62 % (p = 0,001)
Nortriptylin (100 mg/d)	298 (n = 30)	513 (n = 20)	+72 % (p = 0,005)
Paroxetin (20 mg/d)	70 (n = 545)	122 (n = 159)	+74 % (p = 0,001)
Sertralin (100 mg/d)	69 (n = 905)	93 (n = 166)	+35 % (p = 0,001)
Venlafaxin (150 mg/d)	174 (n = 614)	240 (n = 102)	+38 % (p = 0,001)

tieller Compliance unterschieden sich im Hinblick auf die Wirkstoffkonzentrationen nicht signifikant von Patienten, bei denen die Compliance gewährleistet war. Der Autor wertete dies als Indiz für die deutlich verlängerte Eliminationshalbwertszeit bei geriatrischen Patienten [24].

Knol und Mitarbeiter sahen keinen Zusammenhang zwischen Haloperidol Wirkstoffkonzentration und dem Auftreten von EPMS bei geriatrischen Patienten – Rauchen wurde jedoch als protektiver Faktor gewertet. Tabakrauch ist ein starker Induktor von *CYP1A2* – Haloperidol wird unter Beteiligung dieses Isoenzyms metabolisiert [25].

Sowohl Clozapin als auch Haloperidol sind in der Priscus-Liste aufgeführt. Im Gegensatz zum Clozapin wird Haloperidol nur bei Überschreiten einer bestimmten Dosis als potentiell inadäquate Medikation gewertet [26]. Clozapin besitzt keine Zulassung zur Behandlung von Aggressionen bei Alzheimer-Demenz. Im Falle des Haloperidols wird auf Studien verwiesen, welche ein leicht erhöhtes Mortalitätsrisiko bei Behandlung mit konventionellen, typischen Antipsychotika belegen. Auch hier ist die Indikation der Behandlung von Verhaltensauffälligkeiten bei Demenz nicht gegeben. „[...] im Einzelfall (ist) durch den behandelnden Arzt zu prüfen, ob Haloperidol zur Behandlung von Verhaltensstörungen, die mit Demenzerkrankungen zusammenhängen, angewendet werden soll." [27].

Auch für die verschiedenen antidepressiv wirksamen Substanzen gilt, dass eine Dosisanpassung und das Therapeutische Drug Monitoring unbedingt notwendig sind, um eine sichere Arzneimitteltherapie zu gewährleisten.

Mit Hilfe einer TDM-Datenbank stellten Reis und Mitarbeiter einen Vergleich zwischen älteren und jüngeren Patienten im Hinblick auf deren Wirkstoffkonzentrationen bei verschiedensten Antidepressiva dar [28] (Tab. 1.9.3).

Sofern Wirkstoffkonzentrationen in Phase-II-Studien untersucht werden, dann geschieht dies an jungen, gesunden Männern. Leider ist dies nicht relevant für die im klinischen Alltag zu beobachtende Wirkstoffkonzentration bei älteren Patienten: Sigurdsson zeigte 2015, dass Patientinnen, welche 65 Jahre und älter waren, um 70 % (also signifikant) höhere Venlafaxin-Konzentration entwickelten, als junge, männliche Patienten. Patienten mit *CYP2D6*-Inhibitoren in der Komedikation wurden hier ausgeschlossen [29]. In der Fachinformation wird jedoch die Notwendigkeit einer Dosisanpassung auf Grund des Alters nicht für „erforderlich gehalten." Empfehlungen zur Dosisanpassung werden lediglich im Falle einer Nieren- bzw. Leberinsuffizienz gegeben [30].

Auch für Citalopram wiesen Le Bloch und Mitarbeiter nach, dass Patienten > 65 Jahre höhere Wirkstoffkonzentrationen entwickelten als jüngere Patienten. CYP 2D6-Inhibitoren waren zwar teilweise in der Komedikation inkludiert, auf Grund der relativ kleinen Population konnte jedoch kein Unterschied zwischen Wirkstoffkonzentrationen mit und ohne Inhibitoren nachgewiesen werden. Auch „Dosis-korrigierte" Plasmakonzentrationen unterschieden sich signifikant zwischen älteren und jüngeren Patienten [31]. Diese Ergebnisse werden untermauert durch weitere Studienergebnisse: Für ein dieselbe Dosis variierten die Plasmakonzentration für Citalopram und seinen Metaboliten Desmethylcitalopram 16- bzw. 12-fach. Patienten mit einem Mindestlebensalter von 80 Jahren bzw. von 65 Jahren wiesen um 55 % bzw. 38 % höhere Wirkstoffkonzentrationen auf als jüngere Patienten [32].

Trotz steigender Psychopharmaka-Verordnungen wird das Therapeutischen Drug Monitoring (von SSRI) bei Patienten ≥ 60 Jahre signifikant seltener genutzt, wie eine Studie aus Norwegen veranschaulicht, obwohl mehr als doppelt so viele ältere Patienten (6,7 %) wie jüngere Patienten (3,4 %) Wirkstoffkonzentrationen oberhalb des therapeutischen Referenzbereichs ausbildeten [33]. Der zurückhaltende Einsatz des Therapeutischen Drug Monitorings in der Geriatrie als Hilfsmittel für eine kosteneffiziente Therapie ist in einem auf Ökonomie bedachten Gesundheitswesen nicht nachvollziehbar: Lundmark und Mitarbeiter demonstrieren eindrucksvoll, dass durch das TDM die Kosten einer antidepressiven Therapie mit SSRI um 15,6 % gesenkt werden können, da das TDM eine für den geriatrischen Patienten zu hohe Wirkstoffkonzentration offenbarte. Eine Anpassung der Dosis erfolgte und es zeigte sich, dass Patienten mit TDM zur Optimierung der Arzneimitteltherapie gemessen am GEE (Global effectiveness evaluation) eine effektivere Therapie erhielten [34]. Vielfach werden Strategien zur Verbesserung der Arzneimittelsicherheit angesichts einer nicht vermeidbaren Polypharmazie und zur Vermeidung von UAW gefordert, das Therapeutische Drug Monitoring wird jedoch als Lösungsansatz ausgespart. Ist das Therapeutische Drug Monitoring in der Praxis nicht umsetzbar?

Tab. 1.9.4: Übersicht Studien über TDM bei geriatrischen Patienten.

Autor, Jahr	Wirkstoff	Studiendesign	Dosis (μ)	Wirkstoffkonzentration
[35]	Risperidon	– Retroperspektiv – Einschluss: *CYP2D6*-Genotyp gesichert – p.o. Risperidon – Medikationsregime mit interagierenden Wirkstoffen – Blutentnahme 10–26 Stunden nach letzter Tabletteneinnahme – N = 396 Patienten (davon 68 ≥ 65 Jahre	– > 65 Jahre, Ø 1,5 mg – ≤ 65 Jahre, Ø 3 mg	– > 65 Jahre: 47,0 nmol/l (Risperidon + 9-OH-Risperidon) – ≤ 65 Jahre: 52,5 nmol/l (Risperidon + 9-OH-Risperidon)
[36]	Olanzapin	– Prospektiv – N = 250 Patienten – (≥ 60 Jahre, N = 42) – Steady-State (7-tägige Einnahme bei konstanter Dosis)	– 2,5–30 mg/Tag	– 1,6–122,0 ng/ml, Wirkstoffkonzentration steigt um 27 %
[25]	Haloperidol	– Prospektiv – Multizentrisch, N = 157; ≥ 65 Jahre; N EPMS = 69; – N o. EPMS = 81 – Einnahme Haloperidol seit mindestens 5 Tagen	– 0,3–5 mg/Tag	– 0,13–4,11 μg/L
[24]	Clozapin	– Retroperspektiv – N = 778 Patienten ≥ 65 Jahre – N = 196 Patienten < 65 Jahre	– Männer ≥ 65 Jahre: Ø 336 mg/d – < 65 Jahre 403 mg/d	Männer – ≥ 65 Jahre: Clozapin 0,65 mg/l (CI 0,61–0,69), Norclozapin 0,37 mg/l (CI 0,35–0,39) – < 65 Jahre: Clozapin: 0,52 mg/l (CI 0,49–0,55), Norclozapin: 0,33 mg/l
			– Frauen ≥ 65 Jahre: Ø 310 mg/d – < 65 Jahre 370 mg/d	Frauen – ≥ 65 Jahre: Clozapin :0,66 mg/l (CI 0,61–0,71), Norclozapin: 0,37 mg/l (Ci 0,34–0,40) – < 65 Jahre: Clozapin: 0,57 mg/l (Ci 0,51–0,63), Norclozapin: 0,36 mg/l (Ci 0,33–0,39)

[31]	Citalopram	– Retroperspektiv – Einschluss: steady-state – N = 308 Patienten, davon 56 > 65 Jahre	– 10–360 mg/d	– C/D-Ratio (> 65 Jahre): 3,08 ± 1,35 ng/ml × mg – C/D-Ratio (≤ Jahre): 2,35 ± 2,46 ng/ml × mg
[32]	Citalopram	– Prospektiv – Einschluss: keine hepatische Vorschädigung – Patienten < 64 Jahre: 48 – Patienten ≥ 64 Jahre: 57 – Patienten≥ 80 Jahre: 23	– Patienten < 64 Jahre: – ∅ 31 mg/d – Patienten ≥ 64 Jahre: ∅ 30 mg/d – Patienten ≥ 80 Jahre: 22 mg/d	Patienten < 64 Jahre: – Citalopram ∅ 42 mg/ml – Metabolit ∅ 16 ng/ml – C/D-Ratio 3,2 ng/ml × mg Patienten ≥ 64 Jahre: – Citalopram ∅ 58 mg/ml – Metabolit ∅ 19 ng/ml – C/D-Ratio 3,6 ng/ml × mg Patienten≥ 80 Jahre – Citalopram ∅ 65 mg/ml – Metabolit ∅ 22 ng/ml – C/D-Ratio 3,1 ng/ml × mg
[29]	Venlafaxin	– Retroperspektiv – < 65 Jahre N = 1154 – ≥ 65 Jahre N = 263	– ≥ 65 Jahre: 189,9 mg ± 68,1 mg – < 65 Jahre: 211,8 mg ± 80,4	≥ 65 Jahre: – Venlafaxin 169,7 ± 178,9 ng/ml – O-Desmethylvenlafaxin – 260 ± 149,3 ng/ml Muttersubstanz + Metabolit: – 430,6 ± 240,1 ng/ml – Dosisangepasste Serumkonzentration der aktiven Fraktion – 2,4 ± 1,2 ng/ml/mg 201,3 < 65 Jahre: – Venlafaxin 133,5 ± 138,8 ng/ml – O-Desmethylvenlafaxin – 201,7 ± 127,4 ng/ml – Muttersubstanz + Metabolit – 335,2 ±201,3 ng/ml – Dosisangepasste Serumkonzentration der aktiven Fraktion – 1,7 ± 1,0 ng/ml

1.9.4 Fazit

Die Prävalenz von psychiatrischen Erkrankungen nimmt mit dem Alter zu. Gemäß der Berliner Altersstudie folgt der Diagnose Demenz (Prävalenz bei dem > 70-Jährigen 14 %) die Diagnose Depression mit einer Prävalenz von 9 % als zweithäufigste Diagnose [2]. Die Verordnungen von Psychopharmaka werden zwar vor allem in Pflegeheimen von Nervenärzten (37,2 %), gefolgt von Allgemeinmedizinern (27,4 %) und Notärzten (17,8 %) vorgenommen, dem steht jedoch entgegen, „[...] dass rund 15 % der von ihnen untersuchten Heime innerhalb eines Jahres von keinem Neurologen und 24 % von keinem Psychiater besucht [werden][...]“ [6,7]. Die Prävalenz der Patienten, welche mindestens ein Psychopharmakon erhalten, schwankt zwischen 42,2–61,0 % [6].

Es ist nicht das Alter per se, welches zu einer veränderten Pharmakokinetik eines Wirkstoffes führt, es ist vielmehr das Zusammenspiel aus verschiedenen Faktoren, wie Veränderung von hepatischer und renaler Funktion, Nahrungsaufnahme, Komedikation und pharmakogenetischen Aspekten [37]. Die Auswirkung dieser Faktoren auf die Wirkstoffkonzentration einer Substanz können mit Hilfe des TDM kostengünstig evaluiert werden und die Therapie kann individuell angepasst werden.

Literatur

[1] Burckhardt H, Wehling M. Arzneimitteltherapie für Ältere. 2. Auflage. Heidelberg/Berlin: Springer; 2011.
[2] Helmchen H, Baltes MM, Geiselmann B, Kanowski S, Linden M, Reischies FM, ..., Wilms HU. Psychische Erkrankungen im Alter. In Lindenberger U, Smith J, Mayer U, Baltes B. Die Berliner Altersstudie. 3. Auflage. Berlin: Akademie Verlag; 2010. 209–245.
[3] Steinhagen-Thiessen E, Borchelt M. Disziplinspezifische Befunde – Morbidität, Medikation und Funktionalität im Alter. In Lindenberger U, Smith J, Mayer KU, Baltes PB. Die Berliner Altersstudie. 9. Auflage. Berlin: Akademie Verlag; 2010. 175–208.
[4] von Renteln-Kruse W, Neumann L, Klugmann B, Liebetrau A, Golgert S, Dapp U,Frilling B. Geriatric Patients With Cognitive Impairment. Dtsch Arztebl Int. 2015;112:103–112.
[5] Onder G, Liperoti R, Fialova D, Topinkova E, Tosato M, Danese P, ..., Landi F. Polypharmacy in nursing home in europe: results from the SHELTER study. J Gerontol A Biol. Sci Med Sci. 2012;67A(6):698–704.
[6] Uhrhan T, Schaefer M. Arzneimittelversorgung und Arzneimittelsicherheit in stationären Pflegeeintrihtungen. Bundesgesundheitsbl. 2010;53:451–459.
[7] Hach I, Rentsch A, Krappweis J, Kirch W. Psychopharmakaverordnungen an älteren Menschen – Ein Vergleich zwischen Patienten aus Alten- und Pflegeheimen, ambulant behandelte Pflegefällen und ambulanten Patienten ohne Pflegebedarf. Z Gerontol GEriat. 2004;37:214–220.
[8] Benkert O, Hippius H. Kompendium der Psychiatrischen Pharmakotherapie. 10. Auflage. Mainz: Springer Verlag; 2014.
[9] Steinhilber D, Schubert-Zsilavecz M, Roth H. Neurotransmission. In Steinhilber D, Schubert-Zsilavecz M, Roth H. Medizinische Chemie. 2. Auflage. Stuttgart: Deutscher Apotheker Verlag; 2010. 41–16.

[10] Karow T, Lang-Roth R. Allgemeine und spezielle Pharmakologie und Toxikologie. 21. Auflage. Köln: Karow; 2013.
[11] Benkert O, Hippius H. Kompendium der Psychiatrischen Pharmakotherapie. 10. Auflage. Mainz: Springer Verlag; 2014.
[12] Lohse M, Müller-Oehrlinghausen B. Hypnotika und Sedativa. In Schwabe U, Paffrath D. Arzneiverordnungsreport 2015. Berlin Heidelberg: Springer; 2015. 709–724.
[13] Eckardt R, Steinhagen-Thiessen E, Kämpfe S, Buchmann N. Polypharmazie und Arzneimitteltherapiesicherheit im Alter – Strategien zur Verbesserung. Z Gerontol Geriat. 2014;4:293–301.
[14] Glaeske G, Schicketanz C. Barmer GEK Arzneimittelreport 2013. Siegburg: Asgard Verlag, 2013. 1–34.
[15] Kruse W, Rampmeier J, Frauenrath-Volkers C, Volkert D, Wankmüller I, Micol W, ..., Schlierf G. Drug-prescribing patterns in old age. EurJ Clin Pharmacol. 1991;41:441–447.
[16] Hoffmann F, Schiemann G, Dörks M. Untersuchungen zu Polypharmazie: Eine Frage der Definition und der verwendeten Daten. Z. Evid. Fortbild. Qual. Gesundh. wesen (ZEFQ). 2016. 1–9.
[17] Basler HD, Hesselbach S, Kaluza G, Schuler MSh, Sohn W, Nikolaus, T. Komorbidität, Multimedikation und Befinden bei älteren Patienten mit chronischen Schmerzen. Der Schmerz. 2003;17:252–260.
[18] Specht-Leible N, Bender M, Oster P. Die Ursachen der stationären Aufnahme von Alten- und Pflegeheimbewohnern in einer geriatrischen Klinik. Z Gerontol GEriat. 2003;36:274–279.
[19] Johnell K, Bergman GJ, Fastbom J, Danielsson B, Borg N, Salmi P. Psychotropic drugs and the risk of fall injuries, hospitalisations and mortality among older adults. Int J Geriatr Psychiatry. 2016. Int J Geriatr Psychiatry. 2017 Apr;32(4):414–420.
[20] Davies S, Eayra S, Pratt P, Lennard M. Potential for drug interactions involving cytochromes P450 2D6 and 3A4 on general adult psychiatric and functional elderly psychiatric wards. Br J Clin Pharmacl. 2004;57:464–472.
[21] Miller S. (). Therapeutic Drug monitoring in the geriatric patient. In Murphy JE. Clinical Pharmakokinetics. ASHP; 2011. 45–72.
[22] Fri, M, Laux, G., Rao, M., Schmidmeier, R., Eberl, J., Kirchmeier, T., ..., Brunnauer, A. (2004). Pharmacovigilance, Tdm and Pharmacogenetic of psychotropic drugs. Risperidone plama levels in the elderly with dementia. Lausanne, Switzerland: Pharmacopsychiatry (2005;38:50) Georg Thieme Verlag.
[23] Fachinformation Risperdal. Stand: Dezember 2013.
[24] Bowskill S, Couchman L, MacCabe J, Flanagan R. Plasma clozapine and norclozapine in relation to prescribed dose and other factors in patients aged 65 years and over: data from a therapeutic drug monitoring service, 1996–2010. Hum. Psycopharmacol Clin Exp. 2012;27:277–283.
[25] Knol W, van Marum R, Jansen P, Egberts T, Schobben A. Parkinsonism in elderly users of haloperidol. J Clin Psychopharmacol. 2012;32:688–693.
[26] Holt S, Schmiedl P, Thürmann A. Von http://priscus.net/download/PRISCUS-Liste_PRISCUS-TP3_2011.pdf abgerufen 8. Juni 2016.
[27] Fachinformation Haloperidol Ratiopharm. Stand: Februar 2015.
[28] Reis M, Aamo T, Spigset O, Ahlner J. Serum concentrations of antidepressant drugs in a naturalistic setting: compilation based on a large therapeutic drug monitoring database. Ther Drug Monit. 2009;31(1):42–55.
[29] Sigurdsson HP, Hefner G, Ben-Omar N, Köstlbacher A, Wenzel-Seifert K, Hiemke C, Haen E. Steady-state serum concentrations of venlafaxine in patients with late-life depression. Impact of age, sex and BMI. J Neural Transm. 2015;122:721–729.
[30] Fachinformation Trevilor. Stand: November 2015.

[31] Le Bloc'h Y, Woggon B, Weissenrieder H, Brawand-Amey M, Spagnoli J, Eap C, Baumann P. Routine therapeutic drug monitoring in patients treated with 10 – 360 mg/day citalopram. Ther Drug Monit. 2003;25(5):600–608.
[32] de Mendonca Lima C, Baumann P, Brawand-Amey M, Brogli C, Jacquet S, Cochard N, ..., Eap C. Effet of age and gender on citalopram and desmethylcitalopram steady-state plasma concentrations in adults and elderly depressed patients. Progress in Neuro-Psychopharmacology & biological psychiatry. 2005;29:952–956.
[33] Hermann M, Birkeland Waade R, Molden E. Therapeutic drug monitring of selectve serotonin reuptake inhibitors in elderly patients. Ther Drug Monit 2015;37:546–549.
[34] Lundmark J, Bengtsson F, Nordin C, Reis M, Walinder J. Therapeutic drug monitoring of selective serotonin reuptake inhibitors influences clinical dosing strategies and reduces drug costs in depressed elderly patients. Acta Psychiatr Scand. 2000;101:354–359.
[35] Molden E, Birkeland Waade R, Hoff M, Haslemo T. Impact of Ageing on serum concentrations of risperidone and its active metabolite in patients with known CYP2D6 genotype. Basic Clin Pharmacol Toxicol. Mai 2016. (Epub ahead of print).
[36] Gex-Fabry M, Balant-Gorgia A, Balant L. Therapeutic Drug Monitoring of Olanzapin The combined effect of age, gener, smoking and comedication. Therapeutic Drug Monitoring. 2003;25(1):46–53.
[37] Shah RR. Drug development and use in the elderly: search for te right dose and dosing regime. Br J Clin Pharmacol. 2004;58(5):452–469.
[38] Noble, R. Drug therapy in the elderly. Metabolism. Octobre 2003;52(No 10, Suppl 2): 27–30.

Weiterführende Literatur

Dragicevic, A, Trotzauer, D, Hiemke, C, Müller J. Gender and age effects on quetiapine serum concentrations in patients with schizophrenia or schizoaffective disorder. 24th symposium of the AGNP. München; 2005.

Haen E. Arzneimittelinteraktionen – Interaktionen zwischen körperfremden Substanzen. Der Nervenarzt. 2014;85:417–426.

Kloft C, Jaehde U. Dosisindividualisierungen. In Jaehde, Radziwill, Kloft. Klinische Pharmazie Grundlagen und Anwendungen. 3. Auflage. Stuttgart: Wissenschaftliche Verlagsgesellschaft Stuttgart; 2010. 231–255.

Liekweg, A, Jaehde U. Pharmakologische Besonderheiten im Alter. In Schäfer C, Eisert A, Liebweg A. Geriatrische Pharmazie. Stuttgart: Deutscher Apothekerverlag; 2014: 137–142.

Olesen OV, Thomsen K, Jensen PN, Hertel-Wulff C, Rasmussen N, Refshammer C, ..., Rosenberg R. Clozapine serum levels and side effects during steady state treatment of schizophrenic patients: a cross sectional study. Psychopharmacology. 1995;117:371–378.

Routledge PA, Mahony M, Woodhouse KW. Adverse drug reactions in elderly patients. Br J Clin Pharmacol 2003;57(2):121–126.

Schneeweiss S, Hasford J, Göttler M, Hoffmann A, Riethling AK, Avorn J. Admissions caused by adverse drug events to internal medicine and emergency departments in hospitals: a longitudinal population based study. Eur J Clin Pharmacol. 2002;58:285–291.

Spina E, Avenso A, Facciola G, Salemi M, Scordo M, Ancione M, ..., Perucca E. Relationship between plasma risperidone and 9-hydroxyrisperidone concentrations and clinical respone in patients with schizophrenia. Psychopharmacology. 2001;153:238–243.

Suzuki H, Gen K, Otomo M, Inoue Y, Hibino H, MIkami A, ..., Mikami K. Relationship between the plasma concentration of paliperidone and the clinical and drug induced extrapyramidal symptoms in elderly patients with schizophrenia. Hum. Psychopharmacol Clin Exp. 2014;(29);244–250.

2 Pharmakogenetik

Birgit Busse und Wolfgang Rupprecht

Die Pharmakogenetik untersucht den Einfluss der individuellen genetischen Disposition auf die Wirksamkeit und Verträglichkeit von Arzneimitteln. Varianten in Genen, die Proteine mit pharmakologisch relevanter Funktion codieren (z. B. Enzyme, Transportproteine, Rezeptoren), können zu Veränderungen im Arzneimittelmetabolismus bzw. -transport oder an den Zielstrukturen (*drug targets*) führen und die Arzneimittelwirkung beeinflussen [1]. Um zu verstehen, wie sich genetische Veränderungen im menschlichem Erbgut (DNA) auf den Stoffwechsel von Medikamenten und so auf deren Wirkung ausprägen können, ist die Kenntnis über den Aufbau einer Zelle und über die dort vor sich gehenden molekularbiologischen Abläufe von zentraler Bedeutung. Welche Zellorganellen sind mit welchen Aufgaben betraut? Wie wird die in der DNA codierte Information umgesetzt? Wie entstehen aus Genen Proteine? Welche Veränderungen in der DNA gibt es (Varianten, Polymorphismen, Mutationen)? Wie wirken sich diese auf das jeweilige Protein aus? Wie werden diese Veränderungen vererbt? Diese Fragen sollen in den folgenden Kapiteln beantwortet werden, um die Grundlage für das bessere Verständnis der Pharmakogenetik zu bilden.

2.1 Molekularbiologie der Zelle

Wolfgang Rupprecht

2.1.1 Aufbau der Zelle

Eine eukaryotische Zelle besteht aus verschiedenen Zellkompartimenten bzw. Zellorganellen, in denen verschiedene molekularbiologische Reaktionen ablaufen. Es besteht ein ständiger Austausch zwischen diesen Kompartimenten. Der Aufbau einer eukaryotischen Zelle ist in der Abbildung 2.1.1 dargestellt.

2.1.1.1 Zellmembran

Nach außen hin ist die Zelle abgegrenzt durch die sogenannte Zellmembran (Abb. 2.1.2). Verschiedenste Proteine an und in der Zellmembran, wie z. B. Kanalproteine und Rezeptoren, ermöglichen die Kommunikation und Interaktion mit anderen Zellen oder Molekülen und dienen einer Vielzahl von unterschiedlichen Funktionen. Die Zusammensetzung der Zellmembran bestimmt maßgebend ihre Funktion und kann auch bei ein und derselben Zelle Unterschiede aufweisen. So entsteht z. B. bei Darmzellen durch die unterschiedliche Zusammensetzung der api-

https://doi.org/10.1515/9783110352900-002

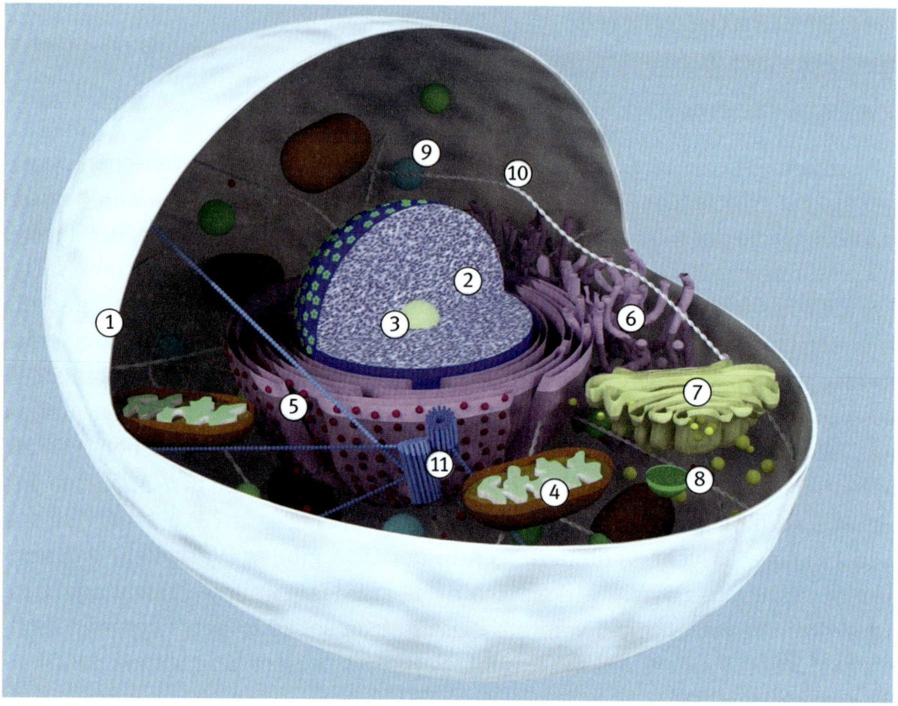

Abb. 2.1.1: Schematische Darstellung einer eukaryotischen Zelle. 1 Zellmembran, 2 Zellkern, 3 Nukleolus, 4 Mitochondrien, 5 Rauhes Endoplasmatisches Retikulum, 6 Glattes Endoplasmatisches Retikulum, 7 Golgi-Apparat, 8 Lysosom, 9 Peroxysom, 10 Zytoskelett, 11 Centrosom.

kalen und basalen Membran eine Zellpolarität wodurch der selektive, gerichtete Stofftransport durch das Epithel ermöglicht wird. Die Resorption und Exkretion von Medikamenten kann maßgeblich von der Zusammensetzung der Zellmembran abhängen. Dabei spielen Transporter eine wichtige Rolle, die die Bioverfügbarkeit von Medikamenten beeinflussen können. Das P-Glykoprotein (P-GP) ist ein Transportprotein, welches in der Zellmembran lokalisiert ist und die Zelle vor potentiell schädlichen Fremdstoffen (Xenobiotika) schützen soll, in dem diese aktiv aus der Zelle hinaustransportiert werden. Einige Medikamente sind ebenfalls P-GP-Substrate und eine erhöhte Expression des P-GPs kann z. B. zu einer geringeren Bioverfügbarkeit führen. Ein weiterer pharmakogenetisch relevanter Transporter ist der Organo-Anion-Transporter OATP1B1. Dieser wird vorwiegend auf der sinusoidalen Membran menschlicher Hepatozyten exprimiert und ist an der Aufnahme verschiedener Substanzen aus dem Blut in die Leber beteiligt. Neben endogenen Stoffen sind auch Medikamente, u. a. Statine, Substrate von OATP1B1. Einige genetische Varianten sind mit veränderten Transportkapazitäten des OATP1B1-Moleküls assoziiert und haben dadurch Auswirkung auf den Plasmaspiegel der betroffenen Medikamente.

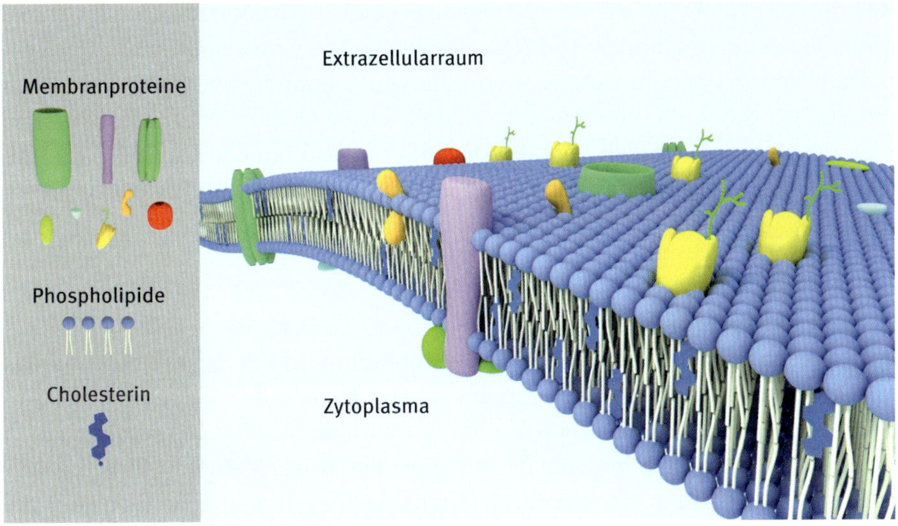

Abb. 2.1.2: Schematische Darstellung des Aufbaus einer Zellmembran. Die Zellmembran ist aus einer Lipiddoppelschicht aufgebaut, die hauptsächlich aus Phospholipiden besteht. In ihr finden sich zahlreiche Membranproteine. Man unterscheidet periphere Membranproteine, die der Zellmembran aufliegen, von integralen Membranproteinen, die in der Membran eingelagert sind. Des Weiteren gibt es Transmembranproteine, die die komplette Zellmembran durchziehen. Das in die Lipiddoppelschicht eingelagerte Cholesterin ist ein wichtiger Baustein der Zellmembran und beeinflusst maßgeblich die Membranfluidität.

2.1.1.2 Zytoplasma und Zytosol

Der Zellinnenraum ist gefüllt mit dem sogenannten Zytoplasma, welches aus den Zellorganellen und dem Zytosol besteht. Entfernt man alle Zellorganellen erhält man das Zytosol, das zu ca. 80 % aus Wasser besteht, jedoch viele verschiedene Moleküle enthält, so dass die Konsistenz eher gelartig als flüssig ist. Unter den zahlreichen Bestandteilen des Zytosols befinden sich auch Enzyme der Familie der Glutathion-S-Transferasen (GSTs), die eine wichtige Rolle bei der Detoxifikation von Xenobiotika spielen. Das Zytosol ist von einem Netzwerk von Proteinfilamenten durchsetzt, dem Zytoskelett, welches der Zelle Struktur und Stabilität verleiht und für Transportvorgänge und gerichtete Bewegungen unerlässlich ist. Eine weitere essentielle Aufgabe kommt dem Zytoskelett bei der Zellteilung zu.

2.1.1.3 Zellkern

Im Zellkern befindet sich der Großteil der Erbinformation (DNA) der Zelle, die zusammen mit vielen Proteinen zu den sogenannten Chromosomen verpackt ist. Der Nukleolus bzw. die Nukleoli sind Bereiche im Zellkern, in denen wichtige Komponenten der Ribosomen produziert werden. Im Zellkern findet auch der erste Schritt für die Übersetzung der genetischen Information in Proteine statt, die sogenannte

Transkription. Dabei wird die in den Genen gespeicherte Information in eine transportable Form umgeschrieben (mRNA), die den Zellkern verlassen kann. Der Zellkern ist aus einer Doppelmembran (Kernhülle) aufgebaut die mit vielen Kernporen durchsetzt ist, durch die Proteine und Nukleinsäuren (z. B. mRNAs) mit dem Zytoplasma ausgetauscht werden können. Die äußere Membran der Kernhülle geht direkt über in die Membran des Endoplasmatischen Retikulums und bildet somit ein Kontinuum.

2.1.1.4 Endoplasmatisches Retikulum

Morphologisch wird das Endoplasmatische Retikulum (ER) in das raue ER und das glatte ER unterteilt. Auf der Membran des rauen ERs befinden sich eine große Anzahl von Ribosomen, welche für die Proteinbiosynthese benötigt werden. Am rauen ER werden hauptsächlich lysosomale, sekretorische sowie Membran-Proteine synthetisiert. An den freien Ribosomen im Zytosol werden Proteine synthetisiert, die für den Verbleib im Zytosol bestimmt sind. Im Inneren des rauen ER befinden sich zahlreiche Proteine bzw. Enzyme, die bei der Faltung und weiteren Prozessierung der neusynthetisierten Proteine eine wichtige Rolle spielen. Als glattes ER wird der Teil des ERs bezeichnet, der nicht mit Ribosomen besetzt ist. An diesem Bereich schnüren sich Vesikel ab, die Proteine und Lipide zum Golgi-Apparat transportieren. In spezialisierten Zellen erfüllt das glatte ER weitere Funktionen z. B. bei der Synthese von Lipiden und Steroidhormonen. In Hepatozyten findet man ebenfalls ein ausgeprägtes glattes ER. Es beherbergt in seiner Membran die Enzyme der Cytochrom-P450-Familie, die u. a. für die Verstoffwechslung von zahlreichen Medikamenten und Xenobiotika verantwortlich sind. Des Weiteren dient das ER als intrazellulärer Calciumionenspeicher und ist der Ort der allgemeinen Membransynthese.

2.1.1.5 Ribosomen

Bei den Ribosomen handelt es sich um einen Makromolekülkomplex, der aus verschiedenen ribosomalen RNAs und zahlreichen Proteinen besteht und für die Proteinsynthese benötigt wird. Die Ribosomen stellen den zentralen Punkt bei der Übersetzung der genetischen Information in Proteinstrukturen dar. Die im Zellkern durch Transkription synthetisierte mRNA wird von den Ribosomen abgelesen und mittels tRNA-Molküle in Proteinsequenz übersetzt (Translation).

2.1.1.6 Golgi-Apparat

Der Golgi-Apparat besteht aus zahlreichen flachen membranumhüllten Kompartimenten (Zisternen). Eine Einheit bzw. Stapel von mehreren Zisternen wird als Diktyosom, die Summe aller Diktyosome wird als Golgi-Apparat bezeichnet. Ein

Diktyosom ist polar aufgebaut mit einer dem ER zugewandten Seite (cis-Seite bzw. Eintrittsseite) und einer zur Zellmembran hin orientierten Seite (trans-Seite bzw. Austrittsseite).

Die dem ER zugewandte Seite des Golgi-Apparat erhält vom ER verschiedene Proteine (und Lipide), die über Vesikel dorthin transportiert werden. Innerhalb des Golgi-Apparats werden sie von Zisterne zu Zisterne weitergegeben und verschiedenen Modifikationen (Glykosylierung, Sulfatierung, Acylierung, Phosphorylierung u. a.) unterzogen. An der letzten Zisterne angekommen erfolgt die Vorbereitung für den Transport zum Zielort.

Die modifizierten Proteine (und Lipide) werden in Vesikel verpackt und entweder wieder zum ER zurückgeführt, als primäre Lysosome abgeschnürt oder zur Zellmembran transportiert, wo sie mit der Zellmembran verschmelzen und je nach Aufgabe der Proteine, verbleiben diese in der Zellmembran oder werden sekretiert (Exozytose).

2.1.1.7 Mitochondrien

Ein kleiner Anteil der genetischen Information der Zelle (ca. 1 %) befindet sich in den Mitochondrien, den Kraftwerken der Zelle. Sie sind für die Energiegewinnung zuständig, die hauptsächlich durch den oxidativen Abbau von Kohlenhydraten und Lipiden über den Zitronensäurezyklus und die Atmungskette erfolgt. Die mitochondriale DNA (mt-DNA) liegt in zirkulärer Form vor und enthält Gene, die für Proteine der Atmungskette sowie für ribosomale RNAs (rRNAs) und Transfer-RNAs (tRNAs) codieren. Eine Besonderheit der mt-DNA ist, dass sie nur über die Mutter vererbt wird und nicht wie im klassischen Fall zu gleichen Anteilen von Vater und Mutter.

2.1.1.8 Lysosomen

Bei den Lysosomen handelt es sich um kleine Vesikel, die hydrolytische Enzyme (saure Hydrolasen) enthalten und für den intrazellulären Abbau von Makromolekülen zuständig sind. Innerhalb der Lysosomen herrscht ein saures Milieu (pH-Wert ≈ 5), das über ATP-getriebene Protonenpumpen aufrechterhalten wird. In den Lysosomen werden sowohl zelleigene als auch durch Endozytose aufgenommene, extrazelluläre Bestandteile abgebaut. Sie werden vom Golgi-Apparat als Vesikel abgeschnürt (primäre Lysosomen) und verschmelzen mit den abzubauenden Zielstrukturen (Autophagosom, Phagosom oder Endosom).

2.1.1.9 Peroxisomen

Peroxisomen sind besonders zahlreich in den Zellen von Leber und Niere, wo sie mittels oxidativer Reaktionen vor allem für den Abbau von Fettsäuren, die Entgiftung (z. B. von Alkohol) und den Abbau des bei den Oxidations-Reaktionen häufig entstehenden Zellgifts Wasserstoffperoxid (H_2O_2) zuständig sind. Des Weiteren finden Teile der Synthese von Cholesterin, Gallensäuren und Plasmalogen in den Peroxisomen satt. Es finden sich über 50 verschiedene Enzyme, unter anderem Katalase und Peroxidase.

2.1.1.10 Das Zytoskelett

Um der Zelle Stabilität und Flexibilität zu verleihen, ist sie durchzogen von einem Geflecht von Filamenten, deren Gesamtheit als Zytoskelett bezeichnet wird. Es besteht aus drei unterschiedlichen Filamenten, die verschiedene Aufgaben innerhalb der Zelle erfüllen (Tab. 2.1.1).

Tab. 2.1.1: Eigenschaften der verschiedenen Filamente des Zytoskeletts.

Filament	Durchmesser	Proteinbausteine	Funktion
Mikrofilamente	6–8 nm	Aktin	Aufrechterhaltung der Zellgestalt, Zelluläre Bewegungsvorgänge, Aufbau von Mikrovilli
Mikrotubuli	ca. 25 nm	α- und β-Tubulin	Strukturgebung, intrazelluläre Transportvorgänge, Aufbau von Cilien und Geißeln, Aufbau des Spindelapparates
Intermediärfilamente	ca. 10 nm	verschiedenartige, meist gewebsspezifische Proteine, u. a. Desmin, Vimentin, saures fibriläres Gliaprotein (GFAP), Peripherin, Lamine	Strukturgebung, Mechanische Stabilität und Elastizität, (z. B. Lamine in der Kernmembran), Verankerung von Zellkontakten

2.1.1.11 Centrosom

Das Centrosom ist ein Zellorganell, das sich in der Regel in der Nähe des Zellkerns befindet und sich aus zwei kurzen Zylindern aus Mikrotubuli (Centriolen) und einer dichten Proteinschicht (pericentriolaren Matrix) zusammensetzt. Es fungiert als Organisationszentrum der Mikrotubuli (MTOC, *microtubule organizing center*) und erfüllt dadurch eine wichtige Aufgabe bei der Organisation des Zytoskeletts. Bei der Zellteilung bildet das Centrosom den Spindelapparat aus, der für den Transport der Chromosomen zuständig ist.

2.1.2 Von der DNA zum Protein

Proteine zählen zu den wichtigsten Makromolekülen des Körpers und sind essentielle Komponenten jeder Zelle. Sie fungieren unter anderem als Strukturelemente, Enzyme, Transporter, Kanäle, Rezeptoren und Botenstoffe. Ihre Grundbausteine

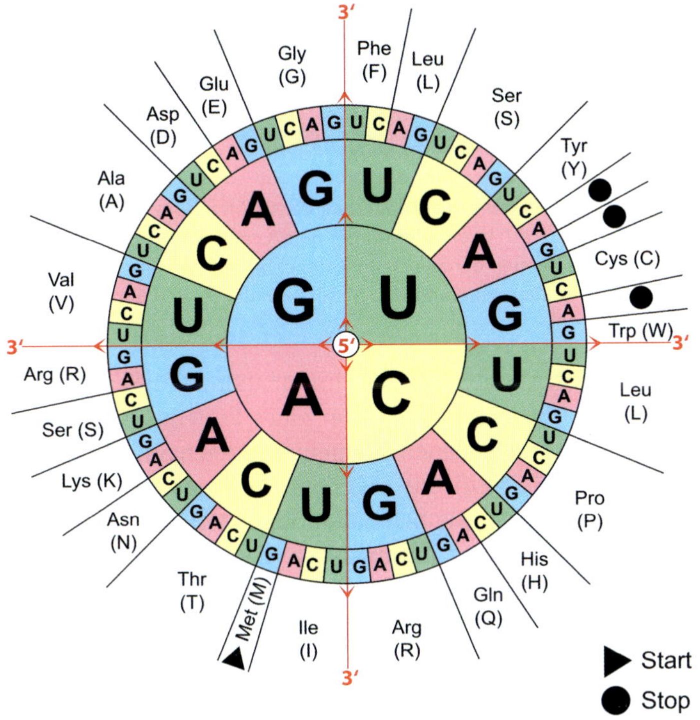

Abb. 2.1.3: Darstellung der 64 unterschiedlichen Kombinationsmöglichkeiten der Basen zu Tripletts (Codons) und die jeweils codierte Aminosäure bzw. Start und Stopp der Proteinbiosynthese.

sind die sogenannten (proteinogenen) Aminosäuren. Durch die Verkettung der verschiedenen Aminosäuren kann eine große Zahl von Proteinen mit unterschiedlichsten Eigenschaften entstehen. Eines der kleinsten menschlichen Proteine ist das Insulin, welches sich aus nur 51 Aminosäuren zusammensetzt. Im Gegensatz dazu besteht das größte bekannte menschliche Protein Titin aus 38.138 Aminosäuren.

Die im Zellkern und in den Mitochondrien vorhandene Erbinformation, welche als DNA (engl. *deoxyribonucleic acid*) bezeichnet wird, dient als Speicher der Baupläne aller von der Zelle bzw. des Organismus benötigten Proteine. Die DNA besteht aus 4 verschiedenen Nukleotiden, die anhand ihres Basenbestandteils (Adenin, Guanin, Cytosin oder Thymin) unterschieden werden. Die Kombination von jeweils 3 Nukleotiden bildet ein sogenanntes Codon. Durch die Codons ist der Start der Proteinsynthese, die Aminosäurenabfolge und der Stopp der Proteinsynthese in der DNA bzw. mRNA hinterlegt. Durch die 4 unterschiedlichen Nukleotide und deren Kombination zu Tripletts können 64 unterschiedliche Codons entstehen, von denen 61 für die 20 proteinogenen Aminosäuren codieren und die restlichen 3 als Stopp-Signal bei der Proteinbiosynthese dienen (Abb. 2.1.3).

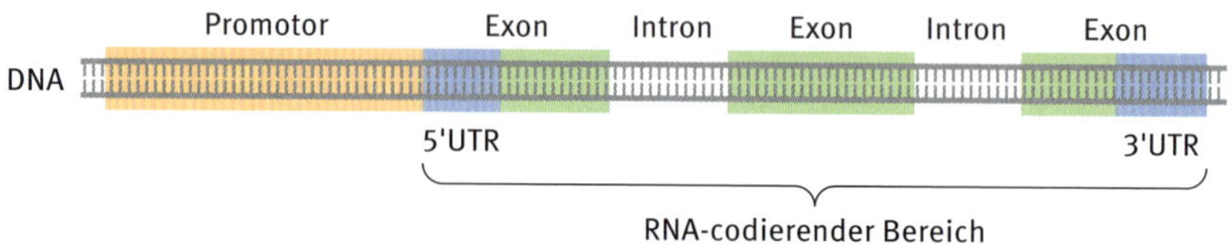

Abb. 2.1.4: Schematische Darstellung eines Gens mit Markierung der wichtigen regulatorischen Sequenzen (Promotor, Introns, 5'UTR und 3'UTR) und der für die mRNA codierenden Sequenzabschnitte (Exons). Der grün markierte Bereich der Exons steht dabei für die Protein-codierenden Sequenzen und die blauen Bereiche für die regulatorischen Sequenzen der 5'- und 3'-UTR.

Als Gen wird ein Abschnitt der DNA bezeichnet, der Informationen für die Bildung einer funktionellen RNA (engl. *ribonucleic acid*) oder eines Proteins enthält. Die Gene bei Eukaryoten sind aus verschiedenen Elementen aufgebaut, die unterschiedliche Funktionen haben (Abb. 2.1.4). Die sogenannten Exons tragen die Information für die Erstellung der mRNA. Sie beinhalten regulatorische Sequenzen (5' untranslatierter Bereich (5'-UTR) und 3' untranslatierter Bereich (3'-UTR)) und die für das Protein codierenden Sequenzen. Zwischen den Exons befinden sich Sequenzabschnitte, die als Introns bezeichnet werden. Sie tragen keine Protein-codierende Information, besitzen jedoch zum Teil regulatorische Funktionen. Der Promotor liegt vor dem RNA-codierenden Bereich und reguliert die Expression des Gens über die Wechselwirkung mit bestimmten Proteinen (Transkriptionsfaktoren).

2.1.2.1 Transkription

Da sich die Maschinerie zur Synthese von Proteinen außerhalb des Zellkerns befindet, muss die in denen Genen codierte Information aus dem Zellkern zum Ort der

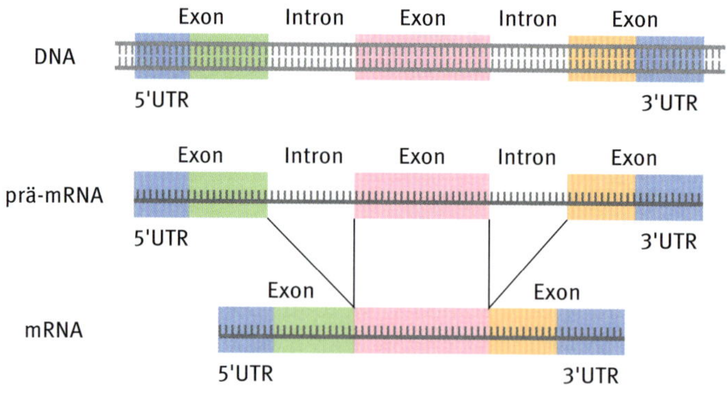

Abb. 2.1.5: Vereinfachte Darstellung des Spleißvorganges. Bei der Transkription wird zuerst aus der DNA-Vorlage eine prä-mRNA erstellt. Durch die Prozessierung der prä-mRNA, bei der unter anderem die Introns über das Spleißen herausgeschnitten werden, entsteht die fertige mRNA, die dann als Matrize zur Proteinbiosynthese verwendet werden kann.

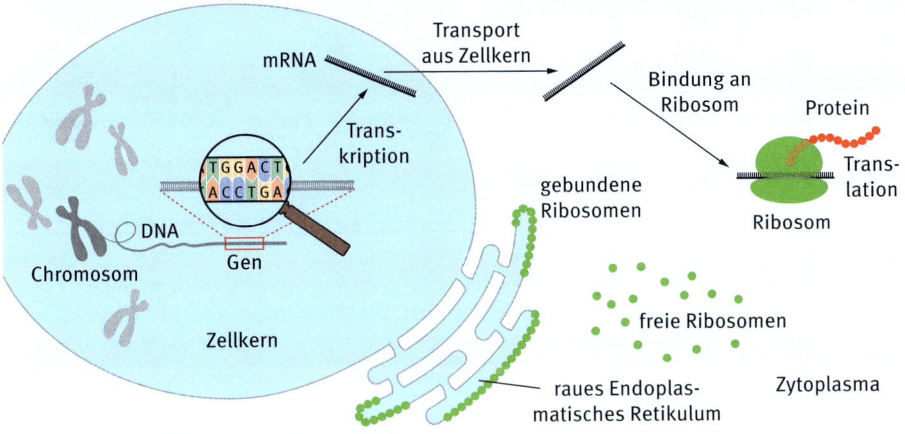

Abb. 2.1.6: Übersicht zur Transkription und Translation. Über die Transkription wird im Zellkern die in der DNA für Proteine gespeicherte Information (Gen) in eine mRNA umgeschrieben. Die mRNA wird aus dem Zellkern hin zu einem Ribosom transportiert, an dem die Proteinbiosynthese stattfindet. Je nach Art des zu synthetisierenden Proteins erfolgt die Proteinbiosynthese entweder an Ribosomen, die am endoplasmatischen Retikulum gebunden sind, oder an freien Ribosomen im Zytoplasma. Bei der sogenannten Translation wird die mRNA im Ribosom abgelesen und das codierte Protein synthetisiert.

Proteinsynthese transportiert werden. Dies wird über die Bildung einer Zwischenstufe, der sogenannten mRNA (*messenger* RNA) bewerkstelligt und als Transkription bezeichnet. Als erster Schritt bei der Transkription erfolgt die Synthese einer prä-mRNA, die sowohl Exons wie Introns enthält. Im Anschluss wird die prä-mRNA verschiedenen Modifizierungen unterzogen (Prozessierung). Ein wichtiger Schritt dabei ist das sogenannte Spleißen, bei dem die Heraustrennung der Introns aus der prä-mRNA und das Zusammenfügen der Exon-Sequenzen erfolgt (Abb. 2.1.5). Diese Aufgabe wird vom Spleißosom durchgeführt, einem großen Komplex aus vielen verschiedenen Proteinen und speziellen RNAs. Das Spleißen ist ein wichtiger Vorgang, der sicherstellt, dass eine mRNA entsteht, die nur die Informationen aus den Exons enthält und so als korrekte Matrize zur Proteinsynthese verwendet werden kann. Die Exon-Intron-Übergänge (Spleißstellen) sind durch bestimmte Sequenzmotive markiert, die vom Spleißosom erkannt werden und die korrekten Schnittstellen vermitteln.

2.1.2.2 Translation

Nach der Prozessierung wird die fertige mRNA aus dem Zellkern heraus zur Maschinerie der Proteinsynthese, den Ribosomen, transportiert. An den Ribosomen wird die mRNA abgelesen. Anhand ihrer Information wird die Proteinbiosynthese gesteuert. Dieser Vorgang wird Translation genannt und erfolgt über spezielle Nukle-

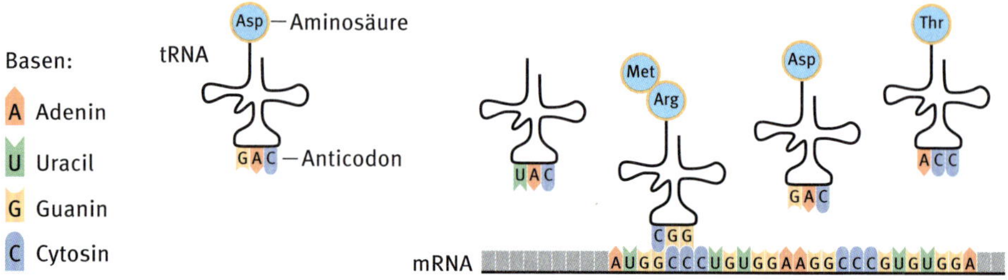

Abb. 2.1.7: Darstellung der Translation im Ribosom. Die Sequenz der mRNA wird mit Hilfe der Transfer RNAs (tRNA) in eine Proteinkette übersetzt. Die tRNAs tragen ein Anticodon und an der gegenüberliegenden Seite die für das Anticodon spezifische Aminosäure. Passt das Anticodon einer tRNA zum Codon der mRNA, so bindet die tRNA und die von ihr gebundene Aminosäure wird der wachsenden Proteinkette übertragen.

insäuren, die tRNAs (Transfer-RNAs). Die tRNAs dienen dabei als Vermittler-Moleküle. Sie haben an einem Ende eine spezifische Aminosäure gebunden und am anderen Ende sind sie mit dem für die Aminosäure entsprechenden Anti-Codon ausgerüstet. Passen Anti-Codon der tRNA und Codon der mRNA zusammen, wird die an die tRNA gebundene Aminosäure der wachsenden Proteinkette hinzugefügt. Das Zusammenspiel zwischen mRNA und tRNAs stellt somit sicher, dass die richtigen Aminosäuren in richtiger Reihenfolge verknüpft werden und somit ein funktionelles Protein entstehen kann (Abb. 2.1.7).

2.1.3 Mutation, Polymorphismus und Variante

Der Begriff Mutation beschreibt im allgemeinen eine Veränderung des Erbgutes. Dabei spielt es zunächst keine Rolle, ob es sich um eine Veränderung mit einer phänotypischen Ausprägung handelt oder nicht. Mutationen können spontan entstehen z. B. durch Verlust einer Base in der DNA durch Hydrolyse oder durch äußere Faktoren wie energiereiche Strahlung oder mutagene Substanzen induziert werden. Des Weiteren können Mutationen durch Fehler bei verschiedenen zellulären Prozessen wie der Vervielfältigung der DNA (Replikation) oder DNA-Reparaturmechanismen entstehen. Welche Auswirkung eine Mutation auf die Zelle bzw. den Organismus hat, hängt von der Art und der genauen Position der Mutation in der DNA-Sequenz ab. Tritt die Mutation z. B. im codierenden Bereich eines Gens auf und hat eine Änderung der Aminosäuresequenz des codierten Proteins zur Folge, so kann dies zu einer eingeschränkten Funktion bis hin zu einem vollständigen Funktionsverlust des betroffenen Proteins führen. Der Großteil der DNA besteht jedoch aus nicht-codierenden Sequenzen, die vielfältige regulatorische Aufgaben besitzen, unter anderem die Steuerung der Genexpression. Mutationen in Bereichen, die Einfluss auf die Genexpression haben, können daher die Menge an gebil-

Tab. 2.1.2: Übersicht zu den verschiedenen Mutationstypen.

Mutationstyp	Beschreibung
Punktmutation	Veränderungen nur eines Nukleotids durch Austausch, Deletion oder Insertion
Deletion	Verlust eines oder mehrerer Nukleotide
Insertion	Einschübe eines oder mehrerer Nukleotide
Stille (stumme) Mutation	Mutation, die nicht zu einer Änderung des Genprodukts führt
Missense-Mutation	Mutation, die zum Austausch einer Aminosäure führt
Nonsense-Mutation (Stopp-Mutation)	Mutation, die zur Bildung eines Stopp-Codons führt
Spleißmutation	Mutation, die zur Veränderung der konservierten Sequenzmotive der Spleißstellen führt
Frameshift-Mutation	Veränderung des Leserasters durch eine Deletion oder Insertion
Neutrale Mutation	Mutation, die zu einer geänderten Aminosäure führt, die jedoch der ursprünglichen chemisch sehr ähnlich ist und sich phänotypisch nicht auswirkt
Gain-of-function-Mutation	Mutation, die dazu führt, dass das Genprodukt eine neue bzw. abnormale Funktion aufweist
Loss-of-function-Mutation	Mutation, die zu einem Funktionsverlust des Genprodukts führt

detem Protein beeinflussen. Ein Beispiel hierfür ist das *CYP2C19**17-Allel, welches durch einen funktionellen Polymorphismus im Promotorbereich des Gens zu einer verstärkten Transkription führt, so dass Träger des Allels eine erhöhte Enzymaktivität aufweisen. Eine Übersicht über die verschiedenen Mutationstypen findet sich in Tabelle 2.1.2.

Kommt eine Mutation in der Bevölkerung mit einer Häufigkeit von mehr als 1 % vor, wird sie als Polymorphismus (SNP) bezeichnet. In einem menschlichen Genom finden sich ca. 10 Millionen Polymorphismen, von denen sich der Großteil in nicht-codierenden Bereichen befindet und keine Auswirkungen auf den Phänotyp hat. Treten SNPs in regulatorischen oder codierenden Bereichen des Genoms auf, können sie eine Auswirkung auf den Phänotyp haben. Im Bereich der Pharmakogenetik spielen diese funktionellen Polymorphismen eine wichtige Rolle, da sie durch die Veränderung der Enzymaktivität (z. B. CYP-450-Enyzme), der Tranporterkapazität (z. B. PGP) oder der Arzneistoffbindung am Drug-Target (z. B. ADRB2) die Wirksamkeit und Verträglichkeit eines Medikaments beeinflussen können.

Der Begriff Mutation wird im allgemeinen Gebrauch häufig mit krankheitsverursachend gleichgesetzt und die Bezeichnung Polymorphismus als Synonym für eine nichtkrankmachende Veränderung verwendet. Diese funktionelle Bewertung ist jedoch nicht Teil der klassischen Begriffsdefintion, wodurch es zu Missverständnissen bezüglich der Pathogenität einer gefundenen genetischen Veränderung kommen kann. Derzeit gibt es im Bereich der klinischen Genetik Bestrebungen, die Bezeichnungen Mutation und Polymorphismus aufgrund deren wertenden Charakters durch den neutralen Begriff Variante zu ersetzen und diese je nach Phänotyp näher zu klassifizieren (z. B. benigne Variante oder pathogene Variante [2]).

2.1.4 Allel, Genotyp und Haplotyp

Das menschliche Genom besteht aus insgesamt 46 Chromosomen, die aus 2 haploiden Chromosomensätzen hervorgehen (jeweils ein Chromosomensatz vom Vater und ein Chromosomensatz von der Mutter) und einen diploiden Chromosomensatz (2 × 22 Autosome + 2 Geschlechtschromosome) ergeben. In den Körperzellen liegen somit fast alle Gene in doppelter Kopienzahl vor. Ausnahme hiervon sind einige Gene auf den Geschlechtschromosomen bei männlichen Individuen, da diese nur jeweils ein X-Chromosom und ein Y Chromosom tragen und nur kleine Bereiche dieser Chromosome die gleichen Gene tragen.

Die verschiedenen Zustandsformen eines Gens werden als Allele bezeichnet und basieren auf den zugrundeliegenden Sequenzvarianten. Aufgrund des diploiden Chromosomensatzes weist daher ein Gen in der Regel 2 Allele auf, eines von jedem Elternteil. Liegen bei einem Individuum für einen bestimmten Genort zwei identische Allele vor, werden sie als homozygot bezeichnet. Unterscheiden sich die Allele, werden sie als heterozygot bezeichnet. Das Allel eines Gens, welches in der Population am häufigsten vorkommt, wird als Wildtyp-Allel bezeichnet.

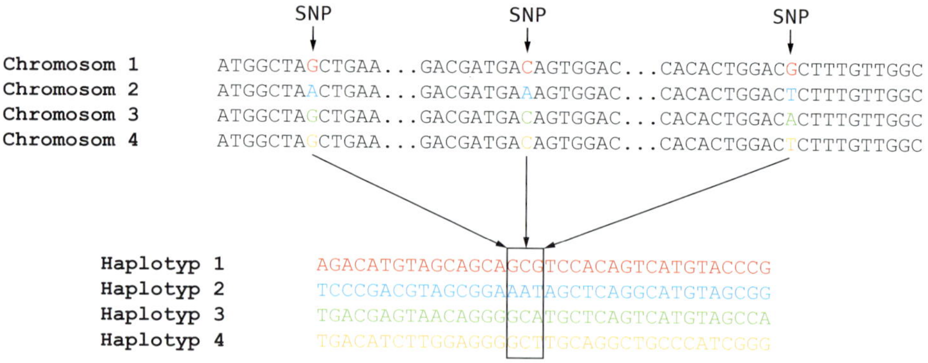

Abb. 2.1.8: Im Genom eines jeden Individuums finden sich eine Vielzahl von SNPs. Die SNPs, die sich auf einem Chromosom befinden und so nahe beieinander liegen, dass sie immer gemeinsam vererbt werden, können zu einem Haplotyp zusammengefasst werden.

Als Haplotyp wird eine Kombination von Sequenzvarianten auf einem einzelnem Chromosom bezeichnet, die eng miteinander gekoppelt sind und daher in der Regel als Block gemeinsam vererbt werden. Ein bestimmter Haplotyp kann zur Klassifizierung eines Allels herangezogen werden. Dies findet bei pharmakogenetisch relevanten Genen häufig statt und führt z. B. bei den Genen des CYP-450-Systems zur *-Nomenklatur (z. B. *CYP2D6**1, *CYP2C9**3, *CYP1A2*1F*).

Der Genotyp ergibt sich aus den beiden vorliegenden Allelen des untersuchten Gens auf den beiden homologen Chromosomen. Der Genotyp eines bestimmten Gens mit den Allelen *1 und *2 kann dementsprechend *1/*1, *1/*2 oder *2/*2 sein.

Die Kenntnis über die Haplotypen spielt für die phänotypische Bewertung des ermittelten Genotyps eine bedeutende Rolle. Wurden zum Beispiel bei einer genetischen Diagnostik zwei unterschiedliche Mutationen in einem Gen identifiziert, die jeweils zu einem Funktionsverlust des Gens führen, so kann keine Aussage darüber getroffen werden, ob die Mutationen zusammen auf demselben Allel (in cis) oder getrennt auf jeweils einem Allel (in trans) vorliegen. Liegen die Mutationen in cis vor, so verbleibt ein funktionelles Allel, welches das Genprodukt exprimiert. Liegen sie in trans vor, so kommt es zu einem vollständigen Ausfall des Genproduktes. Die Auswirkungen auf den Phänotyp können dabei sehr unterschiedlich sein.

2.1.5 Vererbung

Jedes Individuum erhält im Rahmen der Vererbung eine Genkopie vom Vater und eine von der Muter und trägt dementsprechend für jeden Genort 2 Allele. Liegen für einen Genort zwei unterschiedliche Allele vor, spricht man von Heterozygotie, bei zwei gleichen Allelen von Homozygotie. Allele können sich in der Stärke ihrer Ausprägung unterscheiden und sind zumeist entweder dominant oder rezessiv. Ein dominantes Allel prägt bereits in heterozygoter Form den Phänotyp (dominante Vererbung), wohingegen ein rezessives Allel nur in homozygoter Form den Phänotyp bestimmt (rezessive Vererbung). Bei der intermediären Vererbung wird der Phänotyp von beiden Allelen geprägt und es kommt zu einer gemischten Merkmalsausprägung. Im Bereich der Pharmakogenetik ist häufig die Enzymaktivität von Interesse, die in der Regel von beiden Allelen beeinflusst wird und daher dem sogenannten intermediären Erbgang folgt (Tab. 2.1.3). Das Enzym Thiopurin-S-Methyltransferase (TPMT) ist maßgeblich an der Verstoffwechslung von Thiopurinen beteiligt. Es sind verschiedene Allele bekannt, die mit einer TPMT-Defizienz assoziiert sind. Liegen die beiden Wildtyp-Allele vor (*TPMT**1/*1) ist die Enzymaktivität hoch. Die Kombination eines Wildtyp-Allels mit einem Defizienz-Allel z. B. *TPMT**1/*2 führt zu einer intermediären Enzymaktivität. Das Vorliegen zweier Defizienz-Allele führt zu einer sehr niedrigen bzw. abwesenden Enzymaktivität (*TPMT**2/*2). Beide Allele wirken sich also auf den Phänotyp aus.

Tab. 2.1.3: Übersicht Erbgänge.

Vererbung	
Autosomal-dominanter Erbgang	Das Merkmal wird bereits ausgeprägt, wenn die genetische Variante nur ein Allel betrifft (Heterozygotie). Nachkommen haben eine 50 %ige Wahrscheinlichkeit, das betroffene Allel zu erben und ebenfalls den Phänotyp auszubilden.
Autosomal-rezessiver Erbgang	Das Merkmal wird nur ausgeprägt, wenn beide Allele betroffen sind (Homozygotie oder kombinierte Heterozygotie). Nachkommen erben ein betroffenes Allel, aber prägen den Phänotyp nur aus, wenn sie auch vom anderen Elternteil ein betroffenes Allel erben.
Intermediärer Erbgang	Das Merkmal wird von beiden Allelen bestimmt und es kommt zu einer gemischten Merkmalsausprägung. Bei Nachkommen hängt die Ausprägung des Merkmals von beiden geerbten Allelen (väterliches und mütterliches Allel) ab.
X-chromosomaler Erbgang	Die Ausprägung des Merkmals hängt beim X-chromosomalen Erbgang vom Geschlecht ab. X-chromosomal rezessiver Erbgang: Frauen, die zwei X-Chromosome tragen, prägen das Merkmal nur aus wenn beide Allele betroffen sind. Da Männer hingegen nur ein X-Chromosom tragen, weisen sie nur ein Allel auf (hemizygot). Ist das Allel betroffen, wird das Merkmal ausgeprägt. X-chromosomal dominanter Erbgang: In beiden Geschlechtern wird das Merkmal ausgeprägt, sobald ein betroffenes Allel vorliegt.

2.2 Grundlagen der Pharmakogenetik

Birgit Busse

Derzeit kommt die pharmakogenetische Diagnostik vorwiegend im Bereich der Tumortherapie routinemäßig zum Einsatz, um Patienten mit genetisch bedingter Therapieresistenz zu identifizieren. Hierbei wird zumeist das Tumormaterial auf einzelne bekannte genetische Mutationen im Drug Target des Wirkstoffs untersucht, die zu einer Unwirksamkeit des Medikaments führen. Damit kann festgestellt werden, ob eine bestimmte Therapie für den Patienten wirksam ist. Ausführliche Informationen hierzu sind im Kapitel 3.1 zu finden.

Für einige andere Medikamente ist eine Assoziation zum HLA-System des Menschen gezeigt. Unverträglichkeiten z. B. gegenüber Allopurinol, Carbamazepin, Lamotrigin oder Abacavir sind mit bestimmten HLA-Allelen assoziiert [3]. Dieser Sachverhalt ist in den Fachinformationen bereits aufgenommen.

Bei einer Vielzahl von Erkrankungsgruppen treten unerwünschte Arzneimittelwirkungen (UAW) jedoch im Zusammenhang mit zu hohen oder unzureichenden Medikamentenspiegeln unter Normdosierung auf, die auf der Varianz in der Metabolisierungskapazität der Patienten beruhen. In diesem Kontext relativ weitrei-

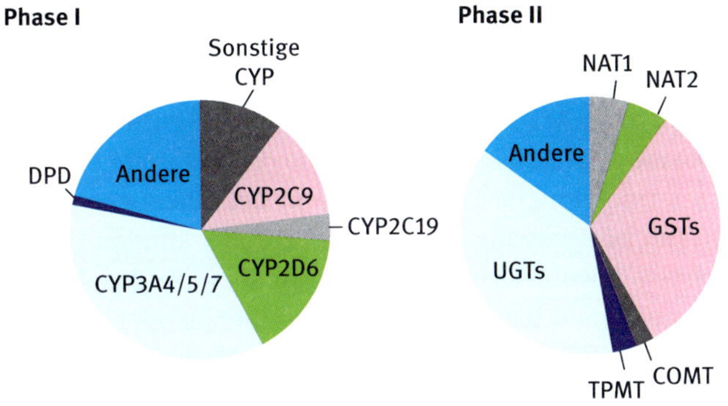

Abb. 2.2.1: Prozentualer Anteil einzelner Enzyme an der Phase-I-Gesamtaktivität (links) bzw. einzelner Transferasen der Phase-II-Gesamtaktivität (rechts) [4].

chend untersucht sind interindividuelle Unterschiede im Bereich des Medikamentenmetabolismus.

Die enzymatische Biotransformation ist einer der Hauptwege der Aktivierung, Inaktivierung und Detoxifikation von Medikamenten und Xenobiotika. Viele Wirkstoffe unterliegen einem ausgeprägten hepatischen First-pass-Effekt. Dabei spielen die in der Leber lokalisierten Enzyme eine wichtige Rolle, wobei unterschiedliche Enzymklassen beteiligt sind (Abb. 2.2.1) [4]). Der Metabolismus erfolgt in zwei Phasen:

Phase-I-Reaktion: hier erfolgt eine oxidative, reduktive oder hydrolytische Reaktion an lipophilen Molekülen, die entweder eine Aktivierung des Substrats bewirkt oder aber bereits Teil des Abbauprozesses sein kann. Dabei ist die oxidative Biotransformation von besonderer Bedeutung. Sie erfolgt hauptsächlich über die Monooxygenasen des mikrosomalen Cytochrom-P450-Systems (CYP), das etwa drei Viertel der Phase-I-Enzyme stellt. Diese Enzyme sind vorwiegend im endoplasmatischen Retikulum der Leberzellen und der Enterozyten des Dünndarms lokalisiert. Daneben gibt es noch eine Reihe von anderen Enzymklassen, z. B. Dehydrogenase, Peroxigenasen, Esterasen oder Hydrolasen, die ebenfalls am Abbau von Medikamenten beteiligt sein können.

Phase-II-Reaktion: Es handelt sich hierbei zumeist um Inaktivierungs- und Entgiftungsprozesse, die vorwiegend aus Glucuronidierungs-, Sulfonierungs- und Methylierungsreaktionen bestehen. Dabei werden die entsprechenden chemischen Gruppen auf das Substrat übertragen, wodurch das Molekül wasserlöslicher und dadurch leichter exkretierbar wird. Enzyme der Phase-II-Reaktion sind vorwiegend Transferasen (z. B. N-Acetyltransferasen (NAT), Glutathion-S-Transferasen (GST), UDP-Glucuronyltransferasen (UGT), Sulfotransferasen (SULT) und Methyltransferasen (z. B. TPMT).

2.2.1 Medikamenten-Metabolismus

Der Metabolismus von Medikamenten [1] spielt eine entscheidende Rolle für die Wirksamkeit und Verträglichkeit einer Arzneimitteltherapie. Die am Stoffwechsel eines Wirkstoffs beteiligten Enzyme sind häufig polymorph, so dass es unter den Patienten genetisch bedingte interindividuelle Unterschiede in der Abbaugeschwindigkeit von Wirkstoffen gibt, die zu unerwünschten Arzneimittelwirkungen (UAW) führen können. UAW bezeichnen sowohl Therapieresistenzen als auch das Auftreten von Nebenwirkungen. Sie entstehen häufig durch unzureichende oder deutlich erhöhte Wirkspiegel von Medikamenten, die durch Arzneimittelinteraktionen zustande kommen und/oder genetisch bedingt sein können. In den meisten Fällen bewirkt eine anomale Enzymaktivität eine vom Erwartungswert abweichende Stoffwechselrate des jeweiligen Medikaments. Die dadurch verschobenen Wirkspiegelprofile können im Therapeutischen Drug Monitoring detektiert werden. Sind Interaktionen mit Arzneimitteln, Nahrungsmitteln oder Phytopharmaka ausgeschlossen, gibt ein zu hoher Wirkspiegel für die meisten Medikamente (Ausnahme Prodrugs)

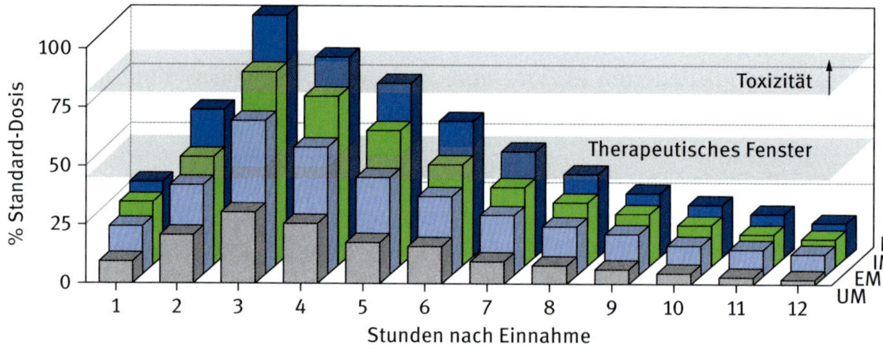

Abb. 2.2.2: Schematische Darstellung des Wirkspiegelverlaufs für die verschiedenen Metabolisierertypen (UM ultraschnell, EM extensive (normal), IM intermediär, PM poor (langsam)) [41].

Tab. 2.2.1: Übersicht Metabolisierertypen.

Metabolisierertyp	Effekt
Ultraschnell	Erhöhte Enzymmenge/-aktivität, Wirkstoffe werden beschleunigt verstoffwechselt
Extensive (normal)	Normale Enzymmenge/-aktivität, Wirkstoffe in erwarteter Geschwindigkeit verstoffwechselt
Intermediär	reduzierte Enzymmenge/-aktivität, Wirkstoffe werden verlangsamt verstoffwechselt
Langsam (poor)	Deutlich reduzierte/fehlende Enzymmenge/-aktivität, Wirkstoffe werden deutlich verlangsamt oder gar nicht verstoffwechselt

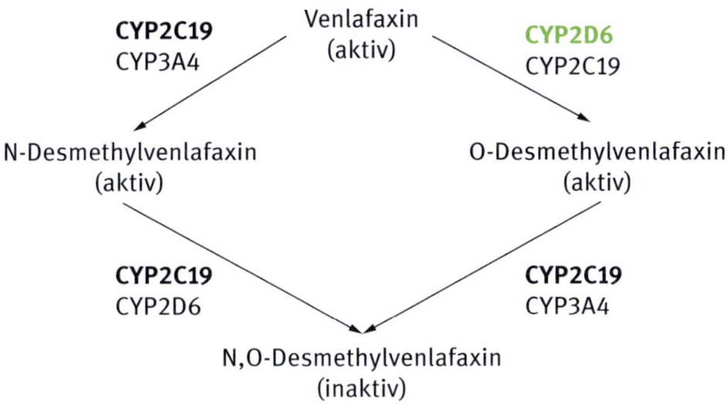

Abb. 2.2.3: CYP2D6 ist maßgeblich am Abbau von Venlafaxin zu O-Desmethylvenlafaxin beteiligt. Bei herabgesetzter CYP2D6-Aktivität (IM-/PM-Phänotyp) ist daher im TDM häufig ein hoher Venlafaxin- bei niedrigem O-Desmethylvenlafaxinspiegel zu beobachten. Ist die CYP2D6-Aktivtät deutlich erhöht (UM-Phänotyp), ist der Venlafaxinspiegel deutlich zu niedrig bei auffällig hohem O-Desmethylvenlafaxin-Wert. Veränderungen der CYP2C19-Aktivität führen ebenfalls zu einem charakteristischen Spiegelprofil. Ein deutlich zu niedriger O-Desmethylvenlafaxin-Spiegel bei im Erwartungsbereich liegenden Venlafaxinspiegel kann auf einen *CYP2C19*-UM-Phänotyp hinweisen [5].

den Hinweis auf einen verlangsamten Metabolismus und damit auf das mögliche Vorliegen eines genetisch bedingten „langsamen Metabolisierertyps“ (PM = *poor metabolizer*) für das entsprechende stoffwechselrelevante Enzym. Bei zu niedrigen Spiegeln kann ein „ultraschneller Metabolisierertyp“ (UM) ursächlich sein.

Bei mehrstufigen Abbauprozessen kann im TDM das Verhältnis zwischen dem Ausgangswirkstoff und den Metaboliten bereits einen Hinweis auf das betroffene Enzym geben (Abb. 2.2.3 [5]).

2.2.1.1 Genetischer Hintergrund

Die Aktivität eines Enzyms ist in seinem genetischen Bauplan hinterlegt [6]. Enzyme mit normaler Aktivität weisen in der DNA-Sequenz ihres Gens keine Varianten auf (Wildtyp-Sequenz). Sind jedoch Varianten vorhanden, die den Bauplan des Enzyms störend beeinflussen, entsteht ein Enzym mit herabgesetzter Aktivität. Eine erhöhte Aktivität tritt auf, wenn Varianten in der DNA-Sequenz oder die Vervielfachung einer funktionellen Genkopie zu einer erhöhten Expression des Gens und damit einer hohen Menge an Enzym führen. Allein die genetische Disposition kann daher Wirkspiegel von Medikamenten beeinflussen. Anhand der Untersuchung des Genotyps lassen sich verschiedene Metabolisierertypen ableiten (Tab. 2.2.1), die jedoch speziell für das jeweils analysierte Enzym gelten und daher nur für die Wirkstoffe zutreffen, die von diesem Enzym verstoffwechselt werden. Die Bestimmung eines „generellen“ Metabolisierertyp ist daher nicht möglich. Bei der genetischen Abklärung muss zudem beachtet werden, dass der so ermittelte Metabolisierertyp nur dann vollständig abgebildet ist, wenn die Analyse des Gens so weitreichend erfolgt ist, dass sie eine eindeutige Bezeichnung der Allel-Kombination zulässt.

Der genetisch determinierte Metabolisierertyp für ein Enzym ergibt sich aus der Haplotypkonstellation der im jeweiligen Gen nachgewiesenen Varianten auf beiden Allelen. Der Haplotyp des einzelnen Allels wird dabei zur Vereinfachung häufig als *-Allel dargestellt, dem eine bestimmte Enzymaktivität zugeordnet ist (z. B. *CYP2D6**4-Allel, keine Enzymaktivität). Die Kombination beider *-Allele wird in den Metabolisierertyp „übersetzt". Dies ist jedoch nicht immer ohne Probleme möglich, da sich im Laufe der Jahre in vielen Studien gezeigt hat, dass oftmals keine eindeutige Korrelation zwischen Genotyp und dem durch TDM beobachteten Metaboliserertyp besteht. Dies gilt insbesondere für genetische Konstellationen, die als „intermediärer Metabolisierertyp" (IM) eingestuft werden. Hier kann die Metabolisiererkapazität gegenüber verschiedenen Substraten, aber auch interindividuell sehr variabel ausfallen.

Auch bei Allel-Kombinationen, die Varianten mit erhöhter Aktivität betreffen (z. B. *CYP2C19**17, *CYP2D6**XN), kann die Vorhersage der Gesamtaktivität problematisch sein. Hier sollte geklärt sein, in welcher Konstellation die nachgewiesenen Veränderungen vorliegen, denn dies hat deutliche Auswirkungen auf die Vorhersage der zu erwartenden Enzymaktivität. Wird zum Beispiel ein defektes Allel durch eine zugleich vorliegende Ultraschnell-Variante vermehrt exprimiert, weil sie beide auf demselben Allel liegen, hebt das den Effekt der Ultraschnell-Variante auf, da die erhöhte Expression eines nicht funktionellen Proteins nicht zur Steigerung der Enzymaktivität beiträgt. In diesem Fall ist genetisch gesehen eine Gesamtenzymaktivität im mittleren Bereich zu erwarten. Liegen beide Veränderungen auf getrennten Allelen vor, kann mit einer normalen oder ggf. sogar erhöhten Gesamtenzymaktivität gerechnet werden, da zwar das defekte Allel kein funktionelles Enzym produziert, dafür aber das funktionelle Allel verstärkt exprimiert wird.

Eine gegenüber dem Normwert veränderte Enzymaktivität kann unterschiedlichen Einfluss auf die Wirksamkeit und Verträglichkeit eines Medikaments haben:

- Das Enzym vermittelt einen Abbauschritt vom aktiven Wirkstoff in einen inaktiven Metaboliten (dies ist für die meisten Medikamente der gängige Weg und kann in mehreren Schritten erfolgen):
  - bei **erniedrigter Enzymaktivität** erfolgt die Inaktivierung verlangsamt. Der aktive Wirkstoff akkumuliert. Unverträglichkeiten/Überdosierungserscheinungen können auftreten.
  - Bei **erhöhter Enzymaktivität** wird der aktive Wirkstoff beschleunigt in den inaktiven Metaboliten umgewandelt und dadurch zu schnell aus dem Körper entfernt. Es können Therapieresistenzen auftreten.
- Das Enzym vermittelt einen Aktivierungsschritt von einem weniger wirksamen Ausgangssubstrat in den aktiven Metaboliten (sog. Prodrug-Aktivierung):
  - Bei **erniedrigter Enzymaktivität** erfolgt die Prodrug-Aktivierung verlangsamt. Der aktive, wirksame Metabolit wird unzureichend gebildet. Es kann

Tab. 2.2.2: Auswahl von Prodrugs.

Wirkstoff	Enzym
Codein	CYP2D6
Tramadol	CYP2D6
Oxycodon	CYP2D6
Tamoxifen	CYP2D6
Clopidogrel	CYP2C19

zu Therapieresistenz kommen. Darüber hinaus kann die Akkumulation des Ausgangsstoffs zu Unverträglichkeiten führen.
  - Bei **erhöhter Enzymaktivität** erfolgt die Aktivierung beschleunigt. Der aktive Wirkstoff akkumuliert. Unverträglichkeiten/Überdosierungserscheinungen können auftreten.
- Auswahl Prodrugs (Tab. 2.2.2)

In jedem Fall ist zu beachten, dass die tatsächliche Metabolisiererkapazität eines Enzyms in hohem Maße auch durch nicht genetische, intrinsische und extrinsische Faktoren beeinflusst wird, so dass der genetisch vorhergesagte Metabolisierertyp nicht immer den tatsächlich vorhandenen Phänotyp abbildet. Dieses Phänomen wird als Phänokonversion bezeichnet. Einflussgrößen sind z. B. Arzneimittelinteraktionen, inflammatorische Co-Morbidität, Nierenerkrankungen, hormonelle Veränderungen, Schwangerschaft u. v. m. [7].

Insbesondere Arzneimittelinteraktionen spielen eine wichtige Rolle bei der Entstehung von unerwünschten Arzneimittelwirkungen [8]. Sie können bereits zu Problemen führen, ohne dass eine genetische Disposition vorliegt, treten aber häufig verstärkt in Erscheinung, wenn der Patient bereits genetisch bedingt eine erhöhte oder erniedrigte Aktivität für ein Enzym aufweist. Hier wird die Phänokonversion besonders deutlich. Arzneimittel können die Aktivität einzelner oder mehrerer Enzyme beeinflussen, und daher bei paralleler Gabe mehrerer Medikamente gegenseitig Einfluss auf ihre Stoffwechselwege nehmen. Wirkstoffbedingte Inhibition und Induktion haben für das betroffene Enzym einen ähnlichen Effekt wie genetische Varianten, die zu einer veränderten Aktivität führen. Neben Medikamenten haben auch Phytopharmaka und Nahrungsmittel Einfluss auf die Aktivität einzelner Enzyme. Eines der bekanntesten Beispiele ist die Inhibition des Cytochrom-P450-Enzyms CYP3A4 durch Grapefruitsaft bzw. die Induktion dieses Enzyms durch Johanniskraut, die die Verträglichkeit bzw. die Wirksamkeit von CYP3A4-Substraten beeinflussen können [9]. Ein anderes bekanntes Beispiel für eine Phänokonversion ist die Induktion von *CYP1A2* durch Zigarettenrauch [10].

2.2.2 Phase-I-Enzyme

Die überwiegende Anzahl an Phase-I-Reaktionen wird durch die Enzyme des CYP-450-Systems vermittelt (Abb. 2.2.3). Der restliche Anteil wird unter anderem von Dehydrogenasen, Peroxigenasen, Esterasen oder Hydrolasen vermittelt.

2.2.2.1 Cytochrom-P450-Enzyme

Eine Vielzahl von Medikamenten wird durch die Enzyme der CYP-450-Familie verstoffwechselt, darunter verschiedene Psychopharmaka, Kardiaka, Protonenpumpeninhibitioren, Analgetika und Cumarinderivate. Von den 57 funktionellen CYP-450-Enzymen spielen nur wenige eine Rolle im Metabolismus von Arzneimitteln. Dazu zählen die Enzyme der CYP1-, CYP2- und CYP3-Familie. Viele dieser Enzyme zeigen eine hohe interindividuelle Variabilität in ihrer Aktivität, die durch eine Kombination von genetischen, epigenetischen und körperlich-konstitutionellen Faktoren (z. B. Alter, Geschlecht, Gesundheitszustand), sowie durch Umwelteinflüsse und Interaktionen mit Nahrungsmitteln bedingt sind. Dementsprechend zeigt jedes Individuum ein eigenes Metabolisierungsprofil.

Der genetische Metabolisierertyp für ein Enzym ergibt sich aus der Haplotypkonstellation der im jeweiligen Gen nachgewiesenen Varianten [11]. Da jedoch die Phänokonversion eine eindeutige Genotyp-Phänotyp-Korrelation erschwert, stimmt die tatsächliche Umsatzrate bestimmter Wirkstoffe nicht immer mit der aus dem Genotyp abgeleiteten Metabolisiererkapazität überein. Daher schlagen einige Arbeitsgruppen besonders im Bereich der CYP-450-Enzyme vor, dem Metabolisierertyp ein Präfix voranzustellen, um zu verdeutlichen, dass es sich um einen phänotypisierten oder genotypisierten Metabolisiererstatus handelt [12]. So würde zum Beispiel ein intermediärer Metabolisierertyp entweder mit mIM oder mit gIM ausgewiesen werden. Die Bezeichnung mIM verweist auf die tatsächlich für das Medikament phänotypisch – in vivo beim Patienten z. B. durch TDM an einem Testsubstrat – ermittelte Metabolisiererkapazität. Die Benennung gIM verdeutlicht hingegen, dass bei dem Patienten aus genetischer Sicht eine Allelkonstellation nachgewiesen wurde, die zu einem intermediären Metabolisierertyp führen sollte. Insbesondere für das Enzym CYP2D6, für das über 100 verschiedene *-Allele bekannt sind und deren Kombination innerhalb einer genotypisch festgelegten Metabolisierergruppe zu sehr unterschiedlichen Enzymaktivitäten führen kann, wäre dies ein wichtiger Schritt zur besseren Dosisfindung [6].

Der Einfluss genetischer Varianten auf die Aktivität der Enzyme CYP2D6, CYP2C19 und CYP2C9 ist mittlerweile gut charakterisiert. Hier existieren für verschiedene Wirkstoffe bereits am Metabolisierertyp orientierte Dosisempfehlungen [13]. Für andere Enzyme ist trotz jahrelanger Forschung nach wie vor nicht hinreichend geklärt, inwieweit der Genotyp Einfluss auf den Spiegel einzelner Medikamente hat (z. B. CYP1A2, CYP3A4).

Überblick über wichtige Arzneimittel-metabolisierende Enzyme (Auswahl)

Cytochrom P450 2D6 (CYP2D6): CYP2D6 ist am Metabolismus von ca. 20–30 % der gebräuchlichsten Medikamente beteiligt, darunter verschiedene Psychopharmaka, Neuroleptika und Betablocker, sowie Tamoxifen und Eliglustat [14,15]. Im *CYP2D6*-Gen sind eine Reihe von Haplotypen bekannt, die zu einer veränderten Enzymaktivität führen. Die Allele *CYP2D6**3, *4, *5, *6, *9, *10, *17 und *41 sowie die Genamplifikation (*CYP2D6**XN) sind aufgrund ihrer Häufigkeit von besonderer Bedeutung [16,17]. Es ist zu beachten, dass für *CYP2D6* derzeit keine eindeutig gültige Regelung zur Übersetzung des Genotyps in einen Metabolisierertyp besteht. Allerdings gibt es derzeit Bestrebungen, die Klassifikation zukünftig zu vereinheitlichen [18]. Bislang wurden jedoch vorwiegend folgende Klassifikationen zur Bestimmung des Metabolisierertyps verwendet (Tab. 2.2.3) [12].

Tab. 2.2.3: Klassifikation der CYP2D6-Metabolisierertypen.

Allelkonstellation	Metabolisierertyp DPWG-Guideline [13]	Metabolisierertyp CPIC-Guideline [42]
Gen-Amplifikation in Abwesenheit von inaktiven oder decreased Allelen	UM	UM
2 aktive Allele (z. B. *1/*1)	EM	EM
1 aktives und 1 funktionell beeinträchtigtes Allel (z. B. *1/41)	EM	EM
2 funktionell beeinträchtigte Allel (z. B. *9/*41)	IM	EM
1 aktives und 1 inaktives Allel (z. B. *1/*4)	IM	EM
1 inaktives und 1 funktionell beeinträchtigtes Allel (z. B. *4/*41)	IM	IM
2 inaktive Allele (z. B. *4/*5)	PM	PM
aktive Allele	*1, *2, *33, *35 u.a	
funktionell beeinträchtigte Allele	*9, *10, *17, *29, *36, *41 u. a.	
inaktive Allele	*3-*8, *11-*16, *19-*21, *38, *40, *42 u. a.	

In beiden Systemen werden zwei funktionelle Genkopien (z. B. *CYP2D6**1/*2) bzw. eine funktionelle Kopie in Kombination mit einer funktionell beeinträchtigten Genkopie (z. B. *CYP2D6**1/*41) als extensiver (normaler) Metabolisierertyp bezeichnet. Auch das Vorliegen von 2 defekten Genkopien (z. B. *CYP2D6**4/*5) wird einheitlich als langsamer Metabolisierertyp bezeichnet. Im Bereich der intermediären bis sehr niedrigen Enzymaktivität gibt es aber deutliche Unterschiede in der Bewertung der Allel-Konstellation. Daher muss die verwendete Allelklassifikation im Kontext einer Dosisempfehlung immer mitbeachtet werden. Sind Metabolisierertypen in Fachinformationen explizit benannt (z. B. Eliglustat), sollte die vom Hersteller verwendete Allelklassifikation für den Anwender bekannt sein. Dies ist leider oftmals nicht der Fachinformation zu entnehmen. Gegebenenfalls kann der Hersteller bezüglich dieser Information kontaktiert werden.

Der Anteil langsamer Metabolisierer liegt je nach Allelklassifikationssystem in der kaukasischen Bevölkerungsgruppe zwischen 4 % und 7 %, der Anteil der genetisch determinierten intermediären Metabolisierer ist aufgrund der uneinheitlichen Klassifikationssysteme schwer zu bestimmen, wobei phänotypisch ca. 10–15 % der Patienten tatsächlich eine mittlere Enzymaktivität aufweisen. Der ultraschnelle Metabolisierertyp (*CYP2D6**XN) wird mit ca. 3 % in der kaukasischen Bevölkerung angenommen, in der afrikanischen Bevölkerungsgruppe liegt er mit einer deutlich höheren Frequenz vor [12]. Es ist zu beachten, dass auch die Häufigkeit von einzelnen Allelen zwischen den verschiedenen Ethnien variiert. So ist *CYP2D6**4 in der kaukasischen Bevölkerungsgruppe das häufigste Defizienz-Allel, während in der asiatischen Bevölkerung das funktionell beeinträchtigte *CYP2D6**10-Allel in hoher Frequenz vorkommt. Dies ist bei der Diagnostik zu berücksichtigen.

Da für CYP2D6 sowohl eine deutlich erhöhte (UM) als auch niedrige und fehlende Enzymaktivität (IM, PM) beschrieben sind, kann eine pharmakogenetische Untersuchung des *CYP2D6*-Gens sowohl zur Abklärung von Überdosierungserscheinungen als auch bei Therapieversagen eingesetzt werden. Allgemein zu beachtende Hinweise finden sich im Kapitel 3.

Cytochrom P450 2C19 (CYP2C19): Das Enzym CYP2C19 ist am oxidativen Metabolismus zahlreicher Arzneistoffe beteiligt und stellt zudem einen alternativen Stoffwechselweg für eine Reihe von CYP2D6-Substraten dar. Substrate von CYP2C19 sind verschiedene Psychopharmaka, Neuroleptika sowie Protonenpumpen-Inhibitoren oder der Thrombozytenaggregationshemmer Clopidogrel. Verschiedene genetische Varianten führen entweder zu einem Verlust, einer Verminderung oder einer Steigerung der Enzymaktivität.

Das CYP2C19*2 ist in allen Bevölkerungsgruppen das häufigste Allel, welches mit einer herabgesetzten Enzymaktivität assoziiert ist. Ungefähr 5 % der Bevölkerung zählen zum langsamen Metabolisierertyp, während 20 % den durch das *CYP2C19**17-Allel bedingten ultraschnellen Metabolisierertyp aufweisen [19].

Für CYP2C19 ist die Klassifikation der genetisch determinierten Metabolisierertypen relativ einheitlich geregelt. Träger von zwei funktionellen *CYP2C19*-Genkopien (*CYP2C19**1/*1) werden als extensive Metabolisierer bezeichnet, die Kombination von einem Defizienz-Allel mit einem funktionellen Allel wird dem intermediären Metabolisierer zugeordnet, das Vorliegen von zwei Defizienz-Allelen wird als langsamer Metabolisierertyp kategorisiert. Homozygotie für das *CYP2C19**17-Allel wird als ultraschneller Metabolisierertyp bezeichnet. Lediglich die Bewertung von Kombinationen aus dem *CYP2C19**17-Allel mit Varianten, die die Enzymaktivität beeinträchtigen, werden derzeit nicht einstimmig einem Phänotyp zugeordnet [20].

Die genetische Untersuchung des *CYP2C19*-Gens hat in den letzten Jahren im Rahmen der Therapie mit Clopidogrel an Bedeutung gewonnen. CYP2C19 vermittelt die Prodrug-Aktivierung des Wirkstoffs. Eine herabgesetzte Enzymaktivität – sei sie genetisch oder durch Arzneimittelinteraktionen bedingt – kann zu niedrigen Spiegeln des aktiven Metaboliten führen [19]. Dieser Zusammenhang ist in die Fachinformation des Medikaments aufgenommen.

Auch im Kontext von UAW im Bereich der Psychopharmaka-Therapie kommt die *CYP2C19*-Untersuchung zum Einsatz, insbesondere für Medikamente wie Amitriptylin und Venlafaxin, die in mehreren Stufen abgebaut werden und deren Metabolite ebenfalls wirksam sind. Bei einem auffälligen Metabolitenprofil im TDM-Befund kann nach Ausschluss von Arzneimittelinteraktionen und weiteren modulierenden Faktoren eine pharmakogenetische Untersuchung zielführend sein [21].

Cytochrom P450 2C9 (CYP2C9): Das Enzym CYP2C9 ist für den oxidativen Metabolismus von ca. 20 % aller in Phase I verstoffwechselten Arzneistoffe verantwortlich darunter, NSARs, Antiepileptika, Antidiabetika, Cumarinderivate und der Arzneistoff Phenytoin [22]. Derzeit sind im *CYP2C9*-Gen nur Varianten beschrieben, die mit einer verminderten Enzymaktivität assoziiert sind, wobei die Allele *CYP2C9**2 und *CYP2C9**3 die häufigste genetische Ursache für eine Enzymdefizienz darstellen. In der kaukasischen Bevölkerung beträgt der Anteil des langsamen Metabolisierertyps ca. 4 %, während der des intermediären Metabolisierertyps bei ca. 30 % liegt. Für CYP2C9 ist bislang kein ultraschneller Metabolisierertyp bekannt, daher sind Unwirksamkeiten von durch CYP2C9 abgebaute Schmerzmittel und anderen CYP2C9-Substraten nach derzeitigem Kenntnisstand nicht auf den CYP2C9-Genotyp zurückführbar.

CYP2C9 ist am Abbau von Cumarinderivaten wie Warfarin und Phenprocoumon beteiligt. In verschiedenen Studien wurde eine Beziehung des Genotyps zur Wirksamkeit dieser Medikamente festgestellt [23]. Die Fachinformation für Phenprocoumon enthält derzeit Hinweise zur Vermeidung von Arzneimittelinteraktionen, die die CYP2C9-Aktivität betreffen. Informationen zum Einfluss des Genotyps sind jedoch nicht aufgenommen. Dennoch finden sich Genotyp-bezogene Dosisempfehlungen in der Literatur [13].

Cytochrom P450 3A4 (CYP3A4): CYP3A4 ist die am stärksten exprimierte Isoform des CYP450-Systems der Leber sowie des Intestinaltrakts. Das Enzym ist am oxidativen Metabolismus vieler Medikamente, endogener Steroide und Xenobiotika beteiligt. Interindividuelle Unterschiede in der Stoffwechselkapazität sind hier jedoch vorwiegend auf Enzyminduktion bzw. -inhibition durch Comedikation oder Nahrungsmittel zurückzuführen. Einige genetische Varianten von CYP3A4 sind mit einer veränderten Enzymaktivität assoziiert, wobei das relativ neu entdeckte *CYP3A4**22-Allel Eingang in die Routinediagnostik gefunden hat. Dieses Allel liegt mit einer Frequenz von bis zu 8 % in der kaukasischen Bevölkerung vor und zeigt für einige Wirkstoffe (Statine, Tacrolimus) eine herabgesetzte Metabolimusrate [24].

Cytochrom P450 1A2 (CYP1A2): CYP1A2 ist am oxidativen Metabolismus einer Reihe von Arzneistoffen und Umwelttoxinen beteiligt. Auch hier sind interindividuelle Unterschiede in der Stoffwechselkapazität vorwiegend auf Enzyminhibition bzw. -induktion zurückzuführen. Insbesondere Zigarettenrauch ist ein Induktor des Enzyms. Für einige Medikamente wird daher in der Fachinformation empfohlen, den Raucherstatus des Patienten bei der Dosierung zu berücksichtigen. Auch einige Varianten im *CYP1A2*-Gen führen zu einer veränderten Enzymaktivität [25]. Insbesondere das *CYP1A2**1F-Allel ist mit einer erhöhten Induzierbarkeit des Enzyms und einem beschleunigten Stoffwechsel assoziiert. Das Allel liegt in der kaukasischen Bevölkerungsgruppe mit einer hohen Frequenz von ca. 70 % vor [26]. Daneben sind auch Varianten bekannt, die zu einer herabgesetzten Enzymaktivität führen. Da deren Einfluss auf die Medikamentenwirkung jedoch nach wie vor nicht hinreichend geklärt ist, werden diese Varianten in der Routinediagnostik derzeit selten untersucht.

2.2.3 Dehydrogenasen

Dehydrogenasen sind Enzyme, die ihr Substrat durch Abspaltung von Wasserstoff oxidieren. Da diese Reaktion reversibel ist, sind Dehydrogenasen auch immer gleichzeitig Hydrolasen. Zu den Dehydrogenasen zählen z. B. Alkoholdehydrogenasen, Acetaldehyddehydrogenasen oder die Lactatdehydrogenase. Diese Enzyme sind ebenfalls polymorph, so dass auch hier interindividuelle Unterschiede in der Metabolisiererkapazität zu beobachten sind.

2.2.3.1 Dihydropyrimidin-Dehydrogenase (DPD)

Die Dihydropyrimidin-Dehydrogenase (DPD) katalysiert im Körper den Abbau von Pyrimidinen. Zudem ist es das geschwindigkeitsbestimmende Enzym beim Abbau des Chemotherapeutikums 5-Fluorouracil (5-FU) und dessen Prodrugs. Circa 80 % der zugeführten 5-FU-Dosis werden über DPD verstoffwechselt. Das *DPYD*-Gen ist polymorph und Varianten, die zu einer DPD-Defizienz führen, werden im Kontext von schweren Nebenwirkungen unter 5-FU-Therapie beobachtet [27]. Weitere Informationen hierzu finden sich im Kapitel 3.1 Onkologie.

2.2.4 Phase-II-Enzyme

Der Metabolismus der Phase II wird zu großen Teilen durch die Enzyme der Familien der UDP-Glucuronosyltransferasen und der Glutathion-S-Transferasen vermittelt. Daneben gibt es eine Vielzahl anderer Transferasen, von denen einige am Abbau von Medikamenten beteiligt sind und daher aus pharmakogenetischer Sicht von Interesse sind.

2.2.4.1 Thiopurin-S-Methyltransferase (TPMT)

Das Enzym Thiopurin-S-Methyltransferase (TPMT) ist an der Inaktivierung aller Thiopurine, darunter Azathioprin, Mercaptopurin (6-MP) und Thioguanin (6-TG), beteiligt, die einerseits in der Therapie verschiedener Leukämien und andererseits als Immunsuppresiva eingesetzt werden.

Varianten im *TPMT*-Gen führen zu einer Enzym-Defizienz, wodurch die Inaktivierung der Thiopurine beeinträchtigt wird. Die Akkumulation von Thiopurinen kann zu schwerer und in manchen Fällen lebensbedrohlicher Myelotoxizität führen. Patienten, die aufgrund ihrer genetischen Disposition ein erhöhtes Risiko für eine Myelosuppression tragen, benötigen in Abhängigkeit des *TPMT*-Geno- bzw. Phänotyps eine individuelle Dosisanpassung. Zudem sollte eine genaue Überwachung des Blutbilds erfolgen. Die Allelvarianten *TPMT**2,*3A,*3B und *3C sind in ca. 95 % der Fälle ursächlich für eine genetisch bedingte TPMT-Defizienz. Etwa 10 % der Patienten sind heterozygote Anlageträger und weisen eine herabgesetzte Aktivität auf, während ca. 0,3 % der Patienten (1 : 300) homozygote bzw. kombiniert heterozygote Träger dieser Allele sind und dadurch keine oder nur eine sehr geringe Restaktivität des Enzyms zeigen. Ein Test zur Genotypisierung der häufigen *TPMT*-Allele wird heute von den meisten genetischen Labors angeboten. Die Enzymaktivität kann zudem auch biochemisch ermittelt werden. Der Zusammenhang zwischen Enzymaktivität und Genotyp hat mittlerweile Eingang in die Fachinformation der Medikamente gefunden. Genotyp-basierte Dosierungsempfehlungen liegen ebenfalls vor [28].

2.2.4.2 UDP-Glucuronosyltransferase (UGT)

UDP-Glucuronosyltransferasen stellen eine große Familie von Enzymen dar, die die Detoxifizierung unpolarer endogener und exogener Substanzen mittels Konjugation mit Glucuronsäure (Glucuronidierung) vermitteln. Die glucuronierten Metaboliten sind leichter exkretierbar. Die UGT-Enyzme sind polymorph und zeigen in Abhängigkeit bestimmter Polymorphismen eine veränderte Enzymaktivität. Die pharmakogenetische Relevanz der UGT hat in den letzten Jahren an Bedeutung gewonnen. Aufgrund der mäßigen Datenlage zum Effekt von Varianten in diesen Genen sind jedoch derzeit nur wenige dieser Enzyme in der Routinediagnostik etabliert [29].

Das am besten untersuchte Enzym dieser Gruppe ist UGT1A1, das unter anderem am Abbau des Chemotherapeutikums Irinotecan beteiligt ist. Die UGT-1A1-Aktivität ist bei Patienten mit kongenitalem UGT-1A1-Mangel (Crigler-Najjar-Syndrom) sowie bei Trägern der Promotorvariante *UGT1A1**28, die in homozygoter Form zu einem Morbus Meulengracht führt, herabgesetzt. Studien deuten darauf hin, dass bei diesen Patienten ein erhöhtes Risiko für hämatotoxische Wirkungen unter moderaten bis hohen Irinotecan-Dosen besteht. Daher sollte bei diesen Patienten eine genaue Überwachung des Blutbilds erfolgen. Diese Hinweise sind in die Fachinformation aufgenommen. Es existieren darüber hinaus Genotyp-basierte Dosisempfehlungen [30].

2.2.4.3 N-Acetyltransferasen (NAT)

N-Acetyltransferasen sind Enzyme, die Acetylgruppen auf Arylamine übertragen und damit die Substrate polar und wasserlöslicher machen [31,32]. Es sind verschiedene NAT bekannt, von denen NAT2 aus pharmakogenetischer Sicht am besten untersucht ist. Varianten im *NAT2*-Gen führen zu einer herabgesetzten Enzymaktivität. Es werden drei Acetylierertypen unterschieden, die in ihrer Metabolisierungskapazität deutlich voneinander abweichen [32]. Der Acetylierertyp ergibt sich auch bei NAT2 aus der Haplotypkonstellation [33]. Im Bereich des Arzneistoffmetabolismus gibt es verschiedene Studien, die eine Assoziation des NAT2-Acetylierertyps zur Verträglichkeit von Isoniazid und Sulfonamiden (z. B. Sulfasalazin, Sulfamethoxazol) zeigen [34,35]. Hinweise zum Einfluss des Acetylierertyps auf den Metabolismus von Isonizaid und Sulfasalazin sind auch in den Fachinformationen der Wirkstoffe enthalten.

2.2.4.4 Glutathion-S-Transferasen (GST)

Glutathion-S-Transferasen sind multifunktionelle Enzyme, die eine Schlüsselrolle in der zellulären Detoxifizierung einnehmen. Sie schützen die Zelle durch Konjugation hydrophober und elektrophiler Substanzen mit Glutathion. Glutathionkonjugate sind in der Regel weniger toxisch und besitzen eine bessere Wasserlöslichkeit als die ursprünglichen Substanzen, wodurch die Exkretion der Metaboliten erleichtert wird. Allerdings können im Verlauf des Detoxifizierungsprozesses auch reaktive, toxische Zwischenprodukte entstehen. Substrate der GST sind Produkte des oxidativen Stoffwechsels und Xenobiotika wie organische Halogenide, Alkene, Epoxide und Benz(a)pyrene. Es sind verschiedene GST-Klassen (GST-A, GST-T, GST-M, GST-P, GST-K, GST-Z) bekannt. Die Gene der GST sind polymorph, die interindividuelle Aktivität der Enzyme entsprechend variabel [36,37]. Zumeist werden in der Routinediagnostik die Enzyme GST-M1, GST-T1 und GST-P1 auf jeweils eine Genvariante untersucht. Da der Abbau von Xenobiotika im Körper in mehreren Schritten verläuft, an denen verschiedene Enzymsysteme beteiligt sind, liefert die Diagnostik einzelner GST nur einen Ausschnitt der Entgiftungskapazität des Patienten. Dabei muss zudem die Substratspezifität des einzelnen Enzyms berücksichtigt werden. Inwieweit die Untersuchung einzelner Polymorphismen in ausgesuchten GST einen Beitrag zur Klärung von Detoxifizierungsstörung bei Patienten liefern kann, wird im Kapitel 3.14 erörtert.

2.2.5 Transportproteine

Transportproteine vermitteln den aktiven Transport von Substanzen in oder aus Zellen und spielen daher eine wichtige Rolle für die Bioverfügbarkeit von Arzneimitteln. Genetische Varianten, welche die Menge des gebildeten Proteins (Expression) oder dessen Transportkapazität verändern, können Einfluss auf die Serumspiegel von Medikamenten haben, und damit die Wirksamkeit und Verträglichkeit beeinflussen [38].

2.2.5.1 P-glycoprotein (MDR1, *ABCB1*)

Das ATP-abhängige Transportprotein P-glycoprotein (PGP) vermittelt den energieabhängigen Transport von Substraten aus der Zelle und dient damit dem Schutz vor toxischen Substanzen. Der Transport ist in der epithelialen Membran von Leber, Niere und Darm lokalisiert. Im Darm kontrolliert er die Resorption von oral verabreichten Medikamenten und ist an deren biliärer und renaler Ausscheidung beteiligt. Zudem kommt er als Bestandteil der Blut-Gewebe-Schranken vor und schützt die entsprechenden Gewebe (z. B. Gehirn) vor toxischen Substanzen. Verschiedene Haplotypen im *ABCB1*-Gen zeigen eine Assoziation zur Transportkapazität. So wurde vor allem für den Polymorphismus c.3435C>T (rs104564) und dem dazugehörigen Haplotyp c.1236C>T, c.2677G>T/A und c.3435C>T gezeigt, dass er einen Einfluss auf die Expression und damit auf die Menge des Transportmoleküls hat. Die klinische Relevanz dieser erniedrigten Transportkapazität wurde im Lauf der Jahre an verschiedenen Medikamenten aus den unterschiedlichsten Wirkstoffgruppen untersucht (Psychopharmaka, Immunsupressiva, Tumortherapeutika, HIV-Medikamente). Die Ergebnisse dieser Studien waren jedoch für viele Substrate teilweise widersprüchlich, so dass derzeit für keine Medikamentengruppe eine therapeutische Konsequenz aus dem *ABCB1*-Genotyp ableitbar ist. Dosisempfehlungen oder ein Medikationswechsel aufgrund eines *ABCB1*-Genotyps sind daher nach derzeitigem Stand der Kenntnis wissenschaftlich nicht gerechtfertigt. Weitere Studien sind nötig, um die klinische Relevanz von Polymorphismen im *ABCB1*-Gen zu eruieren [39].

2.2.5.2 OATP1B1 (*SLCO1B1*)

Der Organo-Anion-Transport OATP1B1 wird vornehmlich auf der sinusoidalen Membra der Hepatozyten exprimiert und ist an der Aufnahme verschiedener endogener und exogener Substanzen in die Leberzellen beteiligt, darunter verschiedene Statine (HMG-CoA-Reduktase-Inhibitor). Insbesondere für den Polymorphismus c.521T>C im *SLCO1B1*-Gen wurde eine Assoziation zu den Plasmaspiegeln bestimmter Statine (z. B. Simvastatin) gezeigt [40]. Bei Anlageträgern des C-Allels zeigt sich unter Hochdosistherapie ein erhöhtes Risiko für eine Myopathie. Daher empfiehlt die Fachinformation von Simvastatin wenn möglich eine Genotypisierung in die Therapieplanung einzubeziehen.

2.2.6 Drug Targets

Drug Targets sind Zielstrukturen, mit denen ein Wirkstoff interagiert. Häufig dient diese Interaktion zur Inhibition eines Proteins, dessen Funktion einen pathologischen Einfluss hat (z. B. erhöhte Zellproliferation bei der Tumorgenese). Finden sich Mutationen in der Zielstruktur, die die Bindung des Wirkstoffs an das Zielmolekül beeinträchtigen, kann dies zur Unwirksamkeit des Medikaments führen. Diese Mechanismen spielen insbesondere in der Tumortherapie eine wichtige Rolle und werden im Kapitel 3.1 Onkologie ausführlich diskutiert.

Literatur

[1] Daly, AK. Genetic polymorphisms affecting drug metabolism: recent advances and clinical aspects. Adv Pharmacol. 2012;63:137–67.
[2] Richards, S et al. Standards and guidelines for the interpretation of sequence variants: a joint consensus recommendation of the American College of Medical Genetics and Genomics and the Association for Molecular Pathology. Genet Med. 2015;17(5):405–24.
[3] Sukasem, C, et al. Pharmacogenomics of drug-induced hypersensitivity reactions: challenges, opportunities and clinical implementation. Asian Pac J Allergy Immunol. 2014;32(2):111–23.
[4] Evans WE, Relling MV. Pharmacogenomics: translating functional genomics into rational therapeutics. Science. 1999;286(5439):487–91.
[5] Sangkuhl K et al. PharmGKB summary: venlafaxine pathway. Pharmacogenet Genomics. 2014;24(1):62–72.
[6] Daly AK. Molecular basis of polymorphic drug metabolism. J Mol Med (Berl). 1995;73(11):539–53.
[7] Shah RR et al. CYP450 genotype and pharmacogenetic association studies: a critical appraisal. Pharmacogenomics. 2016;17(3):259–75.
[8] Cascorbi I. Drug interactions--principles, examples and clinical consequences. Dtsch Arztebl Int. 2012;109(33–34):546–55; quiz 556.
[9] Ogu C MJ. Drug interactions due to cytochrome P450. BUMC PROCEEDINGS. 2000;13:11.
[10] Sachse C BJ, Bauer B, Roots I. Functional significance of a C>A polymorphism in intron 1 of the cytochrome P450 CYP1A2 gene tested with caffeine. Br J Clin Pharmacol. 1999;47:5.
[11] Sim SC, Ingelman-Sundberg M. Update on allele nomenclature for human cytochromes P450 and the Human Cytochrome P450 Allele (CYP-allele) Nomenclature Database. Methods Mol Biol. 2013;987:251–9.
[12] Hicks JK, Swen JJ, Gaedigk A., Challenges in CYP2D6 phenotype assignment from genotype data: a critical assessment and call for standardization. Curr Drug Metab. 2014;15(2):218–32.
[13] Swen JJ, et al. Pharmacogenetics: from bench to byte--an update of guidelines. Clin Pharmacol Ther. 2011;89(5):662–73.
[14] Chen XW, et al. A novel mutation of -73(A-->T) in the CCAAT box of the beta-globin gene identified in a patient with the mild beta-thalassemia intermedia. Ann Hematol. 2007;86(9):653–7.
[15] Scott LJ. Eliglustat: A Review in Gaucher Disease Type 1. Drugs. 2015;75(14):1669–78.
[16] Marez D. et al. Polymorphism of the cytochrome P450 CYP2D6 gene in a European population: characterization of 48 mutations and 53 alleles, their frequencies and evolution. Pharmacogenetics. 1997;7(3):193–202.
[17] Sachse C BJ, Bauer S, Roots I. Cytochrome P450 2D6 variants in a Caucasian population: allele frequencies and phenotypic consequences. Am J Hum Genet. 1997;60(2):284–95.
[18] Caudle KE et al. Standardizing terms for clinical pharmacogenetic test results: consensus terms from the Clinical Pharmacogenetics Implementation Consortium (CPIC). Genet Med, 2016.
[19] Scott SA et al. Clinical Pharmacogenetics Implementation Consortium guidelines for CYP2C19 genotype and clopidogrel therapy: 2013 update. Clin Pharmacol Ther. 2013;94(3):317–23.
[20] Strom CM et al. Testing for variants in CYP2C19: population frequencies and testing experience in a clinical laboratory. Genet Med. 2012;14(1):95–100.
[21] Hiemke C. Consensus Guideline Based Therapeutic Drug Monitoring (TDM) in Psychiatry and Neurology. Curr Drug Deliv, 2015.
[22] Lee CR, Goldstein JA, Pieper JA. Cytochrome P450 2C9 polymorphisms: a comprehensive review of the in-vitro and human data. Pharmacogenetics. 2002;12(3):251–63.

[23] Verhoef TI, et al. Pharmacogenetic-guided dosing of coumarin anticoagulants: algorithms for warfarin, acenocoumarol and phenprocoumon. Br J Clin Pharmacol. 2014;77(4):626–41.
[24] Klein K, Zanger UM. Pharmacogenomics of Cytochrome P450 3A4: Recent Progress Toward the "Missing Heritability" Problem. Front Genet. 2013;4:12.
[25] Ito M, et al. Functional characterization of 20 allelic variants of CYP1A2. Drug Metab Pharmacokinet. 2015;30(3):247–52.
[26] Sachse C, et al. Polymorphisms in the cytochrome P450 CYP1A2 gene (CYP1A2) in colorectal cancer patients and controls: allele frequencies, linkage disequilibrium and influence on caffeine metabolism. Br J Clin Pharmacol. 2003;55(1):68–76.
[27] van Kuilenburg AB. Dihydropyrimidine dehydrogenase and the efficacy and toxicity of 5-fluorouracil. Eur J Cancer. 2004;40(7):939–50.
[28] Relling MV, et al. Clinical Pharmacogenetics Implementation Consortium guidelines for thiopurine methyltransferase genotype and thiopurine dosing. Clin Pharmacol Ther. 2011;89(3):387–91.
[29] Guillemette C. Pharmacogenomics of human UDP-glucuronosyltransferase enzymes. Pharmacogenomics J. 2003;3(3):136–58.
[30] Etienne-Grimaldi MC et al. UGT1A1 genotype and irinotecan therapy: general review and implementation in routine practice. Fundam Clin Pharmacol. 2015;29(3):219–37.
[31] Evans DA. N-acetyltransferase. Pharmacol Ther. 1989;42(2):157–234.
[32] Stanley LA, Sim E. Update on the pharmacogenetics of NATs: structural considerations. Pharmacogenomics. 2008;9(11):1673–93.
[33] Kuznetsov IB, McDuffie M, Moslehi R. A web server for inferring the human N-acetyl-transferase-2 (NAT2) enzymatic phenotype from NAT2 genotype. Bioinformatics. 2009;25(9):1185–6.
[34] Soejima M, et al. Association of the diplotype configuration at the N-acetyltransferase 2 gene with adverse events with co-trimoxazole in Japanese patients with systemic lupus erythematosus. Arthritis Res Ther, 2007.9(2):R23.
[35] Azuma J et al. NAT2 genotype guided regimen reduces isoniazid-induced liver injury and early treatment failure in the 6-month four-drug standard treatment of tuberculosis: a randomized controlled trial for pharmacogenetics-based therapy. Eur J Clin Pharmacol. 2013;69(5):1091–101.
[36] Ginsberg G, et al. Genetic Polymorphism in Glutathione Transferases (GST): Population distribution of GSTM1, T1, and P1 conjugating activity. J Toxicol Environ Health B Crit Rev. 2009;12(5–6):389–439.
[37] Josephy PD. Genetic variations in human glutathione transferase enzymes: significance for pharmacology and toxicology. Hum Genomics Proteomics. 2010;2010:876940.
[38] Terada T, Hira D. Intestinal and hepatic drug transporters: pharmacokinetic, pathophysiological, and pharmacogenetic roles. J Gastroenterol. 2015;50(5):508–19.
[39] Wolking S et al. Impact of Genetic Polymorphisms of ABCB1 (MDR1, P-Glycoprotein) on Drug Disposition and Potential Clinical Implications: Update of the Literature. Clin Pharmacokinet. 2015;54(7):709–35.
[40] Romaine SP et al. The influence of SLCO1B1 (OATP1B1) gene polymorphisms on response to statin therapy. Pharmacogenomics J. 2010;10(1):1–11.
[41] Böhm R RK, Cascorbi I, Herdegen T, Haen E. Arzneimittelinteraktionen. Deutsche Apotheker Zeitung (DAZ), 2012(36).
[42] Crews KR et al. Clinical Pharmacogenetics Implementation Consortium (CPIC) guidelines for codeine therapy in the context of cytochrome P450 2D6 (CYP2D6) genotype. Clin Pharmacol Ther. 2012;91(2):321–6.

3 Pharmakogenetik in der Praxis

Der Einsatz pharmakogenetischer Diagnostik dient der Klärung von genetisch bedingten Unverträglichkeiten und Therapieresistenz, die durch vom Normwert abweichende Enzymaktivität, eine veränderte Transportkapazität oder veränderte Zielstrukturen verursacht werden. Darüber hinaus können Unverträglichkeiten auch HLA assoziiert sein. Im Bereich der Onkologie spielen Mutationen der Zielmoleküle im Tumor eine wichtige Rolle bei der Entwicklung von Therapieresistenzen.

Ein herabgesetzter Arzneimittelmetabolismus kann ausgeprägte Überdosierungserscheinungen und Nebenwirkungen oder unzureichende Prodrug-Aktivierung hervorrufen, während ein beschleunigter Stoffwechsel in den allermeisten Fällen mit Therapieresistenz assoziiert ist (z. B. Psychopharmaka). Im besten Falle ist im Vorfeld einer pharmakogenetischen Untersuchung bereits durch TDM bekannt, dass der Serumspiegel des Wirkstoffs außerhalb des therapeutischen Bereichs liegt und etwaige nicht genetische Ursachen dafür wurden bereits ausgeschlossen (z. B. Arzneimittelinteraktionen) [2]. Anhand des betroffenen Wirkstoffs kann dann das stoffwechselrelevante Enzym identifiziert und gezielt untersucht werden. Meistens werden die häufigen Allele eines Enzyms zur Diagnostik angeboten. Ob dies im Einzelfall immer ausreichend ist, muss anhand der Anamnese, der klinischen und biochemischen Befunde sowie der ethnischen Herkunft des Patienten entschieden werden. Auch ob die Untersuchung eines einzelnen Enzyms zur Klärung der Fragestellung ausreicht, oder ob weitere Stoffwechselwege in Betracht gezogen werden sollten, ist im Einzelfall zu entscheiden. Auch wenn ein Enzym nicht den Hauptstoffwechselweg darstellt, kann insbesondere bei Therapieresistenz eine Untersuchung sinnvoll sein, da eine deutlich erhöhte Enzymaktivität in einem Ausweichstoffwechselweg ggf. einen Einfluss auf den Wirkspiegel haben kann. Für einige Enzyme ist der ultraschnelle Metabolisierertyp beschrieben (z. B. CYP2D6, CYP2C19). Das Vorliegen eines UM-Allels steht häufig in guter Korrelation zu einer genetisch bedingten Therapieresistenz. Hier muss jedoch beachtet werden, dass eigentlich nur dann eine vollständige Diagnose gestellt ist, wenn Poor-Metabolizer-Allele ausgeschlossen wurden, da diese den Effekt des UM-Allels mindern können. Dies gilt natürlich auch im umgekehrten Fall, wenn ein Defizienz-Allel nachgewiesen wurde, dessen Einfluss in Kombination mit einem UM-Allel relativiert würde. Häufig ist es ausreichend, einzelne Positionen im Gen oder bestimmte Genregionen zu untersuchen, um einen aussagekräftigen Befund zu erhalten. Dennoch ist es wichtig, dass die durchgeführten Analysen im Befund ausgewiesen werden, damit auch im Falle Arzt-übergreifender Diagnostik keine Missverständnisse bezüglich bereits durchgeführter Analysen oder des ermittelten Genotyps entstehen. Daher sollte ein pharmakogenetischer Befund Information über die untersuchten Allele, Nukleotidpositionen, Genregionen sowie einen Hinweis, welche Allele mit der Methode nicht abgeklärt werden, enthalten. Dies ist von besonderer

https://doi.org/10.1515/9783110352900-003

Relevanz, wenn Gene untersucht werden, für die verschiedene Herangehensweisen in der Diagnostik existieren (z. B. *CYP2D6*).

Das Vorgehen im Bereich der onkologischen Pharmakogenetik wird im Kapitel 3.1 diskutiert.

Unverträglichkeitserscheinungen anderer Art, insbesondere allergische Reaktionen sind in der Regel nicht durch genetische Untersuchungen aufklärbar. Ausnahmen davon sind HLA-assoziierte Nebenwirkungen. Eine große Anzahl von Medikamenten, die nicht gut verträglich sind, unterliegt keinem ausgeprägten Metabolismus und zeigt auch sonst keine derzeit bekannte Assoziation zu untersuchbaren genetischen Faktoren (z. B. viele Antibiotika). Hier sind pharmakogenetische Untersuchungen nicht zielführend.

Informationsquellen

Pharmakogenetik ist ein komplexes Gebiet und das Auffinden der relevanten Informationen war bis vor einigen Jahren fast nur durch aufwendige Recherche in der Literatur und über die internetbasierten Suchmaschinen möglich. Mittlerweile haben jedoch viele Arzneimittelhersteller Informationen zu relevanten Stoffwechselwegen in die Fachinformationen aufgenommen. Für eine Reihe von Wirkstoffen sind auch pharmakogenetische Hinweise enthalten. Die AGNP-Konsensus-Leitlinien für Therapeutisches Drug-Monitoring in der Psychiatrie enthält eine tabellarische Übersicht über eine große Anzahl von Psychopharmaka und den am Stoffwechsel beteiligten Enzymen [3]. Darüber hinaus gibt es zudem eine Reihe von Datenbanken, in denen die Stoffwechselwege und Arzneimittelinteraktionen abfragbar sind. Insbesondere die Internetseiten des Clinical Pharmacogenetics Implementation Consortium (CPIC), das sich aus den Arbeitsgruppen der PharmGKB und des Pharmacogenomics Research Network (PGRN) zusammensetzt, enthält neben einer Wirkstoffdatenbank auch Leitlinien zur Dosierung und weitere umfassende Informationen zu Genen und Wirkstoffen, um pharmakogenetische Laborergebnisse in die praktische Anwendung zu übertragen [4]. Andere öffentliche Datenbanken, die einen schnellen Überblick über die relevanten Stoffwechselwege, aber auch Interaktionen von Medikamenten geben sind z. B. die Cytochrome P450 Database der Charité, Berlin [5] oder die kanadische Datenbank DrugBank [6]. Eine Übersicht zeigt die Tabelle 3.0.1.

Tab. 3.0.1: Häufig verschriebene Medikamente und deren Hauptstoffwechselweg (Auswahl) [1,2].

Wirkstoff	Enzym
Amisulprid	90 % unmetabolisiert
Amitriptylin	CYP2C19
Amoxicillin	CYP2C19
Azathioprin	TPMT
Nortriptylin	CYP2D6
Aripiprazol	CYP2D6, CYP3A4
Atomoxetin	CYP2D6
Buprenorphin	CYP3A4
Bupropion	CYP2B6
Carvidolol	CYP2D6
Celecoxib	CYP2C9
Citalopram	CYP2C19, CYP2D6
Codein	CYP2D6
Desvenlafaxin	CYP2C19
Diclofenac	CYP2C9
Efavirenz	CYP2B6
Eliglustat	CYP2D6
Escitalopram	CYP2C19, CYP2D6
Esomeprazol	CYP2C19
Clomipramin	CYP2C19, CYP2D6
Clozapin	CYP1A2, CYP2C19
Diazepam	CYP2C19
Doxepin	CYP2D6, CYP2C19, CYP2C9
Duloxetin	CYP1A2, CYP2D6
Flecainid	CYP2D6
Fluoxetin	CYP2D6, CYP2C19, CYP2C9
Flupethixol	CYP2D6
5-Fluorouracil	DPD
Fluvoxamin	CYP2D6
Gabapentin	unmetabolisiert
Glibenglamid	CYP2C9
Gliclazid	CYP2C9
Glimepirid	CYP2C9
Haloperidol	CYP2D6, CYP3A4
Ibuprofen	CYP2C9
Imipramin	CYP1A2, CYP2C19, CYP2D6
Irinotecan	UGT1A1
Isonaizid	NAT2
Lamotrigin	UGT1A3, UGT1A4
Levodopa	Dopadecarboxylase, COMT
Lithium	unmetabolisiert
Lorazepam	UGTs
Mercaptopurin	TPMT
Methadon	CYP2B6
Methylphenidat	Carboxylesterase
Metoprolol	CYP2D6

Tab. 3.0.1 (fortgesetzt)

Wirkstoff	Enzym
Midazolam	CYP3A4
Mirtazapin	CYP3A4, CYP2D6
Mivacurium	BCHE
Moclobemid	CYP2C19
Morphin	UGT2B7, UGT1A1
Olanzapin	CYP1A2, CYP2D6
Omeprazol	CYP2C19
Oxycodon	CYP2D6
Paclitaxel	CYP2C8
Pantoprazol	CYP2C19
Paroxetin	CYP2D6
Phenprocuomon	CYP2C9
Pregabalin	unmetabolisiert
Propafenon	CYP2D6
Quetiapin	CYP1A2
Risperideon	CYP2D6
Sertralin	CYP2B6, CYP2C19
Sulfamethoxazol	NAT2
Sulfasalzin	NAT2
Suxamethinium	BCHE
Tamoxifen	CYP2D6
Thioguanin	TPMT
Tramadol	CYP2D6
Valproinsäure	UGTs
Venlafaxin	CYP2D6
Warfarin	CYP2C9
Zolpidem	CYP3A4
Zuclopenthixol	CYP2D6

Die nachfolgenden Kapitel beleuchten die Relevanz pharmakogenetischer Diagnostik in verschiedenen Erkrankungsgruppen.

Literatur

[1] Swen JJ, et al. Pharmacogenetics: from bench to byte an update of guidelines. Clin Pharmacol Ther. 2011; 89(5):662–73.

[2] Hiemke C. Consensus Guideline Based Therapeutic Drug Monitoring (TDM) in Psychiatry and Neurology. Curr Drug Deliv. 2016;13(3):353–61.

[3] Hiemke C, et al. AGNP consensus guidelines for therapeutic drug monitoring in psychiatry: update 2011. Pharmacopsychiatry. 2011;44(6):195–235.

[4] Whirl-Carrillo M, et al. Pharmacogenomics knowledge for personalized medicine. Clin Pharmacol Ther. 2012;92(4):41–47.

[5] Preissner S, et al. SuperCYP: a comprehensive database on Cytochrome P450 enzymes including a tool for analysis of CYP-drug interactions. Nucleic Acids Res. 2010. 38(Database issue):D23743.
[6] Law V, et al. DrugBank 4.0: shedding new light on drug metabolism. Nucleic Acids Res. 2014;42(Database issue):D10917.

3.1 Onkologie

Daniel Moj, Melanie Titze, Nina Scherer, Thorsten Lehr

Der Therapieindividualisierung basierend auf pharmakogenetischen und pharmakogenomischen Biomarkern kommt in der Onkologie eine besonders große Rolle im Vergleich zu anderen Indikationen zu. Von den 137 gelisteten Arzneistoffen der FDA mit Informationen zu genetischen/genomischen Biomarkern in den US-Fachinformationen entfallen die meisten Arzneistoffe (41 von 137, entspricht 30 %) auf das onkologische Therapiegebiet [1]. Dies liegt zum Teil daran, dass bei chemotherapeutischen Behandlungen meist Arzneistoffe mit enger therapeutischer Breite und erheblichen unerwünschten Arzneimittelwirkungen angewendet werden. Die Identifizierung von Individuen, die mit großer Wahrscheinlichkeit auf eine Therapie ansprechen werden oder mit unerwünschten Arzneimittelwirkungen zu rechnen haben, kann einen großen Einfluss auf das Therapieergebnis (z. B. Überleben, Toxizität) haben. Weiterhin kann die große Zahl an Arzneistoffen mit pharmakogenetischen und pharmakogenomischen Biomarkern dadurch erklärt werden, dass in der Onkologie neben Keimbahn-Mutationen vor allem somatische Mutationen eine große Rolle spielen. Keimbahn-Polymorphismen sind als Erbgut in allen Zellen des Körpers identisch, zeitlich nicht variabel und werden an die Nachkommen weitervererbt. Vor allem Keimbahn-Polymorphismen in Arzneistoff-metabolisierenden Enzymen oder Transportern spielen hier eine große Rolle bei der Dosisindividualisierung und zwar unabhängig vom Indikationsgebiet. Neben den Polymorphismen, die schon in der Keimbahn angelegt sind, sind somatische Mutationen (von lat. *soma*, Körper) von großer Bedeutung und spezifisch für die Onkologie. 78 % aller gelisteten Mutationen sind somatische Mutationen, wobei das Philadelphia-Chromosom (BCR-ABL) den am häufigsten genannten Biomarker darstellt. Eine somatische Mutation verändert den Genotyp einer normalen Körperzelle hin zu einer Krebszelle. Diese nicht-vererbbare Mutation tritt vorerst ausschließlich in der betroffenen Zelle auf und beschränkt sich zunächst auf ein bestimmtes Gewebe; so kann beispielsweise die somatische Mutation einer Lungenzelle zu Lungenkrebs führen. Unterschiedliche physikalische (z. B. ionisierende Strahlung), chemische (z. B. Tabakrauch) und biologische (z. B. Viren) Mutagene können eine somatische Mutation auslösen. Diese können innerhalb eines Gewebes sehr heterogen sein und sich mit der Zeit ändern [2,3].

Eine weitere Besonderheit in der Onkologie sind die sogenannten Companion Diagnostics (CDx). Hierbei handelt es sich um diagnostische Tests, die dafür be-

Tab. 3.1.1: In Deutschland zugelassene onkologische Arzneistoffe mit bekanntem genetischen Einfluss auf Wirksamkeit und Sicherheit.

Arzneistoff	**Biomarker**	**Mechanismus**	**Therapeutische Konsequenz**
Afatinib	*EGFR*	Indiziert bei aktivierter *EGFR*-Mutation (Exon 19 Deletion oder Exon 21 Mutation)	Gentest notwendig
Anastrozol	*ESR1*, *PGR*	Indiziert bei Hormonrezeptor-positivem Status	Gentest notwendig
Arsentrioxid	*PML-RARA*	Indiziert bei Vorhandensein des Promyelozytenleukämie/ Retinsäurerezeptor-α (PML/RAR-α) Gens	Gentest notwendig
Bosutinib	*BCR/ABL1*	Indiziert bei Philadelphia-Chromosom-positivem (Ph+) Status	Gentest notwendig
Busulfan	*BCR/ABL1*	Indiziert bei Philadelphia-Chromosom-negativem (Ph-) Status	Gentest notwendig
Capecitabin	*DPYD*	Gegenanzeige bei Dihydropyrimidin-Dehydrogenase(DPD)-Mangel	Gentest notwendig, Dosierungsempfehlung von CPIC [110] und DPWG [53]
Ceritinib	*ALK*	Indiziert bei Anaplastische-Lymphomkinase(ALK)-positivem Status	Gentest notwendig
Cetuximab	*EGFR*, *KRAS*	Indiziert bei EGFR positivem Tumorstatus mit Ras-Wildtyp (keine KRAS-Mutation auf Codon 12 und 13)	Gentest notwendig
Cisplatin	*TPMT*	Verringerter Abbau bei Thiopurin-Methyltransferase (TPMT)-IM und PM	Gentest notwendig
Crizotinib	*ALK*	Indiziert bei Anaplastische-Lymphomkinase (ALK)-positivem Status	Gentest notwendig
Dabrafenib	*BRAF*, *G6PD**	Indiziert bei *BRAF*-V600-Mutation-positivem Tumorstatus; Verringerter Abbau bei G6PD-Mangel	Gentest auf *BRAF*-V600-Mutation notwendig, *G6PD*-Aktivität bestimmen
Dasatinib	*BCR/ABL1*	Indiziert bei Philadelphia-Chromosom-positivem (Ph+) oder T315I Mutation-positivem Status	Gentest notwendig
Erlotinib	*EGFR*	Indiziert bei aktivierter *EGFR*-Mutation (Exon 19 Deletion oder Exon 21 Mutation)	Gentest notwendig

Tab. 3.1.1 (fortgesetzt)

Arzneistoff	Biomarker	Mechanismus	Therapeutische Konsequenz
Everolimus	*ERBB2*	Indiziert bei Hormonrezeptor positivem, HER-2/neu-negativem Status	Gentest notwendig
Exemestan	*ESR1*, PGR*	Indiziert bei Hormonrezeptor positivem Status	Gentest notwendig
Fluorouracil	*DPYD*	Dosisanpassung bei Dihydropyrimidin-Dehydrogenase(DPD)-Mangel	*DPYD*-Genotypisierung, Dosierungsempfehlung von CPIC [83] und DPWG [53]
Fulvestrant	*ESR1*, PGR*	Indiziert bei Hormonrezeptor-positivem Status	Gentest notwendig
Ibrutinib	del (17p)	Indiziert bei 17p-Deletion oder *TP53*-Mutation**	Gentest notwendig
Imatinib	*KIT*	Indiziert bei c-KIT-(CD 117)-positivem Status	Gentest notwendig
Imatinib	*BCR/ABL1*	Indiziert bei Philadelphia-Chromosom(bcr-abl)-positivem (Ph+) Status	Gentest notwendig
	PDGFRB	Indiziert bei *PDGFR* Umlagerung	Gentest notwendig
	FIP1L1-PDGFRA	Indiziert bei Vorhandensein der FIP1L1-PDGFRα Fusionskinase	Gentest notwendig
Irinotecan	*UGT1A1*	Dosisanpassung bei UGT1A1-PM	UGT1A1-Genotypisierung, Dosierungsempfehlung von PRO [69] und DPWG [53]
Lapatinib	*ERBB2*	Indiziert bei HER-2-Überexpression oder Genamplifikation	Gentest notwendig
	HLA-DQA1*, HLA-DRB1*	Indiziert bei Vorhandensein der HLA-DQA1*0201 oder -DRB1*0701 Allele	Gentest notwendig
Letrozol	*ESR1*, PGR	Indiziert bei Hormonrezeptor-positivem Status	Gentest notwendig
Mercaptopurin	*TPMT*	Dosisanpassung bei Thiopurin-Methyltransferase (TPMT)-IM und -PM	*TPMT*-Genotypisierung, Dosierungsempfehlung von CPIC [75] und DPWG [53]

Nilotinib	*BCR-ABL1*	Indiziert bei Philadelphia-Chromosom-positivem (Ph+) Tumor	Gentest notwendig
	*UGT1A1**	Vorsicht bei *UGT1A1**28 Homozygotie (Hyperbillirubinämie möglich)	Gentest notwendig
Obinutuzumab	*MS4A1*	Indiziert bei CD20-Antigen-positivem Status	Gentest notwendig
Panitumumab	*EGFR*, *KRAS*	Indiziert bei EGFR-positiven-Tumorstatus mit Ras-Wildtyp	Gentest notwendig
Pazopanib	*UGT1A1*	Besondere Vorsicht bei *UGT1A1**28 Homozygotie und gemeinsamer Gabe von UGT1A1-Substraten	Gentest notwendig
Pertuzumab	*ERBB2*	Indiziert bei HER-2-Überexpression	Gentest notwendig
Ponatinib	*BCR-ABL1*	Indiziert bei Philadelphia-Chromosom-positivem (Ph+) oder T315I Mutation-positivem Status	Gentest notwendig
Rasburicase	*G6PD*	Gegenanzeige bei G6PD-Mangel	*G6PD*-Genotypisierung, Dosierungsempfehlung von CPIC [111]
	*CYB5R1–4**	Vorsicht bei NADH Cytochrom b5-Reduktase Mangel (Risiko für Methämoglobinämie)	Gentest notwendig
Rituximab	*MS4A1*	Indiziert bei CD20-Antigen-positivem Status	Gentest notwendig
Tamoxifen	*ESR1*, *PGR*	Indiziert bei Hormonrezeptor-positivem Status, Dosisanpassung bei CYP2D6 IM oder PM	*CYP2D6*-Genotypisierung, Dosierungsempfehlung von DPWG [53]
	*F5**	Vorsicht bei Faktor-V-Leiden-Trägern (Thromboembolierisiko)	Vorsichtsmaßnahme
	*F2**	Vorsicht beim Vorhandensein des Prothrombin 20210A Allels (Thromboembolierisiko)	Vorsichtsmaßnahme
Thioguanin	*TPMT*	Engmaschige Kontrolle bei Thiopurin-Methyltransferase(TPMT)-IM oder PM	*TPMT*-Genotypisierung, Dosierungsempfehlung von CPIC [75] und DPWG [53]
Trametinib	*BRAF*	Indiziert bei *BRAF*-V600-Mutation-positivem Status	Gentest notwendig
Trastuzumab	*ERBB2*	Indiziert bei HER-2-Überexpression oder Genamplifikation	Gentest notwendig

Tab. 3.1.1 (fortgesetzt)

Arzneistoff	Biomarker	Mechanismus	Therapeutische Konsequenz
Trastuzumab-Emtansin	*ERBB2*	Indiziert bei HER-2-Überexpression oder Genamplifikation	Gentest notwendig
Tretinoin	*PML/RARA*	Indiziert bei Vorhandensein des Promyelozytenleukämie/Retinsäure-rezeptor-alpha (PML/RAR-α) Gens	Gentest notwendig
Vemurafenib	*BRAF*	Indiziert bei *BRAF*-V600-Mutation-positivem Status	Gentest notwendig

* kein Hinweis zu dieser Mutation in der deutschen Fachinformation, ** diese Mutation ist nur in der dt. Fachinformation gelistet; CPIC: Clinical Pharmacogenetics Implementation Consortium, DPWG: Royal Dutch Pharmacists Association – Pharmacogenetics Working Group, PRO: Französische Arbeitsgruppe, bestehend aus dem National Pharmacogenetics Network (RNPGx) und der Group of Clinical Onco-pharmacology (GPCO-Unicancer), PM: Poor Metabolizer, EM: Extensive Metabolizer, IM: Intermediate Metabolizer, UM: Ultra-fast Metabolizer

stimmt sind, festzustellen, ob eine bestimmte Therapie für Patienten mit einem bereits diagnostizierten Zustand bzw. einer bereits bekannten Prädisposition geeignet ist. Für viele neuere onkologische Arzneistoffe wird ein solches CDx parallel zum Arzneistoff entwickelt. Das erste erfolgreich entwickelte CDx stellt ein immunhistochemisches Assay für die Trastuzumabtherapie dar, welches die Überexpression von HER2-Rezeptoren detektiert. Im Bereich der Onkologie folgten bis zum heutigen Tag seitens der FDA noch 25 weitere Zulassungen für CDx [4]. Betrachtet man den aktuellen Markt, so kann man davon ausgehen, dass die Anzahl an zugelassenen CDx in Zukunft noch weiter ansteigen wird.

Die Tabelle 3.1.1 fasst auf Grundlage der FDA-Biomarker-Liste alle in Deutschland zugelassenen onkologischen Substanzen zusammen, bei denen ein pharmakogenetischer Einfluss auf Wirksamkeit oder Sicherheit bekannt ist. Die angegebene therapeutische Maßnahme folgt dabei konkreten Handlungsanweisungen der deutschen Fachinformation [5–41] oder impliziert, dass die Durchführung eines Gentests vor Therapiebeginn notwendig ist. Dies ist der Fall, wenn die Indikation eines Arzneistoffes auf einen bestimmten Genotyp beschränkt ist. In den folgenden Abschnitten 3.1.1–3.1.6 werden ausgewählte Arzneistoffe in Hinblick auf deren pharmakogenetische Besonderheiten besprochen. Der Fokus liegt dabei zum einen auf den zugrundeliegenden Mutationen bzw. Polymorphismen, die zu einem veränderten Ansprechen der Patienten auf die Therapie führen, und zum anderen auf konkreten Handlungshinweisen, die in den Fachinformationen oder in der Literatur zu den einzelnen Arzneistoffen empfohlen werden.

3.1.1 Tamoxifen

Tamoxifen ist ein selektiver Estrogen-Rezeptor-Modulator (SERM), der zur adjuvanten Behandlung des Hormonrezeptor-positiven Mammakarzinoms eingesetzt wird. Es reduziert das Risiko von Rezidiven bei Tumoren mit einem positiven Hormonrezeptor-Status um 69 %, wobei bei Hormonrezeptor-negativen Tumoren keine Wirksamkeit nachgewiesen werden konnte [42].

Der antineoplastische Effekt von Tamoxifen basiert auf seiner kompetitiven Inhibition der Bindung von Estrogenen an den Estrogen-Rezeptor. Damit hemmt Tamoxifen die Expression von Estrogen-regulierten Genen wie beispielsweise von Wachstumsfaktoren und pro-angiogenetischen Faktoren im Tumorgewebe. In der Folge kommt es zu einem Zellzyklus-Arrest in der G1 Phase und somit zu einer verringerten Zellteilungsrate. Außerdem wird eine direkte Apoptoseinduktion diskutiert [43]. Tamoxifen ist ein Prodrug, welches zu über 90 % von CYP3A4 und CYP3A5 metabolisiert wird. Die entstandenen Metaboliten N-Desmethyl-Tamoxifen und 4-OH-Tamoxifen werden anschließend über CYP2D6 in den aktiven Metabolit Endoxifen überführt [44], welcher im Vergleich zu Tamoxifen eine 30–100-fach höhere antiestrogene Potenz besitzt (Abb. 3.1.1).

Das codierende *CYP2D6*-Gen zeigt verschiedene Keimbahnmutationen. Basierend auf der resultierenden metabolischen Kapazität von CYP2D6 kann man *poor*

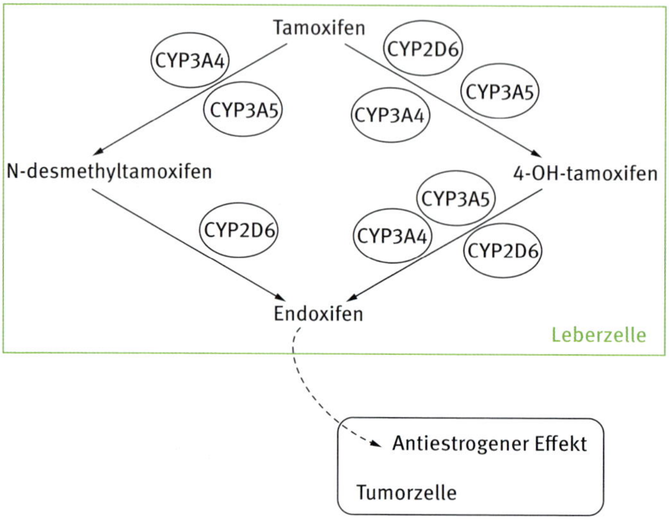

Abb. 3.1.1: Metabolismus von Tamoxifen. Tamoxifen wird über Cytochrom-P-450-Enzyme zu N-Desmethyltamoxifen und 4-OH-Tamoxifen metabolisiert, die dann in den aktiven Metaboliten Endoxifen umgewandelt werden.

metabolizer (PM), *intermediate Metabolizer* (IM), *extensive Metabolizer* (EM) und *ultra-fast Metabolizer* (UM) unterscheiden. Die Varianten *CYP2D6**3, *4, *5 und *6 sind dabei die am häufigsten vorkommenden Allele, die für ein nicht funktionsfähiges CYP2D6 Enzym codieren. Ca. 5–10 % der kaukasischen Frauen sind PM [45], bei denen die Endoxifen-Plasmakonzentration im Vergleich zu Patientinnen mit einer normalen CYP2D6 Aktivität um 80 % erniedrigt ist [46]. Es gibt eine Vielzahl von klinischen Studien, die den Zusammenhang zwischen den *CYP2D6*-Genotypen und der Prognose für Brustkrebspatienten unter Tamoxifentherapie untersucht haben. Forscher der Mayo Klinik berichteten mit als Erste, dass Patienten mit dem *CYP2D6*4* Allel im Vergleich zu EMs eine signifikant verkürzte rezidiv-freie Überlebenszeit unter einer 5-jährigen Tamoxifentherapie hatten (*hazard ratio* (HR) 1,74; p = 0,017) [47]. Eine andere Studie zeigte in 282 Japanerinnen, die eine adjuvante Tamoxifen-Monotherapie erhielten, dass Genvarianten, die in einer reduzierten oder nicht funktionsfähigen Enzymaktivität resultieren, signifikant mit einer verkürzten rezidiv-freien Überlebenszeit assoziiert waren (HR: 9,52; 95 % CI: 2,79–32,45; p = 0,000036 in homozygoten *CYP2D6** Patienten vs. Patienten mit Wildtyp) [48]. Eine Meta-Analyse, welche den Zusammenhang zwischen den *CYP2D6*-Genotypen und dem Ansprechen auf eine Tamoxifentherapie untersuchte, konnte zeigen, dass Patienten mit eingeschränkter Enzymaktivität eine höhere Gesamtsterblichkeit haben (*relative risk* (RR) = 1,27; 95 % CI 1,11–1,45) [49]. Es gibt allerdings auch gegensätzliche Ergebnisse, die berichten, dass es keinen Zusammenhang zwischen dem *CYP2D6*-Genotyp und dem Gesamtüberleben gibt [50–52].

Da die klinische Relevanz des *CYP2D6*-Genotyps für den Behandlungserfolg immer noch nicht abschließend geklärt ist, finden sich aktuell auch keine konkreten Handlungsempfehlungen in den deutschen Fachinformationen. Die Royal Dutch Pharmacists Association – Pharmacogenetics Working Group (DPWG) empfiehlt allerdings postmenopausalen Frauen mit einem PM oder IM Genotyp die alternative Anwendung von Aromatasehemmern, da ihr Rezidiv-Risiko unter einer Tamoxifentherapie erhöht ist [53]. Die Aromatasehemmer-Behandlung geht allerdings mit einer signifikanten Erhöhung von hormonbedingen Nebenwirkungen wie Hitzewallungen, Appetitlosigkeit, Haarausfall, Muskel- und Gelenkschmerzen einher [54]. Sollten IM-Phänotypen eine Tamoxifen-Therapie durchführen, wird empfohlen, die gleichzeitige Gabe starker CYP2D6-Inhibitoren zu vermeiden [53], da es sonst zu einer Reduzierung der Endoxifen-Plasmaspiegel um 65–75 % kommen kann. Studien zur Dosisanpassung basierend auf dem *CYP2D6*-Genotyp haben gezeigt, dass mit höheren Tamoxifendosen die Endoxifen-Plasmakonzentrationen erhöht werden konnten [55,56]. Ob die Dosisanpassung auch die Prognose von Brustkrebspatientinnen verbessern kann, muss in prospektiven Studien geklärt werden.

Eine weitere Strategie, um konstantere Endoxifenspiegel zu erreichen, ist eine direkte Gabe von Endoxifen gemeinsam mit Tamoxifen. Computersimulationen nach dem PBPK (*physiologically-based pharmacokinetics*) Modellierungsansatz konnten zeigen, dass die Supplementierung einer bestehenden Tamoxifentherapie mit Endoxifen zur Erreichung konstanter Endoxifenspiegel eine vielversprechende Option darstellen könnte [57]. In einer ersten First-in-Man-Studie konnte gezeigt werden, dass die Endoxifengabe sicher und gut verträglich ist und effektive Plasmaspiegel erreicht werden [58]. Derzeit wird der Einsatz von Endoxifen bei Hormonrezeptor-positiven soliden Tumoren in einigen klinischen Studien evaluiert [59,60].

3.1.2 Irinotecan

Irinotecan wird als Monotherapeutikum zur Behandlung von Patienten mit fortgeschrittenem kolorektalem Karzinom in Kombination mit 5-Fluorouracil und Folinsäure oder mit Cetuximab angewendet [61]. Der Topoisomerase-I-Inhibitor bindet reversibel an den sogenannten Spaltungskomplex (*cleavable complex*) aus DNA und Topoisomerase-I. Die damit einhergehende Stabilisierung des Komplexes induziert irreversible DNA-Doppelstrangbrüche, die in der Folge zu einem Zellsterben in der S-Phase des Zellzyklus führen [62]. Irinotecan wird durch die Serum Carboxylesterasen 1 und 2 (CES1/2) zu seinem potenteren Metaboliten SN-38 umgewandelt, der hauptsächlich durch die Uridindiphosphat-glucuronyltransferase A1A (UGT1A1) zum nahezu inaktivem SN-38-glucuronid abgebaut wird (Abb. 3.1.2). SN-38 ist vor allem für die Nebenwirkungen Diarrhö, Neutropenie und Myelosuppression verantwortlich [63]. Eine unzureichende UGT1A1-Aktivität führt zu einer Akkumulation von SN-38 und erhöht damit die Wahrscheinlichkeit für das Auftreten von Nebenwirkungen durch Irinotecan [64].

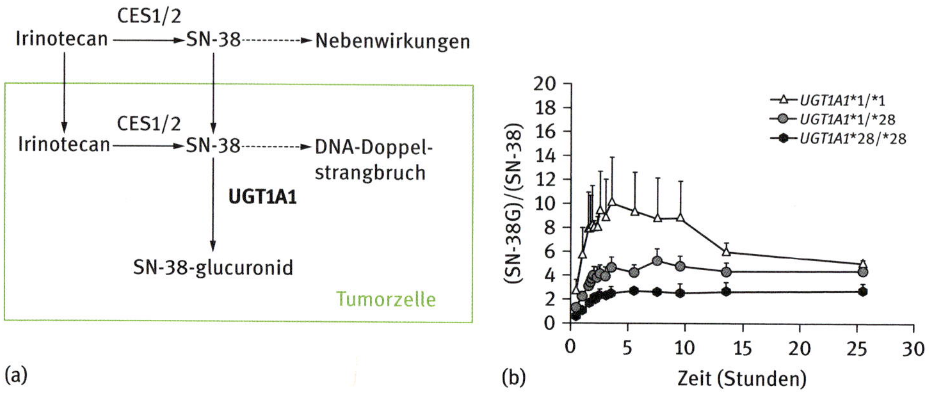

Abb. 3.1.2: Einfluss von *UGT1A1*-Polymorphismen auf den Irinotecan-Metabolismus. (a) Irinotecan wird über die Carboxylesterasen 1 und 2 (CES1/2) zu seinem aktiven Metabolit SN-38 umgewandelt. SN-38 ist hauptsächlich für die Nebenwirkungen einer Irinotecan-Therapie verantwortlich. SN-38 wird über UGT1A1 zu dem inaktiven SN-38-Glucuronid abgebaut, das keine pharmakologische Wirkung zeigt. (b) Die verringerte Aktivität von UGT1A1 führt zu einem verminderten Abbau von SN-38. In Abhängigkeit des *UGT1A1*-Genotyps verändert sich das Konzentrationsverhältnis von SN-38-Glucuronid zu SN-38. Das Verhältnis von SN-38-Glucuronid zu SN-38 ist am höchsten für den Genotyp *UGT1A1**1/*1 (Dreiecke) und am niedrigsten für den Genotyp *UGT1A1**28/*28 (schwarze Kreise) [112].

Der homozygote *UGT1A1**1/*1-Genotyp entspricht dem Wildtyp mit einer normalen UGT1A1-Aktivität, wohingegen der heterozygote *UGT1A1**1/*28 sowie der homozygote Genotyp *UGT1A1**28/*28 mit einer verringerten Enzymaktivität assoziiert sind. *UGT1A1**28/*28 kommt mit einer Häufigkeit von 33,4 % (95 % CI 30,9–36,1) in Kaukasiern vor [65]. Eine Meta-Analyse, welche die Assoziation zwischen *UGT1A1**28-Polymorphismen und Irinotecan-induzierten Nebenwirkungen untersuchte [66], konnte zeigen, dass der homozygote *UGT1A1**28/*28-Genotyp ein gegenüber dem Wildtyp vierfach erhöhtes Risiko einer Neutropenieentwicklung besitzt (*odds ratio* (OR) = 4,79, 95 % CI 3,28–7,01). Der heterozygote *UGT1A1**1/*28-Genotyp besitzt ein dreifach erhöhtes Risiko, eine Neutropenie zu entwickeln (OR = 3,44, 95 % CI 2,45–4,82). Das Risiko unter einer Irinotecantherapie eine Diarrhoe zu entwickeln war gegenüber dem Wildtyp für die Genotypen *UGT1A1**1/*28 und *UGT1A1**28/*28 jeweils etwa verdoppelt. Die objektive Ansprechrate auf eine Irinotecantherapie scheint unabhängig vom *UGT1A1**28-Genotypen zu sein [67]. Ebenso scheint es unwahrscheinlich, dass der *UGT1A1**28-Genotyp einen Einfluss auf die Überlebenszeit hat [68].

Eine französische Arbeitsgruppe, bestehend aus dem National Pharmacogenetics Network (RNPGx) und der Group of Clinical Onco-pharmacology (GPCO-Unicancer), kurz „PRO“, empfiehlt eine Dosisreduktion von Irinotecan bei Patienten des *UGT1A1**28/*28-Genotyps und die Anwendung von hoch dosiertem Irinotecan (≥ 240 mg/m^2) nur bei Patienten des *UGT1A1*-Wildtyps. Bei Patienten des *UGT1A1**28/*28 Genotyps sollte die initiale Dosis von 180 und 230 mg/m^2 alle 2–3 Wochen im ersten Zyklus um 25–30 % reduziert werden. Für niedrig dosiertes Irinotecan (< 180 mg/m^2/Woche) ist eine Genotypisierung nicht angezeigt, da hier die hämatologischen und gastrointestinalen Nebenwirkungen für alle Genotypen vergleichbar sind [69]. Die DPWG empfiehlt eine Reduktion der Irinotecan Startdosis bei Patienten des *UGT1A1**28/*28-Genotyps und Dosierungen > 250 mg/m^2 um 30 % [53]. Bei Dosierungen ≤ 250 mg/m^2 wird keine Dosisanpassung empfohlen. Laut deutscher Fachinformation sollen nachweislich homozygote Träger des *UGT1A1**28-Genotyps im Hinblick auf eine hämatologische Toxizität intensiv überwacht werden. Falls eine nicht akzeptable hämatologische Toxizität bei vorangegangenen Behandlungen auftrat, kann eine reduzierte Dosis bei diesen Patienten in Erwägung gezogen werden. Der prospektive Nutzen einer Dosis-angepassten Irinotecan-Therapie wird derzeit in klinischen Studien untersucht [70].

Neben einer Anpassung der Irinotecan-Dosis ist es in einigen Fällen möglich, Irinotecan mit neueren Substanzen, wie beispielsweise Cetuximab oder Bevacizumab, zu kombinieren. So lassen sich die Kombinationen der Arzneistoffe, ebenso wie deren Dosierungen, Infusionsdauern oder Dosierungsintervalle, individuell anpassen. Eine weitere Option zur Vermeidung der Nebenwirkungen einer Irinotecantherapie kann eine Behandlung mit Kolonie-stimulierenden Faktoren vor dem ersten Chemotherapiezyklus sein [65]. Diese Behandlungsoption wird vom National Comprehensive Cancer Network (NCCN) für Patienten mit einem mindestens 20 %igen Risiko für eine fiebrige Neutropenie empfohlen. Homozygote *28 Träger haben ein 36 %iges Risiko für eine Neutropenie, wobei nicht bekannt ist, zu welchem Anteil die Neutropenien mit Fieber assoziiert sind.

3.1.3 Mercaptopurin

Der Antimetabolit 6-Mercaptopurin (6-MP) wird zur Behandlung von hämatologischen Erkrankungen wie der akuten lymphatischen Leukamie (ALL) bei Kindern und bei Non-Hodgkin-Lymphomen eingesetzt. In geringerer Dosierung findet 6-MP weiterhin Anwendung in der Therapie von verschiedenen Autoimmunerkrankungen (Rheumatoide Arthritis, Morbus Crohn) sowie bei organtransplantierten Patienten. Das inaktive Prodrug 6-MP muss zunächst intrazellulär in die aktive Wirkform, das 6-MP-Ribonucleotid, umgewandelt werden. Als Purin-Analogon wird es als „falsches“ Substrat in die DNA und RNA eingebaut und hemmt zusätzlich verschiedene Enzyme wie z. B. die Adenylosuccinat-Synthase und die Phosphoribosylpyrophosphat-Amidotransferase. Ein Großteil des 6-MP-Metabolismus wird durch das Enzym Thiopurin-Methyltransferase (TPMT) katalysiert, welches für die Umwandlung in den inaktiven Metaboliten 6-methyl-MP verantwortlich ist (Abb. 3.1.3).

Das codierende *TPMT*-Gen zeigt einen relevanten Keimbahn-Polymorphismus. Es sind verschiedene Allele mit einer gegenüber dem Wildtyp reduzierten Aktivität bekannt (*TPMT**2, *TPMT**3A und *TPMT**3C), die für insgesamt 80–90 % der Fälle

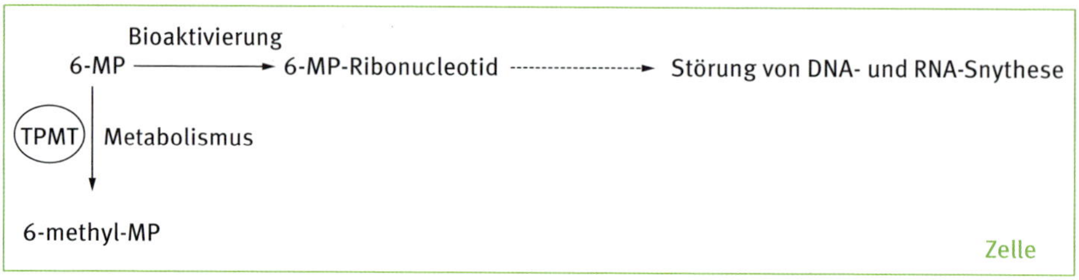

Abb. 3.1.3: Metabolismus von Mercaptopurin. 6-MP wird in das aktive 6-MP-Ribonucleotid umgewandelt und hemmt die DNA- und RNA-Synthese. 6-MP wird über die Thiopurin-Methyltransferase (TPMT) in den inaktiven Metaboliten 6-Methyl-MP umgewandelt.

einer TPMT mit eingeschränkter oder keiner Funktion verantwortlich sind [71]. Etwa 10 % der weißen Bevölkerung sind heterozygote Träger der *TMPT*-Allelvarianten, was mit einer eingeschränkten Enzymaktivität einhergeht (IM). 0,3 % sind homozygote Träger der nichtfunktionalen *TMPT*-Allele und haben damit eine quasi nicht funktionsfähige TPMT (PM) [71]. Ein Funktionsverlust von TPMT führt zur Akkumulation des 6-MP-ribonucleotids, was mit einer erhöhten Toxizität verbunden ist. Zu den häufigsten Nebenwirkungen zählt in erster Linie die potentiell lebensgefährliche Myelosuppression mit einem damit einhergehenden erhöhten Infektions- und Blutungsrisiko. Für heterozygote Patienten ist das Risiko einer Myelosuppression im Vergleich zum Wildtyp deutlich erhöht (35 % IM vs. 7 % EM) und homozygote Patienten mit 2 nichtfunktionalen *TPMT*-Allelen werden zu 100 % eine Myelosuppression entwickeln [72]. Umgekehrt ist für heterozygote Patienten das Risiko, ein Rezidiv zu erleiden, im Vergleich zum Wildtyp 2,9-fach erniedrigt (RR = 0,34; 95 % CI 0,13–0,86) [73]. Die Gesamtüberlebenszeit unter einer 6-MP-Therapie scheint dagegen unabhängig vom *TPMT*-Genotyp zu sein [74].

Das Clinical Pharmacogenetics Implementation Consortium (CPIC) empfiehlt, die Startdosis für heterozygote Patienten um 30–70 % zu reduzieren [75]. Bei homozygoten Patienten soll die Tagesdosis um 90 % reduziert werden und die Substanz nur dreimal wöchentlich anstelle der sonst empfohlenen täglichen Gabe appliziert werden [75]. Im weiteren Therapieverlauf soll die Dosis entsprechend des Grades der Myelosuppression angepasst werden. Außerdem sollte bei homozygoten Trägern der nichtfunktionalen *TMPT*-Allele über eine alternative Therapieoption nachgedacht werden. Das CPIC empfiehlt ausdrücklich, den *TPMT*-Status vor Therapiebeginn zu testen, um die Startdosis anpassen zu können und lebensbedrohliche unerwünschte Arzneimittelwirkungen zu vermeiden, zumal die TPMT-Enzymaktivität einfach in den Erythrozyten bestimmt werden kann. Auch die DPWG empfiehlt, die Startdosis für IM um 50 % und für PM um 90 % zu reduzieren [53]. Für beide Patientenkollektive sollte außerdem ein Wechsel auf ein Alternativpräparat erwogen werden. Die deutsche Fachinformation gibt keine konkreten Handlungshinweise, obwohl auf eine erhöhte Toxizität bei einem TPMT-Mangel hingewiesen wird [27].

3.1.4 5-Fluorouracil

5-Fluorouracil (5-FU) gehört wie 6-MP zur Gruppe der Antimetabolite und wird zur Therapie einer Vielzahl von soliden Tumoren wie Magen-, Pankreas-, Mamma- oder kolorektalem Karzinom eingesetzt. Als Pyrimidinanalogon wird es zunächst in die wirksamen Mono-, Di- sowie Triphosphate umgewandelt, um dann verschiedene Enzyme des RNA- sowie DNA-Stoffwechsels zu blockieren. Eine der Hauptwirkungen von 5-FU beruht dabei auf der Hemmung der Thymidylatsynthase durch den Metaboliten Flurodeoxyuridine-Monophosphat (FdUMP). Das Enzym Thymidylatsynthase spielt eine Schlüsselrolle in der Pyrimidinbiosynthese, indem es die Umwandlung von Desoxyuridinmonophosphat in den DNA-Baustein Desoxythymidinmonophosphat katalysiert. FdUMP bindet und deaktiviert als „falsches" Substrat die Thymidylatsynthase irreversibel, wodurch es zur Hemmung der Thymidinsynthese kommt, was in der Folge zu einer Hemmung des Zellwachstums führt [76]. Circa 80 % des verabreichten 5-FU wird durch die Dihydropyrimidin-Dehydrogenase (DPD) zu inaktiven Metaboliten abgebaut (Abb. 3.1.4a). Eine verminderte oder fehlende Aktivität dieses Enzyms kann mit einer schweren bis tödlichen Toxizität (v. a. Mucositis, Diarrhö und Leukopenien) einhergehen [77].

Rund 40 verschiedene Allelvarianten sind für das codierende *DPYD*-Gen bekannt, wobei für die meisten bisher nur einzelne Fälle in der Literatur veröffentlicht wurden. Aus diesem Grund sind an dieser Stelle prospektive Studien inklusive Genotypisierung der Patienten notwendig, um Hochrisikopatienten in Zukunft besser identifizieren zu können [78].

Die im Zusammenhang mit einer erhöhten Toxizität bekannteste Genvariante ist das *DPYD**2A. Ein *single-nucleotide polymorphism* (SNP) im Intron 14 verursacht ein *exon skipping*, was ein fehlerhaftes Protein ohne katalytische Aktivität zur Folge hat [79]. Circa 2 % der kaukasischen Bevölkerung sind heterozygote Träger des *DPYD**2A-Allels und nur 0,2 % sind homozygote Träger dieser Variante [80]. In einer retrospektiven Analyse von insgesamt 136 Patienten mit schwerer 5-FU-bedingter Toxizität wurde diese Allelvariante mit einer Prävalenz von 22,8 % detektiert [78].

Neben der Variante *2A gibt es noch zwei weitere Polymorphismen, für die ein Zusammenhang zwischen dem Vorhandensein des Allels und einer erhöhten Toxizität von 5-FU nachgewiesen ist: 2846A>T, sowie *DPYD**13 von DPD [81].

In einer weiteren retrospektiven Auswertung von insgesamt 487 Patienten mit verschiedenen 5-FU-Therapieschemata kam es in 44 Fällen zu schweren 5-FU-Toxizitäten. Versucht man diese Patienten anhand der Genotypen zu identifizieren, so konnte unter Berücksichtigung der beiden Allelvarianten (*DPYD**2A und 2846A>T) mit einer Sensitivität von 27 % und einem positiven Voraussagewert von 60 % eine schwere Toxizität vorhergesagt werden [78].

Im Gegensatz dazu konnte in einer prospektiven Studie mit 59 Patienten mit schwerer 5-FU-Toxizität (Mukositis, Neutropenie, Diarrhö) nur in 5,5 % der Fälle das *DPYD**2A-Allel nachgewiesen werden. In dieser Studie wurden jedoch noch

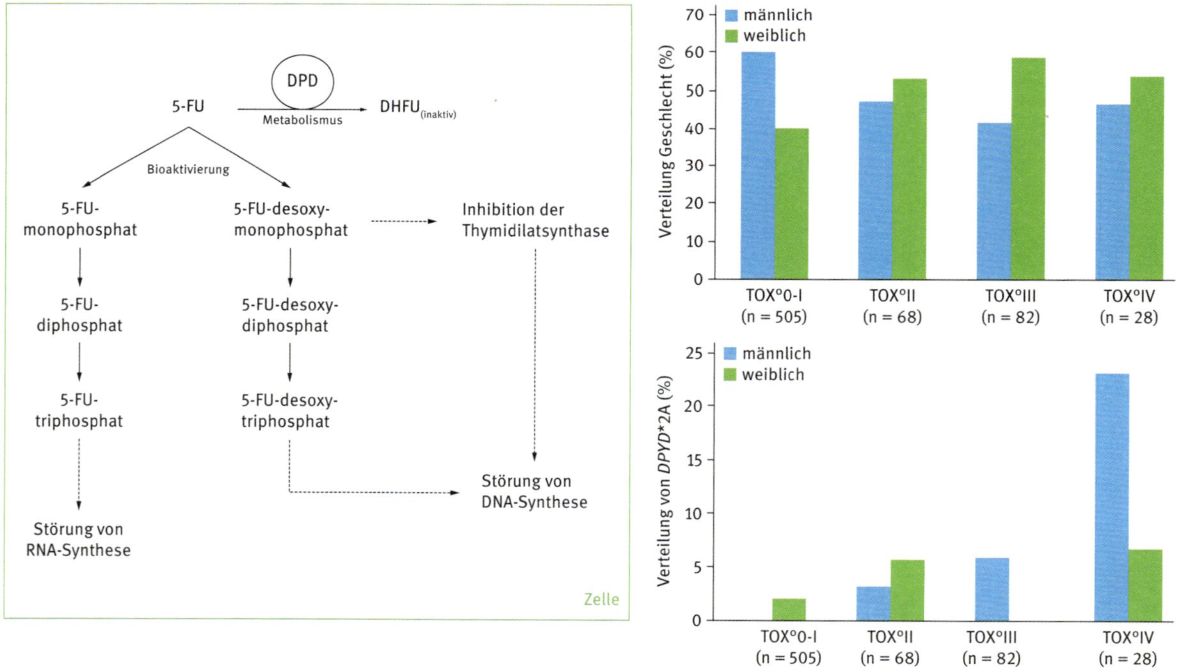

(a) (b)

Abb. 3.1.4: Metabolismus von 5-FU und Einfluss des *DPYD**2A-Allels auf die Toxizität. (a) 5-FU wird zu ca. 80 % über DPD zum inaktiven DHFU umgewandelt. Die übrigen 20 % werden in die aktiven Mono-, Di- und Triphosphate verstoffwechselt, welche mit verschiedenen Enzymen des DNA- und RNA-Stoffwechsels interagieren. Als Hauptwirkung gilt die Hemmung der Thymidylatsynthase durch das 5-FU-desoxy-monophosphat. (b) Im Plot ist die Häufigkeitsverteilung in Prozent von insgesamt 683 Patienten, die 5-FU bekommen haben, von Geschlecht (oben) bzw. des *DPYD**2A-Allels (unten) aufgetragen. Auf der X-Achse werden die Patienten nochmals in die verschiedenen Toxizitätsstufen (TOX I–IV) aufgeteilt, wobei TOX III und TOX IV als schwerwiegende Nebenwirkungen aufgefasst werden. Frauen sind in dieser Analyse häufiger von schwerwiegenden Nebenwirkungen unter 5-FU-Therapie betroffen als Männer, obwohl bei den schwerwiegenden Nebenwirkungen bei Frauen das *DPYD**2A seltener auftritt als bei Männern [82].

weitere mögliche Einflussfaktoren auf die Toxizität von 5-FU untersucht. Es konnte gezeigt werden, dass sowohl das Geschlecht als auch eine Folsäure-Komedikation einen Einfluss besitzen. Frauen haben, verglichen mit männlichen Patienten, beispielsweise unabhängig vom *DPDY**2A-Allel ein erhöhtes Risiko, eine schwere 5-FU-bedingte Toxizität zu entwickeln, wohingegen bei Männern das *DPDY**2A-Allel häufiger aufzutreten scheint (Abb. 3.1.4b) [82].

Auch wenn die Datenlage in der Literatur noch teilweise widersprüchlich ist, gibt es Empfehlungen von Fachgesellschaften sowie einen Hinweis in der Fachinformation von 5-FU bezüglich einer angepassten Dosierung aufgrund des individuellen Genotyps. So empfiehlt beispielsweise die CPIC in ihrer Guideline, homozygoten Trägern der nicht-funktionalen Varianten (*2A, *13, rs67376798) keine Therapie mit 5-FU durchzuführen [83]. Heterozygote Träger sollten eine um 50 % reduzierte Startdosis erhalten und anschließend vorsichtig auftitriert werden. Laut Fachinformation sollte beim Auftreten von schweren unerwünschten Nebenwirkungen, wie beispielsweise schweren Neutropenien sowie Diarrhöen, eine Kontrolle der DPD-Aktivität durchgeführt werden. Bei Patienten mit bekanntem DPD-Mangel sollte 5-FU nicht eingesetzt werden.

3.1.5 Imatinib

Imatinib wird bei verschiedenen Leukämiearten, insbesondere bei der Philadelphia-Chromosom (BCR-ABL)-positiven (Ph+) chronischen myeloischen Leukämie (CML) eingesetzt. In 95 % der CML-Erkrankten kommt es durch eine Gentranslokation zur Fusion eines Teils des Chromosoms 9 (*ABL*-Gen) mit dem Chromosom 22 (*BCR*-Gen), was zur Bildung eines BCR-ABL-Fusionsgens sowie des Philadelphia-Chromosoms (Ph) führt (Abb. 3.1.5a). Das BCR-ABL-Fusionsgen codiert für ein chimäres onkogenes Fusionsprotein mit erhöhter Tyrosinkinase-Aktivität [84–86]. Die erhöhte Aktivität der Tyrosinkinase BCR-ABL aktiviert unter anderem den Ras/Raf Signalweg, was zur Proliferation und einem verbesserten Überleben der leukämischen Stammzellen führt [87]. Die erhöhte Aktivität der Tyrosinkinase BCR-ABL ist damit ein kritischer Faktor für die Erkrankung an CML [88]. Imatinib ist ein kompetitiver Inhibitor (Abb. 3.1.5b) der Tyrosinkinase BCR-ABL [85] und hemmt damit die Proliferation und induziert die Apoptose von BCR-ABL-positiven Zellen, bei BCR-ABL-negativen Zellen zeigt sich kein Effekt [88].

Imatinib wird auch angewendet bei gastrointestinalen Stromatumoren (GIST), die eine Mutation des c-KIT Protoonkogens zeigen, welches für die Rezeptortyrosinkinase KIT codiert. In etwa 90 % der GIST Erkrankungen liegt eine *gain-of-function*-Mutation des c-KIT Gens vor [89], wodurch die Rezeptortyrosinkinase KIT auch ligandenunabhängig eine hohe Kinaseaktivität erreicht. Imatinib inhibiert die KIT-vermittelte Signaltransduktion analog zur Hemmung der Tyrosinkinase BCR-ABL [90].

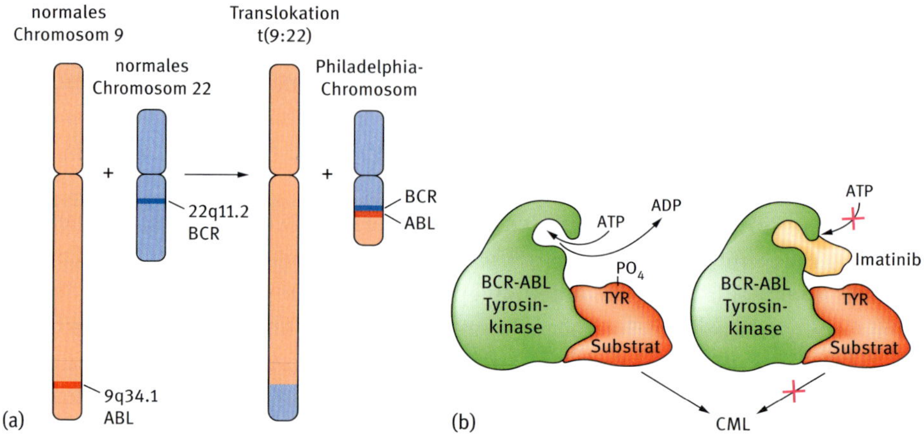

Abb. 3.1.5: Entstehung des Philadelphia-Chromosoms und Wirkmechanismus von Imatinib. (a) Die Gentranslokation t(9:22) führt zur Fusion eines Teils des Chromosoms 9 (*ABL*-Gen) mit dem Chromosom 22 (*BCR*-Gen), was zur Bildung eines BCR-ABL-Fusionsgens führt. (b) Imatinib wirkt als kompetitiver Inhibitor an der ATP-Bindestelle der BCR-ABL Tyrosinkinase und verhindert so die Aufrechterhaltung der CML-Symptomatik.

Weiterhin wird Imatinib angewendet bei Erkrankungen in Verbindung mit einer Genumlagerung des *PDGFRA*- (*platelet-derived growth factor receptor alpha*) Gens. In 5–7 % der GIST-Erkrankungen liegt eine aktivierende Mutation im Protoonkogen *PDGFRA* vor, das ebenfalls für eine Rezeptortyrosinkinase codiert [91,92]. Durch Fusion des *PDGFRA*-Gens an ein nicht weiter charakterisiertes Gen FIP1-like-1 *(FIP1L1)* entsteht das FIP1L1-PDGFRα-Fusionsgen, das für eine Tyrosinkinase mit erhöhter Aktivität codiert [93]. Auch die PDGFRA und FIP1L1-PDGFRα-Rezeptortyrosinkinasen werden kompetitiv durch Imatinib gehemmt.

In der sogenannten IRIS-Studie konnte gezeigt werden, dass bei 74 % der mit Imatinib behandelten Patienten 19 Monate nach Therapiebeginn keine Philadelphia-Chromosom-positiven Zellen mehr gemessen werden konnten. Die progressionsfreie Zeit lag 8 Jahre nach Start der IRIS-Studie bei 92 %. Das geschätzte Gesamtüberleben lag nach 8 Jahren bei 85 %, sofern nur CML-bezogene Tode herangezogen wurden sogar bei 93 % [94]. Es konnte gezeigt werden, dass Patienten, die 2 Jahre nach Imatinibtherapiebeginn keine messbaren Ph+-Zellen aufweisen, ein mit der Allgemeinbevölkerung vergleichbares Überleben zeigen [95]. Nur etwa 6 % der Patienten beendeten die Therapie aufgrund von Imatinib-bedingten Nebenwirkungen vorzeitig [94]. In der TOPS-Studie konnte gezeigt werden, dass eine Hochdosis-Therapie (800 mg) gegenüber einer Standard-Imatinibtherapie (400 mg) keine Vorteile bringt [96]. Gründe hierfür lagen vermutlich bei häufig durchgeführten Dosisreduktionen und Therapieunterbrechungen wegen häufiger Nebenwirkungen.

Bei bis zu 30 % aller mit Imatinib behandelten Patienten kommt es zur Ausbildung einer Resistenz gegenüber Imatinib [97]. Häufigste Faktoren, die eine Resistenzentwicklung begünstigen, sind Mutationen in der BCR-ABL Kinase-Domäne (Imatinib bindet nicht mehr) und eine unzureichende Adhärenz der Patienten. In Abhängigkeit von der vorliegenden Mutation in der BCR-ABL Kinase-Domäne lässt sich eine Therapie mit Tyrosinkinaseinhibitoren der zweiten (z. B. Nilotinib) oder dritten Generation (z. B. Ponatinib) einleiten. Die deutliche Adhärenz-Abhängigkeit zeigt sich insbesondere daran, dass Adhärenzraten von > 80 % oder > 90 % nötig sind, um die Menge an BCR-ABL-Protein im Knochenmark entweder stark zu senken oder unter die Nachweisgrenze einer PCR zu bringen [98].

Da Imatinib nur bei Tumoren mit positivem Biomarkerstatus für c-KIT, BCR-ABL sowie der *PDGFR* und *FIP1L1-PDGFRα*-Genumlagerung indiziert ist, ist es notwendig, einen Gentest vor Therapiebeginn durchzuführen.

3.1.6 Trastuzumab

Trastuzumab ist ein rekombinanter, humanisierter monoklonaler IgG1-Antikörper gegen den menschlichen epidermalen Wachstumsfaktorrezeptor 2 (HER2, *human epidermal growth factor receptor* 2, ebenso bekannt als ErbB2), der zur Behandlung von Brustkrebs im Frühstadium sowie bei metastasierendem Brust- oder Magenkrebs mit nachgewiesenem Rezeptorstatus zugelassen ist. Bei HER2 überexprimierenden Tumoren zeigt Trastuzumab eine sehr gute Wirksamkeit. Abbildung 3.1.6 illustriert beispielsweise das progressionsfreie Überleben von 469 Patienten mit metastasiertem Brustkrebs sowie HER2-Überexpression, die eine Chemotherapie bestehend aus Antrazyklin plus Cyclophosphamid oder Paclitaxel enthielten. Die Hälfte der Patienten erhielt zusätzlich zu der Chemotherapie noch Trastuzumab. Durch die zusätzliche Trastuzumabgabe verlängerte sich der Median des progressionsfreien Überlebens von 4,6 auf 7,4 Monate [99]. Darüber hinaus zeigte eine im Jahr 2011 publizierte Metaanalyse der Cochrane Collaboration in 11.991 Patientinnen mit rezeptorpositivem Mammakarzinom eine signifikante Überlegenheit der additiven Trastuzumabgabe im Hinblick auf eine erhöhte Überlebensrate (HR 0,66, p < 0,00001) sowie dem krankheitsfreien Überleben (HR 0,60, Pp < 0,00001) [100].

Eine Überexpression von HER2 erhöht die Sensibilität der Zelle gegenüber Wachstumsfaktoren. Nach Ligandenbindung kommt es zur Rezeptordimerisierung und dadurch zur Aktivierung von intrazellulären Signalkaskaden wie beispielsweise dem Ras-MAP-Kinase-Weg oder dem mTOR-Signalweg [101,102]. Der Ras-MAP-Kinase-Weg induziert eine gesteigerte Zellproliferation, wohingegen der mTOR-Signalweg die Apoptose hemmt. Beide Prozesse begünstigen somit ein vermehrtes Zellwachstum, wenn sie bedingt durch eine Überexpression von HER2 verstärkt ablaufen [102]. Trastuzumab bindet mit hoher Affinität an die extrazelluläre Domäne von HER2, wodurch das Zellwachstum, die Proliferation sowie die Apoptose von Tumorzellen beeinflusst werden [103]. Als Hauptwirkung gilt die Antikörper-

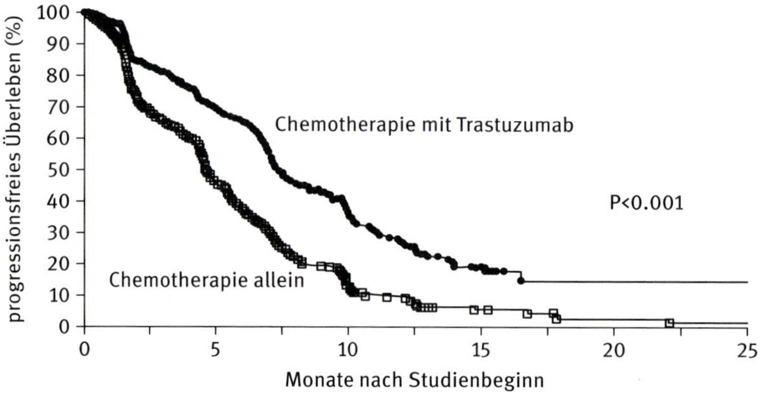

Chemotherapie mit Trastuzumab	235	152	63	15
Chemotherapie allein	234	103	25	6

Abb. 3.1.6: Überlebenszeitkurve Trastuzumab. Die Überlebenszeitkurve zeigt die progressionsfreie Überlebenszeit von insgesamt 469 Patienten, die entweder ein Anthracyclin in Kombination mit Cyclophosphamid oder eine Monotherapie mit Paclitaxel (zusammengefasst unter Chemotherapie allein) oder die Chemotherapie mit zusätzlicher Gabe von Trastuzumab enthalten haben. Die Trastuzumabgruppe zeigt ein signifikant besseres progressionsfreies Überleben.

vermittelte zelluläre Zytotoxizität, bei der natürliche Killerzellen des Immunsystems die mit Trastuzumab „markierten" Tumorzellen erkennen und eliminieren [104]. Weiterhin verhindert die Bindung von Trastuzumab die Dimerisierung von HER2 und somit die Aktivierung der oben beschriebenen intrazellulären Signalkaskaden [105]. Auch eine verstärkte HER2-Internalisierung wird diskutiert [106].

Laut Fachinformation darf Trastuzumab nur angewendet werden, wenn eine *HER2*-Protein-Überexprimierung oder eine *HER2*-Genamplifikation vorliegt. 25–30 % aller primären Mammakarzinome und 6–35 % aller Magenkarzinome weisen eine HER2-Überexpression auf [107,108]. An dieser Stelle soll jedoch nicht unerwähnt bleiben, dass es Untersuchungen gibt, die gezeigt haben, dass bei 30 % der HER2-Analysen falsch-positive Ergebnisse auftreten können. Dies führt dazu, dass bis zu 30 % der Patienten eine Trastuzumabtherapie erhalten, obwohl sie nicht davon profitieren werden [109]. Dies muss vor allem gegen das unter Trastuzumab signifikant erhöhte Risiko für kongestive Herzerkrankungen (RR 5,11, $p < 0,00001$) sowie für Linksherzinsuffizienz (RR 1,83, $p = 0,0008$) abgewogen werden, welches in der oben bereits erwähnten Metaanalyse ebenfalls gezeigt wurde [100]. Aus diesem Grund sollte sowohl vor Behandlungsstart als auch während der Behandlung die Herzfunktion der Patienten stetig überprüft werden. Bei Patienten mit bereits bestehender Herzinsuffizienz muss das Nutzen-Risiko-Verhältnis einer Trastuzumabtherapie sorgfältig gegeneinander abgewogen werden.

Literatur

[1] FDA. Table of Pharmacogeneomic Biomarkers in Drug Labeling [Internet]. [cited 2016 Feb 1]. Available from: www.fda.gov/Drugs/ScienceResearch/ResearchAreas/Pharmacogenetics/ucm083378.htm.

[2] Chung J-H, Choe G, Jheon S, Sung S-W, Kim TJ, Lee KW, et al. Epidermal growth factor receptor mutation and pathologic-radiologic correlation between multiple lung nodules with ground-glass opacity differentiates multicentric origin from intrapulmonary spread. J Thorac Oncol. 2009 Dec;4(12):1490–5.

[3] Bell DW. Our changing view of the genomic landscape of cancer. J Pathol. 2010 Jan;220(2):231–43.

[4] FDA. List of Cleared or Approved Companion Diagnostic Devices (In Vitro and Imaging Tools) [Internet]. Available from: www.fda.gov/MedicalDevices/ProductsandMedicalProcedures/InVitroDiagnostics/ucm301431.htm.

[5] Fachinformation Giotrif 20 mg/30 mg/40 mg/50 mg Filmtabletten. Stand: März 2016. Boehringer Ingelheim International GmbH, Ingelheim am Rhein, Deutschland. Zulassungsnummer: EU/1/13/879/001.

[6] Fachinformation Anastrozol AbZ 1 mg Filmtabletten. Stand: April 2014. AbZ-Pharma GmbH, Ulm, Deutschland. Zulassungsnummer: 66195.00.00.

[7] Fachinformation Trisenox 1 mg/ml. Stand: November 2014. TEVA B.V., Haarlem, Niederlande. Zulassungsnummer: EU/1/02/204/001.

[8] Fachinformation Bosulif 100/500 mg Filmtabletten. Stand: November 2015. Pfizer Ltd, Sandwich, Kent, Vereinigtes Königreich. Zulassungsnummer: EU/1/13/818/001.

[9] Fachinformation Busulfan Fresenius Kabi 6 mg/ml. Stand: Dezember 2014. Fresenius Kabi Oncology Plc., Hampshire, Vereinigtes Königreich. Zulassungsnummer: EU/1/14/951/001.

[10] Fachinformation Capecitabin medac 150/300/500 mg Filmtabletten. Stand: Februar 2016. medac Gesellschaft für klinische Spezialpräparate mbH, Wedel, Deutschland. Zulassungsnummer: EU/1/12/802/001–014.

[11] Fachinformation Zykadia 150 mg Hartkapseln. Stand: August 2015. Novartis Europharm Limited, Camberley, Vereinigtes Königreich. Zulassungsnummer: EU/1/15/999/001–002.

[12] Fachinformation Erbitux 5 mg/ml Infusionslösung. Stand: Juni 2014. Merck KGaA, Darmstadt, Deutschland. Zulassungsnummer: EU/1/04/281/003.

[13] Fachinformation Cisplatin 0,5 mg/ml Lösung medac. Stand: Januar 2014. medac Gesellschaft für klinische Spezialpräparate mbH, Wedel, Deutschland. Zulassungsnummer: 3381.00.00.

[14] Fachinformation Xalkori 200/250 mg Hartkapseln. Stand: November 2015. Pfizer Pharma GmbH, Berlin, Deutschland. Zulassungsnummer: EU/1/12/793/001.

[15] Fachinformation Tafinlar 50 mg Hartkapseln. Stand: Oktober 2015. Novartis Europharm Limited, Camberley, Vereinigtes Königreich. Zulassungsnummer: EU/1/13/865/001.

[16] Fachinformation Sprycel Filmtabletten. Stand: März 2016. Bristol-Myers Squibb Pharma EEIG, Uxbridge, Vereinigtes Königreich. Zulassungsnummer: EU/1/06/363/004.

[17] Fachinformation Tarceva. Stand: Januar 2016. Roche Pharma AG, Grenzach-Wyhlen, Deutschland. Zulassungsnummer: EU/1/05/311/001.

[18] Fachinformation Afinitor. Stand: Mai 2016. Novartis Pharma GmbH, Nürnberg, Deutschland. Zulassungsnummer: EU/1/09/538/009.

[19] Fachinformation Exemestan AbZ 25 mg Filmtabletten. Stand: Oktober 2014. AbZ Pharma GmbH, Ulm, Deutschland. Zulassungsnummer: 79028.00.00.

[20] Fachinformation Fluorouracil-GRY 50 mg/ml Injektionslösung. Stand: Februar 2014. Teva GmbH, Ulm, Deutschland. Zulassungsnummer: 6117.01.00.

[21] Fachinformation Faslodex 250 mg Injektionslösung. Stand: Juni 2015. AstraZeneca GmbH, Wedel, Deutschland. Zulassungsnummer: EU/1/03/269/001.

[22] Fachinformation Imbruvica 140 mg Hartkapseln. Stand: Mai 2016. Janssen-Cilag International NV, Beerse, Belgien. Zulassungsnummer: EU/1/14/945/001.
[23] Fachinformation Glivec Filmtabletten. Stand: Februar 2015. Novartis Pharma GmbH, Nürnberg, Deutschland. Zulassungsnummer: EU/1/01/198/007.
[24] Fachinformation Irinotecan aries 20 mg/ml. Stand: Oktober 2009. Apocare Pharma GmbH, Bielefeld, Deutschland. Zulassungsnummer: 72314.00.00.
[25] Fachinformation Tyverb 250 mg Filmtabletten. Stand: Juni 2015. Novartis Europharm Limited, Cambridge, Vereinigtes Königreich. Zulassungsnummer: EU/1/07/440/001–007.
[26] Fachinformation Letrozol AbZ 2.5 mg Filmtabletten. Stand: Juni 2015. Teva GmbH, Ulm, Deutschland. Zulassungsnummer: 73873.00.00.
[27] Fachinformation Mercaptopurin-Medice 10 mg Tabletten. Stand: April 2016. Medica Arzneimittel Pütter GmbH & Co. KG, Iserlohn, Deutschland. Zulassungsnummer: 64742.00.00.
[28] Fachinformation Tasigna 150 mg Hartkapseln. Stand: September 2015. Novartis Europharm Limited, Cambridge, Vereinigtes Königreich. Zulassungsnummer: EU/1/07/422/005–006.
[29] Fachinformation Gazyvaro. Stand: Mai 2015. Roche Registration Limited, Welwyn Garden City, Vereinigtes Königreich. Zulassungsnummer: EU/1/14/937/001.
[30] Fachinformation Vectibix 20 mg/ml Konzentrat. Stand: März 2015. Amgen Europe B.V., Breda, Niederlande. Zulassungsnummer: EU/1/07/423/001.
[31] Fachinformation Votrient 200 mg Filmtabletten. Stand: Februar 2016. Novartis Pharma GmbH, Nürnberg, Deutschland. Zulassungsnummer: EU/1/10/628/001.
[32] Fachinformation Perjeta 420 mg Konzentrat zur Herstellung einer Infusionslösung. Stand: September 2015. Roche Pharma AG, Grenzach-Wyhlen, Deutschland. Zulassungsnummer: EU/1/13/813/001.
[33] Fachinformation Iclusig 15 mg Filmtabletten. Stand: März 2016. ARIAD Pharma Ltd., Surrey, Vereinigtes Königreich. Zulassungsnummer: EU/1/13/839/001.
[34] Fachinformation Fasturtec 1,5 mg/ml Pulver und Lösungsmittel zur Herstellung eines Infusionslösungskonzentrats. Stand: März 2015. Sanofi-Aventis Deutschland GmbH, Frankfurt am Main, Deutschland. Zulassungsnummer: EU/1/00/170/001–002.
[35] Fachinformation MabThera i.v. Stand: Mai 2014. Roche Pharma AG, Grenzach-Wyhlen, Deutschland. Zulassungsnummer: EU/1/98/067/001.
[36] Fachinformation Tamoxifen AbZ 20 mg Tabletten. Stand: Februar 2016. AbZ-Pharma GmbH, Ulm, Deutschland. Zulassungsnummer: 40151.01.00.
[37] Fachinformation Thioguanin-Aspen. Stand: Dezember 2013. Aspen Pharma Trading Limited, Lake Drive, Irland. Zulassungsnummer: 6102054.00.00.
[38] Fachinformation Mekinist Filmtabletten. Stand: März 2016. Novartis Europharm Limited, Camberley, Vereinigtes Königreich. Zulassungsnummer: EU/1/14/931/01.
[39] Fachinformation Herceptin i.v. Stand: Februar 2016. Roche Registration Limited, Welwyn Garden City, Vereinigtes Königreich. Zulassungsnummer: EU/1/00/145/001.
[40] Fachinformation Acnatac 10 mg/g + 0,25 mg/g Gel. Stand: Oktober 2014. MEDA Pharma GmbH & Co. KG, Bad Homburg, Deutschland. Zulassungsnummer: 85210.00.00.
[41] Fachinformation Zelboarf 240 mg Filmtabletten. Stand: April 2016. Roche Pharma AG, Grenzach-Wyhlen, Deutschland. Zulassungsnummer: EU/1/12/751/001.
[42] Fisher B, Costantino JP, Wickerham DL, Redmond CK, Kavanah M, Cronin WM, et al. Tamoxifen for Prevention of Breast Cancer: Report of the National Surgical Adjuvant Breast and Bowel Project P-1 Study. J Natl Cancer Inst. 1998;90(18):1371–88.
[43] Osborne CK. Tamoxifen in the treatment of breast cancer. N Engl J Med. 1998;26(22):1609–18.
[44] Stearns V, Johnson MD, Rae JM, Morocho A, Novielli A, Bhargava P, et al. Active Tamoxifen Metabolite Plasma Concentrations After Coadministration of Tamoxifen and the Selective Serotonin Reuptake Inhibitor Paroxetine. CancerSpectrum Knowl Environ. 2003;95(23):1758–64.

[45] Bradford LD, Kirlin WG. Polymorphism of CYP2D6 in Black populations: implications for psychopharmacology. Int J Neuropsychopharmacol. 1998;1:173–85.
[46] de Duenas EM, Aranda EO, Lopez-Barajas IB, Magdalena TF, Moya FB, García LMC, et al. Adjusting the dose of tamoxifen in patients with early breast cancer and CYP2D6 poor metabolizer phenotype. The Breast. Elsevier Ltd; 2014;23(4):400–6.
[47] Goetz MP, Knox SK, Suman VJ, Rae JM, Safgren SL, Ames MM, et al. The impact of cytochrome P450 2D6 metabolism in women receiving adjuvant tamoxifen. Breast Cancer Res Treat. 2007;101(1):113–21.
[48] Kiyotani K, Mushiroda T, Imamura CK, Hosono N, Tsunoda T, Kubo M, et al. Significant effect of polymorphisms in CYP2D6 and ABCC2 on clinical outcomes of adjuvant tamoxifen therapy for breast cancer patients. J Clin Oncol. 2010;28(8):1287–93.
[49] Lum DWK, Perel P, Hingorani AD, Holmes M V. CYP2D6 Genotype and Tamoxifen Response for Breast Cancer: A Systematic Review and Meta-Analysis. PLoS One. 2013;8(10):1–12.
[50] Nowell SA, Ahn J, Rae JM, Scheys JO, Trovato A, Sweeney C, et al. Association of genetic variation in tamoxifen-metabolizing enzymes with overall survival and recurrence of disease in breast cancer patients. Breast Cancer Res Treat. 2005;91(3):249–58.
[51] Regan MM, Leyland-Jones B, Bouzyk M, Pagani O, Tang W, Kammler R, et al. CYP2D6 Genotype and tamoxifen response in postmenopausal women with endocrine-responsive breast cancer: The breast international group 1–98 trial. J Natl Cancer Inst. 2012;104(6):441–51.
[52] Wegman P, Elingarami S, Carstensen J, Stål O, Nordenskjöld B, Wingren S. Genetic variants of CYP3A5, CYP2D6, SULT1A1, UGT2B15 and tamoxifen response in postmenopausal patients with breast cancer. Breast cancer Res. 2007;9(1).
[53] Swen JJ, Nijenhuis M, de Boer A, Grandia L, Maitland-van der Zee a H, Mulder H, et al. Pharmacogenetics: from bench to byte – an update of guidelines. Clin Pharmacol Ther. Nature Publishing Group; 2011 May;89(5):662–73.
[54] Goss PE, Ingle JN, Martino S, Robert NJ, Muss HB, Piccart MJ, et al. Randomized trial of letrozole following tamoxifen as extended adjuvant therapy in receptor-positive breast cancer: Updated findings from NCIC CTG MA.17. J Natl Cancer Inst. 2005;97(17):1262–71.
[55] Kiyotani K, Mushiroda T, Imamura CK, Tanigawara Y, Hosono N, Kubo M, et al. Dose-adjustment study of tamoxifen based on CYP2D6 genotypes in Japanese breast cancer patients. Breast Cancer Res Treat. 2012;131(1):137–45.
[56] Irvin WJ, Walko CM, Weck KE, Ibrahim JG, Chiu WK, Dees EC, et al. Genotype-guided tamoxifen dosing increases active metabolite exposure in women with reduced CYP2D6 metabolism: A multicenter study. J Clin Oncol. 2011;29(24):3232–9.
[57] Dickschen K, Eissing T, Mürdter T, Schwab M, Willmann S, Hempel G. Concomitant use of tamoxifen and endoxifen in postmenopausal early breast cancer: prediction of plasma levels by physiologically-based pharmacokinetic modeling. Springerplus. 2014;3(1):285.
[58] Ahmad A, Shahabuddin S, Sheikh S, Kale S, Krishnappa M, Rane R, et al. Endoxifen, a New Cornerstone of Breast Cancer Therapy: Demonstration of Safety, Tolerability, and Systemic Bioavailability in Healthy Human Subjects. Clin Pharmacol Ther. 2010;88(6):814–7.
[59] ClinicalTrials.gov Identifier: NCT01327781.
[60] ClinicalTrials.gov Identifier: NCT01273168.
[61] Wong S-F. Cetuximab: an epidermal growth factor receptor monoclonal antibody for the treatment of colorectal cancer. Clin Ther. 2005 Jun;27(6):684–94.
[62] Furuta T. Pharmacogenomics in chemotherapy for GI tract cancer. J Gastroenterol. 2009;44(10):1016–25.
[63] Ando Y, Saka H, Asai G, Sugiura S, Shimokata K, Kamataki T. UGT1A1 genotypes and glucuronidation of SN-38, the active metabolite of irinotecan. Ann Oncol. 1998;9(8):845–7.

[64] Innocenti F, Undevia SD, Iyer L, Chen PX, Das S, Kocherginsky M, et al. Genetic variants in the UDP-glucuronosyltransferase 1A1 gene predict the risk of severe neutropenia of irinotecan. J Clin Oncol. 2004 Apr 15;22(8):1382–8.
[65] Palomaki GE, Bradley L a, Douglas MP, Kolor K, Dotson WD. Can UGT1A1 genotyping reduce morbidity and mortality in patients with metastatic colorectal cancer treated with irinotecan? An evidence-based review. Genet Med. 2009;11(1):21–34.
[66] Liu X, Cheng D, Kuang Q, Liu G, Xu W. Association of UGT1A1*28 polymorphisms with irinotecan-induced toxicities in colorectal cancer: a meta-analysis in Caucasians. Pharmacogenomics J. 2014;14(2):120–9.
[67] Dias MM, McKinnon RA, Sorich MJ. Impact of the UGT1A1*28 allele on response to irinotecan: a systematic review and meta-analysis. Pharmacogenomics. 2012 Jun;13(8):889–99.
[68] Dias MM, Pignon J-P, Karapetis CS, Boige V, Glimelius B, Kweekel DM, et al. The effect of the UGT1A1*28 allele on survival after irinotecan-based chemotherapy: a collaborative meta-analysis. Pharmacogenomics J. 2014;(February):1–8.
[69] Etienne-Grimaldi M-C, Boyer J-C, Thomas F, Quaranta S, Picard N, Loriot M-A, et al. UGT1A1 genotype and irinotecan therapy: general review and implementation in routine practice. Fundam Clin Pharmacol. 2015 Jun;29(3):219–37.
[70] Yeh Y-S, Tsai H-L, Huang C-W, Wang J-H, Lin Y-W, Tang H-C, et al. Prospective analysis of UGT1A1 promoter polymorphism for irinotecan dose escalation in metastatic colorectal cancer patients treated with bevacizumab plus FOLFIRI as the first-line setting: study protocol for a randomized controlled trial. Trials. 2016 Dec 25;17(1):46.
[71] Sahasranaman S, Howard D, Roy S. Clinical pharmacology and pharmacogenetics of thiopurines. Eur J Clin Pharmacol. 2008;64(8):753–67.
[72] Evans WE. Pharmacogenetics of thiopurine S-methyltransferase and thiopurine therapy. Ther Drug Monit. 2004;26(2):186–91.
[73] Zimmermann M, Welte K, Ludwig W, Bartram CR, Zanger UM, Eichelbaum M. Thiopurine Methyltransferase (TPMT) Genotype and Early Treatment Response to Mercaptopurine in Childhood Acute Lymphoblastic Leukemia. JAMA. 2005;293(12):1485–9.
[74] Lennard L, Cartwright CS, Wade R, Vora A. Thiopurine methyltransferase and treatment outcome in the UK acute lymphoblastic leukaemia trial ALL2003. Br J Haematol. 2015;170(4):550–8.
[75] Relling M V, Gardner EE, Sandborn WJ, Schmiegelow K, Pui C-H, Yee SW, et al. Clinical Pharmacogenetics Implementation Consortium guidelines for thiopurine methyltransferase genotype and thiopurine dosing. Clin Pharmacol Ther. Nature Publishing Group; 2011;89(3):387–91.
[76] Longley D, Harkin D, Johnston P. 5-Fluorouracil: Mechanisms of Action and Clinical Strategies. Nat Rev Cancer. 2003;3(5):330–8.
[77] Thorn CF, Marsh S, Carrillo MW, McLeod HL, Klein TE, Altman RB. PharmGKB summary: fluoropyrimidine pathways. Pharmacogenet Genomics. 2011;21(4):237–42.
[78] Lazar A, Jetter A. Pharmakogenetik in der Onkologie: 5-Fluorouracil und die Dihydropyrimidin-Dehydrogenase. DMW – Dtsch Medizinische Wochenschrift. 2008;133(28/29):1501–4.
[79] Van Kuilenburg ABP, Vreken P, Beex LVAM, Meinsma R, Van Lenthe H, De Abreu RA, et al. Heterozygosity for a point mutation in an invariant splice donor site of dihydropyrimidine dehydrogenase and severe 5-fluorouracil related toxicity. Eur J Cancer. 1997;33(13):2258–64.
[80] Van Kuilenburg ABP, Muller EW, Haasjes J, Meinsma R, Zoetekouw L, Waterham HR, et al. Lethal outcome of a patient with a complete dihydropyrimidine dehydrogenase (DPD) deficiency after administration of 5-fluorouracil: Frequency of the common IVS14+1G>A mutation causing DPD deficiency. Clin Cancer Res. 2001;7(5):1149–53.

[81] Morel A, Boisdron-Celle M, Fey L, Soulie P, Craipeau MC, Traore S, et al. Clinical relevance of different dihydropyrimidine dehydrogenase gene single nucleotide polymorphisms on 5-fluorouracil tolerance. Mol Cancer Ther. 2006;5(11):2895–904.
[82] Schwab M, Zanger UM, Marx C, Schaeffeler E, Klein K, Dippon J, et al. Role of genetic and nongenetic factors for fluorouracil treatment-related severe toxicity: A prospective clinical trial by the German 5-FU toxicity study group. J Clin Oncol. 2008;26(13):2131–8.
[83] Caudle KE, Thorn CF, Klein TE, Swen JJ, Mcleod HL, Diasio RB, et al. Clinical Pharmacogenetics Implementation Consortium Guidelines for Dihydropyrimidine Dehydrogenase Genotype and Fluoropyrimidine Dosing. Clin Pharmacol Ther. 2013;94(6):640–5.
[84] Roskoski R. STI-571: An anticancer protein-tyrosine kinase inhibitor. Biochem Biophys Res Commun. 2003;309(4):709–17.
[85] Druker BJ, Talpaz M, Resta DJ, Peng B, Buchdunger E, Ford JM, et al. Efficacy and safety of a specific inhibitor of the BCR-ABL tyrosine kinase in chronic myeloid leukemia. N Engl J Med. 2001 Apr 5;344(14):1031–7.
[86] Kurzrock R, Kantarjian HM, Druker BJ, Talpaz M. Philadelphia chromosome-positive leukemias: from basic mechanisms to molecular therapeutics. Ann Intern Med. 2003 May 20;138(10):819–30.
[87] Savage DG, Antman KH. Imatinib mesylate--a new oral targeted therapy. N Engl J Med. 2002 Feb 28;346(9):683–93.
[88] Druker BJ. Translation of the Philadelphia chromosome into therapy for CML. Blood. 2008 Dec 15;112(13):4808–17.
[89] Isozaki K, Hirota S. Gain-of-Function Mutations of Receptor Tyrosine Kinases in Gastrointestinal Stromal Tumors. Curr Genomics. 2006;7(8):469–75.
[90] Siddiqui MAA, Scott LJ. Imatinib: a review of its use in the management of gastrointestinal stromal tumours. Drugs. 2007;67(5):805–20.
[91] Corless CL, Schroeder A, Griffith D, Town A, McGreevey L, Harrell P, et al. PDGFRA mutations in gastrointestinal stromal tumors: Frequency, spectrum and in vitro sensitivity to imatinib. J Clin Oncol. 2005;23(23):5357–64.
[92] Heinrich MC, Corless CL, Demetri GD, Blanke CD, Von Mehren M, Joensuu H, et al. Kinase mutations and imatinib response in patients with metastatic gastrointestinal stromal tumor. J Clin Oncol. 2003;21(23):4342–9.
[93] Gotlib J, Cools J, Malone JM, Schrier SL, Gilliland DG, Coutré SE. The FIP1L1-PDGFRalpha fusion tyrosine kinase in hypereosinophilic syndrome and chronic eosinophilic leukemia: implications for diagnosis, classification, and management. Blood. 2004;103(8):2879–91.
[94] Deininger M, O'Brien SG, Guilhot F, Goldman JM, Hochhaus A, Hughes TP, et al. International Randomized Study of Interferon Vs STI571 (IRIS) 8-Year Follow up: Sustained Survival and Low Risk for Progression or Events in Patients with Newly Diagnosed Chronic Myeloid Leukemia in Chronic Phase (CML-CP) Treated with Imatinib. 51st ASH Annu Meet Expo. 2009.
[95] Gambacorti-Passerini C, Antolini L, Mahon F-X, Guilhot F, Deininger M, Fava C, et al. Multicenter Independent Assessment of Outcomes in Chronic Myeloid Leukemia Patients Treated With Imatinib. JNCI J Natl Cancer Inst. 2011 Apr 6;103(7):553–61.
[96] Cortes JE, Baccarani M, Guilhot F, Druker BJ, Branford S, Kim D-W, et al. Phase III, Randomized, Open-Label Study of Daily Imatinib Mesylate 400 mg Versus 800 mg in Patients With Newly Diagnosed, Previously Untreated Chronic Myeloid Leukemia in Chronic Phase Using Molecular End Points: Tyrosine Kinase Inhibitor Optimization and. J Clin Oncol. 2010 Jan 20;28(3):424–30.
[97] Quintás-Cardama A, Kantarjian HM, Cortes JE. Mechanisms of primary and secondary resistance to imatinib in chronic myeloid leukemia. Cancer Control. 2009 Apr;16(2):122–31.

[98] Marin D, Bazeos A, Mahon FX, Eliasson L, Milojkovic D, Bua M, et al. Adherence Is the Critical Factor for Achieving Molecular Responses in Patients With Chronic Myeloid Leukemia Who Achieve Complete Cytogenetic Responses on Imatinib. J Clin Oncol. 2010 May 10;28(14):2381–8.
[99] Dennis J. Slamon, M.D, Ph.D, Brian Keyland-Jones, M.D, Steven Shak, M.D. et. al. Use of Chemotherapy Plus a Monoclonal Antibody Against HER2 for Metastatic Breast Cancer That Overexpresses HER2. N Engl J Med. 2001;344(11):783–92.
[100] Moja L, Tagliabue L, Balduzzi S, Parmelli E, Pistotti V, Guarneri V, et al. Trastuzumab containing regimens for early breast cancer (Review) Trastuzumab containing regimens for early breast cancer. Cochrane Libr. 2012;(4):4–6.
[101] den Hollander P, Savage MI, Brown PH. Targeted therapy for breast cancer prevention. Front Oncol. 2013;3(September):250.
[102] Clifford A. Hudis. Trastuzumab–Mechanism of Action and Use in Clinical Practice. N Engl J Med. 2007;357:39–51.
[103] Vu T, Claret FX. Trastuzumab: updated mechanisms of action and resistance in breast cancer. Front Oncol. 2012;2(June):62.
[104] Arnould L, Gelly M, Penault-Llorca F, Benoit L, Bonnetain F, Migeon C, et al. Trastuzumab-based treatment of HER2-positive breast cancer: an antibody-dependent cellular cytotoxicity mechanism? Br J Cancer. 2006;94(2):259–67.
[105] Zhang S, Huang W-C, Li P, Guo H, Poh S-B, Brady SW, ... Yu D. Combation trastuzumab resistance by targeting SRC, a common node downstream of multiple resistance pathways. Nat Med. 2011;17(4).
[106] Klapper LN, Waterman H, Sela M, Yarden Y. Tumor-inhibitory antibodies to HER-2/ErbB-2 may act by recruiting c-Cbl and enhancing ubiquitination of HER-2. Cancer Res. 2000;60(13):3384–8.
[107] Slamon DJ, Godolphin W, Jones LA, Holt JA,. Wong SG, Keith DE, ... Press MF. Studies of HER-2/neu Proto-oncogene in Human Breast and Ovarian Cancer. Science. 2015;244(4905):707–12.
[108] Tai W, Mahato R, Cheng K. The role of HER2 in cancer therapy and targeted drug delivery. J Control Release. Elsevier B.V.; 2010;146(3):264–75.
[109] Arafah M, Kfoury HK, Zaidi SN. HER2/neu Immunostaining in Invasive Breast Cancer: Analysis of False Positive Factors. Oman Med J. 2010;25(4):261–3.
[110] Caudle KE, Thorn CF, Klein TE, Swen JJ, McLeod HL, Diasio RB, et al. Clinical Pharmacogenetics Implementation Consortium Guidelines for Dihydropyrimidine Dehydrogenase Genotype and Fluoropyrimidine Dosing. Clin Pharmacol Ther. 2013;94(6):640–5.
[111] Relling M V, Mcdonagh EM, Chang T, Caudle KE, Mcleod HL, Haidar CE, et al. Clinical Pharmacogenetics Implementation Consortium (CPIC) Guidelines for Rasburicase Therapy in the Context of G6PD Deficiency Genotype. Clin Pharmacol Ther. 2014;96(2):169–74.
[112] Iyer L, Das S, Janisch L, Wen M, Ramírez J, Karrison T, et al. UGT1A1*28 polymorphism as a determinant of irinotecan disposition and toxicity. Pharmacogenomics J. 2002 Mar 15;2(1):43–7.

3.2 Psychopharmakotherapie

Markus J. Schwarz

Generell ist sind die vornehmlichen Ziele pharmakogenetischer Untersuchungen die Prädiktion des Ansprechens bzw. Nichtansprechens auf Arzneimitteltherapie sowie die Prädiktion des Auftretens unerwünschter Arzneimittelwirkungen (UAW); ein weiteres relevantes Ziel ist die Optimierung der Dosierung für den individuellen Patienten. Insgesamt dient die Pharmakogenetik also der Stratifizierung, d. h. der Individualisierung der Therapie.

Beispielhaft für die obligate Integration der Pharmakogenetik in therapeutische Entscheidungen ist die Behandlung mit Abacavir (Ziagen®), welches bei etwa 50 % der Patienten, die das HLA-B-Allel *5701 tragen, zu schweren Überempfindlichkeitsreaktionen führt. Da für Träger dieses Allels das Medikament kontraindiziert ist, ist eine Genotypisierung vor Beginn der Therapie dringend indiziert.

Ein weiteres Beispiel für die sogenannte pharmakogenetische Companion-Diagnostik (bisweilen als „Huckepack-Diagnostik" übersetzt), also die obligat mit der Therapie assoziierte Genotypisierung betrifft die Verordnung von Vemurafenib (Zelobraf®) zur Behandlung des malignen Melanoms, welches nur bei Nachweis der *BRAF*-V600-Mutation angewandt wird.

Diese Art der Companion-Diagnostik ist in der Richtlinie 98/79/EG für In-vitro-Diagnostik derzeit lediglich recht allgemein geregelt. Die Trilog-Verhandlungen zur spezifischeren Regelung solcher Tests wurden jedoch im Mai 2016 erfolgreich abgeschlossen, sodass in absehbarer Zeit ein entsprechender Beschluss der EU-Gesundheitsminister erwartet wird. Auf nationaler Ebene ist eine entsprechende Aktualisierung des § 135 SGB V (der seit 2011 gilt) ebenfalls weit fortgeschritten.

Im Bereich der Psychopharmakologie ist die Companion-Diagnostik bislang nicht etabliert. Allenfalls erfüllt das Antiepileptikum Carbamazepin, welches psychopharmakologisch als Moodstabiliser eingesetzt wird, die Charakteristika für eine Companion-Diagnostik: Träger des HLA-A-Allels *3101 haben ein deutlich erhöhtes Risiko für Carbamazepin-induzierte Hypersensitivitätsreaktionen. In der Fachinformation wird deshalb vor Verschreibung von Carbamazepin die Genotypisierung empfohlen. Für Patienten asiatischer Herkunft ist zudem der Ausschluss des HLA-B*1502-Allels wichtig, da dieses mit schweren, teils letal verlaufenden dermatologischen UAWs (Stevens-Johnson-Syndrom und toxische epidermale Nekrolyse) assoziiert ist. Gleiches gilt übrigens für Phenytoin. Als weiteres Beispiel wurde die Assoziation der Clozapin-induzierten Agranulozytose mit den HLA-Typen DQB1 und -B diskutiert [1]; da jedoch auf Basis der Genotypisierung keine Prädiktion möglich ist, gilt nach wie vor die regelmäßige Blutbildkontrolle als Standard, um unter Behandlung mit Clozapin das Auftreten einer Agranulozytose frühzeitig zu diagnostizieren.

Insgesamt trifft für die Psychopharmakotherapie nach derzeitigem Stand eher das oben erwähnte Ziel einer optimierten individuellen Dosis auf Basis pharmakogenetischer Untersuchungen zu. Hierfür wurden 2013 und 2015 Leitlinien für die Behandlung mit Trizyklischen Antidepressiva und selektiven Serotoninwiederaufnahmehemmer (SSRIs) vom Clinical Pharmacogenetics Implementation Consortium (CPIC) des National Institutes of Health's Pharmacogenomics Network publiziert (https://cpicpgx.org/guidelines/). Dort finden sich zwölf spezielle Guidelines für die Dosisoptimierung von Antidepressiva. Damit ist die Psychopharmakologie mit beinahe der Hälfte von derzeit insgesamt 33 CPIC Guidelines vertreten. Dies unterstreicht die gute Evidenz für die Genotyp-orientierte Therapie mit Antidepressiva. Die laufend aktualisierten Versionen der CPIC-Leilinien sind auch auf der Website der Pharmacogenetic Working Group (PWG) der Royal Dutch Association for the Advancement of Pharmacy abrufbar. Diese Arbeitsgruppe entwickelte eine wichtige Datenbasis als Grundlage für Leitlinien, deren Pharmacogenomics Knowledgebase (PharmGKB) online zur Verfügung steht: www.pharmgkb.org. Die Leitlinien bieten auf Basis der aktuellen Phänotyp- und Genotyp-Informationen Dosisempfehlungen für derzeit 23 Antidepressiva und Antipsychotika und stellen damit eine wichtige Erweiterung der CIPC-Guidelines dar. Auch die U.S. Food and Drug Administration (FDA) bietet online entsprechende Leitlinien (http://www.fda.gov/Drugs/ScienceResearch/ResearchAreas/Pharmacogenetics/ucm083378.htm). Da die genannten Leitlinien ständig aktualisiert und erweitert werden, wird hier auf eine detaillierte Darstellung ihrer Inhalte verzichtet.

Um es vorwegzunehmen: All diese Leitlinien beziehen sich ausschließlich auf die Pharmakokinetik, speziell die Isoenzyme CYP2C19 und/oder CYP2D6.

Die aktuelle Datenlage zur Individualisierung der Psychopharmakotherapie auf Basis der *CYP2D6*- und *CYP2C19*-Genotypen wurde maßgeblich von Julia Stingl (geb. Kirchheiner) mitgestaltet, die bereits 2001 Dosierungsanpassungen für eine ganze Reihe von Antidepressiva und Antipsychotika publizierte [2].

3.2.1 Antidepressiva

3.2.1.1 Pharmakokinetik der Antidepressiva

Die pharmakokinetischen Grundmechanismen und deren genetische Variabilität wurden bereits in den Kapiteln 1.3 und 2.2 ausführlich beschrieben. Hieraus geht deutlich hervor, dass die Enzyme der Phase-I-Reaktion eine essentielle Rolle in der Pharmakokinetik der meisten Psychopharmaka spielen. Das pharmakogenetisch wohl am intensivsten untersuchte Phase-I-Enzym ist das Cytochrom-P-450-Isoenzym CYP2D6. Das für CYP2D6 codierende Gen enthält deutlich mehr als 100 genetische Varianten und Subvarianten. Was auf genetischer Ebene hochkomplex ist, spiegelt sich in einer halbwegs übersichtlichen Einteilung der Phänotypen wider: Während die sogenannten Extensive Metabolizer (EM; diese unglückliche und leicht verwirrende Nomenklatur hat sich leider durchgesetzt) die „Normalgruppe" mit zwei aktiven Allelen repräsentieren, weisen Intermediate Metabolizer (IM) eine reduzierte Enzymaktivität auf, da eines der beiden Allele für eine inaktive Variante des Enzyms codiert. Die extremen Varianten sind auf der einen Seite die Poor Metabolizer (PM), bei denen die Expression eines intakten Enzyms ausbleibt und andererseits die Ultra-rapid Metabolizer (UM), die Duplikationen aktiver Allele tragen und daher eine Mehrzahl von Genkopien exprimieren. Für das Isoenzym CYP2D6 lässt sich der Effekt dieser Phänotypen auf die Metabolisierungsrate recht gut quantifizieren: Wenn man in der Gruppe der EM von einer Metabolisierungsrate zwischen

1 und 2 ausgeht, beträgt sie bei den IM etwa 0,5 und bei den UM liegt sie deutlich über 2; naturgemäß liegt sie für PM bei 0. Typische Beispiele für die entsprechenden Diplotypen sind *1/*1xN, *1/*2xN, *2/*2xNb für UM-Phänotypen, *1/*1, *1/*2, *1/*4, *1/*5,*1/*9, *1/*41, *2/*2,*41/*41* für EM-Phänotypen, *4/*10, *4/*41, *5/*9 für IM-Phänotypen und *3/*4, *4/*4, *5/*5, *5/*6 für PM-Phänotypen [3].

Eine ähnliche Einteilung in die vier Phänotypen PM, IM, EM und UM lässt sich auch für das *CYP2C19* codierende Gen anwenden. Typische Beispiele für die entsprechenden Diplotypen sind hier *17/*17, *1/*17 für UM-Phänotypen, *1/*1 für EM-Phänotypen, *1/*2, *1/*3, *2/*17 für IM-Pänotypen und *2/*2, *2/*3, *3/*3 für PM-Phänotypen [3]. Im Falle des *CYP2C19* sind die UM nicht durch eine Duplikation, sondern durch ein Allel charakterisiert, das für eine besonders aktive Variante des Enzyms codiert. Leider gelang bislang keine so klare Zuordnung zu Metabolisierungsraten wie im Falle des *CYP2D6*.

Genotyp-bezogene Therapieempfehlungen für TCAs

Die oben erwähnten CPIC-Leitlinien für Trizyklische Antidepressiva regeln in vorbildlicher Weise die Anwendung der Genotypisierung dieser beiden CYP-Isoenzyme zur optimalen Dosis- bzw. Arzneistoff-Findung für den individuellen Patienten [4]. Demnach wird für *CYP2D6* Intermediate Metabolizer eine Dosisreduktion der Trizyklika um etwa 25 % empfohlen. Für Poor Metabolizer wird eine Halbierung der Dosis oder – soweit möglich – die Wahl eines anderen Arzneistoffs empfohlen, da die Wahrscheinlichkeit für das Auftreten unerwünschter Arzneimittelwirkungen aufgrund der deutlich verlangsamten Verstoffwechslung erhöht ist. Wegen der außerordentlich raschen Verstoffwechslungsrate bei Ultra-rapid Metabolizers ist die Wahrscheinlichkeit eines Therapieversagens aufgrund unzureichender Wirkstoffkonzentrationen recht hoch; aus diesem Grunde wird davon abgeraten, Patienten mit diesem Phänotyp mit Trizyklischen Antidepressiva zu behandeln.

Genotyp-bezogene Therapieempfehlungen für SSRIs

Für Arzneistoffe aus der Gruppe der SSRIs ([3] gibt die CIPC-Leitlinie im Falle eines CYP2D6-UM der mit Paroxetin behandelt werden soll eine starke Empfehlung zum Wechsel auf ein anderes Antidepressivum, welches kein CYP2D6-Substrat ist; bei EM bzw. IM wird ‚stark' bzw. ‚moderat' empfohlen, die Therapie mit der üblichen Dosis zu beginnen; für CYP2D6-PM gibt die Leitlinie lediglich eine optionale Empfehlung, ein anderes Antidepressivum, welches kein CYP2D6-Substrat ist, auszuwählen, oder im Falle von Paroxetin die Dosis zu halbieren. Was die *CYP2C19*-Genotypen betrifft, ist die Leitlinie noch zurückhaltender. Für CYP2C19 UM-Phänotypen wird aufgrund fehlender Evidenz keinerlei Empfehlung gegeben; für CYP2C19 PM-Phänotypen wird lediglich optional eine 25–50 %ige Dosisreduktion empfohlen. Man kann erkennen, dass die Evidenz nicht ausreichend ist, um durchweg hohe

Empfehlungsgrade zu gewährleisten, was wohl u. a. darauf zurückzuführen ist, dass ein Großteil der Varianz in den Wirkstoffkonzentrationen durch weitere Einflussgrößen (Compliance, Absorption, pharmakokinetische Interaktionen, etc.) erklärbar ist.

Genotyp-bezogene Therapieempfehlungen für Venlafaxin

Ein im klinischen Alltag besonders wichtiges Antidepressivum, welches ganz vorwiegend über CYP2D6 verstoffwechselt wird, ist das kombiniert noradrenerg und serotonerg wirksame Venlafaxin. Durch die Phase-I-Reaktion über CYP2D6 entsteht der Metabolit N-Desmethylvenlafaxin, der eine sehr ähnliche pharmakodynamische Wirksamkeit wie seine Muttersubstanz aufweist. Daher wird im Therapeutischen Drugmonitoring stets die aktive Fraktion, also die Summe aus Venlafaxin und seinem aktiven Metaboliten bestimmt. Allerdings ist das Risiko für kardiotoxische UAW bei Venlafaxin offenbar deutlich ausgeprägter als bei seinem aktiven Metaboliten [5]. In der Regel spielt dies keine große Rolle, da bei üblicher Metabolisierungsrate der Anteil von O-Desmethylvenlafaxin an der aktiven Fraktion deutlich über 50 % beträgt ([6]. Bei CYP2D6-Poor Metabolizers kommt es aufgrund der deutlich verlangsamten Verstoffwechslung, die alternativ und weniger effizient über CYP2C19 verläuft, zu einer umgekehrten *Metabolic Ratio*, also einem umgekehrten Verhältnis zwischen Metabolit und Muttersubstanz. In der Folge steigt das Risiko für kardiotoxische UAW deutlich. Bei Patienten mit CYP2D6-PM-Status sollte Venlafaxin deshalb nicht verschrieben werden [5].

Weitere klinisch hochrelevante Antidepressiva wie Mirtazapin und Bupropion sind ebenfalls Substrate des CYP2D6. Auch wenn diese vorwiegend über andere CYP-Isoenzyme verstoffwechselt werden, spielt gerade der CYP2D6 UM-Phänotyp eine wichtige Rolle für das ausbleibende Ansprechen auf die Therapie [7].

Weitere pharmakokinetisch relevante Genpolymorphismen

Auch Enzyme der Phase-II-Metabolisierung weisen genetische Varianz auf. Für Psychopharmaka sind insbesondere die UDP-Glucuronosyltransferasen von Bedeutung. Die klinische Relevanz der bekannten Genpolymorphismen ist jedoch noch nicht ausreichend untersucht, obgleich es bereits erste Vorschläge für eine Genotyp-basierte Dosisoptimierung gibt [8].

Die metabolische Elimination spielt zwar eine zentrale Rolle in der Pharmakokinetik der Antidepressiva, doch werden seit mehr als zehn Jahren vermehrt auch Effluxtransporter untersucht. Diese Transportproteine sind an zahlreichen physiologischen Barrieren im menschlichen Organismus exprimiert. Ihre Aufgabe ist es, Xenobiotika, welche die Barrieren überwinden konnten, so rasch wie möglich wieder in das extrazelluläre Lumen zu transportieren. In der Psychopharmakologie sind solche Transportproteine besonders relevant, welche intestinal am Ort der vorwiegenden Absorption (also insbesondere im oberen Dünndarm), sowie an der

Tab. 3.2.1: Pharmakokinetisch relevante Genpolymorphismen bzw. Allele.

CYP2D6	Aktivität ↑: *1/*1, *1/*2, *2/*2 xN; Aktivität ↓: *3, *4, *5, *6, (*9, *10, *41)
CYP2C19	Aktivität ↑: *17 Aktivität ↓: *2 (*3-*8)
P-gp (*ABCB1*; MDR-1) 3435 C/T	Aktivität ↑/Aufnahme ↓: C/C Aktivität ↓/Aufnahme ↑: T/T
CYP1A2	Aktivität ↑: *1F Aktivität ↓: *1K, *3, *4, *6, *7 (unklare bis geringe klinische Relevanz)
CYP2C9	Aktivität ↓: *2, *3 (unklare klinische Relevanz)

Blut-Hirn-Schranke exprimiert werden. Ein herausragendes Beispiel für ein solches Transportprotein ist P-Glykoprotein (P-gp), auch als *Multi-Drug-Resistance-Protein-*1 bezeichnet. Diese Bezeichnung illustriert die Bedeutung des P-gp für die Bioverfügbarkeit zahlreicher Arzneistoffe. Das für P-gp codierende Gen *ABCB1* weist auf die Zugehörigkeit zur Gruppe der ATP-*binding cassette sub-family* B hin. Varianzen in der Aktivität des P-gp wurden zunächst in Zusammenhang mit dem Nichtansprechen auf Chemotherapie gebracht. Inzwischen weiß man, dass auch eine ganze Reihe von Psychopharmaka Substrate des P-gp sind. Pharmakokinetische Interaktionen spielen eine wichtige Rolle in der Modulation der P-gp-Aktivität. So führen P-gp-Induktoren wie Carbamazepin, Phenytoin, Phenobarbital, Rifampicin, Efavirenz oder Hyperforin (einem der pharmakologisch aktiven Bestandteile von Johanniskraut) zu einer deutlich verminderten Bioverfügbarkeit von P-gp-Substraten. Umgekehrt führen Inhibitoren des P-gp (z. B. Antimykotika, Macrolide, Antiarrhythmika, u. a.) zu erhöhten Wirkstoffkonzentrationen von P-gp-Substraten. Somit ist es naheliegend, dass Genpolymorphismen, welche die Aktivität des P-gp beeinflussen, eine wichtige Rolle für die Bioverfügbarkeit von P-gp-Substraten spielen. Der 3435 C/T-Polymorphismus ist wohl der bekannteste dieser Genvarianten, wobei Homozygotie für das T-Allel mit einer verminderten P-gp-Aktivität, also einer verstärkten Arzneistoffaufnahme assoziiert ist. Die Gruppe um Manfred Uhr wies erstmals die Assoziation diverser Genpolymorphismen im *ABCB1*-Gen mit dem Ansprechen auf Antidepressiva nach. Es wurde ein *Linkage Block* mit neun SNPs (z. B. rs2032583, rs2235040, rs2235015) beschrieben, die mit einer verminderten Aktivität des P-gp assoziiert sind [9]. Die Daten sprechen dafür, dass Träger von Allelen, die mit einer verminderten Aktivität des P-gp assoziiert sind, besser auf Antidepressiva ansprechen, die ein P-gp-Substrat sind (z. B. Amitriptylin, Citalopram, Paroxetin, Venlafaxin). Eine solche Assoziation besteht nicht für Antidepressiva wie Mirtazapin, die kein Substrat von P-gp sind. Allerdings ist hier die Evidenz der bekannten Genpolymorphismen für die Individualisierung der Psychopharmakotherapie noch nicht abschließend geklärt. Eine Übersicht zeigt die Tabelle 3.2.1.

3.2.1.2 Pharmakodynamik der Antidepressiva

Die Evidenz für die Anwendung der pharmakodynamisch relevanten Genetik ist bislang noch nicht ausreichend. Es gibt jedoch vielversprechende Ansätze. Vorweg sei erwähnt, dass der tatsächliche antidepressive Wirkmechanismus der aktuell verfügbaren Antidepressiva noch nicht abschließend geklärt ist. Es gibt jedoch mehrere überzeugende Hypothesen.

Die Beschreibung der aktuellen pharmakodynamisch relevanten Genetik liest sich wie ein Who's Who dieser Hypothesen und der damit in Verbindung stehenden Zielstrukturen.

Serotonintransporter

Die entscheidenden Impulse in der Entwicklung der Antidepressiva beruhten auf eher zufälligen Beobachtungen einiger Wirkstoffe, die ursprünglich für andere Indikationen entwickelt worden waren. So wurde das erste Trizyklische Antidepressivum, Imipramin, ursprünglich als Antipsychotikum entwickelt, als das es allerdings versagte. In den klinischen Testungen fiel jedoch die gute Wirksamkeit gegen Depression auf. Pharmakologische Untersuchungen, die im Anschluss durchgeführt wurden, zeigten, dass diese Wirkung wohl auf die Inhibition der Transportproteine, die Serotonin (5-Hydroxytryptamin, 5-HT) und Noradrenalin aus dem synaptischen Spalt in das präsynaptische Neuron rücktransportieren, zurückzuführen war. Insbesondere die Serotoninwiederaufnahmehemmung wurde als pharmakodynamisches Grundprinzip weiter verfolgt, woraus schließlich die Gruppe der selektiven Serotoninwiederaufnahmehemmer (SSRIs) entstand. Das für den Serotonintransporter codierende Gen beinhaltet eine Promotorregion, die in unterschiedlicher Länge vorliegen kann. Der hieraus resultierende Längenpolymorphismus („5-HTTLPR") steht in direktem Zusammenhang mit der Aktivität des Serotonintransportproteins. Zahlreiche Studien konnten Zusammenhänge dieses Längenpolymorphismus mit Angstkonditionierung, akustischer Schreckantwort, der Reaktivität des sympathischen Nervensystems und der HPA-Achse, sowie mit diversen psychischen Verhaltens- und Reaktionsweisen nachweisen [10]. So verwundert es nicht, dass der 5-HTTLPR auch mit dem Ansprechen auf antidepressive Therapie – insbesondere mit SSRIs – assoziiert ist. Das S-Allel, das für die kurze Variante des Transporters codiert, ist demnach mit einer schlechteren Therapieeffizienz assoziiert [11].

5-HT2a-Rezeptor

Mirtazapin ist eines der am häufigsten verordneten Antidepressiva [12]. Sein pharmakodynamisches Wirkprofil unterscheidet sich von den Trizyklika und den SSRIs, da es nicht direkt den Rücktransport von Serotonin (und Noradrenalin) hemmt, sondern die regulatorische Funktion verschiedener Serotonin- und Noradrenalinrezeptoren nutzt und über diese die Serotoninausschüttung moduliert. Einer dieser Zielrezeptoren für Mirtazapin ist der wichtige exzitatorische Serotoninrezeptor 2a (5-HT2A-Rezeptor). Das für diesen Rezeptor codierende Gen weist verschiedene Polymorphismen auf, welche in Zusammenhang mit dem Ansprechen auf antidepressive Therapie zu stehen scheinen. Dies erscheint stimmig, der Effekt ist jedoch weniger für Mirtazapin, sondern besonders für SSRIs ausgeprägt [11].

GNB3

Aufgrund der frühen pharmakologischen Untersuchungen zur Wirksamkeit der Antidepressiva, die eine herausragende Wirkung auf die serotonerge und noradrenerge Neurotransmission zeigten, etablierte sich die Monoaminhypothese der Depression. Diese besagte, dass eine Defizienz der serotonergen und noradrenergen Neurotransmission, oder – noch vereinfachter ausgedrückt – ein Mangel an Serotonin und Noradrenalin im synaptischen Spalt die neurochemische Ursache der Depression sei. Die regelhafte klinische Beobachtung eines etwa um zwei bis drei Wochen verzögerten Wirkeintritts nach Beginn der Behandlung mit Antidepressiva ließ jedoch schon bald Zweifel an dieser Hypothese aufkommen, da der neurochemische Effekt selbst bereits innerhalb kürzester Zeit eintrat. Der eigentlichen antidepressiven Wirksamkeit der Medikamente musste also ein anderer Mechanismus zugrunde liegen. Sehr bald wurden intrazelluläre Signaltransduktionsmechanismen als mögliche Grundlage der antidepressiven Wirksamkeit identifiziert [13]. Diese Überlegungen werden durch pharmakogenetische Untersuchungen gestützt, die das Gen als Codierer für ein wichtiges Strukturprotein G-Protein-gekoppelter Rezeptoren (zu der die meisten der Neurotransmitterrezeptoren zählen) betreffen: Das Gen des *guanine nucelotide-ninding protein* (*G protein*) *beta polypeptide* 3. Der C825T-Polymorphismus moduliert die Stärke der intrazellulären Signaltransduktion, wobei das T-Allel mit einer verstärkten Signaltransduktion assoziiert ist. Passend zu dieser Eigenschaft ist auch die pharmakogenetisch bedeutende Assoziation des T-Allels mit verbessertem Ansprechen auf antidepressive Therapie [11].

BDNF

Jahrzehntelang galt das Paradigma, dass nach Abschluss der Hirnreifung keine neuen Nervenzellen mehr gebildet werden können, sondern bei Erwachsenen nur noch ein Verlust von Nervenzellen stattfindet. In den Neunzigerjahren wurden zwei Entdeckungen gemacht, die zum einen für die gesamten Neurowissenschaften, zum anderen für die psychiatrische Forschung einen großen Umbruch brachten: Zum einen wurde nachgewiesen, dass in adulten Hirnen sehr wohl Neuroneogenese, also die Neuentstehung von Nervenzellen (zumindest im Hippocampus, einer für die Affektivität wichtigen Hirnregion) möglich ist; zum anderen wurde mit der deutlich verbesserten Auflösung der bildgebenden Verfahren nachgewiesen, dass im Laufe einer erfolgreichen antidepressiven Therapie das Hippocampusvolumen, welches bei depressiven Patienten in der akuten Phase gegenüber gesunden Vergleichspersonen vermindert war, signifikant zunahm. Diese beiden Beobachtungen zusammengenommen führten zu der Hypothese, dass Antidepressiva die Neuroneogenese im Hippocampus induzieren und somit die mit der Erkrankung assoziierte Volumenminderung ausgleichen. Rasch wurde ein wichtiger Nervenwachstumsfaktor (Neurotrophin) identifiziert, der in der Induktion der Neuroneogenese involviert ist: Der *brain derived neurotrophic factor* (BDNF). Post-mortem-Untersuchungen zeigten, dass im Hippocampus unbehandelter depressiver Patienten verminderte Konzentrationen des BDNF vorlagen [14]. Auch auf genetischer Ebene ist BDNF von großem Interesse: Das Gen codiert für ein Vorläuferprotein, proBDNF, aus dem posttranslational durch proteolytische Spaltung das reife BDNF entsteht. Obwohl die Pro-Domäne abgespalten wird, ist sie essentiell für die Regulation der BDNF-Sekretion. Ein G/A-Polymorphismus auf Position 196 führt zum Austausch der Aminosäure Valin durch Methionin. Homozygotie für das Methionin führt zu einer gestörten BDNF-Sekretion und ist mit diversen physiologischen sowie behavioralen Auffälligkeiten wie verstärkter Ängstlichkeit assoziiert. Pharmakogenetische Untersuchungen zeigten ein besseres Ansprechen auf Antidepressiva bei Trägern des Met-Allels [11].

FK506-*binding protein* 51 (FKBP5)

Jenseits der klassischen Hypothesen zur Entstehung der Depression etablierte sich die Hypothese einer gestörten Stressreaktion, genauer gesagt einer Störung der Hypophysen-Hypothalamus-Nebennierenrinden-Achse (HPA-Achse). Zahlreiche neuroendokrinologische Studien zeigten bei depressiven Patienten erhöhte Cortisol-Konzentrationen über den Tag und insbesondere eine gestörte Feed-back-Regulation der HPA-Achse [14]. Vieles weist auf die zentrale Bedeutung des Glukokortikoidrezeptors bei diesen Störungen hin, welcher übrigens auch an der Regulation der BDNF-Ausschüttung und der Neuroneogenese beteiligt ist. Zudem weisen einige Studien darauf hin, dass Antidepressiva die Störungen der HPA-Achse ausgleichen, indem sie die Expression des Glukokortikoidrezeptors und dessen posttranslationale Modifikation modulieren [15]. Das FK506-bindende Protein 51 (FKBP5) scheint hier eine wichtige Rolle zu spielen: Es dient als Chaperon während der Ausreifung des Glukokortikoidrezeptors und moduliert die Sensitivität dieses Rezeptors. Es beeinflusst damit sowohl die Stressreaktion, als auch das Ansprechen auf Antidepressiva [15]. In diesem Zusammenhang ist ein weiterer pharmakogenetischer Befund bemerkenswert: Vier Polymorphismen im *FKBP5*-Gen sind mit deutlich verbessertem Ansprechen auf Antidepressiva assoziiert (TT-Genotyp des rs136780, G-Allel des rs3800373, A-Allel des rs4713916, C-Allel des rs352428) [11].

Eine kürzlich veröffentlichte genomweite Assoziationsstudie zeigte weitere interessante Gene auf, deren Polymorphismen mit dem Ansprechen auf SSRIs assozi-

Tab. 3.2.2: Genpolymorphismen, assoziiert mit der Prädiktion des Therapieerfolgs auf Antidepressiva [17].

5-HTT 5-HTTLPR (5-HT-Transporter)	kurzes Allel mit schlechterem Ansprechen auf Antidepressiva (bei Kaukasiern) (insbes. ängstliche Depressive) (div. Studien, Trend in 3 Metaanalysen)
COMT Val(108/158)Met (Catechol-O-Methyltransferase)	assoziiert mit besserem Ansprechen auf Antidepressiva, insbes. SSRIs (unklar, welcher der beiden Allele); (div. Studien; allerdings auch widersprüchliche Ergebnisse, wohl wg. Ethnizität)
BDNF 196 G/A (*brain-derived neurotrophic factor*)	assoziiert mit besserem Ansprechen auf Antidepressiva, insbes. SSRIs (unklar, welcher der beiden Allele); (div. Studien; allerdings auch widersprüchliche Ergebnisse, wohl wg. Ethnizität)
GNB3 -825 C/T (G *protein beta polypeptide* 3)	T-Homozygotie assoziiert mit besserem Ansprechen auf Antidepressiva, insbes. SSRIs (div. Studien)

iert [16]: SNPs in der Region von *HPRTP4* (Hypoxanthin-Phosphoribosyltransferase-Pseudogen 4) und *VSTM5* (V-*set and transmembrane domain containing* 5), sowie SNPs in der Nähe des Neuregulin-1-Gens. Künftige Studien werden hier sicherlich noch weitere relevante Genotypen identifizieren. Eine Übersicht zeigt die Tabelle 3.2.2.

3.2.2 Antipsychotika

3.2.2.1 Pharmakokinetik der Antipsychotika

Die für die Metabolisierung von Antipsychotika wichtigsten CYP-Isoenzyme sind CYP1A2, CYP2D6, CYP3A4 und in etwas geringerem Maße auch CYP2C19 [18]. Wie oben beschrieben weisen besonders die Isoenzyme 2D6 und 2C19 eine sehr deutliche genetisch bedingte Varianz in ihrer Aktivität auf. Deshalb beziehen sich die vorliegenden Leitlinien der FDA und der PharmGKB (zwischen denen es Überschneidungen, aber auch gegenseitige Ergänzungen gibt) besonders auf Substrate des CYP2D6: Aripiprazol, Clozapin, Flupenthixol, Haloperidol, Iloperidon, Olanzapin, Perphenazin, Pimozid, Risperidon, Thioridazin und Zuclopenthixol. Einschränkend muss hier festgehalten werden, dass gerade die atypischen Antipsychotika wie Clozapin und Olanzapin vorwiegend über CYP1A2 verstoffwechselt werden, sodass der Einfluss des CYP2D6-Phänotyps nicht allzu stark ausgeprägt ist. Gerade für Aripiprazol und Risperidon ist die Evidenz für eine Anpassung der Medikation an den Genotyp jedoch relativ gut. Bezüglich Aripiprazol wird für Patienten mit CYP2D6 PM-Status die Limitation der Dosis auf maximal 10 mg/d (dies entspricht 1/3 der sonst üblichen Maximaldosis) empfohlen. Bezüglich Risperidon empfehlen die Richtlinien ein alternatives Medikament wie Clozapin, Olanzapin oder Quetiapin zu erwägen, oder die Dosis anhand der klinischen Wirkung zu adjustieren, wenn ein CYP2D6 PM- IM-, oder UM-Phänotyp vorliegt. Allerdings reicht derzeit die Datenlage noch nicht aus, um wie für die Trizyklischen Antidepressiva eine Dosiskorrektur für die jeweiligen Phänotypen vorzuschlagen. Überraschenderweise versäumen die Richtlinien eine Dosisanpassung mit Hilfe des Therapeutischen Drugmonitorings zu empfehlen. Wie im Kapitel 1.7 ausführlich erläutert, wäre dies die sinnvollste und effizienteste Vorgehensweise (siehe auch Schütze und Schwarz, 2016 [24]). Erste Ansätze zu einer Genotyp-basierten Dosisanpassung bieten auch hier wieder die Arbeiten von Julia Stingl [7].

Zum Isoenzym CYP1A2 (speziell zum Allel *1F) wurden wiederholt Arbeiten publiziert, die einen Zusammenhang mit der Bioverfügbarkeit und dem Ansprechen auf Antipsychotikatherapie darstellten. Die aktuellen Daten sprechen dafür, dass zumindest in Zusammenhang mit der *CYP1A2*-induzierenden Wirkung von Tabakrauch Homozygotie für das Allel *1F mit schlechterem Ansprechen auf Antipsychotika assoziiert ist.

Die Daten zum Isoenzm CYP3A4 bzw. CYP3A5 sind aufgrund der geringen Phänotyp-Relevanz der bekannten Genpolymorphismen derzeit nicht überzeugend.

3.2.2.2 Pharmakodynamik der Antipsychotika

Vor Einführung der Antipsychotika (ursprünglich als Neuroleptika bezeichnet) waren die Behandlungsoptionen für Patienten, die an Schizophrenie litten, katastrophal. In der zweiten Hälfte des zwanzigsten Jahrhunderts kamen die ersten dieser Medikamente auf den Markt. Durch ihre Anwendung konnten die oft quälenden psychotischen Symptome wie Verfolgungswahn, Halluzinationen und psychomotorische Erregung erstmals gezielt symptomatisch behandelt werden. Das erste für die Behandlung der Schizophrenie zugelassene Medikament war Chlorpromazin, rasch gefolgt von weiteren wie Haloperidol, welches noch heute eine zentrale Rolle in der antipsychotischen Therapie spielt. Das gemeinsame Wirkprinzip der frühen Neuroleptika war die Blockade des Dopaminrezeptors D2. Dopamin ist ein exzitatorischer Neurotransmitter, der zur Gruppe der Katecholamine zählt. Dopamin spielt eine wichtige Rolle für psychomotrischen Antrieb und motivationales Verhalten, ist aber auch in der Regulation von Bewegungsabläufen beteiligt. Im menschlichen Gehirn existieren vorwiegend vier dopaminerge Projektionen: Die Nigro-Striatale Projektion (ausgehend von der Substantia nigra ist sie wichtig für motorische Abläufe), die mesolimbische Projektion (wichtig für das „Belohnungssystem" und wohl an der typischen Symptomatik der Schizophrenie beteiligt), die mesokortikale Projektion (beteiligt an kognitiven und exekutiven Funktionen) und die tuberoinfundibuläre Projektion (hemmt die Prolaktinausschüttung). Weitere dopaminerge Bahnstrukturen unterschiedlichen Ursprungs sind wichtiger Bestandteil des sogenannten Thalamus-Filters, der in gesundem Zustand eine Reizüberflutung verhindert und möglicherweise bei Schizophrenie gestört ist. Da die Neuroleptika

Tab. 3.2.3: Genpolymorphismen, assoziiert mit der Prädiktion des Therapieerfolgs mit Antipsychotika [18].

HTR2A T102C (5-HT-Rezeptor 2a)	T-Allel assoziiert mit besserem Ansprechen auf Antipsychotika (1 Metanalyse)
DRD2 -141C ins/del (Dopamin-Rezeptor 2)	Deletion assoziiert mit schlechterem Ansprechen auf Antipsychotika (div. Studien)
DRD3 Ser9Gly (Dopamin-Rezeptor 3)	Ser-Allel assoziiert mit schlechterem Ansprechen auf Antipsychotika (div. Studien; Trend in 1 Metaanalyse)
DRD2 TaqIA (Dopamin-Rezeptor 2)	A2-Allel assoziiert mit besserem Ansprechen auf Antipsychotika (div. Studien; 1 Metaanalyse negativ)
HTR2A -1438 G/A (5-HT-Rezeptor 2a)	G-Allel assoziiert mit schlechterem Ansprechen auf Antipsychotika (div. Studien)
HTR2A His452Tyr (5-HT-Rezeptor 2a)	Tyr-Allel assoziiert mit schlechterem Ansprechen auf Antipsychotika (div. Studien)
5-HTT 5-HTTLPR (5-HT-Transporter)	kurzes Allel mit schlechterem Ansprechen auf Antipsychotika (div. Studien)
COMT Val(108/158)Met (Catechol-O-Methyltransferase)	Met-Allel assoziiert mit besserem Ansprechen auf Antipsychotika bezüglich kognitiver Symptome (div. Studien)
*CYP1A2*1F*	*1F-Homozygotie assoziiert mit schlechterem Ansprechen auf Antipsychotika in Zusammenhang mit der *CYP1A2*-induzierenden Wirkung von Tabakrauch (div. Studien)

wie beschrieben den Dopamin-D2-Rezeptor blockierten, modulierten sie zwar die beschriebenen Symptome der Schizophrenie, lösten als typische Nebenwirkung aber auch extrapyramidalmotorische Bewegungsstörungen aus, die oftmals denen des Morbus Parkinson ähnelten („Parkinsonoid“) oder in Form von Spätdyskinesien erst Jahre nach Beginn der Medikamenteneinnahme auftraten. Letztere waren und sind besonders problematisch, da keine effiziente Behandlungsmöglichkeit besteht. Anfang der siebziger Jahre wurde mit Clozapin das erste atypische Antipsychotikum eingeführt. Diese neue Gruppe zeichnete sich dadurch aus, dass sie in geringerem Maße extrapyramidalmotorische Nebenwirkungen auslöste und zudem recht gut auf die bislang nicht behandelbaren kognitiven Symptome und die sogenannten Negativsymptome der Schizophrenie wirkten. Auch den atypischen Antipsychotika ist die Hemmung D2-artiger Dopaminrezeptoren (neben D2 z. B. auch D3) als pharmakologisches Wirkprinzip eigen. Darüber hinaus zeichnen sich atypische Antipsychotika dadurch aus, dass sie auch noch auf weitere Neurotransmittersysteme – allen voran das serotonerge System – einwirken. Insbesondere der Antagonismus am 5-HT2a-Rezeptor wird für die Wirksamkeit gegen Negativsymptomatik diskutiert. Neuere Wirkstoffe besitzen zudem eine partiell agonistische Wirkung am 5-HT1A-Rezeptor [19].

Bedenkt man die auf die D2-artigen Rezeptoren und das serotonerge System fokussierte Wirkung der Neuroleptika, lässt sich leicht nachvollziehen, weshalb die im Folgenden aufgeführten Gene in Zusammenhang mit dem Ansprechen auf Antipsychotika stehen:
Die derzeit beste Evidenz gibt es für die Gene codierend für die Dopaminrezeptoren D2 und D3, den Serotoninrezeptor 5-HT2A, den Serotonintransporter 5-HTT, sowie für das Enzym Catechol-O-Methyltransferase (COMT), welches an der Biosynthese der Katecholamine beteiligt ist; neben diesen pharmakodynamisch wichtigen Genen findet sich wie oben erwähnt auch das pharmakokinetisch relevante Gen codierend für CYP1A2 [18]. Eine Übersicht zeigt die Tabelle 3.2.3.

3.2.2.3 Unerwünschte Arzneimittelwirkungen der Antipsychotika

Selbstverständlich haben pharmakokinetische Vorgänge einen wichtigen Einfluss auf die Rate unerwünschter Arzneimittelwirkungen. Das vermehrte Auftreten kardiotoxischer UAW von Venlafaxin in Patienten mit CYP2D6 PM-Status wurde oben bereits erwähnt. Dies gilt auch für einige Antipsychotika, die über dieses Isoenzym metabolisiert werden. Jedoch sind UAW in der Regel mit einer bestimmten pharmakodynamischen Zielstruktur assoziiert. So liegt es nahe, dass auch die Pharmakogenetik der UAWs sich vorwiegend auf Proteine bezieht, die in Zusammenhang mit dem pharmakologischen Wirkprofil eines Arzneistoffs stehen. Die Liste der Gene, die mit dem Auftreten von UAWs unter der Behandlung mit Antipsychotika assoziiert sind, umfasst daher teilweise solche, die für neurochemisch relevante Proteine codieren:

Die Gene codierend für die Dopaminrezeptoren D2 und D3, der Serotoninrezeptor 5-HT2a, das Enzym COMT, sowie für die Mangan-abhängige Superoxiddysmutase (MnSOD, spielt eine Rolle bei Neurodegeneration durch oxidativen Stress) sind mit dem Auftreten extrapyramidalmotorischer UAWs der Antipsychotika, insbesondere der problematischen Spätdyskinesien, assoziiert.

Allerdings stehen auch einige der Risikogene in Zusammenhang mit den metabolischen UAWs, die insbesondere bei den atypischen Antipsychotika auftreten können [20]. Die Antipsychotika-induzierte Gewichtszunahme (*weight gain*, AIWG) ist eine UAW, die bis hin zur Entstehung eines Diabetes mellitus Typ II führen kann. In den neunziger Jahren wurde das Hormon Leptin identifiziert, das vorwiegend in Adipozyten produziert wird und eine wichtige Rolle in der Regulation des Fettstoffwechsels und des Hungergefühls spielt [21]. Der 2548-A/G-Polymorphismus des für Leptin codierenden Gens steht in Zusammenhang mit dem Schweregrad der AIWG. Ein weiterer Genpolymorphismus ist nicht nur mit dem Auftreten von AIWG, sondern generell mit dem Risiko für Hypertension, Dyslipidämie, Insulinresistenz und Adipositas assoziiert: Der C825T-Polymorphismus des *GNB3*-Gens. *GNB3* codiert für die Guanin-Nukleotid-bindende Protein-Untereinheit-β-3, welche in die Signaltransduktion G-Protein-gekoppelter Rezeptoren involviert ist [22]. Der

Tab. 3.2.4: Genpolymorphismen, assoziiert mit der Prädiktion Antipsychotika-assoziierter UAW [18].

CYP2D6	PM-Status assoziiert mit höherem Risiko für EPS (diverse Studien)
HTR2C–59 C/T (5-HT-Rezeptor 2c)	C-Allel assoziiert mit stärkerem AIWG auf Antipsychotika (2 Metaanalysen)
DRD2 TaqIA (Dopamin-Rezeptor 2)	A2-Allel assoziiert mit höherem Risiko für Spätdyskinesien auf typische Antipsychotika (2 Metaanalysen)
HTR2A T102C (5-HT-Rezeptor 2a)	C-Allel assoziiert mit höherem Risiko für Spätdyskinesien auf typische Antipsychotika (1 Metaanalyse)
COMT Val(108/158)Met (Catechol-O-Methyltransferase)	Met-Allel ist protektiv gegen Spätdyskinesien auf typische Antipsychotika (1 Metaanalyse)
MnSOD Ala-9Val (Mangan-Superoxiddismutase)	Val-Allel ist protektiv gegen Spätdyskinesien auf typische Antipsychotika (1 Metaanalyse)
GNB3 -825 C/T (G protein beta polypeptide 3)	T-Allel assoziiert mit stärkerem AIWG auf Antipsychotika (div. Studien; Trend in 1 Metaanalyse)
DRD3 Ser9Gly (Dopamin-Rezeptor 3)	Gly-Allel assoziiert mit höherem Risiko für Spätdyskinesien auf typische Antipsychotika (div. Studien)
LEP-2548 A/G (Leptin)	G-Allel assoziiert mit stärkerem AIWG auf Antipsychotika (div. Studien)

Serotoninrezeptor 5-HT2c spielt nicht nur in der serotonergen Neurotransmission, sondern auch in der Regulation des Insulinrezeptors eine bedeutsame Rolle [23]. Dementsprechend ist ein Polymorphismus im 5-HT2c codierenden Gen assoziiert mit AIWG.

Die Liste der nach aktuellem Stand besonders intensiv diskutierten Gene ist in Tabelle 3.2.4 zusammengefasst.

3.2.3 Zusammenfassung

Viele der zugelassenen Psychopharmaka sind Substrate der CYP-Isoenzyme 2D6 und 2C19, die in Abhängigkeit vom Genotyp eine starke Varianz in der Enzymaktivität aufweisen. Verschiedene Leitlinien (CPIC, PharmGKB, FDA) empfehlen die *CYP2D6*- und/oder *2C19*-Genotypisierung bei Therapie mit zahlreichen Antidepressiva und Antipsychotika. Bislang fanden diese Leitlinien noch wenig Eingang in den klinischen Alltag. Ein Grund hierfür mag die in Deutschland komplexe Datenschutzregelung für genetische Untersuchungen sein; ein weiterer Grund mögen die Kosten für eine Genotypisierung sein, obwohl diese in den vergangenen Jahren sehr deutlich zurückgingen.

Vor Beginn einer Therapie mit Antidepressiva oder Antipsychotika wäre die Analyse zumindest der wichtigsten *CYP2D6*- und *CYP2C19*-Polymorphismen durchaus sinnvoll und wünschenswert. Im klinischen Alltag ist ein mehrstufiges Vorgehen jedoch eindeutig praktikabler. Grundlage hierfür ist das Therapeutische Drugmonitoring (TDM), bei dem nicht nur genetisch bedingte Auffälligkeiten in der Metabolisierung der Arzneistoffe erkannt werden können, sondern auch pharmakokinetische Interaktionen und andere grundlegende Probleme in der Arzneimitteltherapie wie Non-Compliance aufgedeckt werden können [24].

Das Vorgehen zur Individualisierung der Psychopharmakotherapie sollte deshalb wie folgt dargestellt gestaltet werden.

Nach Erreichen des Steady State (in der Regel nach vier Halbwertszeiten des Wirkstoffs) wird im Talspiegel (in der Regel vor der morgendlichen Medikamenteneinnahme) TDM durchgeführt. Das TDM umfasst nicht nur die Konzentrationsbestimmung des Wirkstoffs, sondern auch seines Hauptmetaboliten im Serum oder Plasma. Ergibt sich hieraus eine auffällige *Metabolic Ratio* (Verhältnis Metabolit zu Muttersubstanz), werden zunächst Artefakte wie ein falscher Blutentnahmezeitpunkt (z. B. In der Anflutphase kurz nach Einnahme des Medikamentes) oder eine unregelmäßige Medikamenteneinnahme (partielle Non-Compliance) ausgeschlossen. Im nächsten Schritt werden mögliche pharmakokinetische Interaktionen abgeklärt. Bleiben all diese Abklärungen unauffällig, so ist die Indikation für eine Pharmakogenotypisierung gegeben, sofern der untersuchte Wirkstoff ein Substrat von CYP2D6 oder/und CYP2C19 ist. Auf Basis der „Phänotypisierung" durch TDM kann die Genotypisierung gezielt mit Frage auf verlangsamte (*Poor Metabolizer Status*, PM) oder beschleunigte (*Ultra-rapid Metabolizer Status*, UM) Metabolisierung durchgeführt werden. Weist die Genotypisierung einen entsprechenden PM- bzw. UM-Status nach, kann anhand der online verfügbaren Leitlinien (z. B. PharmGKB) die Dosis des Arzneistoffs angepasst oder ein alternatives Medikament ausgewählt werden.

Was weitere pharmakokinetisch relevante Gene (z. B. *CYP1A2*, P-gp) betrifft, ist die Evidenzlage derzeit nicht so weit überzeugend, dass davon Empfehlungen für die stratifizierte Dosierung abgeleitet werden können.

In Bezug auf pharmakodynamisch relevante Gene ist die Datenlage ausgesprochen interessant, um die Hypothesen zur Pharmakodynamik der Antidepressiva und Antipsychotika zu unterstützen, jedoch wäre auch hier die routinemäßige Anwendung in der Klinik noch verfrüht. Die Prädiktion unerwünschter Arzneimittelwirkungen der Antipsychotika ist jedoch eine vielversprechende weitere Perspektive zur Anwendung der Pharmakogenetik im klinischen Alltag.

Derzeit ist es schwierig abzuschätzen, ob in Zukunft die Stratifizierung der Arzneimitteltherapie mit Antidepressiva und Antipsychotika durch eine regelmäßige Genotypisierung Einzug in den klinischen Alltag halten wird. Die aktuellen Daten sprechen jedenfalls dafür, dass ein „Screening" der pharmakokinetisch und pharmakodynamisch relevanten Gene eine Prädiktion des Ansprechens auf ein Antidepressivum oder Antipsychotikum sowie die Vorhersage unerwünschter Arzneimittelwirkungen erlauben könnte.

Literatur

[1] Goldstein JI, Jarskog LF, Hilliard C, Alfirevic A, Duncan L, Fourches D, et al. Clozapine-induced agranulocytosis is associated with rare HLA-DQB1 and HLA-B alleles. Nat Commun. 2014;5:4757.

[2] Kirchheiner J, Brosen K, Dahl ML, et al. CYP2D6 and CYP2C19 genotype-based dose recommendations for antidepressants: a first step towards subpopulation-specific dosages. Acta Psychiatr Scand. 2001;3:173–92.

[3] Hicks JK, Bishop JR, Sangkuhl K, Müller DJ, Ji Y, Leckband SG, et al. Clinical Pharmacogenetics Implementation Consortium. Clinical Pharmacogenetics Implementation Consortium (CPIC) Guideline for CYP2D6 and CYP2C19 Genotypes and Dosing of Selective Serotonin Reuptake Inhibitors. Clin Pharmacol Ther. 2015 Aug;98(2):127–34.

[4] Hicks JK, Swen JJ, Thorn CF, Sangkuhl K, Kharasch ED, Ellingrod VL, et al. Clinical Pharmacogenetics Implementation Consortium. Clinical Pharmacogenetics Implementation Consortium guideline for CYP2D6 and CYP2C19 genotypes and dosing of tricyclic antidepressants. Clin Pharmacol Ther. 2013 May;93(5):402–8.

[5] Sangkuhl K, Stingl JC, Turpeinen M, Altman RB, Klein TE. PharmGKB summary: venlafaxine pathway. Pharmacogenet Genomics. 2014 January;24(1):62–72.

[6] Mannheimer B, Haslemo T, Lindh JD, Eliasson E, Molden E. Risperidone and Venlafaxine Metabolic Ratios Strongly Predict a CYP2D6 Poor Metabolizing Genotype. Ther Drug Monit. 2016 Feb;38(1):127–34.

[7] Stingl JC, Brockmöller J, Viviani R, Genetic variability of drug-metabolizing enzymes: the dual impact on psychiatric therapy and regulation of brain function, Molecular Psychiatry (2012), 1–15.

[8] Stingl JC, Bartels H, Viviani R, Lehmann ML, Brockmöller J. Relevance of UDP-glucuronosyltransferase polymorphisms for drug dosing: A quantitative systematic review. Pharmacol Ther. 2014 Jan;141(1):92–116.

[9] Uhr M, Tontsch A, Namendorf C, Ripke S, Lucae S, Ising M, et al. Polymorphisms in the drug transporter gene ABCB1 predict antidepressant treatment response in depression. Neuron. 2008 Jan 24;57(2):203–9.

[10] Caspi A, Hariri AR, Holmes A, Uher R, Moffitt TE. Genetic sensitivity to the environment: the case of the serotonin transporter gene and its implications for studying complex diseases and traits. Am J Psychiatry. 2010 May;167(5):509–27.

[11] Fabbri C, Serretti A. Pharmacogenetics of major depressive disorder: top genes and pathways toward clinical applications. Curr Psychiatry Rep. 2015 Jul;17(7):50.

[12] Lohse MJ, Müller-Oerlinghausen B: Psychopharmaka. In: Schwabe U, Paffrath D (Hrsg.) Arzneimittelreport 2012. Springer-Verlag Berlin Heidelberg 2012.

[13] Perović B, Jovanović M, Miljković B, Vezmar S. Getting the balance right: Established and emerging therapies for major depressive disorders. Neuropsychiatr Dis Treat. 2010 Sep 7;6:343–64.

[14] Krishnan V, Nestler EJ. Linking molecules to mood: new insight into the biology of depression. Am J Psychiatry. 2010 Nov;167(11):1305–20.

[15] Anacker C, Zunszain PA, Carvalho LA, Pariante CM. The glucocorticoid receptor: pivot of depression and of antidepressant treatment? Psychoneuroendocrinology. 2011 Apr;36(3):415–25.

[16] Biernacka J M, Sangkuhl K, Jenkins G, Whaley R M, Barman P, Batzler A, et al. The International SSRI Pharmacogenomics Consortium (ISPC): a genome-wide association study of antidepressant treatment response. Transl Psychiatry. 2015 April; 5(4): e553.

[17] Fabbri C, Porcelli S, Serretti A. From Pharmacogenetics to Pharmacogenomics: The Way Toward the Personalization of Antidepressant Treatment. Can J Psychiatry. 2014;59(2):62–75.
[18] Brandl EJ, Kennedy JL, Müller DJ. Pharmacogenetics of Antipsychotics. Can J Psychiatry. 2014 February; 59(2): 76–88.
[19] Benkert O, Hippius H. Kompendium der Psychiatrischen Pharmakotherapie 10., vollständig überarbeitete und aktualisierte Auflage. Berlin/Heidelberg: Springer-Verlag; 2014.
[20] Musil R, Obermeier M, Russ P, Hamerle M. Weight gain and antipsychotics: a drug safety review. Expert Opin Drug Saf. 2015 Jan;14(1):73–96.
[21] Friedman JM. A tale of two hormones. Nat Med. 2010 Oct;16(10):1100–6.
[22] Siffert W. G protein polymorphisms in hypertension, atherosclerosis, and diabetes. Annu Rev Med. 2005;56:17–28.
[23] Sonawane RD, Deore VB, Patil SD, Patil CR, Surana SJ, Goyal RK. Role of 5-HT2 receptors in diabetes: Swertiamarin seco-iridoid glycoside might be a possible 5-HT2 receptor modulator. Physiol Behav. 2015 May 15;144:66–72.
[24] Schütze G, Schwarz MJ, Therapeutic Drug Monitoring for individualised risk reduction in psychopharmacotherapy. Trends in Analytical Chemistry. 2016. doi: 10.1016/j.trac.2016.05.027.

3.3 Kardiologie

Jan-Georg Wojtyniak, Christiane Dings und Thorsten Lehr

Erkrankungen des Herz-Kreislaufsystems (HKS) zählen trotz stetiger medizinischer Fortschritte noch immer zu den häufigsten Todesursachen in Deutschland. Mit einem Anteil von etwa 19 % wurde im Jahr 2014 fast jeder fünfte Todesfall durch eine chronisch ischämische Herzkrankheit, einen akuten Myokardinfarkt oder eine Herzinsuffizienz verursacht [1]. Betrachtet man alle Krankheiten des Kreislaufsystems waren es sogar knapp 39 % [2].

Arzneistoffe, die in der Therapie von HKS-Erkrankungen zum Einsatz kommen, greifen auf vielfältige Weise in die Blutzusammensetzung und Hämostase sowie die Blutdruckregulation und die damit verbundene Herzaktivität ein. In den meisten Fällen ist ihnen eine enge therapeutische Breite gemein [3,4]. Konkret bedeutet das, dass bei einer Überdosierung, zum Beispiel infolge eines zu langsamen Abbaus, das Risiko für unerwünschte Arzneimittelwirkungen (UAWs) steigt, wohingegen eine Unterdosierung, beispielsweise aufgrund einer zu schnellen Metabolisierung, in einem Verfehlen des Therapieziels resultieren kann. Ein prominentes Beispiel dafür ist der Vitamin-K-Antagonist (VKA) Warfarin. Seine Erhaltungsdosis kann patientenabhängig zwischen 9 mg/Woche und 120 mg/Woche variieren. Ein Grund für diese extreme Variabilität der VKA-Erhaltungsdosis sind die polymorph vorkommenden abbauenden Enzyme und Zielstrukturen. Eine Überdosierung von Warfarin kann zu lebensbedrohlichen Blutungen führen, während bei Unterdosierung das Risiko thromboembolischer Ereignisse massiv ansteigt.

Im Vergleich zu anderen Indikationen spielt eine Therapieindividualisierung basierend auf pharmakogenetischen und pharmakogenomischen Biomarkern in der Kardiologie bisher noch eine untergeordnete Rolle. Von den 137 gelisteten Arzneistoffen der U.S. Food and Drug Administration (FDA) mit Informationen zu genetischen/genomischen Biomarkern in den US-Fachinformationen entfallen nur zehn Arzneistoffe (entspricht 7 %) auf das kardiovaskuläre Therapiegebiet [5]. Die Ursachen für die geringe Anzahl an dokumentierten Arzneistoffen in der Kardiologie sind vielfältig. Ein Hauptgrund könnte sein, dass es in der Kardiologie relativ gut möglich ist, etablierte pharmakodynamische Biomarker (z. B. Blutdruck, EKG, Gerinnungsparameter) zu messen und über diese Messungen die Therapie zu steuern. Dadurch verliert die Idee, Informationen über die genetische Prädisposition des Patienten vor Behandlungsbeginn zur Therapiesteuerung/-initialisierung zu nutzen für einige Behandler an Bedeutung. Auch das Interesse der Forschung, relevante Marker zu identifizieren könnte deshalb geringer sein. Betrachtet man die in der Kardiologie relevanten genetischen Polymorphismen (Tab. 3.3.1) ist auffällig, dass hauptsächlich genetische Variationen metabolisierender Enzyme eine Rolle spielen. Relevante Mutationen in pharmakodynamischen Targets sind nur für VKAs beschrieben und spielen dort eine Rolle bei der Therapieindividualisierung. Für Warfarin und das in Deutschland gebräuchlichere Phenprocoumon gibt es Algorithmen, mit deren Hilfe eine optimale, patientenindividuelle Erhaltungsdosis auf Basis der genetischen Informationen vorhergesagt werden kann [6,7]. Für Arzneistoffe aus der Gruppe der Betablocker sind Modifikationen der Zielstruktur mit Einfluss auf die Pharmakodynamik nachgewiesen, aufgrund der mehrdeutigen Studienlage lässt sich jedoch bisher keine Konsequenz für die Pharmakotherapie ableiten [8].

Auch wenn für viele der therapeutisch angewendeten Substanzen genetische Biomarker identifiziert worden sind und die Anzahl an Dosierungs- und Therapieleitlinien kontinuierlich steigt, ist der Sprung zu einer stratifizierten, kardiologischen Arzneimitteltherapie im klinischen Alltag bisher nur ansatzweise für Clopidogrel, Warfarin und Phenprocoumon geglückt. Die zwei größten Hürden für einen routinemäßigen Einzug einer stratifizierten Therapie stellen dabei die Phänotypisierung und die anschließende Interpretation der gewonnenen Daten dar. Für Clopidogrel beispielsweise kann ein Phänotypisierungs-Set mittlerweile bequem über die Apotheke bezogen werden [9]. Dabei stehen für die ärztliche Beratung und Aufsicht angestellte Mediziner der vertreibenden Firmen zur Verfügung. Mittels eines Wattestäbchens wird eine Mundschleimhautprobe genommen und von der Anbieterfirma analysiert und interpretiert.

Im Folgenden werden einzelne Vertreter der wichtigsten Wirkstoffklassen sowie die oben genannten Beispiele noch einmal ausführlich aufbereitet und vorgestellt. Tabelle 3.3.1 fasst die gängigsten kardiologischen Arzneistoffe mit pharmakogenetischen Biomarkern zusammen.

Tab. 3.3.1: Kardiologische Arzneistoffe mit Arzneistofflabel oder Dosierungsempfehlung [47].

Arzneistoff	Biomarker	Polymorphismus-Effekte	Therapeutische Konsequenz	
			Reflektiert in	PGx Guideline[11]
B-Blocker				
Carvedilol	*CYP2D6*[1]	Veränderte Pharmakokinetik: Erhöhte Plasmaspiegel bei PM.	FDA-Label[4] HCSC-Label[5] Deutsche Fachinformation[6]	DPWG[9]
Metoprolol	*CYP2D6*[1]	Veränderte Pharmakokinetik: Erhöhte Plasmaspiegel bei PM. Erhöhtes Risiko für das Auftreten von UAWs bei PM.	FDA-Label[4] HCSC-Label[5] Deutsche Fachinformation[6]	DPWG[9]
Propranolol	*CYP2D6*[1]	Veränderte Pharmakokinetik: Erhöhte Plasmaspiegel bei PM.	FDA-Label[4] EMA-Label[7]	---[8]
Antiarrhythmika				
Flecainid	*CYP2D6*[2]	Veränderte Pharmakokinetik: Erhöhte Plasmaspiegel bei PM. Wahrscheinlich erhöhtes Risiko für das Auftreten von UAWs bei PM.	FDA-Label[4] HCSC-Label[5] Deutsche Fachinformation[6]	DPWG[9]
Propafenon	*CYP2D6*[1]	Veränderte Pharmakokinetik: Erhöhte Plasmaspiegel bei PM. Erhöhtes Risiko für das Auftreten von UAWs bei PM.	FDA-Label[4] EMA-Label[7] Deutsche Fachinformation[6]	DPWG[9]
Orale Antikoagulantien				
Warfarin	*CYP2C9*[1]	Veränderte Pharmakokinetik: Erhöhte Plasmaspiegel wegen verringertem Abbau bei *2- und *3-Formen des Enzyms.	FDA-Label[4] HCSC-Label[5]	CPIC[10]
	VKORC1[1]	Veränderte Pharmakodynamik: Erhöhte Sensitivität des Targetenzyms Vitamin-K-Epoxid-Reduktase auf Warfarin durch Punktmutation in der Promoterregion.		
	CYP4F2	Veränderte Kinetik von Vitamin K: Verringerter Abbau an Vitamin K und dadurch erhöhte Vitamin-K-Spiegel		
Phenprocoumon	*CYP2C9*[2]	Veränderte Pharmakokinetik: Erhöhte Plasmaspiegel durch verringerten Abbau bei *2- und *3-Formen des Enzyms.	---	DPWG[9]
	VKORC1[2]	Veränderte Pharmakodynamik: Erhöhte Sensitivität des Targetenzyms Vitamin-K-Epoxid-Reduktase auf Phenprocoumon durch Punktmutation in der Promoterregion.		

Thrombozytenaggregationshemmer				
Clopidogrel	*CYP2C19*[1]	Veränderte Pharmakokinetik: Geringere Plasmaspiegel des aktiven Metaboliten bei PM. Gefahr des Therapieversagens durch verminderte Thrombozytenaggregation bei PM.	FDA-Label[4] EMA-Label[7] PMDA-Label[8] HSC-Label[5] Deutsche Fachinformation[6]	CPIC[10] DPWG[9]
Prasugrel	*CYP2C19*[1] *CYP2C9*[1] *CYP3A5*[1] *CYP2B6*[1]	Keine veränderte Pharmakokinetik. Kein Einfluss auf Wirksamkeit oder das Risiko für das Auftreten von UAWs.	FDA-Label[4] EMA-Label[7] Deutsche Fachinformation[6]	---
Ticagrelor	*CYP2C19*[1]	Keine Angaben zur Pharmakokinetik. Kein Einfluss auf das Risiko für das Auftreten von UAWs.	FDA-Label[4] EMA-Label[7] Deutsche Fachinformation[6]	---
Sonstige				
Hydralazin–Vasodilatator	*NAT 1–2*[1]	Veränderte Pharmakokinetik: Erhöhte Plasmaspiegel bei *fast acetylators*. Keine Angaben zu Folgen für Wirksamkeit und Sicherheit des Arzneimittels.	FDA-Label[4]	---
Isosorbiddinitrat – Vasodilatator	*NAT 1–2*[1]	Veränderte Pharmakokinetik: Erhöhte Plasmaspiegel bei *fast acetylators*. Keine Angaben zu Folgen für Wirksamkeit und Sicherheit des Arzneimittels.	FDA-Label[4]	---
Ranolazin – Natrium-Calciumkanalinhibitor	*CYP2D6*[3]	Veränderte Pharmakokinetik: Erhöhte Plasmaspiegel bei PM. Erhöhtes Risiko für das Auftreten von UAWs bei PM.	EMA-Label[7] Deutsche Fachinformation[6]	---

1 Gelistet in der FDA-Biomarkerliste; 2 gelistet in der DPWG-Guideline; 3 gelistet im EMA-Label; 4 U.S. Food and Drug Administration; 5 Health Canada (Santé Canada); 6 aktuelle Fachinformationen des Fachinfo-Service® der Rote Liste® Service GmbH (www.fachinfo.de) – überprüft am 20. 06. 2016; 7 European Medicines Agency; 8 Pharmaceuticals and Medical Devices Agency, Japan; 9 Royal Dutch Association for the Advancement of Pharmacy – Pharmacogenetics Working Group; 10 Clinical Pharmacogenetics Implementation Consortium; 11 Guidelines zur Dosierungsanpassung.

3.3.1 Betablocker

Betablocker sind kompetetive Antagonisten der β-adrenergen Rezeptoren. Sie werden vor allem zur Behandlung von arterieller Hypertonie, koronarer Herzkrankheit, Tackykardie und Myokardinfarkt eingesetzt und senken nachweislich die Mortalität. Werden sie beispielsweise zur Sekundärprophylaxe des Myokardinfarktes eingesetzt, wird die Gesamtmortalität um 23 %, das Risiko des plötzlichen Herztodes um 32 % und die Zahl der nicht tödlichen Herzinfarkte um 27 % gesenkt [10]. Dementsprechend sind Betablocker sehr wichtige Arzneistoffe bei der Behandlung kardiovaskulärer Erkrankungen. Mit 40,8 Mio. Verordnungen sind sie die am vierthäufigsten verordnete Arzneimittelgruppe im Jahr 2014 [11].

Die FDA listet drei Betablocker mit Informationen zu genetischen/genomischen Biomarkern in den US-Fachinformationen: Carvedilol, Metoprolol und Propranolol. Bei allen drei wird auf die genetisch beeinflusste Pharmakokinetik Bezug genommen. Sie werden durch das hoch-polymorphe Enzym Cytochrom-P-450 (CYP) 2D6 zu inaktiven Metaboliten verstoffwechselt. Durch Keimbahnmutationen des codierenden *CYP2D6*-Gens wird die metabolische Aktivität des Enzyms beeinflusst. Entsprechend der Kapazität unterscheidet man zwischen *poor metabolizern* (PM), *intermediate metabolizern* (IM), *extensive metabolizern* (EM) und *ultra-fast metabolizern* (UM). PM zeigen höhere Plasmaspiegel als EM und IM und damit verbunden sowohl eine bessere Wirkung als auch ein erhöhtes Risiko für Nebenwirkungen [8]. Laut US- und deutschen Fachinformationen ist dieser Effekt für Carvedilol und Propranolol allerdings nicht von klinischer Relevanz [5,12,13].

Bei Metoprolol werden die Plasmakonzentrationen deutlich durch die CYP2D6-Aktivität beeinflusst (Abb. 3.3.1). Nach Langzeitbehandlung mit Metoprolol (Median 12,6 Monate) haben PM ($n = 8$) und IM ($n = 10$) mit 82,0 und 51,8 mg/ml pro Dosis/Körpergewicht signifikant höhere Plasmaspiegel als EM (13,3 mg/ml pro Dosis/Körpergewicht, $n = 31$, $P < 0{,}01$) [14]. In Abbildung 3.3.1 sind Plasmakonzentrations-Zeit-Verläufe von Metoprolol und seinem Metaboliten α-Hydroxymetoprolol in Abhängigkeit des *CYP2D6*-Genotyps für EM und PM zu sehen [15]. Es konnte gezeigt werden, dass durch Gabe von 100 mg Metoprolol über 8 Wochen der systolische Blutdruck bei PM und IM mit $11{,}4 \pm 2{,}0$ und $12{,}9 \pm 2{,}6$ mmHg signifikant stärker gesenkt wird als bei EM ($5{,}1 \pm 2{,}5$ mmHg; $P < 0{,}05$) [16]. Erhöhte Plasmakonzentrationen führen außerdem zu einer geringeren Kardioselektivität. Dadurch kommt es vermehrt zu Nebenwirkungen wie symptomatischer Bradykardie und Hypotonie, Kopfschmerz, Schwindelgefühl und Übelkeit. Bei Patienten, die unter Metoprolol-Therapie an Nebenwirkungen leiden, ist die Anzahl an PM um den Faktor 5 höher als im Rest der Bevölkerung ($P < 0{,}0001$) [17]. Eine prospektive Studie konnte nicht bestätigen, dass das Risiko für Nebenwirkungen von der *CYP2D6*-Aktivität beeinflusst wird. Allerdings waren in dieser Studie nur 4 von 121 Patienten PM, was eine zu geringe Fallzahl ist, um einen Effekt bestätigen zu können [18]. Die Dutch Pharmacogenetics Working Group (DPWG) empfiehlt bei der Anwendung von Metoprolol zur Therapie der Herzinsuffizienz bei PM und IM eine Dosisreduktion um

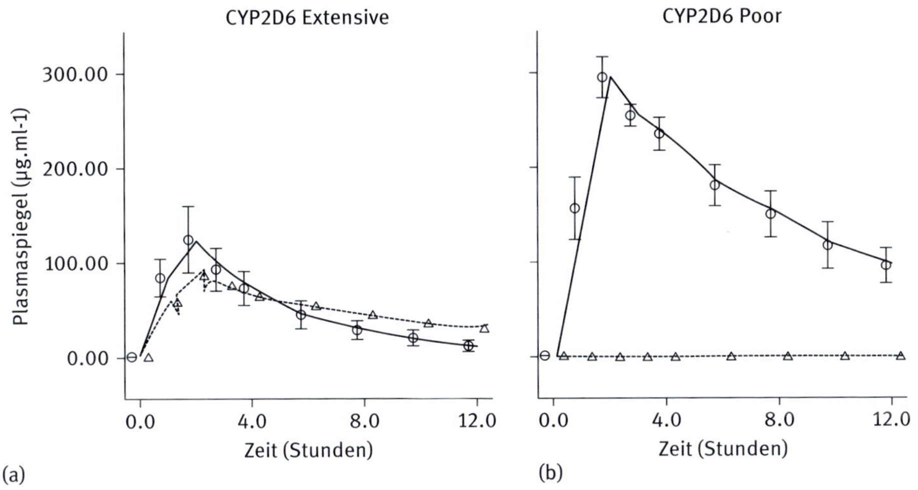

Abb. 3.3.1: Durchschnittliche Plasmakonzentrationen für Metoprolol (Kreise) und den Metaboliten α-Hydroxymetoprolol (Dreiecke) für EM ((a), n = 3) und PM ((b), n = 3) nach Gabe von 100 mg Metoprolol. Die Fehlerbalken zeigen ± den durchschnittlichen SE.

jeweils 75 % und 50 % und bei UM eine Dosistitration bis maximal 250 % [19]. In der deutschen Fachinformation von Metoprolol wird die Studienlage allerdings anders bewertet und geschlussfolgert, dass der CYP2D6-Status des Patienten nur einen geringen Einfluss auf die Sicherheit und Verträglichkeit des Wirkstoffs hat und eine Dosisanpassung nicht nötig ist [20].

Weder deutsche noch amerikanische Fachinformationen sehen Polymorphismen an den β-adrenergen Rezeptoren, dem pharmakologischen Ziel der Betablocker, als klinisch relevant an. Trotzdem gibt es in der Literatur Hinweise darauf, dass es Unterschiede in der Wirksamkeit von Betablockern in Abhängigkeit des Genotyps codierender Gene für den β_1-adrenergen Rezeptor, für α_2-adrenerge Rezeptoren und die G-Protein-gekoppelte-Rezeptorkinasen (GRK) gibt [21]. Die deutlichste Assoziation gibt es zwischen dem Genotyp der GRK und der Wirksamkeit der Betablocker, weshalb im Folgenden genauer auf dieses Beispiel eingegangen werden soll.

β-adrenerge Rezeptoren sind G-Protein-gekoppelte Rezeptoren. Bei ihrer Aktivierung durch Agonisten wird das Signal über G-Proteine weitergegeben und durch die Produktion von *Second Messengern* verstärkt. GRK phosphorylieren die β-adrenergen Rezeptoren. Durch die Phosphorylierung wird die Interaktion zwischen Rezeptor und G-Protein und damit die *Second-Messenger-Produktion* gehemmt. GRK *quenchen* dadurch die Sympathikusaktivität [21]. GRK5 ist für die β-adrenergen Rezeptoren die relevante Kinase. In der codierenden Region von GRK5 gibt es einen Polymorphismus an der Aminosäure-Position 41, wodurch ein Austausch von Glutamin (Wildtyp) gegen Leucin resultiert. Durch den Aminosäure-Austausch kommt es in der GRK zu einem Zuwachs an Aktivität, was zu einer Betablocker-ähnlichen

Aktivität der Kinase führt. Dadurch blockiert die GRK beim Genotyp GRK5–41Leu den Effekt von Agonisten und hat damit eine verstärkte kardioprotektive Wirkung im Vergleich zum Wildtyp. Der Effekt von Betablockern kann somit bei diesem Genotyp nicht entsprechend zum Tragen kommen. Dies bestätigt eine prospektive Studie, bei der 375 Herzinsuffizienz-Patienten bis zum Tod oder zur Herztransplantation verfolgt wurden. 314 Patienten wurden mit Betablockern behandelt, 61 nicht. Patienten, die homozygot Wildtyp-Träger sind, haben mit Betablockern behandelt längere transplantationsfreie Überlebenszeiten als unbehandelt (*Hazard Ratio* 0,22; 95 % Konfidenzintervall 0,12–0,40; P = 0,001), was den Einsatz von Betablockern bei Herzinsuffizienz begründet. Bei Trägern von GRK5–41Leu (homozygot und heterozygot) konnte allerdings kein Unterschied zwischen behandelt und unbehandelt erkannt werden (*Hazard Ratio* 0,78; 95 % *Confidence Interval*; 0,35–1,7; P = 0,53). Vergleicht man unter den Patienten, die nicht mit Betablockern behandelt wurden, sieht man, dass GRK5–41Leu-Genotypen signifikant längere transplantationsfreie Überlebenszeiten haben (P = 0,013). Die Behandlung mit Betablockern beim Genotyp GRK5–41Gln sorgt für ähnliche Überlebensraten wie bei unbehandelten GRK5–41Leu-Patienten. Die Mutation im Gen hat also eine ähnliche Auswirkung wie die Behandlung mit Betablockern. Diese Herzinsuffizienz-Patienten profitieren nicht von einer Therapie mit Betablockern [22].

3.3.2 Antiarrhythmika

Wegen der starken Heterogenität in Bezug auf Struktur und Wirkmechanismus werden Stoffe, die zur Therapie tachykarder Herzrhythmusstörungen eingesetzt werden, in vier große Klassen von Antiarrhythmika untergliedert. Klasse-I-Antiarrhythmika wirken vorwiegend als Natriumkanalblocker, Klasse-II-Antiarrhythmika als Betablocker, Klasse-III-Antiarrhythmika als Kaliumkanalblocker und die Klasse-IV-Antiarrhythmika als Calciumkanalblocker [23,24].

Aufgrund eines beschriebenen Einflusses des Metabolisiererstatus auf die Pharmakokinetik sind besonders die beiden Klasse-IC-Antiarrhythmika Propafenon und Flecainid pharmakogenetisch relevant (s. Tab. 3.3.1). Sie zeichnen sich durch eine langsame, aber lang andauernde Natriumkanalbindung mit Hemmung des Natriumeinstroms aus. Beide Arzneistoffe sind unter anderem zur Behandlung tachykarder, supraventrikulärer Herzrhythmusstörungen zugelassen [25,26]. Daneben werden sie auch für die Behandlung ventrikulärer, tachykarder Herzrhythmusstörungen verwendet [25,26], wovon die FDA jedoch auf Grundlage der Ergebnisse der Cardiac Arrhythmia Suppression Trials (CAST)-Studie bei nicht lebensbedrohlichen, ventrikulären Herzrhythmusstörungen generell abrät [27,28].

Flecainid wird bei oraler Anwendung fast vollständig resorbiert und unterliegt keinem relevanten First-Pass-Effekt [25,27]. Die Substanz wird größtenteils über den Urin ausgeschieden und zwar zu zirka 30 % als unveränderte Substanz, der Rest als Metaboliten [25,27]. Nur etwa 5 % werden mit dem Stuhl ausgeschieden

[25,27]. Die beiden Hauptmetaboliten meta-O-dealkyliertes Flecainid und meta-O-dealkyliertes Laktam von Flecainid sind ebenfalls biologisch aktiv [25,27]. Am Metabolismus beteiligt ist unter anderem CYP2D6 [25]. Da Flecainid selbst proarrhythmische Effekte hat, sollte die Anfangsdosierung nur unter ärztlicher Beobachtung und EKG-Monitoring erfolgen [25,27]. Laut Fachinformation schwankt die Dosierung je nach Indikation zwischen 100 mg und 400 mg täglich [25]. Dosisanpassungen bei besonderen Patientengruppen wie niereninsuffizienten Patienten müssen beachtet werden [25,27].

Aufgrund des ausgeprägten Metabolismus über das polymorphe CYP2D6 weist Flecainid in CYP2D6 PM, IM und EM stark unterschiedliche pharmakokinetische Eigenschaften auf [19]. So wurden in einer Studie an 58 Japanern je nach CYP2D6-Metabolisiererstatus signifikant ($P < 0{,}05$) unterschiedliche Konzentrations-Dosis-Verhältnisse festgestellt [29].

In einer Studie mit 40 Patienten unter Flecainid, Propafenon oder kombinierter Therapie traten – mit 21,1 % in der PM-Gruppe vs. 4,8 % in der EM-Gruppe – erhöht UAWs in der Gruppe der PM auf. Das Ergebnis war jedoch mit einem p-Wert von 0,091 nicht statistisch signifikant [30].

Für die Dosisanpassung aufgrund des CYP2D6-Metabolisiererstatus empfiehlt die DPWG für PM eine Dosisreduktion von 50 % sowie eine EKG-Überwachung und ein Therapeutisches Drug Monitoring (TDM). Für IM wird eine Dosisreduktion um 25 % sowie eine EKG-Überwachung und ein TDM empfohlen und für EM eine EKG-Überwachung und ein TDM sowie gegebenenfalls ein Therapiewechsel [19].

In der deutschen Fachinformation werden zwar Hinweise zum Polymorphismus von *CYP2D6* und zur Interaktion mit CYP2D6-Inhibitoren und -Induktoren gegeben, es werden aber keine Aussagen zur Dosisanpassung aufgrund des CYP2D6-Metabolisiererstatus gemacht [25]. Eine Evaluierung der Dosisanpassung basierend auf dem Patientengenotyp in groß angelegten, prospektiven Studien und mit Blick auf den Therapieerfolg und das Auftreten von UAWs steht für Flecainid noch aus.

Propafenon weist neben der für Klasse-IC-Antiarrhythmika typischen Natriumkanalblockade zusätzlich β-blockierende Eigenschaften auf [28]. Die Substanz unterliegt einem ausgeprägten und sättigbaren First-Pass-Effekt. So steigt die absolute Bioverfügbarkeit bei Gabe einer 300 mg schnell freisetzenden Tablette auf 10,6 % an im Vergleich zu 3,4 % bei Gabe einer 150 mg schnell freisetzenden Tablette [28].

Propafenon wird hauptsächlich über die Leber durch CYP2D6, CYP3A4 und CYP1A2 verstoffwechselt. CYP2D6 metabolisiert Propafenon zu knapp 40 % zu dem ebenfalls aktiven 5-Hydroxypropafenon [28]. Daneben spielt noch der Abbau über CYP3A4 und CYP1A2 zum aktiven N-Depropylporpafenon zu knapp 10 % eine Rolle [28]. Die Eliminationskinetik ist abhängig vom CYP2D6-Status des Patienten [28]. EM weisen eine nichtlineare, PM eine lineare Elimination auf [28,31]. In CYP2D6 PM können die erreichten Plasmakonzentrationen verglichen zu EM zwei- bis vierfach höhere Spiegel erreichen [28]. Abbildung 3.3.2 verdeutlicht den Zusammenhang zwischen Propafenon-Dosis und Propafenon-Talspiegel in Abhängigkeit vom CYP2D6-Metabolisiererstatus.

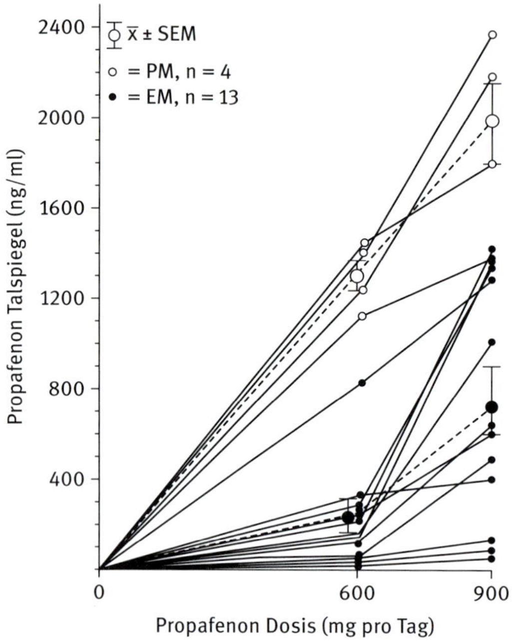

Abb. 3.3.2: Verhältnis der täglichen Propafenon-Dosis zum Talspiegel. Die ausgefüllten Kreise repräsentieren EM, die leeren PM. Auffallend ist, dass neben der deutlich höheren Exposition von PM, das Dosis-Talspiegel-Verhältnis bei PM linear und bei EM nichtlinear ansteigt.

Da Propafenon ebenfalls proarrhythmische Effekte aufweist, die bis zum plötzlichen Herztod führen können [31], muss individuell titrierend und unter kardiologischer Überwachung dosiert werden [26]. Die Fachinformation empfiehlt für einen 70 kg schweren Patienten während der Einstellungsphase eine Tagesdosis zwischen 450 mg und 900 mg verteilt auf 2–3 Dosierungen [26].

Die häufigsten UAWs während einer Propafenon-Therapie betreffen entweder das Nervensystem wie beispielsweise Schwindel- und Benommenheitsgefühle oder das Herz-Kreislaufsystem in Form von Überleitungsstörungen oder Bradykardien, die durch die β-blockierende Eigenschaften hervorgerufen werden [26,31]. UAWs am Nervensystem traten bei PM mit 67 % signifikant häufiger auf als bei EM mit 14 % ($p < 0{,}01$) [32]. Weiterhin weisen PM durch die verlangsamte Metabolisierung und die daraus resultierenden höheren Plasmaspiegel gerade bei niedrigen Dosen signifikant stärkere β-blockierende Effekte auf [33].

Für PM empfiehlt die DPWG deshalb eine Initialdosisreduktion um 70 % sowie eine EKG-Überwachung und ein TDM [19]. Für IM oder UM konnten keine konkreten Dosisanpassungen ermittelt werden, jedoch gilt auch hier die Empfehlung einer EKG-Überwachung und eines TDMs sowie im Zweifelsfall einen Therapiewechsels [19].

Die deutsche Fachinformation beschreibt ausführlich die Auswirkungen unterschiedlicher *CYP2D6*-Genotypen auf die Pharmakokinetik von Propafenon. Eine

Anpassung des Dosierungsschemas wird aufgrund des Erreichens eines Steady-States nach 3 bis 4 Tagen für die orale Applikation für nicht sinnvoll erachtet [26]. Die Fachinformation weist lediglich darauf hin, dass bei EM aufgrund der nicht linearen Kinetik eine „sorgfältige Dosistitration mit enger Aufmerksamkeit für Anzeichen einer klinischen und elektrokardiographischen Toxizität" durchgeführt werden muss [26].

Große prospektive Studien, in denen die Vorteile einer pharmakogenomischen Therapieindividualisierung mit Propafenon evaluiert wurden, gibt es bisher nicht.

3.3.3 Clopidogrel

Das Prodrug Clopidogrel wird zur Prävention atherothrombotischer Ereignisse angewendet und zu 15 % über verschiedene CYP-Enzyme (CYP1A2, CYP2B6, CYP2C9, CYP2C19 und CYP3A4/5) in seinen aktiven Metaboliten umgewandelt. Die restlichen 85 % werden durch Esterasen hydrolysiert und dadurch inaktiviert (Abb. 3.3.3) [34]. Der aktive Metabolit hemmt irreversibel den $P2RY_{12}$-Rezeptor und damit die Thrombozytenaggregation über die Lebensdauer der Thrombozyten (~ 10 Tage).

Der Einfluss genetischer Polymorphismen in relevanten Genen (*ABCB1*, *CYP3A5*, *CYP2C19*, *P2RY12* und *ITGB3*) auf die Clopidogrel-Wirksamkeit wurde in 2208 Patienten untersucht [35]. Vor allem CYP2C19 PM Patienten zeigten ein signifikant schlech-

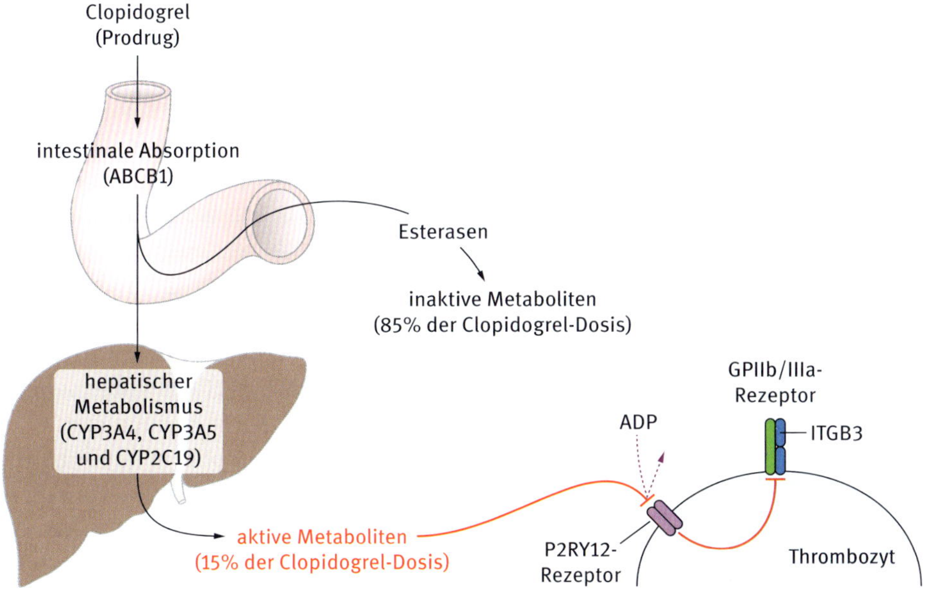

Abb. 3.3.3: Bioaktivierung von Clopidogrel und Anlagerung an $P2RY_{12}$-Rezeptor.

teres Ansprechen auf die Clopidogreltherapie, das heißt eine signifikant höhere Anzahl an Schlaganfällen, Myokardinfarkten oder Todesfällen (21,5 % vs. 13,3 %; HR 1,98; 95 % Konfidenzintervall 1,10–3,58). Dies lässt sich durch eine reduzierte Umwandlung von Clopidogrel in seinen aktiven Metaboliten in PMs erklären. Die mittlere Clopidogrel AUC war in einer kleinen Studie um das 1,8- bzw. 2,9-fache in heterozygoten bzw. homozygoten Trägern des *CYP2C19* PM Allels erhöht ($p < 0{,}05$) [36]. Die Häufigkeit für CYP2C19 PM variiert stark, bei Kaukasiern und Afroamerikanern liegt sie bei 2–5 %, bei Asiaten bei ungefähr 15 %.

In der aktuellen CPIC-Leitlinie sind diese und neue Erkenntnisse über CYP2C19 UM (*1/*17, *17/*17) berücksichtigt [37]. Patienten mit einem CYP2C19 PM-Status (*2/*2, *2/*3, *3/*3) wird von einer Clopidogreltherapie abgeraten, da mit einem erhöhten Risiko für kardiovaskuläre Ereignisse zu rechnen ist. Es wird empfohlen, auf alternative Therapien wie zum Beispiel Prasugrel oder Ticagrelor umzusteigen. Diese Empfehlung wird auch für CYP2C19 IM (*1/*2, *1/*3, *2/*17) ausgesprochen. Für CYP2C19 EM und UM wird die übliche Clopidogreldosis empfohlen. In der Fachinformation wird auf die verlangsamte Bildung des aktiven Metaboliten durch den CYP2C19 PM Phänotyp hingewiesen, eine Dosisanpassung wird allerdings nicht empfohlen [38].

Prospektive Studien, welche den Nutzen einer Patientenstratifizierung untermauern, existieren noch nicht. Eine Dosisindividualisierung basierend auf dem CYP2C19-Metabolisiererstatus des Patienten erscheint aufgrund des Prodrug-Prinzips und der veröffentlichten Daten sinnvoll. Es bleibt abzuwarten, ob in zukünftigen Studien weitere Polymorphismen, zum Beispiel im Zielgen *P2RY12*, identifiziert werden, die ebenfalls zur Variabilität des Clopidogreltherapie-Erfolgs beitragen.

3.3.4 Vitamin-K-Antagonisten

Vitamin-K-Antagonisten (VKA) sind oral verfügbare gerinnungshemmende Arzneistoffe, welche die Vitamin-K-Epoxidreduktase (VKORC1) hemmen [39]. Dadurch steht weniger Vitamin K in reduzierter Form zur Verfügung, weshalb die Koagulationsfaktoren II, VII, IX und X verringert gebildet werden können. Dadurch kommt es zu einer verlangsamten Blutgerinnung. VKA werden für die primäre und sekundäre Thromboembolieprophylaxe von venösen Thromboembolien, pulmonaren Embolien, Schlaganfällen bei nicht-valvulärem Vorhofflimmern, Herzklappenpatienten und zur Reduzierung der Sterblichkeit nach Myokardinfarkten eingesetzt.

Warfarin ist der weltweit am häufigsten eingesetzte VKA, wobei in Deutschland vorwiegend Phenprocoumon angewendet wird [40]. Beide Substanzen verhalten sich ähnlich, allerdings hat Phenprocoumon eine deutlich längere Halbwertszeit (ca. 150 h) im Vergleich zu Warfarin (37–50 h). Beide Substanzen werden hauptsächlich über CYP2C9 und CYP3A4 metabolisiert. Die meisten Studien wurden bisher mit Warfarin durchgeführt. Es gibt keine Studie, welche die therapeutische

Individuelle Phenprocoumon-Erhaltungsdosis (mg/Woche) = 2.874 – CYP2C9 – VKORC1 – 0.015 * Alter (Jahren) + 0.026 (bei Frauen) + 0.011 * Größe (cm) + 0.008 * Gewicht (kg) – 0.345 (bei Amiodaron-Komedikation)

CYP2C19
*1/*1 = 0
*1/*2 = 0.259
*1/*3 = 0.342
*2/*2 = 0.447
*2/*3 = 0.684
*3/*3 = 0.681

VKORC1
CC = 0
CT = 0.601
TT = 1.394

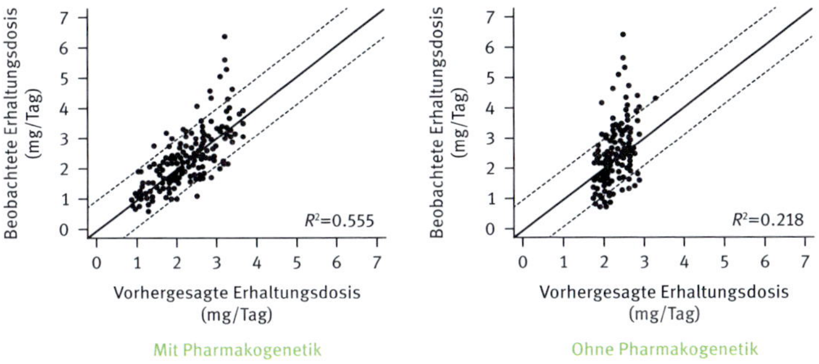

Abb. 3.3.4: Algorithmus zur Bestimmung der individuellen Phenprocoumon-Erhaltungsdosis basierend auf genetischen Informationen, demographischen Faktoren und Komedikation. Der Algorithmus sagt die beobachtete optimale patientenindividuelle Erhaltungsdosis unter Berücksichtigung der genetischen Faktoren deutlich besser vorher im Vergleich zu einem Algorithmus ohne genetische Faktoren. Schwarze Linie symbolisiert die Ursprungsgerade. Gestrichelte Linien symbolisieren eine Abweichung von ± 1 mg/Tag.

Äquivalenz der beiden Substanzen aufzeigt. Es wird angenommen, dass Studienergebnisse mit Warfarin auf Phenprocoumon übertragbar sind.

VKA sind in ihrer Anwendung weit verbreitet und gehören zu den am schwierigsten zu dosierenden und überwachenden Arzneimitteln. In den USA steht Warfarin an vierter Stelle der Verursacher für UAWs. Bei gut eingestellten Warfarinpatienten können Erhaltungsdosen zwischen 9 mg/Woche bis zu 120 mg/Woche variieren. Die Ursachen hierfür sind a) ein sehr enger therapeutischer Bereich, b) Arzneimittelinteraktionen, c) Nahrungsmittelinteraktionen und d) genetische Polymorphismen [41]. Die *2- und *3-Formen des polymorphen CYP2C9 Enzym, welches für den Abbau der VKA verantwortlich ist, tragen durch ihren signifikanten Aktivitätsverlust zu einem verlangsamten Abbau der VKA bei. Zusätzlich gibt es im *VKORC1*-Gen noch eine wichtige Punktmutation in der Promotorregion, welche signifikant mit einer höheren VKA-Sensitivität und einer Reduktion der VKA-Dosis assoziiert ist. Das Enzym CYP4F2 ist an der Inaktivierung und Degradation von Vitamin K, Vitamin E, Arachidonsäuren, und Leukotrien B4 beteiligt. Es spielt daher eine wichtige Rolle in der Regulation von Entzündungen, Blutdruck sowie der Verfügbarkeit der Vitamine E und K. Die Variante *CYP4F2*3* führt zu einem langsameren Abbau von Vitamin K welcher in erhöhten Vitamin-K-Spiegeln resultiert. *CYP4F2*3* hat in neuen Studien konsistent einen geringen, aber signifikanten Effekt auf die verabreichte Erhaltungsdosierung von Warfarin und Acenocoumarol gezeigt.

Für Warfarin und Phenprocoumon wurden Dosierungsalgorithmen entwickelt, welche genetische Informationen (*VKORC1* und *CYP2C9* Varianten), Umgebungsfaktoren (Komedikation, Diät, etc.) und demographische Faktoren (Alter, Geschlecht, Körpergewicht, Ethnizität, Zielindikation, Ziel-INR, etc.) berücksichtigen. Der Warfarin-Algorithmus nach Gage et al. ist unter www.warfarindosing.com verfügbar [42] und beschreibt 57 % der Variabilität in der Warfarindosis nach erfolgreicher Einstellung bei Kaukasiern und 31 % der Variabilität bei Afroamerikanern. Ein kürzlich veröffentlichter Phenprocoumon-Algorithmus wurde mit Daten von 624 Patienten entwickelt (Abb. 3.3.4) [43]. Die Vorhersage der optimalen patientenindividuellen Erhaltungsdosis wurde durch die Berücksichtigung genetischer Informationen (*CYP2C9* und *VKORC1*) signifikant verbessert ($R^2 = 0{,}555$ mit versus $R^2 = 0{,}218$ ohne genetische Information). In drei großen prospektiven Studien wurden die Verwendung Genotyp-gestützter Dosierungsalgorithmen gegenüber einer „klassischen Therapieinitialisierung" bei den VKA Warfarin und Phenprocoumon untersucht [44–46]. Als Endpunkt wurde die Zeit im therapeutischen Bereich (meist INR zwischen 2 und 3) nach 12 Wochen untersucht. Die erwartete Überlegenheit in der Genotyp-unterstützten Dosierungsfindung hat sich in diesen Studien nicht bewahrheitet. Es wurden nur marginale Verbesserungen in allen drei Studien gegenüber der Vergleichsgruppe festgestellt und die Frage nach dem ökonomischen Nutzen aufgeworfen. Es bleiben Verfeinerungen der Algorithmen (z. B. Einbau von *CYP4F2*) und weitere Subanalysen dieser wichtigen Studien abzuwarten, bevor zu einer routinemäßigen Genotyp-unterstützten VKA-Therapieeinstellung geraten werden kann.

Literatur

[1] Kunk K-H. Deutscher Herzbericht 2015. 2016;49(1).

[2] Robert Koch-Institut, Bundesamt S. Gesundheitsberichterstattung des Bundes [Internet]. 2016 [cited 2016 Jun 15]. Available from: www.destatis.de/DE/ZahlenFakten/GesellschaftStaat/Gesundheit/Todesursachen/Tabellen/HaeufigsteTodesursachen.html.

[3] Tamargo J, Le Heuzey JY, Mabo P. Narrow therapeutic index drugs: A clinical pharmacological consideration to flecainide. Eur J Clin Pharmacol. 2015;71(5):549–67.

[4] Kuruvilla M, Gurk-turner C, Gurk-Turner C. A review of warfarin dosing and monitoring. Bumc Proc. 2001;14:305–6.

[5] U.S. Food and Drug Administration. Table of Pharmacogenomic Biomarkers in Drug Labeling [Internet]. [cited 2016 Jun 15]. Available from: www.fda.gov/Drugs/ScienceResearch/ResearchAreas/Pharmacogenetics/ucm083378.htm.

[6] The Warfarin Dose Refinement Collaboration, International Warfarin Pharmacogenetics Consortium. WARFARINDOSING [Internet]. [cited 2016 Jun 15]. Available from: www.warfarindosing.org.

[7] Verhoef TI, Redekop WK, Daly AK, Van Schie RMF, De Boer A, Maitland-Van Der Zee AH. Pharmacogenetic-guided dosing of coumarin anticoagulants: Algorithms for warfarin, acenocoumarol and phenprocoumon. Br J Clin Pharmacol. 2014;77(4):626–41.

[8] Verschuren JJW, Trompet S, Wessels JAM, Guchelaar HJ, De Maat MPM, Simoons ML, et al. A systematic review on pharmacogenetics in cardiovascular disease: Is it ready for clinical application? Eur Heart J. 2012;33(2):165–75.

[9] STADA Arzneimittel AG. Clopidogrel-Test: Nebenwirkungen für eine bessere Therapie im Voraus erkennen [Internet]. [cited 2016 Jun 15]. Available from: www.stada-diagnostik.de/dna-tests/produkte/clopidogrel-test.html.
[10] Zander M. Betablocker verbessern die Prognose bei und nach akutem Myokardinfarkt. 1996;544(58):544–6.
[11] Schwabe U, Paffrath D. Arzneiverordnungs-Report 2015: Aktuelle Zahlen, Kosten, Trends und Kommentare. 2015. Springer-Verlag.
[12] Fachinformation Carvedilol Roche 6,25 mg. Stand: Januar 2015. Roche Pharma AG, Grenzach-Wyhlen. Zulassungsnummer: 36867.00.00.
[13] Fachinformation Propranolol mibe 80 mg. Stand: Juni 2015. mibe GmbH Arzneimittel, Brehna. Zulassungsnummer: 6328947.00.00.
[14] Rau T, Heide R, Bergmann K, Wuttke H, Werner U, Feifel N, et al. Effect of the CYP2D6 genotype on metoprolol metabolism persists during long-term treatment. Pharmacogenetics [Internet]. 2002;12(6):465–72. Available from: www.ncbi.nlm.nih.gov/pubmed/12172215.
[15] Tamminga WJ, Wemer J, Oosterhuis B, Brakenhoff JPG, Gerrits MGF, De Zeeuw RA, et al. An optimized methodology for combined phenotyping and genotyping on CYP2D6 and CYP2C19. Eur J Clin Pharmacol. 2001;57(2):143–6.
[16] Yuan H, Huang Z, Yang G, Lv H, Sang H, Yao Y. Effects of polymorphism of the beta(1) adrenoreceptor and CYP2D6 on the therapeutic effects of metoprolol. J Int Med Res. 2008;36:1354–62.
[17] Wuttke H, Rau T, Heide R, Bergmann K, Böhm M, Weil J, et al. Increased frequency of cytochrome P450 2D6 poor metabolizers among patients with metoprolol-associated adverse effects. Clin Pharmacol Ther. 2002 Oct;72(4):429–37.
[18] Fux R, Morike K, Prohmer A, Delabar U, Schwab M, Schaeffler E, et al. Impact of genotype on adverse effects during treatment with metoprolol: A prospective clinical study. Clin Pharmacol Ther [Internet]. 2005 Oct [cited 2016 Jun 18];78(4):378–87. Available from: http://doi.wiley.com/10.1016/j.clpt.2005.07.004.
[19] Swen JJ, Nijenhuis M, de Boer A, Grandia L, Maitland-van der Zee a H, Mulder H, et al. Pharmacogenetics: From Bench to Byte – An Update of Guidelines. Clin Pharmacol Ther. Nature Publishing Group; 2011 May 16;89(5):662–73.
[20] Fachinformation Metoprolol Recordati Pharma 100 mg. Stand: Juni 2013. Recordati Pharma GmbH, Ulm. Zulassungsnummer: 7396.00.00.
[21] Johnson J, Liggett S. Cardiovasular Pharmacogenomics of Adrenergic Receptor Signaling: Clinical Implications and Future Directions. Clin Pharmacol Ther. 2011;89(3):366–78.
[22] Liggett SB, Cresci S, Kelly RJ, Syed FM, Matkovich SJ, Hahn HS, et al. A GRK5 polymorphism that inhibits beta-adrenergic receptor signaling is protective in heart failure. Nat Med. 2008;14(5):510–7.
[23] Kowey PR. Pharmacological effects of antiarrhythmic drugs. Review and update. Arch Intern Med. 1998 Feb 23;158(4):325–32.
[24] Kowey PR, Marinchak RA, Rials SJ, Bharucha DB. Classification and pharmacology of antiarrhythmic drugs. Am Heart J. 2000 Jul;140(1):12–20.
[25] Fachinformation Flecainid-ratiopharm 100 mg Flecainidacetat. Stand: August 2014. Ratiopharm GmbH, Graf-Arco-Str.3 89079 Ulm. Zulassungsnummer: 68439.00.00 9.
[26] Fachinformation Propafenon Heumann 150 mg oder 300 mg Propafenonhydrochlorid. Stand: Mai 2015. Heumann Pharma GmbH & Co. Generica KG, Südwestpark 50, 90449 Nürnberg. Zulassungsnummer: 11108.00.00, 11108.01.00.
[27] FDA Professional Drug Information FLECAINIDE ACETATE tablet. Stand: März 2016. West-Ward Pharmaceuticals Corp. Eatontown, NJ 07724.
[28] FDA Highlights of prescibring information Rythmol SR propafenone hydrochloride extended-release capsules. Stand: Oktober 2010. GlaxoSmithKline Research Triangle Park, NC 27709.

[29] Doki K, Homma M, Kuga K, Kusano K, Watanabe S, Yamaguchi I, et al. Effect of CYP2D6 genotype on flecainide pharmacokinetics in Japanese patients with supraventricular tachyarrhythmia. Eur J Clin Pharmacol. 2006;62(11):919–26.
[30] Martínez-sellés M, Castillo I, Montenegro P, Martín ML, Almendral J. Pharmacogenetic Study of the Response to Flecainide and Propafenone in Patients With Atrial Fibrillation. Revista Española de Cardiología (English Edition) 2005;745–8.
[31] Product Monograph: APO-PROPAFENONE propafenone hydrochloride film coated tablets 150 mg and 300 mg. Stand: Juli 2014. Apotex Inc., Toronto, Ontario, M9L 1T9. Toronto;.
[32] Siddoway L a, Thompson K a, McAllister CB, Wang T, Wilkinson GR, Roden DM, et al. Polymorphism of propafenone metabolism and disposition in man: clinical and pharmacokinetic consequences. Circulation. 1987 Apr 1;75(4):785–91.
[33] Lee JT, Kroemer HK, Silberstein DJ, Funck-Brentano C, Lineberry MD, Wood AJ, et al. The role of genetically determined polymorphic drug metabolism in the beta-blockade produced by propafenone. N Engl J Med. 1990 Jun 21;322(25):1764–8.
[34] Karaźniewicz-ŁAda M, Danielak D, Burchardt P, Kruszyna Ł, Komosa A, Lesiak M, et al. Clinical pharmacokinetics of clopidogrel and its metabolites in patients with cardiovascular diseases. Clin Pharmacokinet. 2014;53:155–64.
[35] Simon T, Verstuyft C, Mary-Krause M, Quteineh L, Drouet E, Méneveau N, et al. Genetic determinants of response to clopidogrel and cardiovascular events. N Engl J Med. 2009;360:363–75.
[36] Kim K a, Park PW, Hong SJ, Park J-Y. The effect of CYP2C19 polymorphism on the pharmacokinetics and pharmacodynamics of clopidogrel: a possible mechanism for clopidogrel resistance. Clin Pharmacol Ther. 2008;84(2):236–42.
[37] Scott S, Sangkuhl K, Stein CM, Hulot J-S, Mega JL, Roden DM, et al. Clinical pharmacogenetics implementation consortium guidelines for CYP2C19 genotype and clopidogrel therapy: 2013 update. Clin Pharmacol Ther [Internet]. 2013;94(3):317–23. Available from: www.pubmedcentral.nih.gov/articlerender.fcgi?artid=3748366&tool=pmcentrez&rendertype=abstract.
[38] Fachinformation Clopidogrel Sanofi-Aventis 75 mg. Stand: September 2015. Sanofi-Aventis Deutschland GmbH, Frankfurt am Main. Zulassungsnummer: EU/1/98/069/001a.
[39] Moualla H, Garcia D. Vitamin K antagonists – current concepts and challenges. Thromb Res. 2011;128:210–5.
[40] Heidinger K. [In practice: use of vitamin K antagonists]. Pharm Unserer Zeit. 2004 Jan;33(3):236–43.
[41] Johnson J a, Gong L, Whirl-Carrillo M, Gage BF, Scott S a, Stein CM, et al. Clinical Pharmacogenetics Implementation Consortium Guidelines for CYP2C9 and VKORC1 genotypes and warfarin dosing. Clin Pharmacol Ther. Nature Publishing Group; 2011 Oct;90(4):625–9.
[42] Gage BF, Eby C, Johnson JA, Deych E, Rieder MJ, Ridker PM, et al. Use of pharmacogenetic and clinical factors to predict the therapeutic dose of warfarin. Clin Pharmacol Ther. 2008;84:326–31.
[43] van Schie RMF, Wessels J a M, le Cessie S, de Boer A, Schalekamp T, van der Meer FJM, et al. Loading and maintenance dose algorithms for phenprocoumon and acenocoumarol using patient characteristics and pharmacogenetic data. Eur Heart J. 2011 Aug;32(15):1909–17.
[44] Kimmel SE, French B, Kasner SE, Johnson J a, Anderson JL, Gage BF, et al. A pharmacogenetic versus a clinical algorithm for warfarin dosing. N Engl J Med. 2013 Dec;369(24):2283–93.
[45] Pirmohamed M, Burnside G, Eriksson N, Jorgensen AL, Toh CH, Nicholson T, et al. A randomized trial of genotype-guided dosing of warfarin. N Engl J Med. 2013 Dec;369(24):2294–303.
[46] Verhoef TI, Ragia G, de Boer A, Barallon R, Kolovou G, Kolovou V, et al. A randomized trial of genotype-guided dosing of acenocoumarol and phenprocoumon. N Engl J Med. 2013 Dec;369(24):2304–12.

[47] Whirl-Carrillo M, McDonagh EM, Hebert JM, Gong L, Sangkuhl K, Thorn CF, et al. Pharmacogenomics knowledge for personalized medicine. Clin Pharmacol Ther [Internet]. Nature Publishing Group; 2012 Oct;92(4):414–7. Available from: http://scholar.google.com/scholar?hl=en&btnG=Search&q=intitle:No+Title#0.

3.4 Chronisch-entzündliche Darmerkrankungen

Sebastian Zeißig

Chronisch-entzündliche Darmerkrankungen (CED) sind eine Gruppe von Erkrankungen, die als gemeinsames Merkmal eine chronische intestinale Entzündung unklarer Ätiologie aufweisen und mit verschiedenen extraintestinalen Manifestationen assoziiert sein können [1]. Dabei werden neben den Hauptformen Morbus Crohn (MC) und Colitis ulcerosa (CU) auch die mikroskopischen Colitis-Formen wie die kollagene Colitis und die lymphozytäre Colitis den CED zugeordnet. Die Unterformen der CED unterscheiden sich im Befallsmuster des Gastrointestinaltraktes, der makroskopischen und mikroskopischen Charakteristika der gastrointestinalen Läsionen und auch dem therapeutischen Ansprechen.

Der MC kann jedes Segment des Gastrointestinaltraktes betreffen und ist charakterisiert durch eine alle Schichten des Darms involvierende, transmurale Entzündung. Makroskopische und histologische Charakteristika des MC umfassen einen diskontinuierlichen Befall der betroffenen Darmsegmente (*Skip Lesions*) und epitheloidzellhaltige Granulome. Von entscheidender Bedeutung für die Morbidität bei MC ist die Tatsache, dass ein Großteil der Patienten im Verlauf der Erkrankung eine Entwicklung von Stenosen oder Fisteln zeigt [2,3]. Stenosen führen zu einer Behinderung der intestinalen Passage und können insbesondere nach narbigem Umbau häufig nur noch operativ beseitigt werden. Fisteln entsprechen einer *de novo*-Formation luminaler Strukturen, die Darmsegmente untereinander (interenterisch), mit der Körperoberfläche (enterokutan) oder mit anderen Organen (enterovesikal, enterovaginal) verbinden und unter anderem mit Infektionen und Symptomen eines Kurzdarmsyndroms assoziiert sein können.

Die (unbehandelte) CU zeigt im Gegensatz zum MC stets einen distalen, das heißt das Rektum betreffenden Befall mit variabler, aber grundsätzlich kontinuierlicher Ausdehnung nach proximal innerhalb des Kolons. Somit können eine Proktitis (isolierter Befall des Rektums), Linksseitenkolitis (Befall distal der linken Colonflexur) und Pankolitis (gesamtes Colon betroffen) unterschieden werden. Im Falle einer Pankolitis kann ebenfalls das distale Ende des terminalen Ileums (*Backwash-Ileitis*) betroffen sein. Neben dem kontinuierlichen Befall des Colons und der fehlenden Mitbeteiligung proximaler Segmente des Gastrointestinaltraktes zeichnet sich die CU histologisch durch eine nur die oberflächlichen Schichten des Darms betreffende Entzündung aus. Entsprechend kommt es typischerweise nicht zur Entwicklung von Fisteln oder (nicht-malignen) Stenosen. Eine der schwersten Folgeerkrankungen sowohl der CU als auch des MC ist die Entwicklung kolorektaler Karzinome auf dem Boden einer chronischen intestinalen Entzündung.

3.4.1 Medikamentöse Behandlung der CED

Die Ätiologie der CED ist nicht geklärt. Entsprechend fokussieren aktuelle therapeutische Regime primär auf einer Modulation des Immunsystems. Die zum Einsatz kommenden Therapeutika umfassen 5-Aminosalizylate, Corticosteroide, Antimetabolite wie Azathioprin (Aza), 6-Mercaptopurin (6-MP) und Methotrexat (MTX), Calcineurin-Inhibitoren sowie Biologika wie anti-TNFα und anti-Integrin-Antikörper.

3.4.1.1 Medikamentenklassen

5-Aminosalizylate entfalten ihre positive Wirkung vermutlich über die Aktivierung von *peroxisome proliferator-activated receptor-γ* (PPAR-γ) in intestinalen Epithelzellen [4] und werden vor allem in der Behandlung der CU eingesetzt [5,6]. Sie können sowohl oral als auch lokal (Suppositorien, Klysmen, Schäume) angewendet werden und dienen der Remissionsinduktion und -erhaltung. Neben 5-Aminosalizylsäure (5-ASA, Mesalazin) kommt auch Sulfasalazin zum Einsatz, das im Kolon zu 5-ASA und Sulfapyridin metabolisiert wird [7]. Während die therapeutische Wirksamkeit vom 5-ASA ausgeht, ist Sulfapyridin mit potentiellen Nebenwirkungen wie einer Hypospermie oder Agranulozytose assoziiert [7].

Glukokortikoide dienen sowohl bei MC als auch bei CU der Remissionsinduktion, während die Wirksamkeit in der Remissionserhaltung begrenzt ist [5,6]. Der Wirksamkeit von Steroiden in der Remissionsinduktion bei CED steht eine Vielzahl von Nebenwirkungen gegenüber, die kosmetische Aspekte (Akne, Ödeme, Striae) sowie schwerwiegende Erkrankungen wie Osteoporose, Osteonekrosen, Myopathien, Katarakte, metabolische Entgleisungen und opportunistische Infektionen umfassen. Systemische Nebenwirkungen können durch Einsatz von Corticosteroiden mit ausgeprägtem First-pass-Metabolismus (Budesonid) reduziert werden, wobei die Wirksamkeit im Vergleich zu Prednisolon geringer ausfällt [8].

Aza und sein Metabolit 6-MP bilden nach Metabolisierung Purinanaloga, die die Proliferation von Lymphozyten inhibieren [9,10]. MTX ist ein Folsäure-Analogon, das die für die Thymidin-Synthese mitverantwortliche Dihydrofolat-Reduktase hemmt. Darüber hinaus trägt MTX durch Inhibition der Purin-Synthese sowie zahlreichen weiteren Mechanismen zur Immunmodulation bei [11]. Antimetabolite kommen sowohl bei MC als auch bei CU zum Einsatz, aber sind aufgrund ihres Wirkungsmechanismus mit einem verzögerten Wirkungseintritt einige Wochen nach Therapiebeginn verbunden [5,6]. Therapie-assoziierte Nebenwirkungen sind häufig und teils schwerwiegend und umfassen vor allem Übelkeit, Anorexie, Myelosuppression sowie ein erhöhtes Risiko solider Malignome und Lymphome [12]. In Einklang mit der Häufigkeit und Schwere dieser Nebenwirkungen kommt es bei einem substantiellen Anteil der Thiopurin-behandelten CED-Patienten zu einem nebenwirkungsbedingten Absetzen der Therapie [13]. Gleiches gilt für MTX-behandelte Patienten [14].

Während die oben genannten Medikamentenklassen seit Jahrzehnten zum Einsatz kommen, stellen Biologika neuere Therapieprinzipien dar. Aktuelle, in der CED-Therapie zugelassene Biologika umfassen mehrere anti-TNFα-Antikörper (Infliximab, Adalimumab, Golimumab, Certolizumab pegol) sowie einen gegen das $\alpha_4\beta_7$-Integrin gerichteten monoklonalen Antikörper (Vedolizumab). TNFα-Antikörper erzielen ihre Wirksamkeit vermutlich durch Bindung an membranständiges TNF und Apoptose-Induktion von Lymphozyten [15]. Vedolizumab hingegen interferiert mit der Migration von Immunzellen in die intestinale Lamina propria durch Blockade der Interaktion von endothelialem MAdCAM1 (*mucosal vascular addressing cell adhesion molecule* 1) mit von Immunzellen exprimiertem $\alpha_4\beta_7$-Integrin [16,17]. Beide Antikörperprinzipien sind wirksam in der Remissionsinduktion und Remissionserhaltung bei MC und CU, wobei die volle Wirkung von Vedolizumab erst nach einigen Wochen eintritt [5,6,16,17]. Schwerwiegende Nebenwirkungen der TNFα-Antikörper umfassen unter anderem allergische Reaktionen, kutane und vor allem psoriatiforme Läsionen, Lupus-ähnliche Syndrome, ein erhöhtes Lymphomrisiko sowie opportunistische Infektionen, wobei Mykobakterien (*M. tuberculosis*, *M. marinum*) eine besondere Bedeutung zukommt [5,6]. Da Vedolizumab erst seit 2014 für die Behandlung der CED zugelassen ist, besteht im Vergleich zu anderen Biologika eine geringere Datenlage in Hinblick auf Nebenwirkungen. Neben Infusionsreaktionen wurden vor allem opportunistische Infektionen sowie gastrointestinale und nasopharyngeale Infekte beschrieben [17]. Potentielle Risiken einer Vedolizumab-Langzeittherapie können bislang nicht ausreichend eingeschätzt werden.

Calcineurin-Inhibitoren (Ciclosporin A (CsA), Tacrolimus) kommen als Reservetherapien zur Remissionsinduktion bei schwerer CU zum Einsatz. Die Wirksamkeit dieser Medikamentenklasse beruht auf der Inhibition der Calcineurin- und NFAT (*nuclear factor of activated T cells*)-abhängigen Aktivierung von Immunzellen. Aufgrund des erheblichen Nebenwirkungspotentials und therapeutischer Alternativen kommen Calcineurininhibitoren im Bereich der CED jedoch zunehmend seltener zur Anwendung.

3.4.1.2 Therapieprinzipien

Trotz vorhandener Unterschiede im Krankheitsverlauf und der Manifestation gelten für MC und CU ähnliche Therapieprinzipien. So sind die oben beschriebenen Medikamentenklassen mit Ausnahme der vor allem bei CU zum Einsatz kommenden 5-Aminosalizylate und Calcineurin-Inhibitoren in beiden Erkrankungen wirksam [5,6]. Dabei muss unterschieden werden zwischen Therapeutika die primär der Induktion der Remission dienen (Corticosteroide, Calcineurin-Inhibitoren), und solchen die sowohl in der Remissionsinduktion als auch in der Remissionserhaltung angewendet werden können (5-ASA, Antimetabolite, monoklonale Antikörper) [5,6]. Während Patienten mit seltenen und milden Erkrankungsschüben mit einer alleinigen Intervalltherapie der Schübe behandelt werden können, bedürfen Patienten mit häufigen oder schweren Schüben sowie Patienten mit chronisch-aktiver Erkrankung einer Erhaltungstherapie [5,6]. Diese kann bei CU und milder Erkrankung in einer alleinigen 5-ASA-Therapie bestehen [5]. Bei MC-Patienten sowie CU-Patienten mit schwereren Verläufen sollten hingegen Antimetabolite und/oder Biologika zum Einsatz kommen [5,6]. Traditionell wurde dabei ein sogenanntes *Step-up*-Modell gewählt, in dem bei unzureichender Wirkung einer Steroidtherapie ein Antimetabolit in die Therapie integriert wurde und bei erneut unzureichender Wirksamkeit ein Biologikum mit oder ohne zusätzliche Antimetabolit-Therapie eingesetzt wurde. In den letzten Jahren zeigte sich jedoch, dass eine Kombination immunsuppressiver Strategien in Hinblick auf die Erkrankungskontrolle wirksamer ist als die jeweiligen Einzeltherapien [18,19]. Insofern sollte für Patienten mit negativen prognostischen Faktoren (frühes Erkrankungsalter; bei MC fistulierender Verlauf, perianaler Befall und ausgedehnter Dünndarmbefall) ein akzeleriertes Step-up oder ein Top-down-Konzept erwogen werden, in dem durch Kombination von Biologika und Antimetaboliten sowie gegebenenfalls zusätzlicher Steroidtherapie ein schneller Remissionseintritt erzielt wird. In der Folge kann die Medikation dann schrittweise reduziert werden.

3.4.2 Pharmakogenetik bei CED

Für die in der CED-Therapie zugelassenen Medikamenten gilt, dass sie nur in einer Subgruppe von Patienten wirksam sind, häufig mit einem sekundären Wirkverlust einhergehen und mit teils signifikanten Nebenwirkungen verbunden sind, die oft zum Therapieabbruch führen. Entsprechend wurde in einer Vielzahl von Studien untersucht, ob genetische Polymorphismen zur Prädiktion des individuellen therapeutischen Ansprechens beitragen können oder Subgruppen von Patienten mit einem erhöhten Risiko Therapie-assoziierter Nebenwirkungen identifiziert werden können. Beide Aspekte dienen dem Konzept einer genetisch gesteuerten Pharmakotherapie und somit einer personalisierten Medizin. Überzeugende und konsistente Evidenz, die Eingang in die klinische Routine gefunden hat, besteht jedoch aktuell nur für die Assoziation von Thiopurin-S-Methyltransferase (*TPMT*)-Polymorphismen und der Thiopurin-assoziierten Leukopenie. Darüber hinaus wurden in jüngster Zeit weitere, teils vielversprechende genetische Assoziationen zwischen Thiopurin-metabolisierenden Enzymen und Therapie-induzierten Nebenwirkungen beschrieben, die möglicherweise künftig therapeutische Relevanz erlangen werden. Diese genetischen Polymorphismen und ihre klinische Bedeutung bilden den Schwerpunkt des nachfolgenden Kapitels. Pharmakogenetische Studien im Bereich anderer CED-relevanter Immunmodulatoren und Biologika konnten im Gegensatz dazu bislang keine klinische Relevanz erlangen und werden im Abschluss dieses Kapitels zusammengefasst.

3.4.2.1 *TPMT, NUDT15* und Thiopurin-induzierte Leukopenie

Aza wird nach extrazellulärer Konversion in 6-MP in Zellen aufgenommen und über drei kompetitive enzymatische Wege metabolisiert (Abb. 3.4.1) [10]. So kann 6-MP über die Xanthinoxidase (XO) oder alternativ über die TPMT abgebaut werden. Darüber hinaus kann 6-MP über die Hypoxanthin-Guanin-Ribosyltransferase (HPRT) und nachfolgende enzymatische Schritte in 6-Thioguanine (6-TGN; 6-TGN-Mono-, -Di-, -Triphosphate) überführt werden, welche die aktiven Metaboliten von Aza und 6-MP darstellen. 6-TGN werden in die DNA inkorporiert und führen zu Apoptose sowie Inhibition der Proliferation von Lymphozyten als therapeutisches Wirkprinzip [10].

Einer der zentralen Regulatoren der 6-TGN-Produktion ist die TPMT. Untersuchungen an mehreren Tausend Probanden konnten dabei eine hohe interindividuelle Variabilität in der enzymatischen Aktivität der TPMT feststellen, wobei etwa 0,5 % der Probanden eine weitestgehend fehlende TPMT-Aktivität aufwiesen [20–22]. Einzelnukleotidpolymorphismen (*single nucleotide polymorphisms*; SNPs)

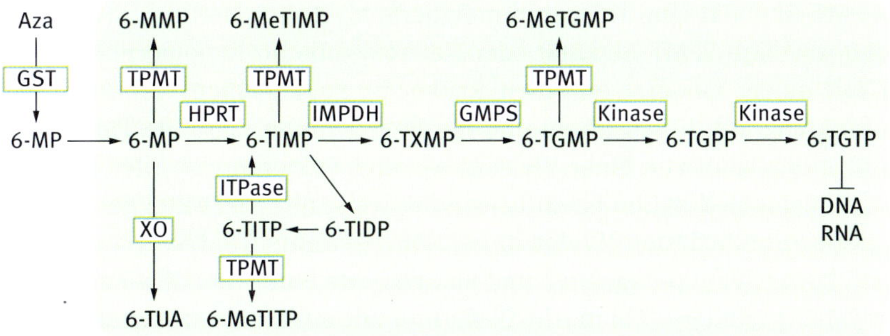

Abb. 3.4.1: Thiopurin-Metabolismus. Azathioprin (Aza) wird mittels Glutathion-S-Transferase (GST) in 6-Mercaptopurin (6-MP) metabolisiert und internalisiert. Katabole Abbauwege von 6-MP umfassen die Metabolisierung in 6-Methylmercaptopurin (6-MMP) durch die Thiopurinmethyltransferase (TPMT) oder die Umwandlung in 6-Thioharnsäure (6-TUA) durch die Xanthinoxidase (XO). Des Weiteren kann 6-MP in mehreren Schritten in die aktiven 6-Thioguanin-Metabolite (6-Thioguanin-monophosphat (6-TGMP), -diphosphat (6-TGDP), -triphosphat (6-TGTP)) umgewandelt werden, welche die DNA- und RNA-Synthese hemmen. Hierbei sind die Hypoxanthin-Guanin-Phosphoribosyltransferase (HPRT), Inosin-Monophosphat-Dehydrogenase (IMPDH) und Guanin-Monophosphat Synthetase (GMPS) involviert unter Entstehung der Zwischenprodukte 6-Thioinosin-Monophosphat (6-TIMP) und 6-Thioxanthosin-Monophosphat (6-TXMP). ITPase, Inosine Triphosphatase; 6-TIDP, 6-Thioinosin-Diphosphat; 6-TITP, 6-Thioinosin-Triphosphat; 6-MeTITP, 6-Methyl-Thioinosin-Triphosphat; 6-MeTGMP, 6-Methyl-Thioguanin-Monophosphate. Modifiziert nach [10,43].

tragen partiell zur Regulation der TPMT-Aktivität bei. So konnten bislang über 30 Polymorphismen im *TPMT*-Gen beschrieben werden, die sowohl Spleißvarianten als auch nicht-synonyme SNPs umfassen [10,23]. Einige dieser genetischen Varianten sind hypomorph und bei Heterozygotie assoziiert mit reduzierter TPMT-Enzymaktivität, während Homozygotie mit fehlender enzymatischer Aktivität verbunden ist [10,23]. Sowohl homozygote als auch heterozygote Träger dieser SNPs weisen ein deutlich erhöhtes Risiko (20- bzw. 4-fach) einer schweren Myelosuppression unter einer Standardtherapie mit Aza/6-MP auf [10,22–26]. Darüber hinaus besteht bei erheblicher interdivideueller Variabilität eine inverse Korrelation zwischen TPMT-Aktivität und therapeutischem Ansprechen auf Aza/6-MP sowie, passend dazu, eine direkte Korrelation zwischen der Konzentration aktiver 6-TGN Metaboliten und dem therapeutischen Ansprechen [23].

Die Nutzung genetischer *TPMT*-Polymorphismen, der TPMT-Aktivität oder der 6-TGN-Spiegel zur therapeutischen Steuerung einer Thiopurin-Therapie wird dennoch von einer Vielzahl von Beobachtungen erschwert. So erklären die bekannten *TPMT*-Polymorphismen nur unzureichend die große interindividuelle Variabilität in der TPMT-Aktivität mit entsprechender Diskordanz in Genotyp-Phänotyp-Studien [23,27,28]. Die Sensitivität der Genotypisierung in der Prädiktion niedriger oder intermediärer TPMT-Aktivität ist daher relativ gering (70–86 %, [24]). Auch für die Bestimmung der TPMT-Aktivität gilt, dass zwar etwa 90 % der Patienten mit seltener homozygoter Ausprägung von *TPMT*-Varianten und damit einhergehender fehlender TPMT-Aktivität eine Thiopurin-induzierte Myelosuppression entwickeln, aber eine intermediäre TPMT-Aktivität oder Heterozygotie für hypomorphe *TPMT*-Allele nur mit einem moderat erhöhten Risiko für Leukopenien verbunden ist [24,29]. In Einklang mit diesen Daten und der Beobachtung, dass die Thiopurin-induzierte Myelotoxizität von einer Vielzahl weiterer Faktoren wie Alter, Nierenfunktion und Begleitmedikation beeinflusst wird, weist nur ein Drittel der Patienten mit Thiopurin-induzierter Myelosuppression bekannte *TPMT*-Varianten auf [23,30]. Auch konnte eine prospektive und kontrollierte Studie bei CED-Patienten, in der eine TMPT-gesteuerte Thiopurin-Dosierung mit einer ungesteuerten Therapie verglichen wurde, keine Unterschiede in der Frequenz hämatologischer Nebenwirkungen nachweisen [31]. In der Subgruppe der homozygoten (0,1 %) und heterozygoten (10 %) Träger von *TPMT*-Varianten war hingegen eine Reduktion der hämatologischen Nebenwirkungen zu beobachten (2,6 % versus 23 %) [31]. Eine Bestimmung von *TPMT*-Genotyp oder -Aktivität kann somit dazu beitragen, seltene Subgruppen von Patienten mit einem deutlich erhöhten Risiko für Thiopurin-induzierte Toxizität zu identifizieren. Ein Großteil der Patienten mit Aza/6-MP-induzierter Myelosuppression zeigt jedoch in *TPMT*-Untersuchungen unauffällige Ergebnisse. Entsprechend ersetzt die *TPMT*-Diagnostik nicht die regelmäßige Bestimmung des Blutbildes zur Diagnostik Aza/6-MP-induzierter Myelotoxizität.

Auch bezüglich der 6-TGN-gesteuerten Mercaptopurin-Therapie gilt, dass sie einer Standardtherapie nicht überlegen ist [23,32]. Dies begründet sich vor allem in einer geringen Korrelation zwischen Thiopurin-Dosierung und 6-TGN-Spiegeln und der Beobachtung, dass eine Erhöhung der Thiopurin-Dosierung primär zu einem Anstieg in der Konzentration TPMT-abhängiger Abbauprodukte von 6-MP führt (6-Methylmercaptopurin (6-MMP)) bei nur geringgradigem Anstieg der Konzentration aktiver 6-TGN-Metabolite [23,33,34]. Die Bestimmung der 6-TGN- und 6-MMP-Spiegel ist daher von untergeordneter Bedeutung für die Steuerung einer Thiopurin-Therapie, kann aber im Einzelfall dazu genutzt werden, Patienten mit fehlender Therapieadhärenz (niedrige 6-TGN und 6-MMP-Spiegel) oder Thiopurin-refraktärer Erkrankung (hohe 6-TGN-Spiegel) zu identifizieren.

Während *TPMT*-Mutationen bei Asiaten seltener vorliegen als in europäischen Kohorten (ca. 3 % versus 10 %), ist die Frequenz Thiopurin-assoziierter Leukopenien in Asien deutlich höher als in Europa. So entwickeln etwa 3–5 % der europäischen Patienten unter Aza oder 6-MP eine Leukopenie während in asiatischen Kollektiven etwa 7 % der Patienten eine frühe (innerhalb von 8 Wochen nach Therapiebeginn auftretende) und etwa 30 % eine späte (nach ≥ 8 Wochen auftretende) Leukopenie entwickeln [13,35–38]. Diese Diskrepanz wird zumindest partiell durch eine Missens-Variante in *NUDT15* (*nucleoside diphosphate-linked moiety X-type motif* 15), einer vermutlich im Metabolismus von Thiopurinen involvierten Nudix-Hydrolase erklärt. Das Risikoallel, p.Arg139Cys, zeigt in der koreanischen (10 %), chinesischen (13 %) und japanischen (7 %) Population eine im Vergleich zu Europäern (0,004 %) deutlich erhöhte Frequenz und ist bei Heterozygotie mit einem 88-fachen Risiko einer Thiopurin-induzierten Leukopenie verbunden. Entsprechend hat der Nachweis von *NUDT15* p.Arg139Cys ein Sensitivität von 89 % und Spezifität von 93 % für die Entwicklung einer frühen Thiopurin-induzierten Leukopenie bei Koreanern. Die Assoziation von *NUDT15* p.Arg139Cys mit Thiopurin-induzierter Leukopenie konnte in der japanischen und taiwanesischen Bevölkerung bestätigt werden [39–41]. In der westlichen Bevölkerung gilt ein ähnlicher Zusammenhang, der jedoch aufgrund der niedrigen Prävalenz des *NUDT15* Risikoallels von untergeordneter Bedeutung ist [38]. Zusammenfassend erklärt ein prävalentes Risikoallel von *NUDT15* einen Großteil der im koreanischen und asiatischen Raum auftretenden Thiopurin-assoziierten Leukopenien und wird insofern vermutlich zeitnah Eingang in dortige diagnostische Algorithmen finden.

3.4.2.2 MHC II und Thiopurin-induzierte Pankreatitis

Etwa 4–7 % der Thiopurin-behandelten CED-Patienten entwickelt eine Pankreatitis, die zwar typischerweise einen milden, nicht-nekrotisierenden Verlauf zeigt, aber dennoch mit deutlichen abdominellen Beschwerden verbunden ist und zum Absetzen der Medikation zwingt [13]. Ähnlich der Thiopurin-induzierten Leukopenie besteht auch für die Thiopurin-induzierte Pankreatitis eine genetische Komponente. Während sich keine Assoziation mit dem *TPMT*-Genotyp zeigte, konnte ein Zusammenhang mit SNPs im MHC-II (*major histocompatibility complex* II)-Lokus nachgewiesen werden [42]. Das entsprechende Risikoallel geht mit einem 2,6-fachen Risiko der Entwicklung einer Thiopurin-induzierten Pankreatitis einher und weist bei heterozygoter beziehungsweise homozygoter Trägerschaft ein 9 %iges bzw. 17 %iges Risiko einer Pankreatitis-Entwicklung auf [42]. Der zugrundeliegende Mechanismus ist dabei bislang nur unzureichend verstanden. Auch der Stellenwert eines Nachweises des Risikoallels in der klinischen Praxis kann aktuell nicht abschließend beurteilt werden.

3.4.3 Pharmakogenetische Varianten ohne aktuellen Stellenwert in der klinischen Routine

3.4.3.1 Thiopurine, Methotrexat und Calcineurin-Inhibitoren

Für eine Vielzahl von im Thiopurin-Metabolismus involvierten Enzymen wurde eine Assoziation mit Thiopurin-induzierten Nebenwirkungen beschrieben. Dies gilt beispielsweise für die Inosin-Triphosphatase (ITPA), die Glutathion-S-Transferase, die 5,10-Methyltetrahydrofolatreduktase (MTHFR), die 5,10-Methyltetrahydrofolatdehydrogenase 1 (MTHFD1) und das Multi-Drug-Resistance-Protein 4 (MRP4, codiert durch *ABCC4*) [10,43]. Der klinische Stellenwert dieser Varianten in der Prädiktion Thiopurin-induzierter Nebenwirkungen ist jedoch nicht hinreichend untersucht und entsprechende prospektive Untersuchungen notwendig.

Gleiche Erwägungen gelten für Untersuchungen zur MTX-induzierten Zytotoxizität, für die eine Vielzahl genetischer Polymorphismen mit potentiellen protektiven oder pathogenen Effekten beschrieben werden konnten [43]. Aufgrund diskordanter Beobachtungen in unterschiedlichen Patientenkohorten und fehlender Reproduktion von Assoziationen hat auch hier jedoch bislang kein Polymorphismus Eingang in die klinische Routinetestung gefunden. Auch bleibt anzumerken, dass nur eine der Studien zur Pharmakogenetik von MTX in CED-Patienten durchgeführt wurde [43,44].

Calcineurin-Inhibitoren wie CsA und Tacrolimus werden intensiv über CYP3A4/5-Enzyme in Leber und Darm metabolisiert und die Medikamentenspiegel entsprechend von Polymorphismen in diesen Genen beeinflusst [23]. Hier hat sich jedoch die Talspiegel-Bestimmung zur Therapiesteuerung durchgesetzt, die einfach, schnell und preiswert in der klinischen Routine durchgeführt werden kann und genetischen sowie nicht-genetischen Aspekten in der Modulation der CsA- und Tacrolimus-Spiegel Rechnung trägt.

3.4.3.2 Glukokortikoide

Die genetische Beeinflussung der Effekte von Glukokortikoiden (GC) wurden in einer großen Zahl von Studien untersucht. Dabei konnten Polymorphismen im GC-Rezeptor (*NR3C1*), im GC-Rezeptor (GR)-Komplex (HSP90, *STIP1*), in nukleären

Transportfaktoren (Importin 13, *IPO13*), Multi-Drug-Resistenzgenen (P-glycoprotein, *ABCB1*) und inflammatorischen Mediatoren (*NALP1*, *TNFA*, *IL10*) beschrieben werden, die alle die Wirkung von GCs beeinflussen [45]. Viele dieser Polymorphismen zeigten in Studien an CED-Patienten jedoch keine oder keine konsistente Assoziation mit dem Ansprechen auf GCs [45,46]. So existieren inkonsistente Daten zur Assoziation des GR-Polymorphismus *BclI* und von P-Glykoprotein-Polymorphismen mit dem Ansprechen auf GCs bei CED-Patienten, während eine solche Assoziation für GR-Polymorphismen jenseits von *BclI* in mehreren Studien ausgeschlossen wurde [45,46]. Darüber hinaus existiert zwar ein Zusammenhang zwischen *TNFA*- sowie *NALP1*-Polymorphismen und dem Ansprechen auf GC, aber es bleibt unklar inwiefern diese Assoziation auf einer direkten Modulation der GC-Wirkung beruht oder die indirekte Folge einer Regulation der Entzündungsaktivität darstellt [45]. Entsprechend der inkonsistenten Datenlage findet eine Analyse dieser Polymorphismen aktuell keine Anwendung in der klinischen Routine.

3.4.4 Biologika

Biologika wie TNFα- oder $\alpha_4\beta_7$-Integrin-Antikörper haben in aktuellen therapeutischen Strategien einen zentralen Stellenwert. Monoklonale Antikörper sind aber nur in einer Subgruppe von CED-Patienten wirksam und darüber hinaus insbesondere im Fall der TNFα-Antikörper mit teils schweren potentiellen Nebenwirkungen wie allergischen Reaktionen und opportunistischen Infektionen (v. a. Mykobakterien) verbunden. Prädiktoren eines therapeutischen Ansprechens oder von Therapie-assoziierten Nebenwirkungen wären somit von großer klinischer Relevanz. Bisherige pharmakogenetische Studien zur Untersuchung dieser Fragestellung basierten jedoch ausschließlich auf Kandidaten-Gen-Studien in kleineren Patientenkohorten. Hierbei wurde eine Assoziation biologischer oder klinischer Ansprechraten mit Polymorphismen in einer Vielzahl von Genen (z. B. *TNFRSF1A*, *TNFRSF1B*, *TNFA*, *TNFAIP3*, *ADAM17*, *FASLG*, *CASP9*) postuliert, wobei für diese Kandidaten-Gene bislang entweder keine unabhängige Validierung vorliegt oder Validierungsversuche keine Bestätigung erbringen konnten [43,47–49]. Entsprechend konnte sich keiner dieser Polymorphismen bislang in der klinischen Praxis bei CED etablieren.

3.4.5 Zusammenfassung und Perspektive

Trotz einer Vielzahl pharmakogenetischer Untersuchungen im Bereich der CED konnte bislang nur die Assoziation von *TPMT*-Polymorphismen mit der Thiopurin-induzierten Leukopenie klinische Relevanz erlangen. Auch für diese Assoziation gilt, dass sie nur einen moderaten Anteil der unter Thiopurinen auftretenden Leukopenien erklärt und somit im europäischen Raum überwiegend einer engmaschigen Blutbildbestimmung gewichen ist. Genetische Polymorphismen in *NUDT15* und im MHC II-Lokus stellen vielversprechende neue Kandidaten für eine pharmakogenetisch gesteuerte Thiopurin-Therapie dar, deren klinischer Wert aktuell untersucht wird.

Im Gegensatz dazu zeigten sich bislang keine robusten pharmakogenetischen Prädiktoren für das therapeutische Ansprechen auf Immunmodulatoren oder Biologika. Auch für die Prädiktion weiterer Therapie-assoziierter Nebenwirkungen stehen aktuell keine validierten pharmakogenetischen Marker zur Verfügung. Diese mangelnde Evidenz resultiert aus vielen Faktoren. So basiert die Mehrzahl der durchgeführten Studien auf kleinen Kohorten mit signifikanter Heterogenität zwischen den untersuchten Populationen. Erschwerend wirken sich außerdem die teils komplexen metabolischen Signalwege, Gen-Gen- und Gen-Umwelt-Interaktionen sowie überwiegend moderate Effektstärken der jeweiligen Polymorphismen aus. Auch lässt sich häufig nur ungenügend differenzieren, inwiefern Polymorphismen in direkter Weise das therapeutische Ansprechen beziehungsweise Therapie-assoziierte Nebenwirkungen regulieren oder lediglich indirekte Effekte durch Modulation der Erkrankungsaktivität erzielen.

Durch den Zusammenschluss von Wissenschaftlern in internationalen Konsortien und damit verbundenen genomweiten Untersuchungen an mehreren Zehntausend Patienten konnten in den letzten Jahren wegweisende Fortschritte in der Charakterisierung der genetischen Architektur bei MC und CU erzielt werden. Ähnliche Strategien müssen künftig auch für pharmakogenetische Studien verfolgt werden, um neue genetische Marker für die Prädiktion des therapeutischen Ansprechens und der Entwicklung Therapie-assoziierter Nebenwirkungen zu identifizieren und somit zur Weiterentwicklung personalisierter Therapiestrategien bei CED beizutragen.

Literatur

[1] Kaser A, Zeissig S, Blumberg RS. Inflammatory bowel disease. Annu Rev Immunol. 2010;28:573–621.

[2] Cleynen I, Boucher G, Jostins L, et al. Inherited determinants of Crohn's disease and ulcerative colitis phenotypes: a genetic association study. Lancet. 2016;387(10014):156–67.

[3] Cosnes J, Cattan S, Blain A, et al. Long-term evolution of disease behavior of Crohn's disease. Inflamm Bowel Dis. 2002;8(4):244–50.

[4] Rousseaux C, Lefebvre B, Dubuquoy L, et al. Intestinal antiinflammatory effect of 5-aminosalicylic acid is dependent on peroxisome proliferator-activated receptor-gamma. J Exp Med. 2005;201(8):1205–15.

[5] Dignass A, Lindsay JO, Sturm A, et al. Second European evidence-based consensus on the diagnosis and management of ulcerative colitis Part 2: Current management. Journal of Crohn's and Colitis. 2012;6(10):991–1030.

[6] Dignass A, Van Assche G, Lindsay JO, et al. The second European evidence-based Consensus on the diagnosis and management of Crohn's disease: Current management. Journal of Crohn's and Colitis. 2010;4(1):28–62.

[7] Azad Khan AK, Piris J, Truelove SC. An experiment to determine the active therapeutic moiety of sulphasalazine. Lancet. 1977;2(8044):892–5.
[8] Rezaie A, Kuenzig ME, Benchimol EI, et al. Budesonide for induction of remission in Crohn's disease. Cochrane Database Syst Rev. 2015;6:CD000296.
[9] Fairchild CR, Maybaum J, Kennedy KA. Concurrent unilateral chromatid damage and DNA strand breakage in response to 6-thioguanine treatment. Biochem Pharmacol. 1986;35(20):3533–41.
[10] Chouchana L, Narjoz C, Beaune P, Loriot MA, Roblin X. Review article: the benefits of pharmacogenetics for improving thiopurine therapy in inflammatory bowel disease. Aliment Pharmacol Ther. 2012;35(1):15–36.
[11] Wessels JA, Huizinga TW, Guchelaar HJ. Recent insights in the pharmacological actions of methotrexate in the treatment of rheumatoid arthritis. Rheumatology (Oxford) 2008,47(3),249–55.
[12] Pasternak B, Svanström H, Schmiegelow K, Jess T, Hviid A. Use of Azathioprine and the Risk of Cancer in Inflammatory Bowel Disease. American Journal of Epidemiology. 2013;177(11):1296–305.
[13] Chaparro M, Ordas I, Cabre E, et al. Safety of thiopurine therapy in inflammatory bowel disease: long-term follow-up study of 3931 patients. Inflamm Bowel Dis. 2013;19(7):1404–10.
[14] McLean LP, Cross RK. Adverse events in IBD: to stop or continue immune suppressant and biologic treatment. Expert Review of Gastroenterology & Hepatology. 2014;8(3):223–40.
[15] ten Hove T, van Montfrans C, Peppelenbosch MP, van Deventer SJH. Infliximab treatment induces apoptosis of lamina propria T lymphocytes in Crohn's disease. Gut. 2002;50(2):206–11.
[16] Bravatà I, Allocca M, Fiorino G, Danese S. Integrins and adhesion molecules as targets to treat inflammatory bowel disease. Current Opinion in Pharmacology. 2015;25:67–71.
[17] Raine T. Vedolizumab for inflammatory bowel disease: Changing the game, or more of the same? United European Gastroenterology Journal. 2014;2(5):333–44.
[18] Colombel JF, Sandborn WJ, Reinisch W, et al. Infliximab, azathioprine, or combination therapy for Crohn's disease. N Engl J Med. 2010;362(15):1383–95.
[19] Panaccione R, Ghosh S, Middleton S, et al. Combination therapy with infliximab and azathioprine is superior to monotherapy with either agent in ulcerative colitis. Gastroenterology. 2014;146(2):392–400 e3.
[20] Gisbert JP, Gomollon F, Cara C, et al. Thiopurine methyltransferase activity in Spain: a study of 14,545 patients. Dig Dis Sci. 2007;52(5):1262–9.
[21] Schaeffeler E, Fischer C, Brockmeier D, et al. Comprehensive analysis of thiopurine S-methyltransferase phenotype-genotype correlation in a large population of German-Caucasians and identification of novel TPMT variants. Pharmacogenetics. 2004;14(7):407–17.
[22] Weinshilboum RM, Sladek SL. Mercaptopurine pharmacogenetics: monogenic inheritance of erythrocyte thiopurine methyltransferase activity. Am J Hum Genet. 1980;32(5):651–62.
[23] Quetglas EG, Armuzzi A, Wigge S, et al. Review article: The pharmacokinetics and pharmacodynamics of drugs used in inflammatory bowel disease treatment. Eur J Clin Pharmacol. 2015;71(7):773–99.
[24] Booth RA, Ansari MT, Loit E, et al. Assessment of thiopurine S-methyltransferase activity in patients prescribed thiopurines: a systematic review. Ann Intern Med. 2011;154(12):814–23, W-295–8.
[25] Lennard L, Lilleyman JS, Van Loon J, Weinshilboum RM. Genetic variation in response to 6-mercaptopurine for childhood acute lymphoblastic leukaemia. Lancet. 1990;336(8709): 225–9.
[26] Lennard L, Van Loon JA, Lilleyman JS, Weinshilboum RM. Thiopurine pharmacogenetics in leukemia: correlation of erythrocyte thiopurine methyltransferase activity and 6-thioguanine nucleotide concentrations. Clin Pharmacol Ther. 1987;41(1):18–25.

[27] Lindqvist M, Skoglund K, Karlgren A, et al. Explaining TPMT genotype/phenotype discrepancy by haplotyping of TPMT*3A and identification of a novel sequence variant, TPMT*23. Pharmacogenet Genomics. 2007;17(10):891–5.
[28] Spire-Vayron de la Moureyre C, Debuysere H, Mastain B, et al. Genotypic and phenotypic analysis of the polymorphic thiopurine S-methyltransferase gene (TPMT) in a European population. Br J Pharmacol. 1998;125(4):879–87.
[29] Higgs JE, Payne K, Roberts C, Newman WG. Are patients with intermediate TPMT activity at increased risk of myelosuppression when taking thiopurine medications? Pharmacogenomics. 2010;11(2):177–88.
[30] Colombel JF, Ferrari N, Debuysere H, et al. Genotypic analysis of thiopurine S-methyltransferase in patients with Crohn's disease and severe myelosuppression during azathioprine therapy. Gastroenterology. 2000;118(6):1025–30.
[31] Coenen MJH, de Jong DJ, van Marrewijk CJ, et al. Identification of Patients With Variants in TPMT and Dose Reduction Reduces Hematologic Events During Thiopurine Treatment of Inflammatory Bowel Disease. Gastroenterology. 2015;149(4):907–17.e7.
[32] Reinshagen M, Schutz E, Armstrong VW, et al. 6-thioguanine nucleotide-adapted azathioprine therapy does not lead to higher remission rates than standard therapy in chronic active crohn disease: results from a randomized, controlled, open trial. Clin Chem. 2007;53(7):1306–14.
[33] Ansari A, Arenas M, Greenfield SM, et al. Prospective evaluation of the pharmacogenetics of azathioprine in the treatment of inflammatory bowel disease. Aliment Pharmacol Ther. 2008;28(8):973–83.
[34] Dubinsky MC, Yang H, Hassard PV, et al. 6-MP metabolite profiles provide a biochemical explanation for 6-MP resistance in patients with inflammatory bowel disease. Gastroenterology. 2002;122(4):904–15.
[35] Connell WR, Kamm MA, Ritchie JK, Lennard-Jones JE. Bone marrow toxicity caused by azathioprine in inflammatory bowel disease: 27 years of experience. Gut. 1993;34(8):1081–5.
[36] Kim JH, Cheon JH, Hong SS, et al. Influences of thiopurine methyltransferase genotype and activity on thiopurine-induced leukopenia in Korean patients with inflammatory bowel disease: a retrospective cohort study. J Clin Gastroenterol 2010,44(10),e242–8.
[37] Present DH, Meltzer SJ, Krumholz MP, Wolke A, Korelitz BI. 6-Mercaptopurine in the management of inflammatory bowel disease: short- and long-term toxicity. Ann Intern Med. 1989;111(8):641–9.
[38] Yang SK, Hong M, Baek J, et al. A common missense variant in NUDT15 confers susceptibility to thiopurine-induced leukopenia. Nat Genet. 2014;46(9):1017–20.
[39] Kakuta Y, Naito T, Onodera M, et al. NUDT15 R139C causes thiopurine-induced early severe hair loss and leukopenia in Japanese patients with IBD. Pharmacogenomics J. 2016;16(3):280–5.
[40] Liang DC, Yang CP, Liu HC, et al. NUDT15 gene polymorphism related to mercaptopurine intolerance in Taiwan Chinese children with acute lymphoblastic leukemia. Pharmacogenomics J. 2016;16(6):536–9.
[41] Asada A, Nishida A, Shioya M, et al. NUDT15 R139C-related thiopurine leukocytopenia is mediated by 6-thioguanine nucleotide-independent mechanism in Japanese patients with inflammatory bowel disease. Journal of Gastroenterology. 2015;51(1):22–9.
[42] Heap GA, Weedon MN, Bewshea CM, et al. HLA-DQA1-HLA-DRB1 variants confer susceptibility to pancreatitis induced by thiopurine immunosuppressants. Nat Genet. 2014;46(10):1131–4.
[43] Roberts RL, Barclay ML. Current relevance of pharmacogenetics in immunomodulation treatment for Crohn's disease. J Gastroenterol Hepatol. 2012;27(10):1546–54.
[44] Herrlinger KR, Cummings JR, Barnardo MC, Schwab M, Ahmad T, Jewell DP. The pharmacogenetics of methotrexate in inflammatory bowel disease. Pharmacogenet Genomics. 2005;15(10):705–11.

[45] De Iudicibus S, Franca R, Martelossi S, Ventura A, Decorti G. Molecular mechanism of glucocorticoid resistance in inflammatory bowel disease. World J Gastroenterol. 2011;17(9):1095–108.
[46] Chen HL, Li LR. Glucocorticoid receptor gene polymorphisms and glucocorticoid resistance in inflammatory bowel disease: a meta-analysis. Dig Dis Sci. 2012;57(12):3065–75.
[47] Bank S, Andersen PS, Burisch J, et al. Associations between functional polymorphisms in the NF[kappa]B signaling pathway and response to anti-TNF treatment in Danish patients with inflammatory bowel disease. Pharmacogenomics J. 2014;14(6):526–34.
[48] Lacruz-Guzmán D, Torres-Moreno D, Pedrero F, et al. Influence of polymorphisms and TNF and IL1β serum concentration on the infliximab response in Crohn's disease and ulcerative colitis. European Journal of Clinical Pharmacology. 2012;69(3):431–8.
[49] Koder S, Repnik K, Ferkolj I, et al. Genetic polymorphism in ATG16L1 gene influences the response to adalimumab in Crohn's disease patients. Pharmacogenomics. 2015;16(3):191–204.

3.5 Anästhesie und Schmerzmitteltherapie

Eva Maria Zeidler

Klinische Beobachtungen zeigen, dass Patienten bei identischer Dosierung eines Medikamentes unterschiedlich auf dieses ansprechen können. Die Variabilität kann vom völligen Fehlen einer pharmakologischen Wirkung der Substanz bis hin zur Toxizität reichen.

Gründe hierfür können sowohl extrinsische Faktoren als auch intrinsische Faktoren sein: extrinsische Faktoren stellen Einflüsse wie Ernährung, Umwelteinflüsse, Komedikation und Lebensgewohnheiten (Alkoholkonsum, Rauchen) dar. Zu den intrinsischen Faktoren werden Einflüsse wie Alter und Geschlecht des Patienten, Gewicht, Verteilungsvolumina, Grunderkrankung und Komorbiditäten gezählt.

Genetische Faktoren können jedoch ebenso zu einem individuell unterschiedlichen Ansprechen auf Arzneimittel führen. Mit diesen Veränderungen beschäftigt sich die Pharmakogenetik. Der Begriff wurde 1959 zuerst von dem Humangenetiker Friedrich Vogel benutzt: er beobachtete, dass die Arzneimittelmetabolisierung familiären Erbgängen unterliegt [1]. Zuvor hatten die Wissenschaftler Bönicke und Reif die schnelle und langsame Acetylierung von Isoniazid entdeckt [2]. Damals erlaubten neue Techniken genauere Messungen von Enzymaktivitäten, so dass Variationen in Enzymen und genetischer Konstitution für verschiedene Substanzen untersucht werden konnten.

Unterschiede in der Pharmakogenetik von Patienten können auch in der Anästhesiologie zu klinisch relevanten Veränderungen der Arzneimittelwirkung führen. Bereits im Jahre 1957 wurde die prolongierte postoperative Muskelrelaxation nach Succinylcholingabe durch Polymorphismen im Enzym Butyrylcholinesterase beschrieben [3]. 1962 stellten Denborough und Lovell bei einer Familie mit zehn anästhesiebedingten Todesfällen den Zusammenhang zwischen der Veranlagung für

Tab. 3.5.1: Übersicht anästhesierelevanter Polymorphismen (modifiziert nach Palmer et al. [5]).

Medikament	Gen	Effekt
Inhalationsanästhetika Halothan, Isofluran Succinylcholin	*RYR1*	Maligne Hyperthermie
Muskelrelaxantien Succinylcholin, Mivacron	*BCHE*	Prolongierte Muskelrelaxation
Benzodiazepine Diazepam	*CYP2C19*	Verlängerte HWZ, prolongierte Sedierung, erhöhte Wahrscheinlichkeit für Bewusstlosigkeit
Midazolam	*CYP3A4, CYP3A5*	Reduzierte Eliminierung Midazolam (nicht oral)
Opioide Morphin, Morphin-6-Glucuronid	μ-Opioid-Rezeptor	Reduzierte Übelkeit, Erbrechen, Sedierung und Benommenheit
Morphin	*UDP-GT*	Beschleunigte Glukuronidierung
Codein	*CYP2D6*	Langsamere Metabolisierung von Codein zu Morphin; reduzierte analgetische Wirkung (aber nicht der NW)
Tramadol	*CYP2D6*	Langsamere Metabolisierung zu O- und N-demethyltramadol
Cox-Hemmer Celecoxib, Piroxicam, Ibuprofen	*CYP2C9*	Langsamere Metabolisierung

BCHE Plasmabutyrylcholinesterase, *CYP* Zytochrom-P450, *RYR* Ryanodinrezeptor, *UDP-GT* Uridindiphosphatglucuronyltransferase.

eine Maligne Hyperthermie (MH) und der Anästhesie her. Seither gilt die MH als eigenständiges, pharmakogenetisches Krankheitsbild [4].
Darüber hinaus konnte gezeigt werden, dass pharmakogenetische Veränderungen auch eine bedeutsame Rolle im Opiatstoffwechsel, bei intravenösen Anästhetika, bei Benzodiazepinen, Nicht-Steroidalen Antirheumatika, Antiemetika, Antikoagulantien und einigen kardiovaskulären Medikamenten spielen.

Tabelle 3.5.1 gibt einen Überblick über die wichtigsten anästhesiologischen Medikamente, in deren Stoffwechsel Polymorphismen eine Rolle spielen. Darüber hinaus gibt es viele genetische Varianten, die Einfluss auf den Metabolismus von Anästhetika nehmen können, deren Bedeutung heute allerdings noch nicht ausreichend bekannt bzw. untersucht ist (z. B. Varianten in G-Proteinen, Dopamin- oder Cortisolrezeptoren).

3.5.1 Einfluss der genetischen Disposition auf die Anästhetikawirkung

3.5.1.1 Muskelrelaxantien

Ältestes Beispiel aus der Anästhesiologie für eine genetisch bedingte veränderte Arzneimittelwirkung sind Varianten der Plasmacholinesterase, die zu einer prolongierten postoperativen Muskelrelaxation nach Succinylcholin-/Mivacrongabe führen [3].

Succinylcholin ist ein depolarisierendes Muskelrelaxanz, welches aufgrund seines raschen Wirkungseintritts und seiner kurzen Halbwertszeit häufig eingesetzt wird, so z. B. bei kurzen medizinischen Eingriffen, die eine komplette Muskelrelaxierung erfordern, oder auch bei nicht nüchternen Patienten bei Notfalloperationen (sogenannte *Rapid Sequence Induction*).

Die Wirkungsdauer des Medikaments wird zum einen durch die Dissoziation vom nikotinergen Acetylcholinrezeptor im synaptischen Spalt der motorischen Endplatte und zum anderen durch die Inkativierung durch Hydrolyse über das Enzym Butyrylcholinesterase bestimmt, welches in der Leber gebildet wird und im Plasma aktiv ist. Daher wird auch häufig von dem Enzym Plasmacholinesterase gesprochen. Codiert wird das Enzym Butyrylcholinesterase über das Gen *BCHE* auf Chromosom 3. Kommt es in diesem Gen zu einer genetischen Variation in der Form eines einzelnen Basenaustausches Adenin gegen Guanin an der Stelle 293 (*Single-Nucleotide-Polymorphism* = SNP), so wird statt der Aminosäure Aspararginsäure die Aminosäure Glycin in das Enzym eingebaut und es entsteht ein Enzym mit einer verminderten Aktivität (Vgl. Abb. 3.5.1). Nach Applikation des Medikamentes kommt es nun zu einer 3–8-fach längeren Erholungszeit. In der homozygoten Form ist die Erholungszeit sogar bis zu 60-fach verlängert.

Heute sind mehr als 60 verschiedene Polymorphismen bekannt. Man unterscheidet zwischen der atypischen Variante und Varianten mit verminderter Aktivität, den sogenannten H-, J-, K- und S-Varianten. Bei der atypischen Form – oder auch *qualitative variant* führen Änderungen in der Aminosäuresequenz zu einer veränderten Enzymkinetik. Bei den *quantitative variants* führt z. B. ein Stopcodon zum Strangabbruch, die Mutation lässt das Enzym instabil werden oder es kommt über einen Fehler in der Genexpressionsregulation zu einer verminderten Enzym-

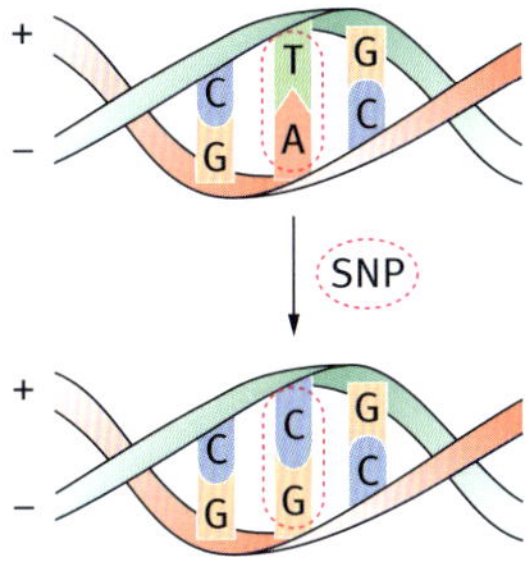

Abb. 3.5.1: *Single-Nucleotide-Polymorphism* (SNP) A293G – Austausch der Aminosäure Asparaginsäure (GAC) gegen Glycin (GGC).

synthese – die Aktivitätsminderung kommt also durch eine verringerte Anzahl an funktionsfähigen Enzymen zustande. Wichtig ist, dass immer auch qualitative und quantitative Varianten zusammen vorkommen können [6].

Einen Überblick über wichtige Polymorphismen bei der Verwendung von Muskelrelaxanzien bietet die folgende Tabelle (Tab. 3.5.2).

Zur Einordnung der klinischen Bedeutung der Varianten: obwohl sich bei fast 25 % der weißen Bevölkerung eine Veränderung im Gen der Plasmacholinesterase nachweisen lässt, resultiert jedoch nicht immer eine klinische Wirkungsverlängerung der Substrate.

Der sogenannte Dibucaintest kann durchgeführt werden, um die atypische Variante in Form der Aktivitätsminderung nachzuweisen: ein verändertes Enzym Butyrylcholinesterase ist resistent gegenüber dem Cholinesterase Inhibitor Dibucain. Die Dibucainzahl drückt die Prozentzahl der verbliebenen Enzymaktivität aus. Mit diesem Aktivitätstest können nur die qualitativen Varianten nachgewiesen werden.

Zusätzlich zu einer genetischen Prädisposition sollte immer auch die Möglichkeit der kompetitiven Hemmung des Enzyms durch andere Medikamente mit in Betracht gezogen werden, z. B. durch: Neostigmin, Ester-Lokalanästhetika, Pancuronium, Cyclophosphamid, MAO-Hemmer, Etomidate, Methotrexat und Esmolol.

Tab. 3.5.2: Wichtige Polymorphismen bei Muskelrelaxantien.

Gen	Polymorphismus	Effekt
BCHE	A209G (Asp70Gly) A293G (Asp98Gly)	Atypische Form Häufigkeit: 0,03–0,01 % homozygot. Die Aktivität ist um bis zu 70 % verringert. Wirkdauer > 2 h. Heterozygotenhäufigkeit 4 % – können eventuell eine Wirkungsverlängerung zeigen [7].
BCHE	G1615A (Ala567Thr)	K-Variante. 1,5 % Homozygotenhäufigkeit. Aktivitätsminderung 30 %. Oft mit anderen Varianten assoziiert, insbesondere der atypischen Form [8,9].
BCHE	BCHE*FS117 GGT → GGAG	S-Variante. Zuerst beschrieben wurde die Insertion an Codon 117. Häufigkeit: 1/10.000–8/100.000. Führt zum kompletten Aktivitätsverlust. Die heterozygote Form ist häufiger, allerdings klinisch nicht so relevant [10].
BCHE	A1490T (Glu497Val)	J-Variante. Homozygotenhäufigkeit 1 : 150.000. 2/3-Aktivitätsminderung.
BCHE	G424A (Val142Met)	H-Variante. 10 % Aktivitätsminderung. Zusammen mit atypischer Form bis zu 90 % möglich.

Legende: *Ala* Alanin, *Asp* Asparaginsaure, *BCHE* Butyrylcholinesterase, *Cys* Cystein, *Glu* Glutaminsaure, *Gly* Glycin, *Met* Metheonin, *Thr* Threonin, *Val* Valin.

3.5.1.2 Volatile Anästhetika

Die Maligne Hyperthermie ist ein klassisches Beispiel einer dramatischen Interaktion zwischen einem Medikament und einem mutierten Rezeptor: dem Ryanodin-Rezeptor [4]. Dieser Rezeptor befindet sich im sarkoplasmatischen Retikulum der Skelettmuskelzelle, Herzmuskelzelle, glatten Muskelatur und im endoplasmatischen Retikulum von B-Lymphozyten und cerebellären Purkinjezellen. In der Skelettmuskelzelle übernimmt die Isoform Ryanodin 1 eine bedeutende Rolle bei der Calciumausschüttung aus dem sarkoplasmatischen Retikulum und somit der Initiierung der elektromechanischen Kopplung der Muskelkontraktion.

Patienten mit einem veränderten Ryanodin-Rezeptor reagieren auf Exposition mit volatilen Anästhetika oder depolarisierenden Muskelrelaxantien als Triggersubstanzen mit einer unkontrollierten Calciumfreisetzung aus dem sarkoplasmatischen Retikulum. Frühsymptome sind eine Tachypnoe, bzw. Hyperkapnie unter Narkose, eine kombiniert metabolische und respiratorische Azidose und Muskelrigidität. Aufgrund des exzessiv gesteigerten O_2-Verbrauchs kommt es zur hyperkatabolen Stoffwechselentgleisung mit vermehrter Produktion von CO_2, Laktat und Wärme, die unbehandelt in einer Rhabdomyolyse und einem Multiorganversagen münden kann. Es sind sowohl fulminante Verläufe mit einer dramatischen Entwicklung der typischen Symptome über wenige Minuten nach Exposition als auch graduelle Verläufe beschrieben worden, die zum Teil sogar erst nach Ende der Exposition auftraten [11]. Als kausale Therapiemöglichkeit steht neben der Beendigung der Zufuhr jeglicher Triggersubstanzen das Medikament Dantrolen® zur Verfügung. Dantrolen® ist ein Hydantoinderivat und hemmt die Calciumfreisetzung aus dem sarkoplasmatischen Retikulum. Trotz Behandlung beträgt die Mortalität bis zu 11 % [12].

Die Vererbung erfolgt autosomal-dominant. Daher haben alle Familienmitglieder einer Familie, in der bereits ein Fall Maligner Hyperthermie aufgetreten ist, ein hohes Risiko ebenfalls eine Maligne Hyperthermie zu entwickeln und sollten dementsprechend behandelt werden. Bei diesen Patienten ist unbedingt eine triggerfreie Narkose durchzuführen.

Heute sind über 180 Mutationen im Ryanodin-Rezeptor- (*RYR1*-) Gen auf Chromosom 19 bekannt [13]. Jede Mutation erhöht die Wahrscheinlichkeit mit einer malignen Hyperthermie auf die Gabe von volatilen Anästhetika zu reagieren. Je nach Mutation wurden Unterschiede in der Ausprägung der Symptomatik, also verschiedene Phänotypen, beschrieben [14,15]. Die Inzidenz der MH-Disposition durch Polymorphismen liegt geschätzt bei 1 : 15.000 Narkosen bei Kindern und 1 : 50.000 Narkosen bei Erwachsenen [16].

Es gelten 33 Polymorphismen als ursächlich für die Maligne Hyperthermie und dürfen zu diagnostischen Zwecken herangezogen werden. Eine primäre genetische Diagnostik wurde bislang nur bei Verwandten ersten Grades einer Familie mit bereits bekannter MH-Disposition empfohlen. Aber dies auch nur nach einem positiven Muskelkontrakturtest. Dieser in-vitro-Muskelkontrakturtest ist der Goldstandard in der Diagnostik der malignen Hyperthermie. In-vitro – also nach Muskelbiopsie –

Tab. 3.5.3: Wichtige Polymorphismen im Stoffwechsel der volatilen Anästhetika.

Gen	Polymorphismus	Effekt/Charakterisierung
RYR1	C1840T (Arg614Cys)	Der zuerst beschriebene Polymorphismus auf Chromosom 19. Ca. 50 % der MH-Familien weisen Polymorphismen im *RYR1*-Gen auf.
RYR1	G1021A (Gly341Arg)	Missense-Mutation, häufiger in U.K.
RYR1	G6502A (Val2168Met)	Missense-Mutation
RYR1	C6617T (Thr2206Met)	Missense-Mutation, häufiger in Deutschland
RYR1	G7300A (Gly2434Arg)	Missense-Mutation, am häufigsten in Nordamerika
CACNA1S	Arg528His	α1-Untereinheit des Dihydropyridin-Rezeptors

Legende: *Arg* Arginin, *CACNA* L-Typ Kalziumkanal, *Cys* Cystein, *Gly* Glycin, *His* Histidin, *Met* Metheonin, *MH* maligne Hyperthermie, *RYR* Ryanodinrezeptor, *Thr* Threonin, *Val* Valin.

wird die Stärke der Muskelkontraktion nach Coffein- und Halothangabe untersucht. Die Sensitivität beträgt 97–99 % bei einer Spezifität von 93,6 % [17]. Richtlinien zur Durchführung der Diagnostik werden von der European Malignant Hyperthermia Group der Universität Basel herausgegeben (www.emhg.org). Im Jahr 2015 ist eine Überarbeitung dieser Richtlinien erfolgt, mit dem Ergebnis, dass auch eine primäre genetische Diagnostik in einigen Fällen indiziert sein kann [18]. Wenn zum Beispiel bei einem Indexpatienten in einer Familie nach Muskelkontrakturtest eine diagnostische Mutation identifiziert wurde, können weitere Familienmitglieder direkt auf diese Veränderung getestet werden. Bei Varianten, die nicht als diagnostisch beweisend, aber mit einem erhöhten MH-Risiko assoziiert sind, soll dann nachfolgend der Muskelkontrakturtest zur Bestimmung des individuellen MH-Risikos durchgeführt werden.

Tabelle 3.5.3 enthält die wichtigsten Polymorphismen bei der Verwendung von volatilen Anästhetika.

3.5.1.3 Opioidstoffwechsel

Im Opioidstoffwechsel spielen sowohl Polymorphismen in metabolisierenden Enzymen als auch Rezeptorproteinen eine Rolle.

Am besten untersucht ist in der Familie der Opioidrezeptoren der A118G-Polymorphismus im μ-Opioidrezeptor. Insgesamt sind heute über 800 Polymorphismen in diesem Rezeptorprotein bekannt, die auch mit einer Änderung der Aminosäuresequenz des Rezeptorproteins einhergehen können [19]. Beim A118G-Polymorphismus beträgt die Allelhäufigkeit unter Kaukasiern 10–15 %. Der Austausch der Base Adenosin gegen Guanin führt zum Einbau der Aminosäure Aspartat statt Asparaginsäure an Stelle 40 der extrazellulären Domäne des N-Terminus. Hierdurch verändert sich die Pharmakokinetik und Pharmakodynamik: es wird eine dreifache Verstärkung der Bindungsaffinität des Endorphins beobachtet, die Wirkung des Metaboliten Morphin-6-Glukuronid ist reduziert und opioidtypische Nebenwirkungen wie Übelkeit, Erbrechen und der sedierende Effekt treten in geringerer Ausprägung auf.

Am Opioidmetabolismus sind außerdem verschiedene Enzyme beteiligt, in denen ebenfalls Polymorphismen beschrieben wurden:

Die UDP(Uridindiphosphat)-Glucuronyltransferase (UGT) 2B7 ist als Phase-II-Enzym verantwortlich für die 3- und 6- Glukuronidierung von Morphin. Die Arbeitsgruppe von Sawyer hat zwei Polymorphismen beschrieben (C161T- und C802T-Polymorphismus), der in der homozygoten Form (TT) eine schnellere Glukuronidierung als bei heterozygoten Trägern (CT) und Patienten mit Wildtypallel (CC) bewirkt. Klinisch führt dies zu einer rascheren Inaktivierung von Morphin mit einer vermehrten Metabolitenbildung [20]. Da Morphin-3-Glucuronid nicht analgetisch wirksam ist, kommt es zu einem rascheren Wirkungsverlust. Dies spielt vor allem in der Akutschmerztherapie eine Rolle. Bei der chronischen Gabe von Opioiden konnte in Studien eine Kumulation des potentiell neuroexzitatorisch wirksamen Morphin-3-Glucuronid nachgewiesen werden. Dies könnte ein Grund für die nach Morphin-Dauergabe auftretende „Opioid-induzierte Hyperalgesie“ sein.

Weitere wichtige Enzyme sind die Cytochrom-P450-Isoenzyme in der Leber. Für die Metabolisierung von Arzneimitteln spielen insbesondere die Isoenzyme CYP3A4, CYP2D6 und CYP2C9 eine Rolle. Zu mehr als 50 % erfolgt eine Metabolisierung über das CYP-Enzym 3A4, in 25–30 % über 2D6 und zu 10 % über das Isoenzym 2C9 [21].

Die Metabolisierung von Fentanyl, Alfentanil und Sufentanil erfolgt u. a. über CYP3A4. Die Bedeutung von Polymorphismen ist hier noch nicht geklärt. Interessanterweise gibt es einen *Single-Nucleotide-Polymorphismus* im Intron 7 des *CYP3A4*-Gens, bei dem weibliche T-Allel-Träger eine bis zu 40 % schnellere Expressions- und auch Metabolisierungsrate des CYP3A4 als Männer haben. Ursachen hierfür können eine x-chromosomale Vererbung, Imprinting oder eine Genkopplung sein. Dieser Geschlechtsunterschied kann vielleicht erklären, warum Frauen ein bis zu 3-fach höheres Risiko für Awareness bei einer TIVA haben und rascher aus der Narkose erwachen können [22]. Geschlechtsspezifische Wirkungsunterschiede können dabei aber sowohl durch das Medikament an sich bedingt sein (Dosis, Phamarkokinetik und -dynamik, Applikationsweg und -zeitpunkt,) als auch individuumspezifisch sein (Alter, Hormonstatus, Schmerzart und genetischer Hintergrund).

Opioide werden auch über das Isoenzym CYP2D6 abgebaut (Tramadol, Codein). Das CYP2D6 besitzt einen polymorphen Genort, dessen verschiedene Allele zu einer veränderten Enzymaktivität führen können. Erhalten Patienten die gleiche Dosis eines Medikaments, das durch CYP2D6 abgebaut wird, so resultieren daraus in Abhängigkeit vom Genotyp extreme Unterschiede in den Plasmakonzentrationen und in den Wirkungen der Opioide. Je nach Enzymaktivität wird zwischen sogenannten *poor metabolizern* (PM), *intermediate* und *ultra rapid metabolizern* unterschieden. *Poor metabolizer* zeigen initial eine geringe Wirkung, neigen jedoch zu

Überdosierungen und einem vermehrten Auftreten von Nebenwirkungen. Wenn eine erhöhte Enzymaktivität vorliegt und es somit zu einer besonders schnellen Metabolisierung kommt, so dass unter Umständen keine geeigneten Wirkspiegel eines Medikamentes erzielt werden können („Therapieversager"), spricht man von einem *ultra rapid metabolizer* [19]. Diese Enzymaktivitätserhöhung kann zum einen verursacht werden durch die Duplikation eines Gens, das für die Metabolisierung des Enzyms codiert, zum anderen sind aber auch Polymorphismen mit einem Basenaustausch beschrieben worden [23].

Intermediate metabolizer nehmen hingegen eine Zwischenstellung mit leicht reduzierter Enzymaktivität ein. Ursächlich hierfür sind zum Beispiel homozygote Träger von Allelen mit herabgesetzter Enzymfunktion oder heterozygote Träger für diese Mutation in Kombination mit einem nicht-funktionsfähigen Allel für *CYP2D6* sind.

Mittlerweile sind über 100 verschiedene Allele bekannt, die in ihrer Zusammensetzung die unterschiedlichen Phänotypen bedingen (vgl. auch www.cypalleles.ki.se/*cyp2d6*.htm).

Medikamente, die als Prodrug gegeben und erst durch CYP2D6 zu klinisch wirksamen Substanzen metabolisiert werden, sind bei Patienten mit CYP2D6-Defizienz nicht wirksam. Bei Ultra-Rapid-Metabolizern (UM) wird der aktive Metabolit sehr schnell und in hoher Konzentration gebildet, so dass ein rascher Wirkungseintritt mit einer Neigung zur Überdosierung und zu Nebenwirkungen zu erwarten ist. Dies ist der Fall bei Metabolisierung von Codein und Tramadol die erst über CYP2D6 in die aktiven Metaboliten Morphin und O-Demethyltramadol umgewandelt werden. Codein wird in Deutschland auch als Kombinationspräparat mit Paracetamol angewandt. Tramadol wirkt nicht nur über den μ-Opioidrezeptor sondern auch über Interaktionen mit Neurotransmittern analgetisch (Hemmung der Wiederaufnahme Serotonin und Noradrenalin), so dass nur ein Teil des Stoffwechselwegs beeinträchtigt ist. Insbesondere bei einem Poor Metabolizer ist initial keine ausreichende Analgesie durch Tramadol zu erzielen [24].

Patienten mit einem Ultra-rapid-Metabolizer-Genotyp haben ein erhöhtes Risiko für opiattypische Nebenwirkungen und Überdosierung (wie Atemdepression) und profitieren von einer Dosisreduktion, da erst durch CYP2D6 der aktive Metabolit gebildet wird. Die Dosisreduktion sollte insbesondere bei gleichzeitig bestehender Niereninsuffizienz erfolgen.

Allerdings kann natürlich nicht nur der Genotyp allein einen veränderten Opioidmetabolismus bewirken, so dass die Komedikation nie außer Acht gelassen werden sollte. Medikamente, die die CYP2D6-Aktivität induzieren oder inhibieren sind z. B. Amiodaron, Ranitidin, Cimetidin und Paroxetin.

3.5.2 Fazit

Für viele Anästhesie-relevante Medikamente konnte gezeigt werde, dass genetische Veränderungen in metabolisierenden Enzymen, Rezeptor- oder Transportproteinen erheblichen Einfluss auf die Pharmakokinetik und Pharmakodynamik des Wirkstoffs haben. Hierzu zählen Patienten mit Varianten im Opioidrezeptor sowie im CYP Isoenzym 2D6, die zu einer fehlenden Analgesie nach Opioidgabe führen können. Genetisch bedingte Aktivitätsänderungen des Enzyms Plasmacholinesterase haben eine Verlängerung der Wirksamkeit von Muskelrelaxantien zur Folge. Und Polymorphismen im Ryanodin-Rezeptor können zur gefürchteten malignen Hyperthermie des Patienten nach Applikation volatiler Anästhetika bzw. Succinylcholin beitragen. Darüber hinaus gibt es zunehmende Studienzahlen über abgeschwächte oder verstärkte Wirksamkeit aus weiteren Medikamentengruppen wie den Benzodiazepinen, Antiemetika oder neuen oralen Antikogulatien.

Eines der wesentlichen Ziele der pharmakogenetischen Forschung ist es, die Auswahl und Dosierung eine Arzneimittels optimal an den individuellen Bedarf eines Patienten anzupassen und so relative Überdosierungen, die Ursache vieler Arzneimittelnebenwirkungen sind, zu vermeiden. Die Individualisierung der Pharmakotherapie spielt bereits heute in einigen Teildisziplinen der Medizin eine bedeutende Rolle wie der Identifizierung von „Clopidogrelversagern" in der Kardiologie oder der Dosierungsanpassung von Antidepressiva und Antipsychotika in der Psychiatrie. Die Bedeutung im klinischen Alltag wird mit der Aufdeckung weiterer Zusammenhänge kritischer Zielstoffwechselwege oder Medikamenten-Rezeptor-Interaktionen weiter zunehmen. Deshalb dürfen auch in der Anästhesiologie Kenntnisse zur Pharmakogenetik in der modernen Narkoseführung nicht fehlen. Die routinemäßige Anwendung pharmakogenetischer Tests in der Anästhesiologie ist bis heute jedoch nur bei familiärer Disposition für die maligne Hyperthermie zu empfehlen.

Literatur

[1] Vogel F. Moderne Probleme der Humangenetik. Ergeb Inn Med Kinderheilkd. 1959;12:52–125.

[2] Bönicke R, Reif W. Enzymatische Inaktivierung von Isonicotinsäurehydrazid im menschlichen und tierischen Organismus. Arch Exper Pathol Pharmakol. 1953;220:321–333.

[3] Kalow W. The relation between dose of succinylcholin and duration of apnoe in man. J Pharmakol Exp Ther. 1957;120:203–204.

[4] Denborough MA, Forster JF, Lovell RR, Maplestone PA, Villiers JD. Anesthetic deaths in a family. Br J Anaesth. 1962 Jun;34:395–6.

[5] Palmer SN, Giesecke NM, Body SC, Shernan SK, Fox AA, Collard CD. Pharmacogenetics of Anesthetic and Analgesic Agents. Anesthesiology. 2005;102:663–71.

[6] Iohom G, Fitzgerald D, Cunnigham AJ. Principles of pharmacogenetics – implications for the anaesthesist. British Journal of Anesthesia. 2004;93(3):440–50.

[7] Lockridge O. Genetic variants of human serum cholinesterase influence metabolism of the muscle relaxant succinylcholine. Pharmacol Ther. 1990;47(1):35–60.

[8] Parnas ML, Procter M, Schwarz MA, Mao R, Grenache DG. Concordance of butyrylcholinesterase phenotype with genotype: implications for biochemical reporting. Am J Clin Pathol. 2011 Feb;135(2):271–6.

[9] Levano S, Ginz H, Siegemund M et al. Genotyping the butyrylcholinesterase in patients with prolonged neuromuscular block after succinylcholine. Anesthesiology. 2005 Mar;102(3):531–5.
[10] Jensen FS, Schwartz M, Viby-Mogensen J. Identification of human plasma cholinesterase variants using molecular biological techniques. Acta Anaesthesiol Scand. 1995 Feb;39(2):142–9.
[11] Broman M, Islander G, Müller CR. Malignant hyperthermia, a Scandinavian update. Acta Anaesthesiol Scand. 2015 Sep;59(8):951–61.
[12] Rosero EB, Adesanya AL, Timarra CH, Joshi GP. Trenes and outcomes of malignant hyperthermia in the United States 2000–2005. Anesthesiology. 2009;110:89–94.
[13] Brandom B. Genetics of Malignant Hyperthermia. The Scientific World Journal. 2006;6:1722–1730.
[14] Robinson RL, Brooks C, Brown SL et al. RYR1 mutations causing central core disease are associated with more severe malignant hyperthermia in vitro contracture test phenotypes. Hum Mutat. 2002, Aug;20(2):88–97.
[15] Carpenter D, Robinson RL, Quinnell RJ et al. Genetic variation in RYR1 and malignant hyperthermia phenotypes. Br J Anaesth. 2009, Oct;103(4):538–48.
[16] Rosenberg H, Sambuughin N, Riazi S, Dirksen R. Malignant Hyperthermia Susceptibility. In: GeneReviews® [Internet]. Seattle (WA): University of Washington, Seattle; 1993–2015. 2003 Dec 19 [updated 2013 Jan 31], edited by: Pagon RA, Adam MP, Ardinger HH, Wallace SE, Amemiya A, Bean LJH, et al.
[17] Baur CP, Bellon L, Felleiter P et al. A multicenter study of 4-chloro-m-cresol for diagnosing malignant hyperthermia susceptibility. Anesth Analg. 2000 Jan;90(1):200–5.
[18] P. M. Hopkins, H. Rüffert, M. M. Snoeck et al. European Malignant Hyperthermia Group guidelines for investigation of malignant hyperthermia susceptibility. British Journal of Anaesthesia. 2015;115(4):531–9.
[19] Korsarac B, Fox AA, Collard CD. Effect of genetic factos on opioid action. Curr Opin Anaesthesiol. 2009;22:476–482.
[20] Sawyer MB, Innocenti F, Das S et al. A pharmacogenetic study of uridine diphosphate-glucuronosyltransferase 2B7 in patients receiving morphine. Clin Pharmacol Ther. 2003;73:566–74.
[21] Stamer U, Bayerer B, Stüber F. Genetik, Schmerz und Analgesie. Anaesthesist. 2006;55:746–752.
[22] Kest B, Sarton E, Dahan A. Gender differencs in opioid-mediated analgesia: Animal and human studies. Anesthesiology. 2000;93:539–47.
[23] Løvlie R, Daly AK, Matre GE, Molven A, Steen VM. Polymorphisms in CYP2D6 duplication-negative individuals with the ultrarapid metabolizer phenotype: a role for the CYP2D6*35 allele in ultrarapid metabolism? Pharmacogenetics. 2001;11(1):45–55.
[24] Poulsen L, Arendt-Nielsen L, Brøsen K, Sindrup SH. The hypoalgesic effect of tramadol in relation to CYP2D6. Clin Pharmacol Ther. 1996 Dec;60(6):636–44.

3.6 Epilepsien

Anne T. Nies, Stefan Wolking, Yvonne G. Weber, Elke Schaeffeler, Markus Wolff, Matthias Schwab und Holger Lerche

Epilepsien gehören zu den häufigsten neurologischen Erkrankungen mit einer Prävalenz von 0,5–1 % und einer Lebenszeitinzidenz von 3 % [1]. Per Definition handelt es sich um Erkrankungen mit wiederkehrenden, unprovozierten epileptischen Anfällen. Nach Vorschlägen der *International League against Epilepsy* (ILAE) aus den Jahren 2005 und 2014 [2] kann zudem von einer Epilepsie nach einem einzigen Anfall gesprochen werden, wenn zusätzlich eine dauerhafte Veränderung im Gehirn nachgewiesen wird, welche die Wahrscheinlichkeit zukünftiger Anfälle erhöht, z. B. mittels zerebraler Kernspintomographie oder des EEGs [3]. Epilepsien treten mit 2 Altersgipfeln auf: 1. im Kindes- und Jugendalter aufgrund genetischer Disposition und 2. im späten Erwachsenenalter aufgrund struktureller Läsionen (u. a. Schlaganfall, Tumor, Demenz).

Eine Herausforderung in der Behandlung von Epilepsien stellt die Pharmakoresistenz dar. Auch wenn in den vergangenen Jahrzehnten zahlreiche neue Antiepileptika (*antiepileptic drug* = AED) auf dem Markt erschienen sind, bleibt weiterhin eine Rate von etwa 30 % der Epilepsiepatienten pharmakoresistent, d. h. sie haben trotz Behandlung weiterhin Anfälle. Unabhängig von der Wahl des AEDs kann mit einer Ansprechquote von etwa 50 % auf das erste AED gerechnet werden, < 15 % auf das zweite, und schließlich < 5 % auf alle darauffolgenden AEDs. Darüber hinaus ist es in der Regel nicht möglich Voraussagen zu treffen, welcher Patient auf welches AED 1. gut ansprechen wird und 2. dies ohne relevante Begleiterscheinungen. Die Wahl des AEDs läuft daher nach einem Trial-and-Error-Verfahren und richtet sich nach dem Epilepsiesyndrom (fokal vs. generalisiert), den zu erwartenden Nebenwirkungen und Begleiterkrankungen bzw. Lebensumständen [4].

Fortschritte im pharmakogenetischen Verständnis von Epilepsien sollen in Zukunft helfen, diesen Prozess für Behandler und Patienten zu vereinfachen.

3.6.1 Genetische Mechanismen von Epilepsien und ihre Bedeutung für die Behandlung und Prognose

Dank zahlreicher genetischer Studien ist das Wissen über Ursachen von Epilepsien in den letzten Jahren rasant angestiegen, bspw. über Mechanismen idiopathischer/genetischer generalisierter Epilepsien [5]. Genetische Ursachen für Pharmakorespons oder -resistenz gegen bestimmte AEDs sind jedoch weiterhin größtenteils unklar und Gegenstand aktueller Forschung.

Für bestimmte genetische Mutationen lassen sich jedoch bereits Behandlungskonsequenzen ableiten, auf die im Folgenden eingegangen werden soll.

***SCN1A*:** Das *SCN1A*-Gen codiert den spannungsabhängigen $Na_V1.1$-Natriumkanal. Aufgrund der Expression v. a. in inhibitorischen Interneuronen kommt es bei einem Funktionsverlust zu einer erhöhten Erregbarkeit in den neuronalen Schaltkreisen und somit zur Auslösung epileptischer Anfälle. *SCN1A*-Mutationen verursachen ein breites Spektrum an klinischen Syndromen – wie etwa die schwere myoklonische Epilepsie im Kindesalter (SMEI bzw. Dravet-Syndrom) [6], eine schwer verlaufende epileptische Enzephalopathie oder die genetische/generalisierte Epilepsie mit Fieberkrämpfen plus (GEFS+) [7] mit in der Regel gutartigem Verlauf.

Die Antiepileptika-Gruppe der Natriumkanalblocker (v. a. Carbamazepin, Eslicarbazepin, Lacosamid, Lamotrigin, Oxcarbazepin und Phenytoin) führen häufig zu einer Verschlechterung der Anfallssituation [8]. Aufgrund der vorwiegenden Expression des *SCN1A*-Gens in GABAergen, inhibitorischen Interneuronen kommt es – möglicherweise durch eine zusätzliche medikamentöse Inhibierung der Natriumkanäle – mutmaßlich zu einer Übererregbarkeit neuronaler Netzwerke. Natriumkanalblocker sind daher bei *SCN1A*-Mutationsträgern möglichst zu vermeiden.

***SCN2A*:** Das *SCN2A*-Gen codiert einen weiteren spannungsabhängigen Natriumkanal. Mutationen des Gens kommen sowohl als Ursache der benignen familiären neonatal-infantilen Anfälle (BFNIS) in Frage [9] als auch für schwer verlaufende, neonatal-infantile oder frühkindliche epileptische Enzephalopathien mit variablen Phänotypen, u. a. Ohtahara-Syndrom [10] und infantile Epilepsie mit migrierenden fokalen Anfällen [11]. Seit kurzem gibt es klare Hinweise, dass bei den neonatal bzw. frühinfantil (d. h. in den ersten 3 Lebensmonaten) beginnenden Formen speziell Natriumkanalblocker zur Anfallstherapie effektiv sind, während diese bei den später beginnenden Formen mit *SCN2A*-Mutationen nicht helfen oder sogar die Anfallssituation verstärken können. Hintergrund ist, dass Mutationen mit frühem Beginn die Kanalfunktion verstärken, während die mit spätem Beginn zu einem Verlust der Kanalfunktion führen [11].

***SLC2A1*:** Der Glukose-Transporter-Typ 1 (GLUT1) wird vom Gen *SLC2A1* codiert und ist der wichtigste Glukose-Transporter im zentralen Nervensystem. Durch Mutationen kommt es zu einem verminderten Glukosetransport über die Blut-Hirn-Schranke [12]. Mutationen wurden zuerst beim klassischen Glukosetransporter-Typ 1-Defizienz-Syndrom (GLUT1-DS) beschrieben [13], einem enzephalopatisch verlaufenden Epielepsiesyndrom. In den vergangenen Jahren konnten GLUT1-Mutationen zunehmend auch bei idiopathischen generalisierten Epilepsien wie der kindlichen Absence Epilepsie (CAE) [14], der frühkindlichen Absence-Epilepsie (EOAE) [15] und der Epilepsie mit myoklonisch-atonischen Anfällen (MAE, Doose-Syndrom) [16] nachgewiesen werden. Zudem verursachen GLUT1-Mutationen auch Bewegungsstörungen wie die paroxysmale belastungs-induzierte Dyskinesie (PED) [17] oder eine Form der paroxysmalen Choreoathetose mit Paraspastik [18]. Patienten mit GLUT1-Mutationen zeichnen sich häufig durch einen therapierefraktären Verlauf aus. Eine ketogene Diät umgeht den defekten Glukosetransport und bietet dem Gehirn Ketonkörper als alternative Energiequelle an. Dadurch wird häufig Anfallsfreiheit erreicht sowie eine verbesserte psychomotorische Entwicklung [19].

***KCNQ2*:** *KCNQ2* codiert den spannungsabhängigen Kaliumkanal $K_V7.2$. Neben *KCNQ3* ($K_V7.3$) wurden Genmutationen zunächst in Zusammenhang mit benignen familiären Neugeborenenkrämpfen (BFNS) beschrieben [20]. Kürzlich konnte gezeigt werden, dass *KCNQ2*-Mutationen auch schwere Verlaufsformen mit Entwicklung einer epileptischen Enzephalopathie verursachen können [21]. Funktionell betrachtet, generieren $K_V7.2$ und $K_V7.3$ den sogenannten M-Strom, welcher in die Regulierung des Membranpotentials im Subschwellenbereich von Aktionspotentialen involviert ist. Durch eine Verminderung der Aktivität kann es zu einer leichten Depolarisation des Membranpotentials kommen und demzufolge zu einer verstärkten neuronalen Erregbarkeit [22]. Das neue Antiepileptikum Retigabin öffnet die neuronalen Kaliumkanäle vom K_V7 Typ und führt somit zu einer Hyperpolarisation des Membranpotentials im Subschwellenbereich mit einer in Folge verminderten Erregbarkeit [23]. In vitro konnte für mehrere *KCNQ2*-Mutationen gezeigt werden, dass Retigabin den Effekt von Kanalmutationen rückgängig machen konnte [24]. Bei der Behandlung von schwer betroffenen Patienten mit *KCNQ2*-Mutation ist die Ansprechrate jedoch gering. Dies kann daran liegen, dass der Kaliumkanal in seiner Funktion zu stark supprimiert ist [24]. Hingegen zeigt sich ein gutes Ansprechen auf Natriumkanalblocker, durch die häufig Anfallsfreiheit erreicht werden kann, wie in einer kürzlich publizierten Fallserie berichtet wurde [25].

***KCNT1*:** *KCNT1* codiert einen durch Natrium aktivierten Kaliumkanal. Mutationen scheinen zu einer dauerhaften Öffnung des Kanals zu führen im Sinne einer Gain-of-Function-Mutation [26]. Der Gendefekt wurde zum einen bei Patienten mit infantiler Epilepsie mit migrierenden fokalen Anfällen (EIMFS) beschrieben [26], zum anderen bei Patienten mit autosomal-dominanter nächtlicher Frontallappenepilepsie (ADNFLE) [27]. Das Antiarrhythmikum Chinidin ist ein bekannter *KCNT1*-Antagonist. In vitro konnte klar gezeigt werden, dass Chinidin den Gain-of-Function-Effekt bei allen untersuchten Mutationen rückgängig macht [28]. Bisher gibt es einen Fallbericht über ein Kind mit MMPSI. Unter Behandlung mit Chinidin wurde hier ein deutlicher Rückgang der Anfallsfrequenz sowie eine Verbesserung der psychomotorischen Entwicklung beobachtet [29]. Eigene, bisher unpublizierte Erfahrungen zeigen unterschiedlich gute Effekte auf die Anfallsfrequenz und Wachheit der Patienten, mit teilweise gutem Ansprechen. Klinische Studien sind notwendig, um diese Beobachtung zu bestätigen. Es ist anzumerken, dass Chinidin seit 2006 in Deutschland als Monopräparat nicht mehr verfügbar ist.

***GRIN2A*:** *GRIN2A* codiert die NR2A-Untereinheit des N-Methyl-D-Aspartat(NMDA)-Rezeptors. Erst kürzlich konnten Mutationen dieses Gens mit den fokalen Epilepsien des Kindesalters mit centro-temporalen Spikes in Verbindung gebracht werden. Hierbei handelt es sich um ein Spektrum epileptischer Syndrome mit spezifischen EEG-Merkmalen, die insgesamt etwa 15 % aller Epilepsien des Kindesalters ausmachen – von der häufigen benignen Epilepsie mit centro-temporalen Sharp Waves (BECTS oder auch Rolando-Epilepsie) bis hin zur seltenen epileptischen Enzephalopathie mit kontinuierlichen Spike Waves während des Schlafs (CSWS) und dem Landau-Kleffner-Syndrom (LKS). Bei 7,5 % aller Fälle findet sich eine Mutation des *GRIN2A*-Gens. Hierbei zeigt sich eine eindeutige Genotyp-Phänotyp-Korrelation. Bei den schweren Formen (CSWS, LKS) kommt diese in etwa bei 20 % der Fälle vor, häufig im Sinne einer deletären Mutation mit Funktionsverlust des Genprodukts. Bei der Rolando-Epilepsie werden Mutationen bei nur etwa 5 % der Fälle nachgewiesen. Hier überwiegen zudem missense Mutationen [30]. Als potentielle Behandlungsmöglichkeit könnte hier in Zukunft die Behandlung mit

NMDA-Rezeptor-Blockern wie Memantine zur Verfügung stehen. In bisher einem veröffentlichten Fall konnte bei einem pharmakoresistenten Patienten mit enzephalopathischem Krankheitsbild durch Behandlung mit Memantine eine deutliche Anfallsreduktion erreicht werden. Bei dem Patienten lag eine Punktmutation vor, die zu einer verstärkten Aktivierung des Rezeptors führte [31].

3.6.2 Genetische Biomarker für das Therapieansprechen

Validierte genetische Biomarker für das Therapieansprechen auf ein bestimmtes AED sind bisher noch nicht verfügbar. Da ca. 30 % der Epilepsiepatienten pharmakoresistent sind, d. h. dass bei ihnen weiterhin Anfälle auftreten, obwohl bereits mindestens zwei AED in Mono- oder Kombinationstherapie in ausreichender Dosierung eingesetzt wurden [32,33], könnten diese Patienten von der Prädiktion des Therapieansprechens besonders profitieren. Etwa 15 % der pharmakoresistenten Patienten werden nach der Gabe eines dritten, vierten oder weiteren AED anfallsfrei [34,35]. Genetische Biomarker könnten verhindern, dass lange Phasen von „Trial and Error" benötigt werden, um das für den jeweiligen Patienten wirksame AED zu finden. Die europaweite Initiative EpiPGX (*Epilepsy Pharmacogenomics: delivering biomarkers for clinical use*; www.epipgx.eu) versucht daher, genetische Biomarker für die Wirksamkeit von AED und das Auftreten von unerwünschten Arzneimittelwirkungen (UAW) zu identifizieren sowie einen Algorithmus zu entwickeln, um für jeden Patienten die optimale AED-Therapie und den mutmaßlichen individuellen Behandlungserfolg vorherzusagen.

Das Ansprechen auf eine AED-Therapie wird durch verschiedene Faktoren beeinflusst, u. a. durch 1. die Pathophysiologie der Epilepsie (3.6.1), 2. die Interaktion des AED mit den jeweiligen Zielstrukturen (pharmakodynamischer Effekt) sowie 3. die Pharmakokinetik des AED, d. h. durch Prozesse der Aufnahme, der Verteilung, des Metabolismus und der Ausscheidung (ADME: *absorption, distribution, metabolism, excretion*) (3.6.3). Gene, die an diesen Prozessen beteiligt sind, werden als „ADME-Gene" bezeichnet.

3.6.3 Bedeutung von ADME-Genen für das Therapieansprechen

Genetische, nicht-genetische und epigenetische Faktoren, die die Funktion und variable Expression von ADME-Genen beeinflussen, können die pharmakokinetischen Eigenschaften eines Arzneimittels bestimmen und daher ausgeprägte interindividuelle Unterschiede im Therapieansprechen sowie im Auftreten von UAW bedingen [36–38]. Genetische Varianten (Polymorphismen) in arzneimittelmetabolisierenden Enzymen (DME, *drug metabolizing enzyme*), die zu deutlich unterscheidbaren Phänotypen führen, sind sehr gut beschrieben, und ihre klinische Bedeutung für UAW, Therapieansprechen und erforderliche Dosisanpassungen konnte in zahlreichen Studien bestätigt werden [36,39,40]. Darüber hinaus sind integrale Membrantransportproteine entscheidend an der Absorption und Elimination von Arzneimitteln sowie an ihrer Aufnahme in das jeweilige Zielorgan verantwortlich [41–43].

Arzneimittelmetabolisierende Enzyme

Die meisten AED werden in der Leber metabolisiert, wobei verschiedene Phase-1- und Phase-2-Enzyme an ihrem Metabolismus beteiligt sind [44]. Die genetische Variabilität von DME ist seit mehr als 30 Jahren bekannt und intensiv erforscht. Insbesondere die Cytochrom-P450-Enzyme sind von Interesse, da zahlreiche genetische Varianten identifiziert wurden (www.cypalleles.ki.se), die zu einer erheblichen Beeinflussung der Enzymexpression und Enzymfunktion führen und klinische Konsequenzen haben [39]. Hinsichtlich der AED gibt es nur wenige Beispiele dafür, dass genetische Varianten in DME von klinischer Bedeutung sind. Hierzu zählt Phenytoin, das hauptsächlich durch CYP2C9 und in geringerem Maße durch CYP2C19 in der Leber metabolisiert wird (Tab. 3.6.1). Funktionsverlust-Mutationen (*loss-of-function mutations*) in beiden dieser Enzyme führen zu einem verminderten Phenytoinabbau und daher zu erhöhten Plasmaspiegeln von Phenytoin. Epilepsiepatienten, die homozygote Träger dieser Mutationen sind, zeigen eine fehlende Metabolisierungskapazität (phänotypisch sogenannte langsame Metabolisierer, *poor metabolizer*) und haben ein erhöhtes Risiko für UAW, da Phenytoin nur eine geringe therapeutische Breite hat [45,46]. Diese Ergebnisse sind in die Empfehlungen des amerikanischen Clinical Pharmacogenetics Implementation Consortium (CPIC) eingegangen, das einen Algorithmus für die Dosisanpassung von Phenytoin in Abhängigkeit vom individuellen *CYP2C9*-Genotyp empfiehlt [47]. Die Testung des individuellen *CYP2C9*-Genotyps könnte auch für die Therapie mit Valproat klinisch relevant sein und zur Dosisoptimierung und Vermeidung von UAW in Kindern beitragen [48].

Tab. 3.6.1: Genetische Biomarker für die Prognose und das Therapieansprechen von Epilepsien und Konsequenzen für die Therapie.

Biomarker	Englische Genbezeichnung	Funktion	Effekt	Bemerkungen	Konsequenzen für die Therapie
KCNQ2/3	potassium channel, voltage gated KQT-like subfamily Q, members 2 and 3	K^+-Kanäle	überwiegend gute Prognose	BFNS, cave: schlechte Prognose bei EE	Na^+ Kanalblocker, evtl. Retigabin
SCN2A	sodium channel, voltage gated, type II alpha subunit	Na^+-Kanal	variable Prognose	BFNIS, cave: schlechte Prognose bei EE	Positives Ansprechen auf Na^+-Kanalblocker bei frühem Krankheitsbeginn (bis 3. Lebensmonat), schlechtes Ansprechen bei spätem Beginn (ab dem 4. LM)
PRRT2	proline-rich transmembrane protein 2	Präsynaptisches Protein	gute Prognose	BFIS und PKD	
SCN1A	sodium channel, voltage gated, type I alpha subunit	Na^+-Kanal	schlechte Prognose bei Trunkierungs-Mutationen	SMEI, GEFS+	Vermeidung von Na^+-Kanalblockern
SLC2A1	solute carrier family 2 (facilitated glucose transporter), member 1	Glukosetransporter GLUT1		Breite Pharmakoresistenz gegen AED	Gutes Ansprechen auf ketogene Diät
HLA-B*1502	major histocompatibility complex, class I, B, allele 15:02	Histokompatibilitäts-antigen	SJS/TEN	Erhöhtes Risiko in Südostasiaten bei CBZ-Therapie	genetischer Test und bei Vorliegen des Allels keine CBZ-Therapie
HLA-A*3101	major histocompatibility complex, class I, A, allele 31:01	Histokompatibilitäts-antigen	Hypersensitivitätssyndrom	Erhöhtes Risiko bei Europäern und Japanern bei CBZ-Therapie	genetischer Test und bei Vorliegen des Allels keine CBZ-Therapie

CYP2C9	cytochrome P450, family 2, subfamily C, polypeptide 9	Arzneimittel-metabolisierendes Enzym	Dosisabhängige UAW	Beeinträchtigter Metabolismus von PHT	Reduzierte PHT-Dosis bei heterozygoten oder homozygoten Trägern von Funktionsverlust-Mutationen
KCNT1	potassium channel subfamily T, member 1	K^+-Kanal		EIFMS, ADNFLE	Evtl. Chinidin
GRIN2A	Glutamate receptor, ionotropic, N-methyl-D-asparatet, subunit 2A	NR2A-Untereinheit des N-Methyl-D-Aspartat(NMDA)-Rezeptors		Spektrum der idiopathischen fokalen Epilepsien des Kindesalters	Evtl. Memantine

ADNFLE = autosomal-dominante nächtliche Frontallappenepilepsie, BFIS = Benigne familiäre infantile Anfälle, BFNIS = Benigne familiäre neonatale und infantile Anfälle, BFNS = Benigne familiäre neonatale Anfälle, CBZ = Carbamazepin, EE = epileptische Enzephalopathie, GEFS+ = Generalisierte Epilepsie mit febrilen Anfällen +, MMPSI = maligne wandernde Partialepilepsie des Kindesalters, PHT = Phenytoin, PKD = Paroxysmale kinesigene Dyskinesie, SJS = Stevens-Johnson-Syndrom, SMEI = Schwere infantile Myoklonusepilepsie, TEN = toxische epidermale Nekrolyse, UAW = unerwünschte Arzneimittelwirkungen

3.6.3.1 Arzneimitteltransporter

Die klinische Bedeutung von Arzneimitteltransportern für die Resistenz gegen AED wird derzeit intensiv diskutiert (42,49–51). Der hierbei meistuntersuchte Transporter ist das MDR1 P-Glykoprotein, welches vom *ABCB1*-Gen codiert wird. P-Glykoprotein ist sowohl in der luminalen Membran der Darmepithelzellen als auch in der luminalen Membran der Gehirnendothelzellen lokalisiert, sodass es sowohl die intestinale Absorption von Arzneimitteln als auch ihre Passage über die Blut-Hirn-Schranke kontrolliert [52]. Verschiedene Studien zeigten übereinstimmend, dass MDR1 P-Glykoprotein in Gehirnproben von Epilepsiepatienten verschiedener Pathologien überexprimiert ist und daher möglicherweise den vermehrten Abtransport von AED über die Blut-Hirn-Schranke verstärkt [53]. In Knockout-Mausmodellen mit genetisch ablatiertem P-Glykoprotein konnte tatsächlich eine erhöhte Hirn/Plasma-Konzentration verschiedener AED (z. B. Phenobarbital, Clobazam, Zonisamid, Gabapentin, Tiagabin, Levetiracetam, Topiramat) nachgewiesen werden [54]. Allerdings fehlt trotz intensiver Forschungsarbeiten bisher noch der in-vitro-Nachweis, dass MDR1 P-Glykoprotein tatsächlich AED mit hoher Affinität transportieren kann [50]. In zahlreichen pharmakogenetischen Studien wurde eine Assoziation des Therapie-Ansprechens auf AED mit den drei häufigsten genetischen Varianten im *ABCB1*-Gen (1236C>T, 2677G>T/A, 3435C>T) beobachtet, allerdings gibt es auch zahlreiche Studien, in denen diese Assoziation nicht gefunden wurde [50,52]. Aufgrund dieser sich teilweise widersprechenden Befunde ist die klinische Relevanz von P-Glykoprotein für die Resistenz gegen AED daher fraglich und nicht abschließend geklärt.

3.6.4 Genetische Biomarker für die Vorhersage von unerwünschten Arzneimittelwirkungen

Die Pharmakotherapie mit AED ist stets die primäre Therapie einer Epilepsie. Da Epilepsie eine chronische Krankheit ist, erhalten viele Patienten eine lebenslange Pharmakotherapie, und in etwa 30 % der Patienten treten spezifische UAW auf. Mit Ausnahme der Hypersensitivitätsreaktion unter Carbamazepin (s. unten) ist es bisher nicht möglich, das Auftreten einer UAW oder die Dosis, bei welcher eine UAW auftritt, vorherzusagen. Häufige UAW der meisten AED sind Schwindel, Benommenheit und abnorme Schläfrigkeit. Spezifische UAW einiger häufig eingesetzter AED sind Gewichtszunahme, Tremor und Haarausfall bei Valproat, Hautreaktionen bei Carbamazepin und Lamotrigin, Hyponaträmie bei Oxcarbazepin und Eslicarbazepin, Reizbarkeit bei Levetiracetam sowie Gewichtsabnahme und kognitive Störungen bei Topiramat [54]. Es ist zu erwarten, dass neue Zielstrukturen identifiziert werden, die bisher noch nicht im Fokus pharmakogenetischer Untersuchungen gestanden haben. So konnte beispielsweise für das antipsychotisch wirkende Haloperidol gezeigt werden, dass die häufig bei der Behandlung mit Haloperidol als UAW auftretenden extrapyramidalen Symptome mit genetischen Varianten im Membrantransporter ABCB5 assoziiert sind [55].

Die Therapie mit Carbamazepin und anderen Natriumkanalblockern (z. B. Phenytoin, Lamotrigin, Oxcarbazepin) kann zu schweren allergischen Hautreaktionen führen, wie dem Stevens-Johnson-Syndrom (SJS) oder der toxischen epidermalen Nekrolyse (TEN), die in etwa 30–50 % der Fälle tödlich verläuft [56]. Im Jahr 2004 wurde erstmalig nachgewiesen, dass das humane Leukozyten-Antigen- (HLA-) Allel HLA-B*1502 ein starker Prädiktor für das Auftreten von SJS und TEN bei Therapie mit Carbamazepin ist [57] (Tab. 3.6.1). Da etwa 10–15 % der Han-Chinesen sowie anderer südostasiatischer Populationen Träger dieses Allels sind [57], wird sowohl von der FDA [58] als auch dem CPIC [59] und dem Canadian Pharmacogenomics Network for Drug Safety (CPNDS) [60] empfohlen, in Epilepsiepatienten asiatischer Herkunft das Vorliegen des HLA-B*1502-Allels genetisch zu testen und bei positivem Ergebnis ein anderes AED als Carbamazepin einzusetzen. Ein weiteres HLA-Risikoallel ist HLA-A*3101, das bei Europäern und Japanern vorkommt und ebenfalls mit schweren Hautreaktionen unter Carbamazepin assoziiert ist [50]. Auch hierfür empfiehlt das CPNDS eine Untersuchung auf das Vorliegen von HLA-A*3101 vor Beginn einer Behandlung mit Carbamazepin [60].

3.6.5 Zusammenfassung und Konsequenzen für die Behandlung

Genetische Biomarker und die Pharmakogenomik haben großes Potential, die Therapie der Epilepsien zu verbessern. Die mit *SCN1A*- oder GLUT1-Mutationen assoziierten Epilepsien und Syndrome sind sehr gute Beispiele dafür, wie das Wissen der genetischen Ursache das klinische Management und die antiepileptische Therapie beeinflussen kann. Weitere Beispiele sind die *KCNQ2*- und *SCN2A*-assoziierten Epilepsien. Hinsichtlich UAW können schwere Hautreaktionen, wie das SJS oder TEN, durch genetische Testung bestimmter HLA-Allele verhindert werden. Bisher fehlen allerdings genetische Biomarker, die die Wirksamkeit einer AED-Therapie vorhersagen können. Zusätzlich zur Identifizierung neuer prädiktiver Biomarker stellen daher komplexe Algorithmen unter Einbeziehung genetischer und nicht-genetischer Faktoren vielversprechende Ansätze dar, wie es beispielsweise für die Optimierung der individuellen Dosisanpassung für Carbamazepin beschrieben wurde [61]. Darüber hinaus laufen derzeit große multizentrische Studien mit dem Ziel, weitere genetische Biomarker zu identifizieren und pharmakogenomische Leitlinien zu entwickeln, nach denen für jeden Patienten das optimale AED gewählt werden kann.

Anmerkung: Gefördert durch die Robert-Bosch-Stiftung Stuttgart, die Europäische Union (FP7 EpiPGX) und das PATE-Programm (F1315013) der Universität Tübingen.

Literatur

[1] Hauser WA, Annegers JF, Rocca WA. Descriptive epidemiology of epilepsy: contributions of population-based studies from Rochester, Minnesota. Mayo Clin Proc. 1996 Jun;71(6):576–86.
[2] Fisher RS, Acevedo C, Arzimanoglou A, Bogacz A, Cross JH, Elger CE, et al. ILAE Official Report: A practical clinical definition of epilepsy. Epilepsia. 2014 Apr;55(4):475–82.
[3] Fisher RS, van Emde Boas W, Blume W, Elger C, Genton P, Lee P, et al. Epileptic seizures and epilepsy: definitions proposed by the International League Against Epilepsy (ILAE) and the International Bureau for Epilepsy (IBE). Epilepsia. 2005 Apr;46(4):470–2.
[4] Bialer M, White HS. Key factors in the discovery and development of new antiepileptic drugs. Nat Rev Drug Discov. 2010 Jan;9(1):68–82.
[5] Weber YG, Lerche H. Genetic mechanisms in idiopathic epilepsies. Dev Med Child Neurol. 2008 Sep;50(9):648–54.
[6] Claes L, Del-Favero J, Ceulemans B, Lagae L, Van Broeckhoven C, De Jonghe P. De Novo Mutations in the Sodium-Channel Gene SCN1A Cause Severe Myoclonic Epilepsy of Infancy. Am J Hum Genet. 2001 Jun;68(6):1327–32.
[7] Escayg A, MacDonald BT, Meisler MH, Baulac S, Huberfeld G, An-Gourfinkel I, et al. Mutations of SCN1A, encoding a neuronal sodium channel, in two families with GEFS+2. Nat Genet. 2000 Apr;24(4):343–5.
[8] Guerrini R, Dravet C, Genton P, Belmonte A, Kaminska A, Dulac O. Lamotrigine and seizure aggravation in severe myoclonic epilepsy. Epilepsia. 1998 May;39(5):508–12.
[9] Berkovic SF, Heron SE, Giordano L, Marini C, Guerrini R, Kaplan RE, et al. Benign familial neonatal-infantile seizures: characterization of a new sodium channelopathy. Ann Neurol. 2004 Apr;55(4):550–7.
[10] Nakamura K, Kato M, Osaka H, Yamashita S, Nakagawa E, Haginoya K, et al. Clinical spectrum of SCN2A mutations expanding to Ohtahara syndrome. Neurology. 2013 Sep 10;81(11):992–8.
[11] Wolff M, Johannesen KM, Hedrich UB, Masnada S, Rubboli G, Gardella E, et al. Genetic and phenotypic heterogeneity suggest therapeutic implications in SCN2A-related disorders. Brain. 2017 Mar 4. doi: 10.1093/brain/awx054.
[12] Weber YG, Storch A, Wuttke TV, Brockmann K, Kempfle J, Maljevic S, et al. GLUT1 mutations are a cause of paroxysmal exertion-induced dyskinesias and induce hemolytic anemia by a cation leak. J Clin Invest [Internet]. 2008 May 1 [cited 2015 Jan 19]; Available from: www.jci.org/articles/view/ 34438.
[13] De Vivo DC, Trifiletti RR, Jacobson RI, Ronen GM, Behmand RA, Harik SI. Defective glucose transport across the blood-brain barrier as a cause of persistent hypoglycorrhachia, seizures, and developmental delay. N Engl J Med. 1991 Sep 5;325(10):703–9.
[14] Striano P, Weber YG, Toliat MR, Schubert J, Leu C, Chaimana R, et al. GLUT1 mutations are a rare cause of familial idiopathic generalized epilepsy. Neurology. 2012 Feb 21;78(8):557–62.
[15] Suls A, Mullen SA, Weber YG, Verhaert K, Ceulemans B, Guerrini R, et al. Early-onset absence epilepsy caused by mutations in the glucose transporter GLUT1. Ann Neurol. 2009 Sep;66(3):415–9.
[16] Mullen SA, Marini C, Suls A, Mei D, Della Giustina E, Buti D, et al. Glucose transporter 1 deficiency as a treatable cause of myoclonic astatic epilepsy. Arch Neurol. 2011 Sep;68(9):1152–5.
[17] Suls A, Dedeken P, Goffin K, Van Esch H, Dupont P, Cassiman D, et al. Paroxysmal exercise-induced dyskinesia and epilepsy is due to mutations in SLC2A1, encoding the glucose transporter GLUT1. Brain. 2008 Jul 1;131(7):1831–44.
[18] Weber YG, Kamm C, Suls A, Kempfle J, Kotschet K, Schule R, et al. Paroxysmal choreoathetosis/spasticity (DYT9) is caused by a GLUT1 defect. Neurology. 2011 Sep 6;77(10):959–64.

[19] Klepper J. GLUT1 deficiency syndrome in clinical practice. Epilepsy Res. 2012 Jul;100(3):272–7.
[20] Singh NA, Otto JF, Dahle EJ, Pappas C, Leslie JD, Vilaythong A, et al. Mouse models of human KCNQ2 and KCNQ3 mutations for benign familial neonatal convulsions show seizures and neuronal plasticity without synaptic reorganization. J Physiol. 2008 Jul 15;586(14):3405–23.
[21] Weckhuysen S, Mandelstam S, Suls A, Audenaert D, Deconinck T, Claes LRF, et al. KCNQ2 encephalopathy: Emerging phenotype of a neonatal epileptic encephalopathy. Ann Neurol. 2012 Jan;71(1):15–25.
[22] Maljevic S, Wuttke TV, Lerche H. Nervous system KV7 disorders: breakdown of a subthreshold brake. J Physiol. 2008 Apr 1;586(7):1791–801.
[23] Orhan G, Wuttke TV, Nies AT, Schwab M, Lerche H. Retigabine/Ezogabine, a KCNQ/K(V)7 channel opener: pharmacological and clinical data. Expert Opin Pharmacother. 2012 Aug;13(12):1807–16.
[24] Orhan G, Bock M, Schepers D, Ilina EI, Reichel SN, Löffler H, et al. Dominant-negative effects of *KCNQ2* mutations are associated with epileptic encephalopathy: *KCNQ2* Defects in EE. Ann Neurol. 2014 Mar;75(3):382–94.
[25] Pisano T, Numis AL, Heavin SB, Weckhuysen S, Angriman M, Suls A, et al. Early and effective treatment of *KCNQ2* encephalopathy. Epilepsia. 2015 May;56(5):685–91.
[26] Barcia G, Fleming MR, Deligniere A, Gazula V-R, Brown MR, Langouet M, et al. De novo gain-of-function KCNT1 channel mutations cause malignant migrating partial seizures of infancy. Nat Genet. 2012 Nov;44(11):1255–9.
[27] Heron SE, Smith KR, Bahlo M, Nobili L, Kahana E, Licchetta L, et al. Missense mutations in the sodium-gated potassium channel gene KCNT1 cause severe autosomal dominant nocturnal frontal lobe epilepsy. Nat Genet. 2012 Nov;44(11):1188–90.
[28] Milligan CJ, Li M, Gazina EV, Heron SE, Nair U, Trager C, et al. *KCNT1* gain of function in 2 epilepsy phenotypes is reversed by quinidine: *KCNT1* and Human Epilepsy. Ann Neurol. 2014 Apr;75(4):581–90.
[29] Bearden D, Strong A, Ehnot J, DiGiovine M, Dlugos D, Goldberg EM. Targeted treatment of migrating partial seizures of infancy with quinidine: MPSI and Quinidine. Ann Neurol. 2014 Sep;76(3):457–61.
[30] Lemke JR, Lal D, Reinthaler EM, Steiner I, Nothnagel M, Alber M, et al. Mutations in GRIN2A cause idiopathic focal epilepsy with rolandic spikes. Nat Genet. 2013 Aug 11;45(9):1067–72.
[31] Pierson TM, Yuan H, Marsh ED, Fuentes-Fajardo K, Adams DR, Markello T, et al. GRIN2A mutation and early-onset epileptic encephalopathy: personalized therapy with memantine. Ann Clin Transl Neurol. 2014 Mar 1;1(3):190–8.
[32] Kwan P, Arzimanoglou A, Berg AT, Brodie MJ, Allen Hauser W, Mathern G, et al. Definition of drug resistant epilepsy: consensus proposal by the ad hoc Task Force of the ILAE Commission on Therapeutic Strategies. Epilepsia. 2010 Jun;51(6):1069–77.
[33] Brodie MJ, Barry SJE, Bamagous GA, Norrie JD, Kwan P. Patterns of treatment response in newly diagnosed epilepsy. Neurology. 2012 May 15;78(20):1548–54.
[34] Callaghan BC, Anand K, Hesdorffer D, Hauser WA, French JA. Likelihood of seizure remission in an adult population with refractory epilepsy. Ann Neurol. 2007 Oct;62(4):382–9.
[35] Luciano AL, Shorvon SD. Results of treatment changes in patients with apparently drug-resistant chronic epilepsy. Ann Neurol. 2007 Oct;62(4):375–81.
[36] Meyer UA, Zanger UM, Schwab M. Omics and drug response. Annu Rev Pharmacol Toxicol. 2013;53:475–502.
[37] Nies AT, Niemi M, Burk O, Winter S, Zanger UM, Stieger B, et al. Genetics is a major determinant of expression of the human hepatic uptake transporter OATP1B1, but not of OATP1B3 and OATP2B1. Genome Med. 2013;5(1):1.
[38] Ivanov M, Barragan I, Ingelman-Sundberg M. Epigenetic mechanisms of importance for drug treatment. Trends Pharmacol Sci. 2014 Aug;35(8):384–96.

[39] Zanger UM, Schwab M. Cytochrome P450 enzymes in drug metabolism: regulation of gene expression, enzyme activities, and impact of genetic variation. Pharmacol Ther. 2013 Apr;138(1):103–41.
[40] Brauch H, Schwab M. Prediction of tamoxifen outcome by genetic variation of CYP2D6 in post-menopausal women with early breast cancer. Br J Clin Pharmacol. 2014 Apr;77(4):695–703.
[41] Nies AT, Koepsell H, Damme K, Schwab M. Organic cation transporters (OCTs, MATEs), in vitro and in vivo evidence for the importance in drug therapy. Handb Exp Pharmacol. 2011;(201):105–67.
[42] Weber YG, Nies AT, Schwab M, Lerche H. Genetic Biomarkers in Epilepsy. Neurotherapeutics. 2014 Apr;11(2):324–33.
[43] Lin L, Yee SW, Kim RB, Giacomini KM. SLC transporters as therapeutic targets: emerging opportunities. Nat Rev Drug Discov. 2015 Aug;14(8):543–60.
[44] Anderson GD, Hakimian S. Pharmacokinetic of antiepileptic drugs in patients with hepatic or renal impairment. Clin Pharmacokinet. 2014 Jan;53(1):29–49.
[45] Kerb R, Aynacioglu AS, Brockmöller J, Schlagenhaufer R, Bauer S, Szekeres T, et al. The predictive value of MDR1, CYP2C9, and CYP2C19 polymorphisms for phenytoin plasma levels. Pharmacogenomics J. 2001;1(3):204–10.
[46] Hung C-C, Huang H-C, Gao Y-H, Chang W-L, Ho J-L, Chiou M-H, et al. Effects of polymorphisms in six candidate genes on phenytoin maintenance therapy in Han Chinese patients. Pharmacogenomics. 2012 Sep;13(12):1339–49.
[47] Caudle KE, Rettie AE, Whirl-Carrillo M, Smith LH, Mintzer S, Lee MTM, et al. Clinical pharmacogenetics implementation consortium guidelines for CYP2C9 and HLA-B genotypes and phenytoin dosing. Clin Pharmacol Ther. 2014 Nov;96(5):542–8.
[48] Bűdi T, Tóth K, Nagy A, Szever Z, Kiss Á, Temesvári M, et al. Clinical significance of CYP2C9-status guided valproic acid therapy in children. Epilepsia. 2015 Jun;56(6):849–55.
[49] Potschka H, Luna-Munguia H. CNS transporters and drug delivery in epilepsy. Curr Pharm Des. 2014;20(10):1534–42.
[50] Walker LE, Mirza N, Yip VLM, Marson AG, Pirmohamed M. Personalized medicine approaches in epilepsy. J Intern Med. 2015 Feb;277(2):218–34.
[51] Löscher W, Klotz U, Zimprich F, Schmidt D. The clinical impact of pharmacogenetics on the treatment of epilepsy. Epilepsia. 2009 Jan;50(1):1–23.
[52] Wolking S, Schaeffeler E, Lerche H, Schwab M, Nies AT. Impact of Genetic Polymorphisms of ABCB1 (MDR1, P-Glycoprotein) on Drug Disposition and Potential Clinical Implications: Update of the Literature. Clin Pharmacokinet [Internet]. 2015 Apr 10 [cited 2015 Apr 13]; Available from: http://link.springer.com/10.1007/s40262-015-0267–1.
[53] Aronica E, Sisodiya SM, Gorter JA. Cerebral expression of drug transporters in epilepsy. Adv Drug Deliv Rev. 2012 Jul;64(10):919–29.
[54] Perucca P, Gilliam FG. Adverse effects of antiepileptic drugs. Lancet Neurol. 2012 Sep;11(9):792–802.
[55] Zheng M, Zhang H, Dill DL, Clark JD, Tu S, Yablonovitch AL, et al. The role of Abcb5 alleles in susceptibility to haloperidol-induced toxicity in mice and humans. PLoS Med. 2015 Feb;12(2):e1001782.
[56] Pavlos R, Mallal S, Ostrov D, Buus S, Metushi I, Peters B, et al. T cell-mediated hypersensitivity reactions to drugs. Annu Rev Med. 2015;66:439–54.
[57] Chung W-H, Hung S-I, Hong H-S, Hsih M-S, Yang L-C, Ho H-C, et al. Medical genetics: a marker for Stevens-Johnson syndrome. Nature. 2004 Apr 1;428(6982):486.
[58] Ferrell PB, McLeod HL. Carbamazepine, HLA-B*1502 and risk of Stevens-Johnson syndrome and toxic epidermal necrolysis: US FDA recommendations. Pharmacogenomics. 2008 Oct;9(10):1543–6.

[59] Leckband SG, Kelsoe JR, Dunnenberger HM, George AL, Tran E, Berger R, et al. Clinical Pharmacogenetics Implementation Consortium guidelines for HLA-B genotype and carbamazepine dosing. Clin Pharmacol Ther. 2013 Sep;94(3):324–8.
[60] Amstutz U, Shear NH, Rieder MJ, Hwang S, Fung V, Nakamura H, et al. Recommendations for HLA-B*15:02 and HLA-A*31:01 genetic testing to reduce the risk of carbamazepine-induced hypersensitivity reactions. Epilepsia. 2014 Apr;55(4):496–506.
[61] Makmor-Bakry M, Sills GJ, Hitiris N, Butler E, Wilson EA, Brodie MJ. Genetic variants in microsomal epoxide hydrolase influence carbamazepine dosing. Clin Neuropharmacol. 2009 Aug;32(4):205–12.

3.7 Morbus Gaucher

Martin Merkel

Der Morbus Gaucher ist eine lysosomale Stoffwechselkrankheit, die u. a. mit Hepatosplenomegalie, Verdrängung des Knochenmarks einschließlich Blutbildungsstörung, Knocheninfarkten und in einigen Fällen mit neurologischen Komplikationen einhergeht. Das Manifestationsalter ist sehr variabel; die Häufigkeit wird mit 1 : 40.000 bis 1 : 100.000 angegeben. In einigen Populationen wie z. B. bei Ashkenazy-Juden ist eine deutliche Häufung zu finden. M. Gaucher ist die häufigste lysosomale Speicherkrankheit.

Ursächlich für die Erkrankung ist ein genetischer Defekt des Enzyms Glucocerobrosidase (saure β-Glucosidase, Glycosylceramidase; EC 3.2.1.45), deren physiologische Funktion die Spaltung von Glycosylceramid in Ceramid und Glukose ist. Dies ist der erste und geschwindigkeitsbestimmende Schritt beim Abbau von Glycosylceramid. Bei Inaktivität des Enzyms oder nicht ausreichender Aktivität kommt es zur Anreicherung und lysosomalen Speicherung von Glycosylceramid mit der Folge der zellulären Schädigung. Verschiedene therapeutische Optionen ermöglichen heute durch Enzymersatz oder Substrathemmung eine effektive, gut verträgliche und langfristige Therapie des M. Gaucher.

3.7.1 Biochemie und Pathophysiologie

Sphingolipide und Glucosphingolipide sind strukturelle Komponenten von Zellmembranen bei Säugetieren. Glycosylceramid ist ein zentrales Zwischenprodukt sowohl bei ihrer Synthese als auch bei der Degradation (Abb. 3.7.1). Beim Aufbau entsteht die Substanz durch die Aktivität der Glycosylceramid-Synthase, indem ein Glycosylrest auf die primäre Hydroxylgruppe des Sphingosinrestes im Sinne einer β-Glycosidbindung auf Ceramid übertragen wird. Anschließend wird dann durch Übertragung weiterer, unterschiedlicher Kohlenhydratreste schrittweise eine Vielzahl komplexer Glucosphingolipide und Ganglioside synthetisiert. Der Abbau dieser komplexen Lipide erfolgt umgekehrt durch schrittweise Abspaltung der Kohlenhydratreste und mündet wiederum in Glycosylceramid, das dann im letzten me-

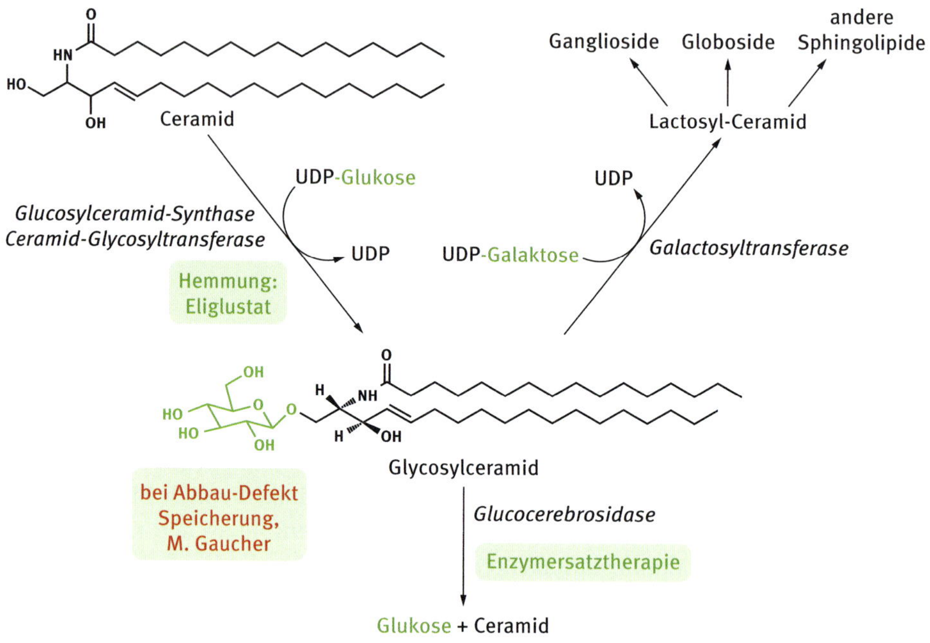

Abb. 3.7.1: Strukturelle Komponenten von Zellmembranen bei Säugetieren.

tabolischen Schritt durch die bei M. Gaucher fehlende Glucocerebrosidase in Ceramid und Glukose gespalten wird. Dieser Prozess findet vor allem in Endosomen und Lysosomen statt; es ist eine Vielzahl spezifischer Enzyme beteiligt. Defekte in diesem Prozess verursachen variable genetisch bedingte Speichererkrankungen, neben M. Gaucher z. B. M. Tay-Sachs, M. Fabry, M. Krabbe. Die klinischen Charakteristika dieser Erkrankungen reichen von rein neurologischem Befall bis zu Multi-Organbeteiligung. Verantwortlich für die ausgesprochene Heterogenität sind die unterschiedlichen, jeweils von der Speicherung betroffenen Zellpopulationen. Die Seltenheit und die klinische Variabilität machen die Diagnose lysosomaler Speichererkrankungen zu einer Herausforderung.

Das Gen der Glucocerebrosidase liegt auf Chromosom 1q21 und ist 7kb/11 Exons groß. Etwa 150 Mutationen, die M. Gaucher auslösen, sind beschrieben worden; die meisten (80 %) davon Punktmutationen. Die häufigste Mutation ist N370S, die mit einer recht hohen residualen Enzymaktivität einhergeht und daher in homozygoter Form meist zu einem vergleichsweise milden Verlauf der Krankheit führt. Andere Mutationen, wie L444P oder die eine Leserasterverschiebung (frame shift) verursachende 84GG-Mutation resultieren in einem schweren Verlauf, oft mit neurologischer Beteiligung. Eine durchgehende Genotyp-Phänotyp-Assoziation ist aber nicht zu beobachten.

Ein pathophysiologisch zentraler Schritt des M. Gaucher ist die Entstehung von sogenannten Gaucher-Zellen. Dies sind Makrophagen v. a. in Milz, Leber und

Knochenmark, die durch Phagozytose von korpuskulären Blutbestandteilen entstehen. Sie reflektieren die Überlastung des phagozytären Systems mit Zellmembran-Abbauprodukten. Mikroskopisch handelt es sich um große Makrophagen (20–100 µm) mit einem oder mehreren Zellkernen. Das Cytoplasma ist mit graublauem Speicherprodukt, das wie geknülltes Papier oder Seidenpapier imponiert, gefüllt. Elektronenmikroskopisch handelt es sich um intrazelluläre, membranumhüllte Glycolipidvesikel, die polymerisierte Glycosylceramide enthalten. Klinisch findet man Gaucher-Zellen insbesondere in Knochenmarkausstrichen anlässlich der Abklärung einer unklaren Splenomegalie oder Thrombopenie.

Gaucher-Zellen sind mikroskopisch nicht von sog. Pseudo-Gaucher-Zellen zu unterscheiden, die bei einigen hämatologischen Erkrankungen (z. B. bei chronisch lymphatischer Leukämie) vorkommen können.

3.7.2 Klinik

Die Anreicherung von Gaucher-Zellen in unterschiedlichen Organen verursacht das klinische Erscheinungsbild: Durch Veränderungen im Knochenmark entstehen Anämie und Thrombopenie; die Aktivierung von Lymphozyten kann zu polyklonalen Gammopathien, zu einer monoklonalen Gammopathie unklarer Signifikanz (MGUS) sowie zu hämatologischen Neoplasien führen. Im Knochen entsteht der klassisch beschriebene Erlenmeyerkolben-Femur; es kommt zur Knochendichteminderung, Frakturen und aseptischen Knocheninfarkten, die in schwere, schmerzhafte Knochenkrisen münden können. Splenomegalie, Milzinfarkte, Hepatomegalie mit Leberzirrhose und möglicherweise – vor allem nach Splenektomie –hepatozelluläre Karzinome sind weitere Charakteristika. Seltener entsteht eine pulmonale Hypertension. Das multiple Myelom, das hepatozelluläre Karzinom (HCC) sowie B-Zell-Non-Hodgkin-Lymphome treten zudem bei Gaucher-Patienten häufiger auf als in der Allgemeinbevölkerung [1]. Die molekulare Ursache hierfür ist bislang unklar.

M. Gaucher mit neurologischer Beteiligung (sog. Typ 2 und 3) ist seltener als der nichtneurologische Typ 1. Die akute neuronopathische Verlaufsform kommt nur bei Kindern vor und führt innerhalb von einigen Jahren zum Tode (1 % der Gaucher-Patienten). Der chronisch-neuronopathische Typ 3 zeigt zusätzlich zu den viszeralen Veränderungen eine zerebrale Beteiligung in Form einer horizontalen supranukleären Blickparese und einer meist leichten mentalen Retardierung mit Verhaltensauffälligkeiten, Choreoathetosen und Krampfanfällen (5 % der Gaucher-Patienten).

3.7.3 Therapie

Unbehandelt nimmt die Erkrankung einen chronisch progredienten Verlauf. Die Standard-Therapie ist der Ersatz der Glucocerebrosidase durch intravenöse Infusion rekombinanten Enzyms (Enzymersatztherapie, ERT). Hierbei wird ausgenutzt, dass lysosomale Enzyme physiologischerweise auch über den Extrazellularraum an ihren Wirkort gelangen können, indem sie nach Sekretion u. a. über den Mannose-6-Phosphat-Rezeptor wieder zellulär aufgenommen werden können. Über denselben Weg erreicht die rekombinante Glucocerebrosidase (z. T. durch modifizierte Glycosylierung) praktisch alle makrophagenhaltigen Gewebe außerhalb des Gehirns.

In Deutschland sind zwei Präparate verfügbar; Imiglucerase (Cerezyme®; hergestellt mit Hilfe von CHO-Zellen, Zulassung in Deutschland 1998 für Gaucher Typ 1 und 3) und Velaglucerase (VPRIV®; aus humanen Fibroblasten; Zulassung 2010 für Gaucher Typ 1). Beide Präparate werden alle zwei Wochen intravenös infundiert und führen zur Remission der klinischen und laborchemischen Charakteristika bei M. Gaucher Typ 1 [2], wobei nicht klar ist, ob auch die Malignitätsentstehung verhindert werden kann. Insgesamt ist die Enzymersatztherapie – von seltenen anaphylaktischen Reaktionen abgesehen – gut verträglich; häufig wird eine Gewichtszunahme beobachtet. International ist ein weiteres Präparat, Taliglucerase (ELELYSO®, aus Pflanzenzellen) erhältlich, das aber wohl eine höhere Rate allergischer Reaktionen hat.

Insbesondere die intravenöse Gabe mit hohem, lebenslangem, interventionellem, ärztlichem und zeitlichem Aufwand hat zur Entwicklung und Anwendung von oralen Therapieformen geführt. Anders als bei der Enzymersatztherapie wird hierbei nicht das fehlende Enzym ersetzt, sondern die Bildung von Glycosylceramid durch Inhibition seiner Synthase vermindert (Substratreduktionstherapie). Miglustat (Zavesca®, ein Kohlenhydrat-Analogon) wird hierbei wegen schwerer Nebenwirkungen (Diarrhöen, Polyneuropathie, Tremor) nicht mehr verwendet. Weit besser verträglich und in der Routine bereits gut etabliert ist Eliglustat (Cerdelga®). Dieses Ceramid-Analogon ist seit 2015 für Erwachsene mit M. Gaucher Typ 1 zugelassen und wirkt gut und effektiv auf alle nicht-neurologischen Manifestationen der Erkrankung [3]. Die Substanz wird in der Leber über das Cytochromsytem P450 metabolisiert und inaktiviert. Die vergleichsweise geringe therapeutische Breite macht hierbei eine Dosisanpassung entsprechend der individuellen Metabolisierungs-Geschwindigkeit notwendig (s. u.). Wichtige Nebenwirkungen sind Kopfschmerz, Übelkeit, Diarrhoen, Arthralgien und Müdigkeit; Kontraindikationen sind Schwangerschaft sowie kardiale, hepatische und renale Erkrankungen.

3.7.4 Eliglustat: Dosierung nach CYP-Genotyp

Bereits in der Phase-1-Studie zeigte sich, dass die Plasmakonzentrationen von Eliglustat wesentlich von der Aktivität des Cytochrom P450 (CYP) Typ 2D6 abhängig ist [4]; eine Metabolisierung erfolgt allerdings auch über andere Cytochrom-Enzyme (z. B. CYP3A).

CYP2D6 liegt in über 100 Allelvarianten vor, die eine ausgesprochen unterschiedliche metabolische Aktivität haben. Um diese vergleichen zu können, wird der Phenotyp (d. h. die Metabolisierungsgeschwindigkeit) vom Genotyp abgeleitet und in vier Gruppen eingeteilt: Schlechte Metabolisierer (*poor metabolizer*, PM), intermediäre Metabolisierer (*intermediate metabolizer*, IM), rasche Metabolisierer (*extensive metabolizer*, EM) und sehr schnelle Metabolisierer (*ultra-rapid metabolizer*, UM) [5]. Der *CYP2D6*-Polymorphismus ist auch bei der Pharmokotherapie anderer Krankheiten von Bedeutung. Beispielsweise sprechen Mammacarcinome in Abhängigkeit von CYP2D6 auf den Aromatase-Inhibitor Tamoxifen unterschiedlich an. Tamoxifen wird durch CYP2D6 und CYP3A4/5 in aktive Metaboliten umgewandelt, die (in Form von Endoxifen und 4-OH-Tamoxifen) bis zu 100-fach höhere antiproliferative Potenz haben [6]. Konsekutiv hat die amerikanische Food- and Drug-Administration (FDA) eine *CYP2D6*-Genotypisierung zur Therapieoptimierung empfohlen. Für andere Indikationen wird diese Genotypisierung nicht von den gesetzlichen Kostenträgern übernommen; Patienten mit M. Gaucher sind diesbezüglich wegen der zulassungsbedingten Verpflichtung bei geplanter Eliglustat-Therapie eine Ausnahme.

Da Eliglustat vom CYP-System inaktiviert wird, ist die Situation bei der Therapie des M. Gaucher umgekehrt im Vergleich zu Tamoxifen: Je aktiver CYP2D6, desto niedriger die Plasmaspiegel der aktiven Substanz; bei sehr schneller Metabolisierung ist kein effektiver Plasmaspiegel mehr aufbaubar. Dies hat dazu geführt, dass eine Genotypisierung des *CYP2D6* und die Klassifizierung des individuellen Patienten nach dem Metabolisierungsstatus eine obligate Bedingung für die Eliglustat-Anwendung ist. Gemäß dem Zulassungstext in der Fachinformation ist Eliglustat nur für Patienten mit M. Gaucher Typ 1 zugelassen, die in Bezug auf CYP2D6 langsame Metabolisierer (PM), intermediäre Metabolisierer (IM) oder schnelle Metabolisierer (EM) sind. Für sehr schnelle Metabolisierer (UM) und bei Patienten mit in Bezug auf CYP2D6 unklarem Metabolisierungsstatus ist es nicht zugelassen. Gleichzeitig wird die Dosierung nach dem CYP-Status festgelegt: Die empfohlene Dosis beträgt 84 mg Eliglustat zweimal täglich für intermediäre (IM) und schnelle Metabolisierer (EM); 84 mg einmal täglich für langsame Metabolisierer (PM).

Zusätzlich sind die Kombinationsmöglichkeiten mit anderen Medikamenten auf Grundlage des Metabolisierungsstatus' des Patienten eingeschränkt. So dürfen intermediäre Metabolisierer (IM) oder schnelle Metabolisierer (EM) nicht gleichzeitig einen starken oder mäßig starken CYP2D6-Inhibitor (z. B. Paroxetin, Fluoxetin, Duloxetin) einnehmen; langsame Metabolisierer (PM) dürfen wiederum keinen starken CYP3A-Inhibitor einnehmen. Unter diesen Bedingungen sind die beiden wichtigsten Stoffwechselwege für die Metabolisierung von Eliglustat beeinträchtigt, und es sind erheblich erhöhte Plasmakonzentrationen von Eliglustat zu erwarten [7]. Die genauen Details hierzu sind der jeweils aktuellen Fachinformation für Cerdelga® und der aktuellen Fachliteratur zu entnehmen.

Die Forderung einer Genotypisierung als Voraussetzung für die Anwendung einer Medikation ist ein absolutes Novum im typischerweise Genetik-feindlichen deutschen Gesundheitssystem. Wünschenswert ist, dass genetische Untersuchungen auf Grundlage der jeweils aktuellen wissenschaftlichen Erkenntnisse in größerem Maße zur Optimierung von medikamentösen Therapien und zum Vermeiden von Unwirksamkeit oder Nebenwirkungen herangezogen werden.

Literatur

[1] Motta I, Filocamo M, Poggiali E, et al. A multicentre observational study for early diagnosis of Gaucher disease in patients with Splenomegaly and/or Thrombocytopenia. European journal of haematology. 2016;96(4):352–9.

[2] Ben Turkia H, Gonzalez DE, Barton NW, et al. Velaglucerase alfa enzyme replacement therapy compared with imiglucerase in patients with Gaucher disease. American journal of hematology. 2013;88(3):179–84.

[3] Bennett LL, Turcotte K. Eliglustat tartrate for the treatment of adults with type 1 Gaucher disease. Drug design, development and therapy. 2015;9:4639–47.

[4] Peterschmitt MJ, Burke A, Blankstein L, et al. Safety, tolerability, and pharmacokinetics of eliglustat tartrate (Genz-112638) after single doses, multiple doses, and food in healthy volunteers. Journal of clinical pharmacology. 2011;51(5):695–705.

[5] Zhou SF, Liu JP, Chowbay B. Polymorphism of human cytochrome P450 enzymes and its clinical impact. Drug metabolism reviews. 2009;41(2):89–295.

[6] de Vries Schultink AH, Zwart W, Linn SC, et al. Effects of Pharmacogenetics on the Pharmacokinetics and Pharmacodynamics of Tamoxifen. Clinical pharmacokinetics. 2015;54(8):797–810.

[7] Genzyme. Fachinformation Cerdelga 84 mg. 2015.

Interessenkonflikte des Autors in Bezug auf M. Gaucher

Der Autor hat Beratungs- und Vortragshonorare sowie Forschungsgelder von Genzyme und Shire erhalten.

3.8 Peptische Ulzera

Gina Alpert und Holger Stark

Die Ulkuskrankheit (peptische Ulzera) ist eine Erkrankung, bei der eine Verletzung der gastralen oder der duodenalen Schleimhaut auftritt. Diese Verletzungen schließen nicht nur die Erosion der Schleimhaut ein, sondern können auch bis in die Ringmuskulatur diffundieren, weitere Gewebsschichten beschädigen und Karzinome hervorrufen. Je nach betroffenem Organ unterscheidet man zwischen dem Magengeschwür (Ulcus ventriculi; gastrische Ulzera) und dem Zwölffingerdarmgeschwür (Ulcus duodeni; duodenale Ulzera). Die Krankheit äußert sich durch Oberbauchschmerzen, die durch andere Magenbeschwerden wie Völlegefühl, Blähungen, frühes Sättigungsgefühl und Übelkeit begleitet werden können und als „brennend" oder „bohrend" beschrieben werden. Schmerzen allein definieren nicht unbedingt die Ulkuserkrankung sowie keine Schmerzen die Diagnose nicht ausschließt. Es gibt Patienten, die keine Symptome entwickeln und doch kommt es plötzlich zu Blutungen oder Perforationen des Magengewebes („stille" Ulkuskrankheit") [1].

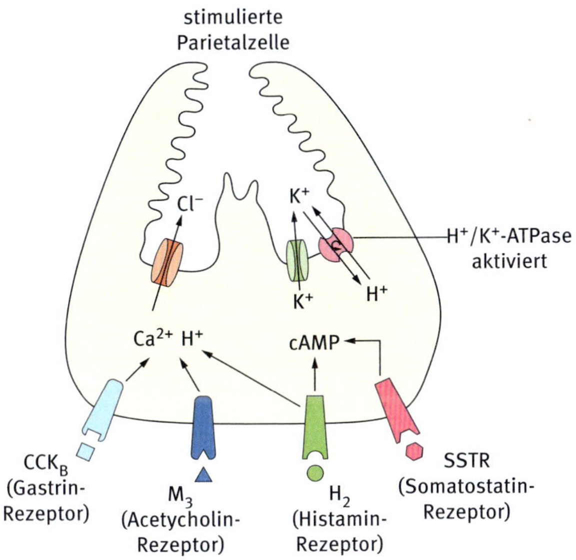

Abb. 3.8.1: Acetylcholin, Gastrin und Histamin stimulieren die Parietalzelle und somit die Freisetzung von Protonen. Die Aktivierung des Histamin-H_2-Rezeptors stimuliert die Bildung von cAMP und intrazellulärem Kalzium^{2+}, während Somatostatin dessen Freisetzung hemmt. Auch die Aktivierungen der M3- und Gastrin-Rezeptoren führen zur Anhebung des Kalziums^{2+}-Spiegels. Die H^+/K^+-ATPase transportiert unter ATP-Verbrauch Protonen in den Magen im Antiport zu Kalium$^+$.

Voraussetzung für die Entstehung einer peptischen Ulzera ist ein gestörtes Gleichgewicht zwischen Magensäuresekrektion und Schutzmechanismen der Magenschleimhaut bzw. eine dauerhafte Überproduktion von Magensäure. Auf der Magenoberfläche werden Magenschleim und Bicarbonat sekretiert, so dass dort ein neutraler pH-Wert herrscht. Die Magensäureproduktion geschieht über die Stimulation des *Nervus vagus* durch Geruchs- und Geschmacksreize und nach Nahrungsaufnahme. Dadurch werden Acetylcholin, Gastrin und Histamin freigesetzt werden, die an bestimmte Rezeptoren der Parietalzellen binden und die Säureproduktion anregen (Abb. 3.8.1). Über eine H^+/K^+-ATPase (Protonenpumpe) geben die Parietalzellen Protonen ins Lumen ab, wobei ein pH-Wert bis zu 1 erreicht werden kann (Abb. 3.8.1) [2]. Sinkt der pH-Wert ab, so wird die Gastrin- und Histaminausschüttung sowie die Magensäuresekretion durch die Freisetzung von Somatostatin wieder gehemmt. Somatostatin ist ein Peptidhormon, das vom Pankreas (D-Zellen) endokrin während der Verdauung ausgeschüttet wird. Die Freisetzung von Somatostatin erfolgt bei einem niedrigen pH-Wert (< 3). Bei pH-Werten über 3 kommt es wiederum zur Steigerung der Gastrinkonzentration im Magenbereich [3].

3.8.1 Helicobacter-pylori-induzierte peptische Ulzera

Die häufigste Ursache einer Ulkuskrankheit ist die Infektion mit dem Stäbchenbakterium *Helicobacter pylori* (*H. pylori*). Im Jahr 1983 wurde das gramnegative, begeißelte Bakterium von den beiden Australiern Robin Warren und Barry Marshall als Verursacher von Magenschleimhautentzündungen und Magengeschwüren wiederentdeckt. Sie konnten zeigen, dass dieses Bakterium stets in den Proben von Patienten vorkam, deren Magenschleimhaut entzündet war und die unter der Ulkuskrankheit litten [4]. Nach aktuellem Kenntnisstand findet die Übertragung des Bakteriums überwiegend von Mensch zu Mensch statt, vor allem innerhalb einer Familie. Der Übertragungsweg ist jedoch nicht eindeutig ungeklärt, obwohl *H. pylori* der am weitesten verbreitete menschliche Krankheitserreger ist. Einmal infiziert, tragen die meisten Menschen die Bakterien zumeist unentdeckt und ohne Symptome über Jahrzehnte mit sich.

H. pylori ist in der Lage, sich in der Magenschleimhaut anzusiedeln und zu überleben. Spezielle Haftstrukturen ermöglichen dem Bakterium eine feste Anbindung an die Epithelzellen der Magenschleimhaut. Dort bildet es in hohem Maße das Enzym Urease, das die Spaltung von Harnstoff in Ammoniak und Kohlendioxid katalysiert und den pH-Wert der Schleimhautoberfläche erhöht. Dadurch wird die Somato-

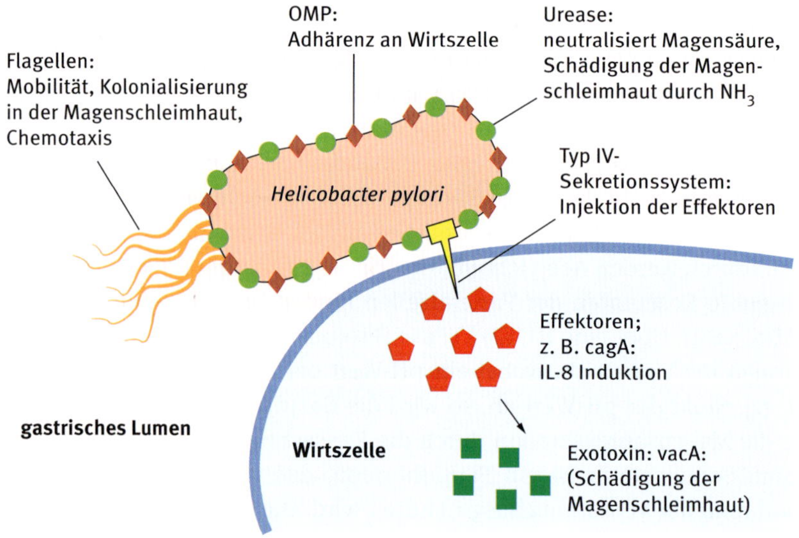

Abb. 3.8.2: Während der Infektion ermöglicht die Urease das Überleben des Bakteriums in der sauren Umgebung. Die Geißeln ermöglichen die Fortbewegung in der Schleimschicht wodurch es die Magenepithelzellen erreicht, an die es durch spezialisierte Adhäsine anhaftet. *H. pylori* injiziert das cagA Protein durch das TypIV-Sekretionssystem in die Wirtszelle und setzt andere toxische Faktoren wie VacA frei.

statin-Sekretion indirekt gehemmt, Gastrin stimuliert die Histamin-Sekretion aus den ECL-Zellen, was wiederum zu einer verstärkten Säuresekretion führt (Abb. 3.8.2).

Der Wirt reagiert auf die anhaltende Säureproduktion und die Entzündung des Magens mit einer Immunantwort, um die Infektion zu eradizieren. Diese wird durch eine Reihe von pro- und anti-inflammatorischen Zytokinen (z. B. Interleukin-1 (IL-1), Interleukin-10 (IL-10), Tumor-Nekrose Faktor α (TNFα)) vermittelt, die die Parietalzell-Sekretion hemmen. Dies reduziert anhaltend die Säureproduktion, was allmählich zum Verlust der Parietalzellen führt, der mit einer gastrischen Ulzera einhergeht. Anhaltende Infektionen mit *H. pylori* verursachen bei ungefähr 1–2 % der betroffenen Magenkarzinome [5].

3.8.1.1 Zusammenhang zwischen *Helicobacter-pylori*-Virulenzfaktoren und peptischer Ulzera

Eine Hauptursache dafür, dass eine Besiedlung allein offenbar noch keine krankhaften Symptome hervorruft, ist die hohe genetische Diversität und Variabilität von *H.-pylori*-Stämmen. Akute Infektionen verursachen eine Entzündung des Magens und führen zu vorübergehenden Hypochlorhydrien, wodurch die Sekretion von proinflammatorischen und anti-inflammatorischen Zytokinen eingeleitet wird. Grund dafür sind bestimmte Virulenzfaktoren (z. B. CagA, vacA, babA und OipA) des Bakteriums, die mit einem erhöhten Risiko verbunden sind, eine peptische Ulzera zu verursachen. Im Laufe von 30.000 Jahren der Koexistenz von *H. pylori* und Mensch hat das Bakterium einige Anpassungen hervorgebracht, die das Überleben im Magen und dessen Besiedelung erleichtern. Einer dieser Mechanismen ist die Vermeidung der Detektion von Mustererkennungsrezeptoren (PRR). Dies sind Proteine, die Pathogen-assoziierte molekulare Muster (PAMPs) erkennen. Wenn PRRs PAMPs erkennen, kommt es zu Entzündungsreaktionen, die wesentlich für eine Eradikation der Krankheitserregern sind. *H. pylori* entzieht sich der Erkennung durch die PRR unter anderem durch Modulation seiner Oberflächenmoleküle (Lipopolysaccharide und Flagellin) [6]. Zusätzlich kann *H. pylori* seine eigene Aufnahme durch Makrophagen effizient hemmen. Dieser antiphagozytische Phänotyp ist abhängig von „Typ-IV-Sekretion“-Komponenten, die durch die Zytotoxin-assoziierte Pathogenitätsinsel (cagPAI) codiert werden. Makrophagen können das Bakterium dann zwar noch umhüllen, aber ist das Bakterium einmal in der Makrophage, verzögert *H. pylori* aktiv die Aktin-Polymerisation und Phagosombildung. Es formen sich sogenannte „Megasomen“, die viele *H. pylori* enthalten und eine Resistenz gegen intrazelluläre Abtötung verursachen [7]. Die einzelnen *Stämme* unterscheiden sich durch das Vorhandensein dieses 40 kb langen Gensegments, der cagPAI, und der Expression eines aktiven Zytotoxins (VacA). Diese Beobachtung führte zur Einteilung in Typ I (cag-PAI und VacA positiv) und Typ-II-Stämme, denen diese Faktoren fehlen. Der Gengehalt von cagPAI variiert zwischen *H.-pylori*-Stämmen sehr stark.

3.8.1.2 Vakuolisierendes Cytotoxin A: VacA

Das zytotoxische Protein VacA ist im Magen sehr widerstandsfähig gegen einen proteolytischen Abbau und verursacht die Bildung von kleinen Vakuolen in den Magenepithelzellen, die sich bis zum Zerplatzen mit Magensäure füllen und so das Gewebe zerstören können. Obwohl das *vacA*-Gen in allen *H.-pylori*-Stämmen vorhanden ist, erzeugen nur ca. 50 % aller Stämme (Typ I-Stämme) das VacA Protein, da das *vacA*-Gen eine allelische Vielfalt zeigt. Es gibt einerseits zwei Typen der Signalsequenz, s1 und s2, andererseits zwei Typen der mittleren Sequenz m1 und m2.

Das s2-Allel codiert ein fehlerhaftes Signalpeptid und dadurch nur eine geringe Menge des zytotoxischen Proteins. Stämme mit dem s1-Allel produzieren eine große Menge des Proteins. Die mittlere Region codiert für den Teil des Proteins, der für die Bindung an die Zielzelle verantwortlich ist. Zwischen m1- und m2-Allel bestehen unterschiedliche Bindungseigenschaften (Abb. 3.8.3).

Viele Studien in westlichen Ländern haben gezeigt, dass Personen mit *vacA* s1 oder m1 *H.-pylori*-Stämmen ein erhöhtes Risiko für PUD im Vergleich zu denen mit s2 m2 Stämmen aufweisen. Dies wird mit einer verstärkten inflammatorischen Antwort und einer erhöhten Prävalenz der duodenalen Ulzera assoziiert [8]. Eine weitere Studie zeigte, dass VacA die Präsentation von Antigenen auf Antigen-präsentierenden Zellen wie B-Zellen, Dendritischen Zellen oder Makrophagen verändert, da VacA in T-Zellen vermutlich über Glykolipide an die Zelloberfläche bindet [9]. Der Leukozyten-spezifische Rezeptor CD18 vermittelt die funktionelle Aufnahme. VacA führt zur Ausbildung saurer Vakuolen und zur Hemmung der Kerntranslokation des Transkriptionsfaktors NFAT. Dies hemmt die Interleukin-2 (IL-2)-Expression nach T-Zell-Aktivierung. Dies wiederum kann zu einer Beeinträchtigung der adaptiven Reaktionen führen, da eine korrekte Präsentation von Antigenen für die Akti-

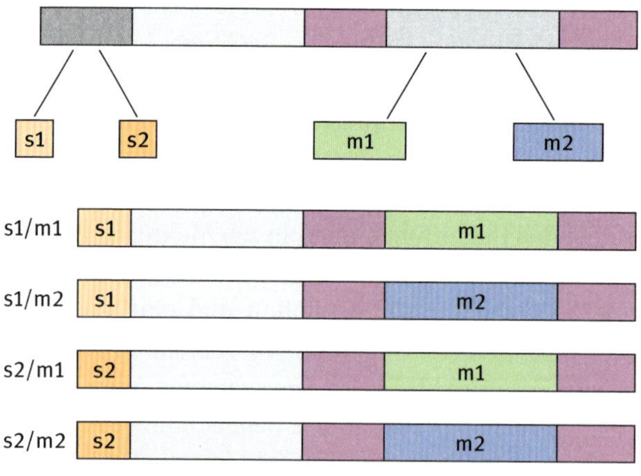

Abb. 3.8.3: Allelische Vielfalt besonders in der Nähe der 5' Region (s-Bereich) und im mittleren Bereich (m-Region) des vacA-Gens.

vierung der T-Zellen und damit Aktivierung der Immunantwort erforderlich ist. Bei *H.-pylori*-infizierten Menschen steigt die Zahl der aktivierten Dendritischen Zellen und Makrophagen in der Magenschleimhaut. Aktivierte Makrophagen produzieren IL-6, IL-1β, IL-12 und TNFα, welche die Entzündungen verursachen und die Antigen-spezifische T-Zell-Antwort einleiten. Das VacA-Protein induziert Apoptose von Monozyten. Dies geschieht durch die Aktivierung des $NF_{K}B$-Wegs, wodurch die pro-inflammatorische Zytokin-Produktion, z. B. TNF-α oder IL-1β, initialisiert und so die Induktion von NO und weiterer reaktiver Sauerstoffspezies (ROS) ausgelöst wird [9].

3.8.1.3 Cytotoxin-assoziiertes Antigen A: CagA

Über das Typ IV-Sekretionssystem gelangt das Cytotoxin-assoziierte Antigen A (CagA) als ein weiterer Virulenzfaktor in die Magenzellen. Dort wird es phosphoryliert und interagiert mit verschiedenen Signalproteinen, wodurch eine Entzündungsreaktion hervorgerufen wird. CagA besitzt ebenfalls eine signifikante genetische Diversität, insbesondere in den C-terminalen Wiederholungsmotiven, an denen CagA phosphoryliert wird. Diese Motive unterscheiden sich z. B. zwischen den asiatischen und westlichen Isolaten. Durch die verstärkte Freisetzung von Entzündungsmediatoren sind Typ-I-Stämme signifikant häufiger mit dem Auftreten der Ulkuskrankheit assoziiert als Stämme, die diese Faktoren nicht exprimieren [10].

3.8.1.4 *Outer inflammatory protein*: OipA

Das Anhaften von *H. pylori* an die Magenschleimhaut spielt eine wichtige Rolle bei der anfänglichen Kolonisierung der Magenschleimhaut. *Outer inflammatory protein* (OipA) ist ein Protein der äußeren Membran des Bakteriums, das der Adhäsion an die Magenepithelzellen dient. OipA ist ein Virulenzfaktor, der die Interleukin-8-Sekretion erhöht und einer erhöhten Magenentzündung sowie der Entwicklung von Magengeschwüren zugeordnet ist. Seine Funktion wird durch *slipped-strand mispairing* (SSM) reguliert. SSM ist ein Prozess, bei dem Fehlpaarungen von kurzen Wiederholungssequenzen während der DNA-Synthese produziert werden. Basierend auf der Anzahl der CT-Dinukleotid-Wiederholungen in der 5' Region (on = funktionsfähig, off = nicht funktionsfähig) hat dies Auswirkungen auf die bakterielle Virulenz [11].

3.8.1.5 *Blood group antigen binding adhesion*: BabA

Blood group antigen binding adhesion (BabA) ist ein äußeres Membranprotein, das in einigen *H.-pylori*-Stämmen exprimiert wird, und dient der Adhäsion an difukosylierte Lewis^{b} (Le^{b}) Blutgruppenantigene, die auf Magenepithelzellen exprimiert werden. Das *babA*-Gen tragen zwar alle *H.-pylori*-Stämme, jedoch kommt es in zwei

Variationen vor. Während das *babA1* Allel ein „stilles Allel“ ist, enthält das *babA2* Allel ein funktionell *repeat motif*, das ein Initiationskodon exprimiert. Die Sequenz dieser beiden Gene unterscheidet sich nur durch eine 10-bp-Deletion in der Signalpeptidsequenz des *babA1*, das dessen translationalen Initiationskodon verhindert. Klinische Studien haben gezeigt, dass BabA2-positive Stämme mit der Ulkuskrankheit und dem Magenkarzinom assoziiert sind. Ein BabA-positiver Status ist gleichzeitig auch mit der Anwesenheit anderer Virulenzfaktoren verbunden (z. B. CagA-positiv und *vacAs1* Genotyp) [12].

3.8.1.6 *Duodenal ulcer promoting gene*: dupA

Duodenal ulcer promoting gene (DupA) ist ein Virulenzfaktor, der sich in der Plastizitätsregion des *H.-pylori*-Genoms befindet. Eine Frameshift-Mutation wurde in 16,28 % der *dupA* Gene gefunden, sie codiert ein vorzeitiges Stoppcodon und hat somit potentielle Effekte auf die Proteinexpression oder -funktion [13]. Erstaunlicherweise wurde nicht-mutierte *dupA* (ohne Stoppcodon) häufiger in Stämmen von Patienten mit duodenaler Ulzera entdeckt als in Stämmen, durch die Gastritis und Magenkrebs ausgelöst wurde. Eine andere Studie zeigt, dass das Vorhandensein der intakten langen Genvariante ohne Frameshift-Mutation signifikant mit einer gastrischen Ulzera einhergeht, nicht aber die kurze Variante, was darauf hindeutet, dass ein intaktes langes *dupA* Gen ein funktionelles Protein produziert und so einen Virulenzmarker darstellt [13].

3.8.2 *Induced by contact with epithelium*: iceA

Kürzlich wurde iceA als ein weiteres Gen beschrieben, dessen Aktivität nach einem Kontakt zwischen HP und humanen Epithelzellen induziert wird, was eine erhöhte IL-8-Expression und eine akute Entzündung initiiert. Nach Kontakt mit Epithelzellen kommt es zur Induktion der IL-8 Expression. IL-8 ist ein Chemoattraktant für Granulozyten und stimuliert die Degranulierung dieser Zellen. Dies trägt zur *H.-pylori*-induzierten Schleimhautschädigung bei. Außerdem sind viele Gene innerhalb der cagPAI für die Induktion der IL-8 Sekretion notwendig. Das *iceA*-Gen besitzt hauptsächlich zwei Allelvarianten, *iceA1* und *iceA2*, doch nur die *iceA1*-RNA wird nach Anhaften induziert. Obwohl *iceA1* deshalb mit der Ulkuskrankheit in Verbindung gebracht werden kann, können andere Studien diesen Zusammenhang nicht bestätigen [14]. Die Prävalenz von *iceA1* ist in den asiatischen Ländern deutlich höher als in den westlichen Ländern (64,4 vs. 42,1 %), während *iceA2* in den westlichen Ländern weiter verbreitet ist als in den asiatischen Ländern (45,1 vs. 25,8 %) [14].

3.8.3 Assoziation zwischen Wirts-Polymorphismen und peptischer Ulzera

Die Anwesenheit oder Abwesenheit der bakteriellen Virulenzfaktoren allein erklärt noch nicht die Diversität der Phänotypen bei einer *H.-pylori*-Besiedlung. Eine Entzündung wird durch eine Reihe von pro- und anti-inflammatorischen Zytokinen vermittelt, deren Funktion es ist, eine effektive Immunreaktion gegen eindringende Krankheitserreger auszulösen, ohne dem Wirt zu schaden. Die meisten der Zytokin-Gene weisen Polymorphismen auf, die einen Einfluss auf die Proteinstruktur und die Freisetzung der Zytokine haben. Genetische Polymorphismen beeinflussen direkt die individuelle Variation der Zytokin-Antwort. Dies trägt wesentlich zum klinischen Ergebnis eines Individuums bei. Studien über Zytokin-Polymorphismen, die mit *H. pylori* assoziiert waren, zeigten dass diese genetische Prädisposition häufig mit einem erhöhten Risiko von erhöhter Säuresekretion und Magenkrebs gekennzeichnet ist. Da sich die Bakterien gemeinsam mit dem Wirt entwickeln, zeigen auch die Gene des Wirts deutliche Unterschiede zwischen verschiedenen ethnischen Bevölkerungsgruppen [15].

3.8.3.1 Interleukin-1

Das IL-1-Gen-Cluster besteht aus drei Genen *IL-1A*, *IL-1B* und *IL-1RN*, die für die proinflammatorischen Zytokine IL-1α und IL-1β sowie deren endogenen Rezeptorantagonisten IL-1ra, IL-1β codieren. Das wichtigste Zytokin bei der Regulation der Säuresekretion ist Interleukin-1β (IL-1β). Zusammen mit TNF-α trägt IL-1β wesentlich zur Vermittlung der *H. pylori* induzierten Entzündungsreaktion im Magen bei, sorgt für die gastrische Zytoprotektivität und inhibiert vor allem die Magensäuresekretion. Andererseits hemmt IL-1β die Histaminsekretion aus ECL-Zellen und induziert die Apoptose dieser Zellen. Durch die Hemmung der Histaminsekretion löst IL-1β eine Hypochlorhydrie aus. Bisher sind drei Polymorphismen für IL-1β bekannt, die alle einen C>T Basenaustausch an den Positionen –511, –31 und +3954 haben [16]. Diese Polymorphismen führen zu einer deutlichen Beeinträchtigung der IL-1β-Produktion in der Magenschleimhaut. Polymorphismen, die das Level von IL-1β in der Magenschleimhaut erhöhen (IL-1RA*2), werden mit einer verstärkten Unterdrückung der Magensäure-Sekretion assoziiert, wodurch eine expandierte Besiedlung von *H. pylori* in die Magenhöhle ermöglicht wird, was wiederum weitere schwere Entzündungen hervorruft. Dies ist häufiger bei Patienten mit Hypochlorhydrie und Magenkarzinomen zu finden als bei Kontrollpatienten. Die kombinierten Effekte von proinflammatorischen IL-1-Genotypen und *H.-pylori*-Virulenzfaktoren (CagA positiv und VacA s1/m1) zeigen, dass das Risko für Magenkrebs deutlich erhöht ist [17].

3.8.3.2 Tumornekrosefaktor α

Das Protein TNF-α ist im Haupthistokompatibilitätskomplex lokalisiert. Dieser umfasst eine Gruppe von Genen bei Wirbeltieren, die Proteine codieren, die für die Immunerkennung, die Gewebeverträglichkeit (Histokompatibilität) bei Transplantationen und die immunologische Individualität wichtig sind. TNF-α ist ein wichtiger vermittelnder Faktor bei Reaktionen gegen gram-negative Bakterien, es aktiviert z. B. Leukozyten und T-Lymphozyten, stimuliert die Produktion von Zytokinen durch Makrophagen und induziert Apoptose [18]. Es spielt außerdem eine Rolle bei der Hemmung der Magensäuresekretion und der Entwicklung von duodenaler Ulzera. Eine *H.-pylori*-Infektion erhöht den TNF-α Spiegel und induziert die Apoptose von Magen-Epithelzellen. Der TNFα-308 GG-Genotyp sowie der TNFα-857 T/T-Genotyp wurde mit einer *H.-pylori*-induzierten duodenalen Ulzera beobachtet. Das Tragen des pro-inflammatorischen A-Allels erhöht das Risiko von Magenkrebs [19].

3.8.3.3 Interleukin-8

Ein weiteres proinflammatorisches Zytokin, das eine wichtige Rolle in der Pathogenese von *H.-pylori*-induzierten Erkrankungen spielt, ist IL-8. Es gehört zur Familie der CXC-Motiv-Chemokine und ist ein potentes Chemoattraktant für Neutrophile und Lymphozyten. Es hat auch Auswirkungen auf die Zellproliferation, Migration und Tumorangiogenese [20]. Drei Polymorphismen des Gens, 251 A/T, 396 T/G and 781 C/T, sind bekannt. Ein Basenaustausch an der Position 251 steht im Zusammenhang mit einer erhöhten IL-8 Produktion. *H.-pylori*-Patienten mit einem A/A Genotyp an dieser Position haben ein erhöhtes Risiko an einer duodenalen Ulzera zu erkranken. Umgekehrt ist die Prävalenz von IL-8–251 T/T bei Patienten mit duodenaler Ulzera deutlich niedriger [21].

3.8.3.4 Interferon-γ

Ein Polymorphismus an der Position 56 des Zytokins Interferon-γ (IFN-γ) wurde mit einer erhöhten Anfälligkeit für eine *H.-pylori*-Infektion in Zusammenhang gebracht. Neuere Studien zeigen auch Zusammenhänge zwischen Polymorphismen im Interferon-γ-Rezeptor 1 IFNγR1 (-56C/T) und einem erhöhten Risiko für Magenkrebs. Die resultierende Schädigung der Schleimhaut und das Risiko für Magenkrebs sind stärker ausgeprägt, wenn zusätzlich eine Infektion mit einem CagA-positiven *H.-pylori*-Stamm vorliegt [22].

3.8.3.5 Interleukin-10

Interleukin 10 (IL-10) ist ein multifunktionales anti-inflammatorisches Zytokin, das IL-1β, TNF-α, IFN-γ und andere pro-inflammatorische Zytokine hemmt und damit die Entzündungsreaktion unterdrückt. IL-10 induziert die B-Zell-Proliferation und -Differenzierung. Ein Mangel an IL-10 kann in einer hyperinflammatorischen Reaktion auf *H. pylori* resultieren, was mit größeren Schäden verbunden ist. Durch eine Infektion mit *H. pylori* kommt es zu einer erhöhten Expession von IL-10 und so der Unterdrückung einer effizienten Immunantwort durch pro-inflammatorische Zytokine. Dies begünstigt die Infektion und das Überleben der Bakterien. Zwei Polymorphismen, die mit einer erniedrigten IL-10-Produktion verbunden sind, wurden in der Promotor-Region dieses Gens nachgewiesen: ein C-T-Basenaustausch an der Position 819 und ein C-A-Basenaustausch an der Position 592. Träger des T-Allels an der Position 819 haben bei einer Infektion mit *H. pylori* ein erhöhtes Risko an peptischer Ulzera zu erkranken [23].

3.8.3.6 Cytochrom 2C19 Polymorphismus

Das Isoenzym CYP2C19 stammt aus der Familie der Cytochrome und ist an oxidativen Prozessen vieler Arzneistoffe beteiligt. CYP2C19-Enzyme zählen zu den aus pharmakogenetischer Sicht wichtigen Cytochrom-P450-Enzymen, denn beim Menschen gibt es für *CYP2C19* mehr als 30 bekannte verschiedene genetische Mutationen mit unterschiedlicher Aktivität. Von diesen sind jedoch nur drei bestimmte Polymorphismen von primärem Interesse, da sie in einem höheren Prozentsatz in der Bevölkerung vorhanden sind als andere. Die Mehrheit der Bevölkerung besitzt den normalen Wildtyp mit zwei funktionierenden Allelen und wird als homozygoter *extensive metabolizer* (EM) bezeichnet. Einige wenige besitzen ein Wildtyp-Allel und ein mutiertes Allel und bilden die Gruppe der heterozygoten *extensive metabolizer* (hetEM). Bei 2–6 % der Kaukasier und bei 15–20 % der asiatischen Bevölkerung liegen beide Allele mutiert vor, weshalb sie als *poor metabolizer* (PM) bezeichnet werden [24]. Bei EM ist auch der Arachidonsäure-Stoffwechsel so verändert, dass es durch eine Kombination aus reduzierter protektiver Prostaglandin-Produktion, erhöhter Gefäßverengung der mukosalen Mikrozirkulation und der Produktion von schädlichen reaktiven Sauerstoffspezies zu einer Beeinträchtigung des Magenschleimhautschutzes kommt. Vor allem spielen diese Polymorphismen jedoch eine entscheidende Rolle bei der Behandlung einer *H.-pylori*-Infektion, da die verabreichten Medikamente u. U. unterschiedlich metabolisiert werden und man bei einer bestimmten Dosis je nach Metabolisierungstyp zwischen keiner Wirkung (EM) und evtl. einer Übermedikamentation (PM) rechnen kann.

3.8.4 NSAR/ASS-induzierte peptische Ulzera

Die zweithäufigste Ursache ist die Einnahme von nichtsteroidalen Antirheumatika (NSAR) wie Diclofenac und Ibuprofen oder die Einnahme von Acetylsalicylsäure (ASS) mit einer Prävalenz von 15–30 %. NSAR nehmen einen zentralen Stellenwert in der Therapie entzündlicher Gelenkerkrankungen und rheumatischer Arthritis ein. Je höher die Dosierung, desto wahrscheinlicher ist die Entstehung einer Ulkuskrankheit und deren Komplikationen. ASS dient niedrigdosiert besonders der Hemmung der Thrombozytenaggregation und wird höherdosiert als Schmerzmittel breit eingesetzt. Schon vor über 70 Jahren wurde ein Zusammenhang zwischen der Einnahme von ASS als saures NSAR und Schäden an der gastralen Schleimhaut festgestellt [25]. NSAR fördern die Adhärenz von neutrophilen Granulozyten an das Endothel der Schleimhaut, was zusätzlich eine Schädigung der Mukosa auslöst. NSAR erhöhen das Risiko einer peptischen Ulzera um das 2,5- bis 5-fache im Vergleich zu Patienten, die keine NSAR einnehmen. ASS in niedriger Dosierung erhöht das Risiko um das 1,5 bis 3-Fache. Bereits eine tägliche Dosis ab 30 mg ASS führt aufgrund der Cyclooxygenase-Hemmung im Arachidonsäure-Stoffwechsel zu einer signifikanten Reduktion von Prostaglandinen. Bei Patienten, die niedrigdosierte ASS und gleichzeitig weitere NSAR einnehmen, steigt das Risiko um das 2- bis 4-fache [26]. Sowohl NSAR als auch ASS wirken über eine Hemmung des Enzyms Cyclooxygenase und der damit verbundenen mukosalen Prostaglandinsynthese. Prostaglandine haben eine zytoprotektive Eigenschaft. Sie schützen die gastroduodenale Schleimhaut durch Stimulation der Mukusproduktion und Bikarbonatsekretion sowie durch Hemmung der Säureproduktion. Das Isoenzym Cyclooxygenase-1 (COX-1) ist für die protektiven Eigenschaften der gastrointestinalen Mukosa zuständig, während die Cyclooxygenase-2 (COX-2) entzündliche Prozesse im Körper vermittelt. Eine aktuelle japanische Studie beschreibt, dass die Anzahl der *COX-1*-1676T-Allele ein signifikanter Risikofaktor für peptische Ulzera während der Einnahme von NSAR ist. Es gibt genetische Vielfalt innerhalb des *COX-1*-Locus. Mindestens neun verschiedene Einzelnukleotid-Polymorphismen (SNP) wurden identifiziert. Die Polymorphismen an den Positionen −842 A<G und −50 A<T zeigen eine erhöhte Sensitivität gegen ASS und haben eine deutlich niedrigere Prostaglandin-Syntheseleistung gegenüber der des Wildtyps [27]. Eine weitere Assoziation besteht zwischen dem *COX-1* T-1676C-Polymorphismus und einer NSAR-induzierten gastrischen Ulzera. Die Polymorphismen von IL-1β-511/-31 und TNF-α gehen mit der Entwicklung einer peptischen Ulzera auch bei Einnahme von ASS signifikant einher [28]. Die wichtigsten Enzyme im Stoffwechsel von ASS sind polymorph exprimiert: Cytochrom P450 2C9 (CYP2C9) zur Hydroxylierung von ASS und UDP-Glucuronosyl-Transferase (UGT1A6) für die Glucuronidierung. Es gibt bekannte Allele für *UGT1A6* und *CYP2C9*, die zu einer veränderten Aminosäureanordnung führen und eine reduzierte Enzymaktivität im Vergleich zum Wildtyp zur Folge hat [29]. Patienten, die *CYP2C9*-Polymorphismen tragen, haben ein deutlich erhöhtes Risiko an NSAR-bedingten gastrointestinalen Blutungen zu erkranken als solche mit einem wildtypischen Allel. Es sind weitere klinische Studien erforderlich, um eindeutig zu klären, ob Polymorphismen klinisch signifikante Risikofaktoren für gastrointestinale Ereignisse bei der ASS/NSAR-Einnahme sind.

3.8.5 *Helicobacter pylori* und NSAR/ASS-induzierte peptische Ulzera

Eine *H.-pylori*-Infektion und die gleichzeitige Einnahme von NSAR oder ASS wirken sich synergistisch auf die Entwicklung einer Ulkuskrankheit aus. Bei NSAR-Einnahme und bei positivem Testergebnis auf *H. pylori* ist eine Erkrankung 3,5-mal häufiger aufgetreten als bei ausschließlicher NSAR-Einnahme. Eine *H.-pylori*-Infektion und NSAR-Einnahme sind für etwa 90 % der peptischen Ulzera verantwortlich [30].

3.8.6 Ideopathische peptische Ulzera

Können alle bekannten Ursachen wie *H.-pylori*-Infektionen, die Einnahme von NSARs oder seltene Krankheiten, die eine peptische Ulzera verursachen, ausgeschlossen werden, so handelt es sich definitionsgemäß um eine idiopathische peptische Ulzera. Die Ursache ist unbekannt und die Krankheit tritt meist spontan auf. Risikofaktoren können genetische Prädispositionen, das Alter, Rauchen, Begleiterkrankungen oder Stress sein. Molekulare Veränderungen der Mucin-Gene werden beispielsweise mit dem Risiko einer ideopathischen Ulzera in Verbindung gebracht. Durch sekretiertes Mucin wird die Magenschutzschicht gebildet, die die enzymatische Bindung der Magensäure, von Pepsin und anderen aggressiven Faktoren verhindert. Basierend auf einer immunchemischen Untersuchung war der Anteil des zytoplasmatisch exprimierten MUC17 signifikant geringer bei Patienten mit einer ideopathischen Ulzera als bei Patienten mit einer *H.-pylori*-induzierten Ulzera [31]. Neben genetischen oder epigenetischen Veränderungen der Mucin-Moleküls ist auch das HLA-DQA1*0102-Allel mit einem erhöhten Risiko für eine ideopathische Ulzera assoziiert [32,33]. Das *HLA-DQA1*-Gen ist an der Sekretion eines Proteins beteiligt, das eine wichtige Rolle im Immunsystem spielt. Es hilft dem Immunsystem, körpereigene Proteine von Proteinen fremder Eindringlinge wie Viren und Bakterien unterscheiden zu können.

3.8.7 Weitere Ursachen

Seltenere Ursachen sind schwerer physiologischer Stress wie Verbrennungen, Schädeltrauma, Sepsis, chirurgische Eingriffe (Stressulkus) oder das Zollinger-Ellison-Syndrom. Das Zollinger-Ellison-Syndrom beruht auf seltenen Tumoren in der Bauchspeicheldrüse oder des Dünndarms, die dauerhaft das Hormon Gastrin produzieren und somit eine chronische Säurehypersekretion verursacht. Eine weitere genetische Prädisposition könnte die Blutgruppe 0 sein, wie aktuelle Studien berichten. Der Zusammenhang zwischen der Blutgruppe 0 und der Entwicklung einer peptischen Ulzera wurde zuerst von Alexander et al. im Jahre 1921 beschrieben. Im Laufe der Jahre konnte anhand von verschiedenen Studien gezeigt werden, dass Menschen mit der Blutgruppe 0 1,4-mal eher an einer Ulzera erkranken als diejenigen mit einer anderen Blutgruppe [34]. Die Ursachen dafür sind jedoch noch unklar.

Eine internationale Kohortenstudie über einen Zeitraum von 10 Jahren prüfte den Zusammenhang zwischen Demenz und dem Auftreten einer peptischen Ulzera [35]. Darin konnte gezeigt werden, dass eine höhere Inzidenz von nachfolgender Ulzera bei Patienten mit Demenz auftrat. Der mögliche Mechanismus steht mit der Hypothalamus-Hypophysen-Nebennierenrinden-Achse (HPA) und der Glukokortikoid-Resistenz in Verbindung. Die HPA-Achse kontrolliert Reaktionen auf Stress und reguliert viele Prozesse, einschließlich Verdauung und Immunsystem. Hippocampale Schäden und Enthemmung resultiert in einer Disruption der HPA-Achse bei Patienten mit Demenz [36].

Demenz steht mit chronischer Neuroinflammation in Zusammenhang, diese löst die Immunreaktion mit proinflammatorischen Zytokinen aus, wodurch die HPA-Achse gestört und eine Glukokortikoid-Resistenz induziert werden kann [37,38]. Obwohl Glukokortikoide gastroprotektive Eigenschaften haben, tritt unter akuten Stressbedingungen eine entgegengesetzte Wirkung auf. Dadurch steigt das Risiko, an peptischer Ulzera zu erkranken.

Ein weiteres Gen, das zukünftig im Fokus der Forschung steht, ist das *ABCG2* Gen. *ABCG2* ist sowohl in Tumorzellen als auch in normalen Gewebezellen vorhanden, einschließlich des Magen-Darm-Trakts. Dort spielt es eine schützende Rolle, indem es endogene und exogene Xenobiotika eliminiert, d. h. bakterielle Toxine aus Zellen an die extrazelluläre Umgebung transloziert. Mutationen des *ABCG2* Gens können den Proteinlevel und/oder seine Funktion beeinflussen, was zu einem Verlust der Schutzfunktion führen und damit das Risiko für eine peptische Ulzera erhöhen kann [39].

3.8.8 Therapieformen

3.8.8.1 Antazida

Die früher üblichen operative Eingriffe (Magen-Resektionen, verschiedene Formen der Vagotomie) werden seit Jahrzehnten nicht mehr durchgeführt. Ulkuserkrankungen lassen sich meist schnell und erfolgreich medikamentös behandeln. Patienten, die eine NSAR-verursachte Ulkuskrankheit haben, werden zunächst mit alternativen Medikamenten behandelt. Oft heilt die Krankheit dann selbstständig aus. In den meisten Fällen wird die Einnahme von Protonenpumpeninhibitoren (PPIs), vereinzelt aber auch H_2-Rezeptorantagonisten, angewendet. Ältere und deutlich schwächer wirksame Medikamente sind die Antazida. Ein Antazidum ist eine basische Substanz, die nach Einnahme den sauren pH-Wert des Magensafts neutralisiert und gastrische Schmerzen lindert. Sie wurden schon vor Jahrtausenden zur Behandlung von gastroduodenaler Ulzera verwendet. Antazida sind Salze von Magnesium (Magnesiumhydroxid ($Mg(OH)_2$)), Aluminium (Aluminiumhydroxid ($Al(OH)_3$)) und Calcium (Calciumcarbonat ($CaCO_3$)). Auch Komplexverbindungen, sogenannte Schichtgitterantazida, wie zum Beispiel Magaldrat oder Hydrotalcit werden zur Behandlung eingesetzt. Sie weisen ein Löslichkeitsminimum im schwach sauren Bereich (pH 5) auf, wodurch eine überhöhte Säureneutralisation verhindert wird. Antazida haben zusätzlich eine schleimhautprotektive Wirkung, da Aluminiumsalze adstringierend wirken und die Wundheilung bei vorhandenen Läsionen fördern. Schichtgitterantazida lagern sich wie ein Schutzfilm auf die Schleimhaut [40]. Die Anwendung von löslichen Antazida wie Natriumhydrogencarbonat und Calciumcarbonat sind zur Therapie nicht geeignet, da die Einnahme schnell zu einem sehr starken Anstieg des pH-Werts führt. Sie reagieren sehr schnell mit der Magensäure unter Bildung von Natrium- bzw. Calciumchlorid. Dies hat eine unerwünschte Gegenregulation, also eine erneute Sekretion von Gastrin, zur Folge (*acid rebound*). Da Antazida ausschließlich lokal und symptomatisch wirken, werden sie zwischen den Mahlzeiten eingenommen. Andere Medikamente sollten erst 2 bis 3 Stunden nach der Einnahme von Antazida eingenommen werden, da Antazida die Resorption anderer Substanzen durch Komplexierung oder Chelatbildung beeinträchtigen können. Folgen der Wechselwirkung sind eine verminderte Bioverfügbarkeit bzw. Wirksamkeit. Angewendet werden Antazida heutzutage hauptsächlich bei Sodbrennen und zur Schmerzlinderung. Bei der Behandlung einer Ulkuskrankheit haben Antazida durch Verfügbarkeit wirksamer Alternativen nur noch geringe Bedeutung.

3.8.8.2 Histamin-H_2-Rezeptorantagonisten

Mit Cimetidin als erstem Histamin-H_2-Rezeptorantagonisten konnte 1976 erstmals ein Durchbruch in der Ulkustherapie erreicht werden [41]. Die Bildung der Magensäuresekretion konnte deutlich reduziert werden, aber die Bildung des Magenschleims und die Magenentleerung wird kaum beeinflusst. Zur Standardtherapie wurde im Laufe der Jahre dann die Behandlung mit der Nachfolgesubstanz Ranitidin, das eine 10-fach größere Affinität zum H_2-Rezeptor aufwies und in therapeutischen Dosen keinen hemmenden Einfluss auf das Arzneimittel-abbauende Cytochrom-P450-System der Leber zeigte. Weitere in den folgenden Jahren entwickelte H_2-Rezeptorantagonisten wie Famotidin, Nizatidin oder Roxatidin konnten an den Erfolg von Ranitidin nicht anknüpfen. Ranitidin beherrschte für ein Jahrzehnt auch die Therapie anderer säureassoziierter Erkrankungen wie der Refluxkrankheit oder dem Zollinger-Ellison-Syndrom. Der Einsatz von H_2-Rezeptorantagonisten führt zur raschen Abnahme der Schmerzen und beschleunigt die Heilung. Nicht nur für die Akuttherapie, sondern auch zur Rezidivprophylaxe eignen sich die H_2-Rezeptorantagonisten sehr gut [3,42,43].

Cimetidin wird relativ hoch dosiert und hemmt im Cytochrom-P450-System (CYP) das Enzym 3A4. Daneben hat Cimetidin einen hemmenden Einfluss auf die Aktivität der CYP-Isoenzyme 1A2, 2C19, und 2D6. Interaktionen entsteht bei gleichzeitiger Gabe anderer Medikamente, wie z. B. Warfarin, Metronidazol, Imipramin, Triazolam, Phenytoin, oder Propranolol, β-Blocker, Antiarrhythmika und Calciumantagonisten. Ranitidin zeigt in therapeutisch bedeutsamen Dosen eine deutlich geringere Affinität für CYP-Isoenzyme. Auch Famotidin hat nur sehr geringe bzw. keine Effekte auf die CYP-Aktivität und zeigt keine klinisch relevanten Interaktionen mit Arzneistoffen, die über das CYP-System metabolisiert werden. Eine Einnahme von H_2-Rezeptorantagonisten gilt als risikofrei. Dennoch sollte bei der Einnahme die Möglichkeit von Wechselwirkungen mit anderen gleichzeitig eingenommenen Medikamenten berücksichtigt werden. Durch eine dauerhafte pH-Wert-Erhöhung des Magens durch H_2-Rezeptorantagonisten (und auch durch Antazida) kann geringfügig die Eiweißverdauung beeinflusst werden, da Protein-spaltende Enzyme wie Pepsin eine geringere proteolytische Aktivität aufweisen [44]. Bei der Suche nach weiteren potentiellen H_2-Rezeptorantagonisten überraschte kürzlich die Erkenntnis, dass Cimetidin eine Antitumorwirkung bei Kolon-, Magen- und Nierenkrebs sowie Melanomen zeigte [45].

3.8.8.3 Protonenpumpeninhibitoren (PPIs)

Protonenpumpeninhibitoren (PPIs) konnten die H_2-Rezeptorantagonisten als Therapiestandard bei peptischer Ulzera und säureassoziierten Magenerkrankungen ablösen [46]. PPIs sind Prodrugs, die also erst durch die Metabolisierung im Organismus in einen aktiven Wirkstoff umgewandelt werden. Die substituierten Benzimidazole werden im Dünndarm absorbiert und erreichen über den Blutkreislauf die Parietalzellen des Magens. Dort werden sie durch den sauren pH-Wert aktiviert. Sobald sie aktiviert sind, können sie durch Bindung an die Cysteinmoleküle auf der ATPase die membranständige H^+/K^+-ATPase irreversibel hemmen. Durch den Einsatz von PPIs kann die Säuresekretion unabhängig von den Botenstoffen Histamin, Acetylcholin oder Gastrin über einen langen Zeitraum gehemmt werden. Dies lässt den pH-Wert im Magen auf 3–4 ansteigen und beschleunigt die Abheilung von gastrointestinalen Läsionen. Die Säureproduktion kann erst nach erneutem Aufbau von H+/K+ -ATPase-Enzymen wieder einsetzen [47].

Aktuell werden in Deutschland fünf Protonenpumpeninhibitoren für die Therapie säureassoziierter Erkrankungen wie der Ulkuskrankheit eingesetzt: Omeprazol, Lansoprazol, Pantoprazol, Rabeprazol und Esomeprazol (linksdrehendes Isomer von Omeprazol) [48]. Sie haben in der Äquivalenzdosis alle dieselbe Wirkungsstärke, zeigen ähnliche Verträglichkeiten und sind auch in der Schwangerschaft und bei Kindern, sowohl in hohen Dosen als auch in der Dauertherapie, risikoarm.

Bei der Pharmakokinetik der Substanzen bestehen geringe Unterschiede [49].

3.8.9 Einfluss des Cytochrom-P450 2C19 Polymorphismus auf die Therapie der peptischen Ulzera

PPIs werden in der Leber hauptsächlich über das polymorph exprimierte CYP2C19 metabolisiert. Heterozygote *extensive metabolizer* (hetEM) und insbesondere *poor metabolizer* (PM) haben bei normaler Dosierung wesentlich höhere Plasmakonzentrationen als *extensive metabolizer* (EM), da genetisch bedingt die Clearance der PPIs, also die Fähigkeit, die Substanz zu eliminieren, abgenommen hat. PM erreichen sehr viel höhere Plasmakonzentrationen und AUC-Werte als diejenigen mit normaler CYP2C19-Aktivität. So liegen die AUC-Werte bei PM und hetEM etwa um den Faktor 3 bis 10 bzw. 2 bis 3 höher als bei EM. Die AUC bestimmt, wie schnell und für wie lange der pH-Wert auf dem Zielwert > 3 (bei peptischen Ulkuserkrankungen) gehalten werden kann [50]. Der *CYP2C19*-Polymorphismus und damit die individuelle Stoffwechselkapazität beeinflusst die Wirksamkeit von Omeprazol. Kurzfristige orale Behandlung mit 20 mg Omeprazol täglich in einer Gruppe von heterozygoten EMs (in Bezug auf *CYP2C19*) erhöhten den 24-Stunden intragastrischen pH-Wert deutlich mehr (pH 5,5) als in einer Gruppe von normalen, homozygoten EMs (pH 3.1). Omeprazol erhöht die Plasma-Gastrin-Konzentrationen in hetEMs deutlich mehr als bei Patienten mit 2 funktionellen *CYP2C19*-Allelen (homozygot EMs). Der Einfluss des *CYP2C19*-Genotyps auf die Pharmakokinetik von Esomeprazol und Rabeprazol ist geringer, da Esomeprazol hauptsächlich über CYP3A4 abgebaut wird, während Rabeprazol über einen nicht-enzymatischen, CYP-unabhängigen Weg abgebaut wird [51]. Esomeprazol und Rabeprazol sind daher unabhängiger vom genetischen *CYP2C19*-Polymorphismus als die anderen drei. Die Auswirkungen der *CYP2C19*-Polymorphismen auf die *H.-pylori*-Eradikation sind relevant, da *extensive metabolizers* die PPIs schneller abbauen und unter Standarddosierungen ca. 20 % geringere Eradikationsraten beobachtet wurden. Dies könnte eine der Ursachen von Therapieversagen sein [52]. In der Praxis wird die CYP2C19-Aktivität bisher nicht routinemäßig erfasst. Es kann vorteilhaft sein, ein PPI auszuwählen, das nur gering vom *CYP2C19*-Polymorphismus beeinflusst wird. Nicht nur während der akuten Phase, sondern auch einige Zeit nach erfolgreicher Heilung der Ulkuskrankheit sollte auf Nahrungsmittel, die die Säurebildung anregen und auf Alkohol und Nikotin verzichtet werden. Auch in der Therapie und Prophylaxe von NSAR-induzierten Ulzera und zur Behandlung des Zollinger-Ellison-Syndroms erweisen sich PPIs als effektiv [53].

Eine Ulkuskrankheit ist zwar typischerweise eine nicht-tödliche Erkrankung, aber die wichtigste Ursache der oberen gastrointestinalen Blutung. Eradikation des Bakteriums *H. pylori* ist eine Prophylaxe, um das Risiko von wiederkehrenden Infektionen und Entzündungen zu verringern. Auch ein Rückgang des Magenkarzinoms ist mit sinkender Prävalenz der Infektion zu erkennen. Das breite Spektrum der Krankheit während einer *H.-pylori*-Infektion ist immer noch nicht klar verstanden. Wichtig ist, dass die Heterogenität der Bakterien aufgrund ihrer Co-Evolution mit dem Menschen variabel ist. Nicht nur die Unterschiede in den Virulenzfaktoren, sondern auch die Polymorphismen des Wirts könnten die Anfälligkeit für gastroduodenale Erkrankungen erklären. Jedoch gibt es viele genetische Variationen innerhalb der Bevölkerung, sodass sie nicht als stabile Krankheitsmarker zu betrachten sind. Die genetische Diagnostik hat einen Stellenwert in der Forschung, aber nicht in der regulären Therapie. Medikamentöse Möglichkeiten können genetische Variationen als Therapieversager überwinden und eine zuverlässige und nebenwirkungsarme Therapie ermöglichen. Derzeit wird diskutiert, ob eine *H.-pylori*-Infektion sich positiv auf das Immunsystem auswirkt und protektive Effekte gegenüber Allergien besitzt [54].

Literatur

[1] Malfertheiner P, Chan Francis KL, McColl KEL. Peptic ulcer disease. Lancet. 2009;374:1449–61.

[2] Hersey SJ, Sachs G. Gastric Acid Secretion. Physiol Rev. 1995;75:155.

[3] Schmidt H. Pharmakologie und Toxikologie: für Studium und Praxis. 6. Aufl. Schattauer Verlag: Stuttgart. 2007.

[4] Marshall BJ, Warren JR. Unidentified curved bacilli in the stomach of patients with gastritis and peptic ulceration. Lancet. 1984;323:1311–15.

[5] El-Omar EM, Penman ID, Ardill JE, Chittajallu RS, Howie C, McColl KE. Helicobacter pylori infection and abnormalities of acid secretion in patients with duodenal ulcer disease. Gastroenterology. 1995;109:681–91.

[6] Lee MS, Kim YJ. Signaling pathways downstream of pattern-recognition receptors and their cross talk. Annu Rev Biochem. 2007;76:447–480.

[7] Allen LA, Schlesinger LS, Kang B. Virulent strains of Helicobacter pylori demonstrate delayed phagocytosis and stimulate homotypic phagosome fusion in macrophages. J Exp Med. 2000;191:115–128.

[8] Atherton JC, Cao P, Peek RM Jr, et al. Mosaicism in vacuolating cytotoxin alleles of Helicobacter pylori. Association of specific vacA types with cytotoxin production and peptic ulceration. J Bio Chem. 1995;270(30):17771–7.

[9] Luo JJ, Li CY, Liu S, Yu W, Tang SY, Cai HL, Zhang Y. Overexpression of Helicobacter pylori VacA N-terminal fragment induces proinflammatory cytokine expression and apoptosis in human monocytic cell line through activation of NFκB. Can J Microbiol. 2013;59:523–533.

[10] Basso D, Zambon CF, Letley DP, et al. Clinical relevance of Helicobacter pylori cagA and vacA gene polymorphisms. Gastroenterology. 2008;135(1):91–9.

[11] Liu J, He C, Chen M, et al. Association of presence/absence and on/off patterns of Helicobacter pylori oipA gene with peptic ulcer disease and gastric cancer risks: a meta-analysis. BMC Infect Dis. 2013;13:555.

[12] Chen MY, He CY, Meng X, Yuan Y. Association of Helicobacter pylori babA2 with peptic ulcer disease and gastric cancer. World J Gastroenterol. 2013;19(26):4242–51.

[13] Queiroz DM, Rocha GA, Rocha AM, et al. dupA polymorphisms and risk of Helicobacter pylori-associated diseases. Int J Med Microbiol. 2011;301(3):225–8.

[14] Shiota S, Watada M, Matsunari O, et al. Helicobacter pylori iceA, clinical outcomes, and correlation with cagA: a meta-analysis. PLoS ONE. 2012;7(1):e30354.

[15] Figueiredo CA, Marques CR, Costa RS, da Silva HB, Alcantara-Neves NM. Cytokines, cytokine gene polymorphisms and Helicobacter pylori infection: friend or foe? World J Gastroenterol. 2014;20(18):5235–43.

[16] El-Omar EM, Carrington M, Chow WH, et al. Interleukin-1 polymorphisms associated with increased risk of gastric cancer. Nature. 2000;404(6776):398–402.

[17] Hwang IR, Kodama T, Kikuchi S, et al. Effect of interleukin 1 polymorphisms on gastric mucosal interleukin 1beta production in Helicobacter pylori infection. Gastroenterology. 2002;123(6):1793–803.

[18] Shibata J, Goto H, Arisawa T, et al. Regulation of tumour necrosis factor (TNF) induced apoptosis by soluble TNF receptors in Helicobacter pylori infection. Gut 1999;45(1):24–31.

[19] Kunstmann E, Epplen C, Elitok E, et al. Helicobacter pylori infection and polymorphisms in the tumor necrosis factor region. Electrophoresis. 1999;20(8):1756–61.

[20] Sugimoto M, Furuta T, Yamaoka Y. Influence of inflammatory cytokine polymorphisms on eradication rates of Helicobacter pylori. J Gastroenterol Hepatol. 2009;24(11):1725–32.

[21] Hofner P, Gyulai Z, Kiss ZF, et al. Genetic polymorphisms of NOD1 and IL-8, but not polymorphisms of TLR4 genes, are associated with Helicobacter pylori-induced duodenal ulcer and gastritis. Helicobacter. 2007;12(2):124–31.

[22] Canedo P, Corso G, Pereira F, Lunet N et al. The interferon γ receptor 1 (IFNGR1) –56C/T gene polymorphism is associated with increased risk of early gastric carcinoma. Gut. 2008;57:1504–1508.

[23] Ramis IB, Vianna JS, Goncalves CV, et al. Polymorphisms of the IL-6, IL-8 and IL-10 genes and the risk of gastric pathology in patients infected with Helicobacter pylori. J Microbiol Immun Infect. 2015;50:153–159.

[24] Jainan W, Vilaichone RK. Effects of the CYP2C19 genetic polymorphism on gastritis, peptic ulcer disease, peptic ulcer bleeding and gastric cancer. Asian Pac J Canc Prev. 2014;15(24):10957–60.

[25] Gabriel SE, Jaakkimainen L, Bombardier C. Risk for serious gastrointestinal complications related to use of nonsteroidal anti-inflammatory drugs. A meta-analysis. Ann Intern Med 1991;115:787–96.

[26] Yuan Y, Padol IT, Hunt RH. Peptic ulcer disease today. Nat Clin Pract Gastroenterol Hepatol 2006;3:80–89.

[27] Halushka MK, Walker LP, Halushka PV. Genetic variation in cyclooxygenase 1: effects on response to aspirin. Clin. Pharmacol. Ther. 2003;73:122–30.

[28] Shiotani A, Sakakibara T, Yamanaka Y et al. The preventive factors for aspirin-induced peptic ulcer: Aspirin ulcer and corpus atrophy. J Gastroenterol. 2009;44:717–25.

[29] Bigler J, Whitton J, Lampe JW et al. CYP2C9 and UGT1A6 genotypes modulate the protective effect of aspirin on colon adenoma risk. Cancer Res. 2001;61:3566–9.

[30] Papatheodoridis GV, Sougioultzis S, Archimandritis AJ. Effects of Helicobacter pylori and nonsteroidal anti-inflammatory drugs on peptic ulcer disease: a systematic review. Clin Gastroenterol Hepatol. 2006;4:130–42.

[31] Niv Y, Boltin D, Halpern M, et al. Membrane-bound mucins and mucin terminal glycans expression in idiopathic or Helicobacter pylori, NSAID associated peptic ulcers. World J Gastroenterol. 2014;20:14913–14920.

[32] Niv Y, Boltin D. Secreted and membrane-bound mucins and idiopathic peptic ulcer disease. Digestion. 2012;86:258–263.

[33] Azuma T, Konishi J, Ito Y, et al. Genetic differences between duodenal ulcer patients who were positive or negative for Helicobacter pylori. J Clin Gastroenterol. 1995;21(Suppl 1):S151–S154.

[34] Chih-Chao H, Yi-Chao H, Kuang-Hsi C et al. Association of Dementia and Peptic Ulcer Disease: A Nationwide Population-Based Study. Am J Alzheimers Dis Other Demen. 2015; 10.1177. 31:389–394.

[35] Magri F, Cravello L, Barili L, et al. Stress and dementia: the role of the hypothalamicpituitary-adrenal axis. Aging Clin Exp Res. 2006;18:167–170.

[36] Silverman M, Sternberg E. Glucocorticoid regulation of inflammation and its functional correlates: from HPA axis to glucocorticoid receptor dysfunction. Ann N Y Acad Sci. 2012;1261:55–63.

[37] Singhal G, Jaehne EJ, Corrigan F et al. Inflammasomes in neuroinflammation and changes in brain function: a focused review. Front Neurosci. 2014;8:315.

[38] Salagacka-Kubiak A, Żebrowska M, Wosiak A et al. ABCG2 in peptic ulcer: gene expression and mutation analysis. J Appl Genetics. 2015;13353-015-0327.

[39] Jaff MS. Relation between ABO blood groups and Helicobacter pylori infection in symptomatic patients. Clin Exp Gastroenterol. 2011;4:221–6.

[40] Maton PN, Burton ME. Antacids revisited. A review of their clinical pharmacology and recommended therapeutic use. Drugs 1999;57:855–870.

[41] Sharpe PC, Mills, JG, Horton, MA, Hunt et al. Histamine H2 receptors and intrinsic factor secretion. Scand. J. Gastroenterol. 1980;377–384.
[42] Kubas H, Stark H. Medicinal chemistry of histamine H2 receptor antagonists. Pharm Unserer Zeit. 2007;36(1):24–32.
[43] Richter JM, Colditz GA, Huse DM et al. Cimetidine and adverse reactions: a meta-analysis of randomized clinical trials of short-term therapy. Am. J. Med. 1989;87:278–284.
[44] Shinn AF Clinical relevance of cimetidine drug interactions. Drug Saf. 1992;7:245–267.
[45] Lefranc F, Paul Y, Brotchi J, Kiss R. Cimetidine, an unexpected anti-tumor agent, and its potential for the treatment of glioblastoma. Int J Onc. 2006;1021–1030.
[46] Horn J. The Proton-Pump Inhibitors: Similarities and Differences. Clin Ther. 2000; Vol.22 No.3.
[47] Wedemeyer RS, Blume H. Pharmacokinetic Drug Interaction Profiles of Proton Pump Inhibitors: An Update. Drug Saf. 2014;37:201–211.
[48] Labenz J, Petersen K, Rösch W, Koelz H. Auswahl von Protonenpumpen-Inhibitoren. Deutsches Ärzteblatt 2002;99:A2425.
[49] Shi S, Klotz U. Proton pump inhibitors: an update of their clinical use and pharmacokinetics. Eur J Clin Pharmacol. 2008;64:935–951.
[50] Sagar M, Tybring G, Dahl ML, Bertilsson L, Seensalu R. Effects of omeprazole on intragastric pH and plasma gastrin are dependent on the CYP2C19 polymorphism. Gastroenterol. 2000;119:670–6.
[51] Klotz U, Schwab M, Treiber G. CYP2C19 polymorphism and proton pump inhibitors. Clin Pharmacol Toxicol. 2004;9:2–8.
[52] Tulassay Z, Kryszewski A, Dite P, Kleczkowski D, Rudzinski J, Bartuzi Z, Hasselgren G, Larkö A, Wrangstadh M. One week of treatment with esomeprazole-based triple therapy eradicates Helicobacter pylori and heals patients with duodenal ulcer disease. Eur J Gastroenterol Hepatol. 2001;13(12):1457–65.
[53] Rybniker J, Vocat A, Sala C, Busso P, Pojer F, Benjak A, Cole ST. Lansoprazole is an antituberculous prodrug targeting cytochrome bc1. Nat Commun. 2015;6:7659.
[54] Larussa T, Leone I, Suraci E, Imeneo M, Luzza F. Helicobacter pylori and T helper cells: Mechanism of immune escape and tolerance. J Immunol Res. 2015;981328.

3.9 Hämatologische Erkrankungen

Stefan Eber und Alexandra Wagner

3.9.1 Enzymopathien

3.9.1.1 Glucose-6-Phosphat-Dehydrogenase (G6PD)-Mangel [1]

Der Glucose-6-Phosphat-Dehydrogenase (G6PD)-Mangel ist eine X-chromosomal rezessiv (Genlocus Xq28) vererbte Erkrankung, die den weltweit häufigsten Enzymdefekt hervorbringt. Der Mangel an funktionsfähiger Glucose-6-Phosphat-Dehydrogenase führt dazu, dass im Pentosephosphatzyklus nicht genügend NADPH zur Reduktion von Glutathion bereitgestellt wird. Reduziertes Glutathion trägt eine Schlüsselfunktion in der Reduktion reaktiver Sauerstoffverbindungen und schützt die Zellen so vor Radikalen. Vor allem in Erythrozyten, die NADPH fast ausschließlich Glucose-6-Phosphat-Dehydrogenase-abhängig im Pentosephosphatweg gewinnen, führt der G6PD-Mangel somit zu einer erhöhten Anfälligkeit gegenüber reaktiven Sauerstoffverbindungen und zu einer verkürzten Lebensdauer der Zellen. Er verursacht in der Regel passagere hämolytische Krisen (intravasale Hämolyse mit dunklem Urin), die durch Infekte oder Medikamente ausgelöst werden. Im Neugeborenenalter manifestiert sich der G6PD-Mangel häufig mit einem Ikterus gravis ohne schwere Hämolyse. Selten gibt es Varianten des Glucose-6-Phosphat-Dehydrogenase-Mangels mit sehr niedriger Restaktivität, die eine ständige chronische hämolytische Anämie verursachen.

Die hohe Prävalenz des G6PD-Mangels in den Ausbreitungsgebieten der Malaria ist durch die verkürzte Lebensdauer der Erythrozyten bedingt, die den Fortpflanzungszyklus der Plasmodien stört und somit einen Selektionsvorteil der Carrier (zumindest der heterozygoten) des Gendefektes bewirkt.

Diagnostik: An erster Stelle muss die Höhe der G6PD-Enzymaktivität bestimmt werden, allerdings erst nach Normalisierung der Retikulozyten bei episodischer Hämolyse. Die Klassifikation richtet sich nach der Restaktivität: Klasse I ist der schwere G6PD-Mangel (< 10 %) mit chronisch nicht-sphärozytärer hämolytischer Anämie und Verstärkung der Hämolyse bei Exposition. Diese Mutationen kommen in allen ethnischen Gruppen vor. Klasse II (Mittelmeerraum und China) ist ebenfalls ein schwerer G6PD-Mangel (< 10 %), jedoch mit intermittierender Hämolyse. Klasse III Mutationen (subsaharisches Afrika) führen zu einer episodischen, aber selbstbegrenzten Hämolyse, da die Retikulozyten ausreichend Enzym enthalten.

Der Favismus und der G6PD-Mangel werden bei der chinesischen und mediterranen *G6PD*-Mutation zwar cosegregiert, sie liegen jedoch auf zwei verschiedenen Genen.

Therapie des G6PD-Mangels: Die wichtigste Maßnahme ist die Vermeidung oxidierender Medikamente und Nahrungsmittel, die eine hämolytische Krise auslösen können. Viele Medikamente können bei Patienten mit G6PD-Mangel, die keine chronische Hämolyse aufweisen, in normaler therapeutischer Dosierung angewandt werden. Eine Ausnahme bilden die sehr seltenen Patienten mit schwerem Enzymdefekt und chronischer hämolytischer Anämie, bei denen auch andere Medikamente und Nahrungsmittel, wie z. B. Paracetamol, Acetylsalicylsäure, Isoniazid, Sulfomethoxazol (auch Erbsen?), zu hämolytischen Krisen führen können. Heterozygote Frauen mit einer Restaktivität > 15 % brauchen in der Regel keine besonderen Vorsichtsmaßnahmen beachten.

Erwiesene Hämolyse-Auslöser bei G6PD-Mangel und HbH-Krankheit sind:

- Infekte (häufigster Auslöser!)
- Methylenblau
- Nitrofurantoin
- Phenazopyridine
- Primaquine
- Dapsone
- Rasburicase
- Toluidinblau
- Fava-Bohnen (bei mediterraner und chinesischer Mutation).

3.9.1.2 Pyruvatkinasemangel

Die Bestimmung der Pyruvatkinase (PK) und anderer Enzyme kann bei negativer Familienanamnese und einer nur leicht erhöhten osmotischen Fragilität der Erythrozyten (ohne pathologischen EMA-Test) erforderlich sein, um enzymopenisch bedingte hämolytische Anämien auszuschließen. Der Pyruvatkinasemangel ist in der mittel- und nordeuropäischen Bevölkerung nach der Sphärozytose die zweithäufigste Ursache angeborener hämolytischer Anämien. Er stellt neben der erworbenen Immunhämolyse die wichtigste Differentialdiagnose zu der hereditären Sphärozytose dar. Die Diagnose wird durch den Nachweis einer verminderten enzymatischen Restaktivität gestellt. Dabei ist zu berücksichtigen, dass die Aktivität infolge der Retikulozytose auch bei schwer betroffenen Patienten scheinbar normal sein kann. Wichtig ist eine sorgfältige Abtrennung der Leukozyten: Sowohl Retikulozyten als auch Leukozyten besitzen gegenüber adulten Erythrozyten eine deutlich höhere Enzymaktivität. Bei Patienten mit schwerem Verlauf, die z. T. regelmäßig transfundiert werden, gelingt der Nachweis oft nur über die verminderte Enzymaktivität eines oder beider obligat heterozygoter Elternteile. Aufgrund der Restriktionen der Enzymaktivitäts-Messung gewinnt der molekulare Nachweis eines genetischen Defektes im *PK*-Gen an Bedeutung. Da einzelne Defekte im Intronbereich liegen (Eber, unveröffentliches Ergebnis), erreicht die Sensibilität des molekulargenetischen Nachweises nicht 100 %. Derzeit wird intensiv an einer medikamentösen Behandlung des Pyruvatkinasemangels gearbeitet.

3.9.2 Hämoglobinopathien

3.9.2.1 α-Thalassämia major und HbH-Krankheit [2]

Die α-Thalassämie ist eine genetisch bedingte Synthesestörung der α-Kette im Globinanteil von Hämoglobin (Abb. 3.9.1). Es gibt zwei genetische Loci – entsprechend vier verschiedenen Genen – auf Chromosom 16, die für α-Globin codieren. Die Schwere der α-Thalassämie korreliert mit der Anzahl der betroffenen α-Globin-Gene, wobei die verminderte α-Globin-Produktion zu einem relativen Überschuss an ß-Globin-Ketten führt. Bei der schwersten Form, Hb Bart's oder Hydrops fetalis oder α-Thalassaemia major, fallen alle vier Allele aus. Der Ausfall von drei Allelen führt zur HbH-Krankheit, α-Thalassämia intermedia [3].

er Ausfall dieser drei Allele führt durch den ß-Globin-Überschuss zur Ausbildung pathologischer Hämoglobin-Moleküle, deren Globin-Anteil aus vier ß-Ketten besteht (Hämoglobin H; HbH). HbH hat eine höhere Sauerstoffaffinität als normales Hämoglobin. Zudem sind die Tetramere instabil und bilden intrazelluläre Präzipitate, was zum vorzeitigen Abbau der betroffenen Erythrozyten mit konsekutiver Splenomegalie führt. Klinisch geht die HbH-Krankheit neben der Splenomegalie

Anordnung der α-Globingene	Genotyp	Diagnose	Klinik
α2 α1 / α2 α1 5' ■ ■ / ■ ■ 3'	αα/αα	normal	
□ ■ / ■ ■	−α/αα	α^+-Thalassämie (heterozygot)	inapparente Form
□ □ / ■ ■	−−/αα	α^0-Thalassämie (heterozygot)	Thalassaemia minor
□ ■ / □ ■	−α/−α	α^+-Thalassämie (homozygot)	Thalassaemia minor
□ □ / □ ■	−−/−α	α^0/α^+-Thalassämie (gemischt heterozygot)	HbH-Krankheit
□ □ / □ □	−−/−−	α^0-Thalassämie (homozygot)	Hb Bart's hydrops fetalis Syndrom

Abb. 3.9.1: Deletionen, die zur α-Thalassämie führen.

mit einer mäßigen mikrozytären Anämie einher. Transfusionen werden – mit Ausnahme der seltenen Hb Constant Spring Mutation – nur selten benötigt. Die vorzeitige Hämolyse kann jedoch durch oxidativen Stress gesteigert werden, wodurch hämolytische Krisen auftreten können. Auslöser für erhöhten oxidativen Stress sind neben Infekten dieselben Agenzien wie beim G6PD-Mangel (s. o.).

Die Prävalenz der α-Thalassämien entspricht, wie auch beim G6PD-Mangel, aufgrund eines Selektionsvorteils durch den genetischen Defekt den Ausbreitungsgebieten der Malaria.

Die Diagnose der α-Thalassämie kann – im Gegensatz zu der in Deutschland häufigeren ß-Thalassämie – nur genetisch gestellt werden. Um die Kosten für die teure „Whole-Exon-Sequenzierung" zu verringern, kann je nach Herkunft ein Hot-Spot-Screening sinnvoll sein.

3.9.2.2 β-Thalassaemien [2]

Die β-Thalassaemia major ist die schwerste Form, bei der die Kinder im ersten Lebensjahr transfusionspflichtig werden. Sie ist zu unterscheiden von der β-Thalassaemia intermedia, die meist ab dem zweiten Lebensjahr diagnostiziert wird. Die Abgrenzung *major* und *intermedia* ist in der Praxis nicht leicht. Die klinische Expression ist bei β-Thalassämie sehr variabel. Verschiedene modifizierende Faktoren bestimmen den Schweregrad. Der genetische Defekt erlaubt nicht die Vorhersage des klinischen Schweregrads. Dennoch wird in der Regel der molekulare Defekt bei β-Thalassämia major und intermedia untersucht.

Charakteristisch sind Milzvergrößerung, Gedeihstörung und ggf. Zeichen der extramedullären Erythropoese (Splenomegalie, prominente Maxillarregion durch aufgeweitete Markräume). Patienten mit der Intermedia-Form sind nur unter bestimmten Bedingungen transfusionspflichtig (Wachstumsrückstand, ständige Hb-Werte < 6 g/dl). Patienten mit der Major-Form benötigen nach Diagnosestellung ein regelmäßiges Transfusionsprogramm und einen steten Hb über etwa 10,0 g/dl, um die eigene ineffektive Erythropoese zu unterdrücken. Nach ca. 15 Transfusionen (Ferritin > 1000 ng/ml) muss eine Eisen-ausschleusende Behandlung, z. B. mit Deferasirox, erfolgen.

3.9.2.3 Sichelzellerkrankung [4,5]

Die Sichelzellerkrankung ist eine autosomal-rezessive Erkrankung im Sinne einer Punktmutation im codierenden Bereich für die ß-Globinkette auf Chromosom 11, die durch den Austausch von Glutamin durch Valin an sechster Stelle der ß-Globinkette zur Bildung pathologischer Hämoglobin-Moleküle (HbS) führt. HbS bildet in desoxygeniertem Zustand (also nach O_2-Abgabe) Aggregate, die zu einer sichelförmigen Verformung der Erythrozyten führen. Diese sogenannten Sichelzellen können innerhalb kleinerer Blutgefäße verklumpen und führen somit zur Infarzierung verschiedener Organe, die sich, wenn sie sich im Knochenmark abspielen, durch Schmerzattacken bemerkbar machen. Bei Sichelzellpatienten kommt es durch Fibrosierung zum Funktionsverlust der Milz mit einhergehender Abwehrschwäche gegenüber bekapselten Erregern. Außerdem werden die atypisch geformten Erythrozyten frühzeitig abgebaut, was zu einer chronischen hämolytischen Anämie führt. Wie der G6PD-Mangel und die Thalassämien hat auch die Sichelzellerkrankung in den Ausbreitungsgebieten der Malaria ihre höchste Prävalenz. Dies erklärt sich durch die weitgehende Resistenz der HbS-Erythrozyten gegenüber Malaria-Erreger Plasmodium falciparum, woraus sich ein Selektionsvorteil und somit die erhöhte Prävalenz der heterozygoten Anlageträger in den betroffenen Ländern ergibt.

Diagnostik: Es ist wichtig, die verschiedenen Untergruppen der Sichelzellerkrankung (HbSS, HbSß Thal, HbSC, HbSD Pundjab, HbSLepore, HbS-O-Arab,) präzise zu diagnostizieren, da sie sich z. T. wesentlich in der klinischen Ausprägung unterscheiden.

Therapie der Sichelzellerkrankung: Ein hoher Anteil an fetalem Hämoglobin (HbF) hat eine protektive Auswirkung auf die Polymerisation von Sichelzellen. Fetales Hämoglobin besteht aus zwei α- und zwei γ-Ketten und beinhaltet somit keine fehlerhafte ß-Globinkette, bildet also selbst keine Aggregate, reduziert die Konzentration an HbS und reduziert somit die Verklumpungswahrscheinlichkeit von Sichelzellen. Dies wird therapeutisch im Rahmen der Symptomkontrolle genutzt. Hydroxycarbamid steigert die Synthese von HbF und wirkt somit durch Prävention der Sichelzellbildung Schmerzkrisen und dem akuten Thorax-Syndrom entgegen [6]. Ein gewisser Schutz vor ZNS-Infarkten ist möglich. Hydroxycarbamid ist ein

Ribonukleotidreduktasehemmer, wirkt also einschränkend auf die DNA-Synthesekapazität der Zelle, und kommt neben der Sichelzellerkrankung vor Allem bei myeloproliferativen Erkrankungen (CLL, Polyzythämia vera, essentielle Thrombozythämie) zur Zellreduktion zum Einsatz. Hieraus ergeben sich die unerwünschten Wirkungen beim Einsatz in der Sichelzelltherapie: Die myelosuppressive Wirkung (meist im Sinne einer Leukopenie) ist dosislimitierend. Eine kurative Behandlung der Sichelzellanämie ist ausschließlich durch eine Knochenmarkstransplantation möglich.

3.9.3 Membranopathien

Hereditäre Sphärozytose (siehe Leitlinie [7])

Die hereditäre Sphärozytose (HS) (Synonym: angeborene Kugelzellenanämie) ist die häufigste angeborene hämolytische Anämie in Mitteleuropa; mit einer Prävalenz von 1 : 2.500 bis 1 : 5.000 gehört sie zu den seltenen Erkrankungen (ORPHA822) [8,9]. Ursache der HS sind genetische Defekte des an der Innenseite der Erythrozytenmembran befindlichen Proteinnetzwerkes, das die Lipiddoppelschicht stabilisiert [10]. Das Fehlen oder der Mangel von den Erythrozytenmembranproteinen Ankyrin (etwa 50 % der Fälle), Bande-3-Protein oder α-/β-Spektrin (je etwa 20 %), in selteneren Fällen von Protein 4.2, führt zu einer verminderten Verformbarkeit und einem beschleunigten Abbau der Erythrozyten in der Milz [8,11,12]. Der klinische Schweregrad ist bei den betroffenen Mitgliedern einer Familie mit demselben genetischen Defekt in der Regel ähnlich. Bei etwa 90 % der HS Patienten liegt eine autosomal-dominante Form vor; davon sind etwa ein Viertel der Fälle auf Neumutationen in der mütterlichen Keimbahn zurückzuführen. Nur in etwa 10 % ist ein autosomal-rezessiver Erbgang mit vorwiegend schwerem klinischen Phänotyp Ursache der Erkrankung.

Diagnostik: Beweisend ist eine erhöhte osmotische Fragilität der Erythrozyten, gemessen mit dem Acidified Glycerolyse-Test (AGLT) in Kombination mit einem verminderten Eosin-5'-Maleimid-(EMA-)Test [13,14]. Bei charakteristischen Symptomen, positiver Familienanamnese oder hinweisenden Laborparametern hat sich ein Stufenplan bewährt (s. Abb. 3.9.2).

Die molekulargenetische Analyse identifiziert den Patienten- bzw. familienspezifischen genetischen Defekt (vgl. auch www.ncbi.nlm.nih.gov/omim) [12,15]. Sie bleibt aufgrund der zahlreichen Zielgene mit der Heterogenität möglicher Mutationen sowie den daraus resultierenden erheblichen Kosten Spezialfällen vorbehalten [15].

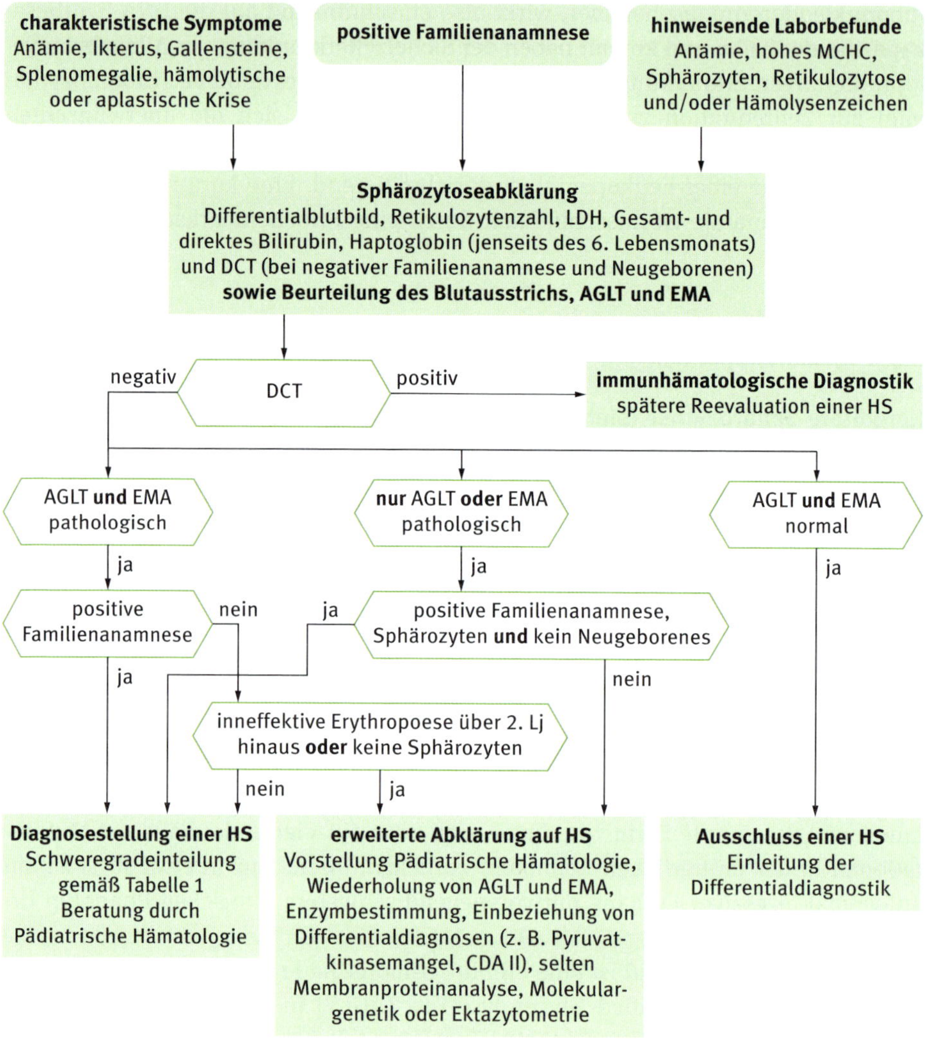

Abb. 3.9.2: Stufenplan zur Diagnostik der Sphärozytose nach Leitlinie Sphärozytose (Eber und Andres [7]).

3.9.4 Hämoblastosen

3.9.4.1 Leukämietherapie: Empfindlichkeitsreaktionen auf Asparaginase

Asparaginase ist ein zytostatisches Enzym, welches zumeist aus Bakterien (v. a. E.coli) gewonnen wird und zur Therapie von akuten lymphatischen Leukämien sowie Untergruppen des Non-Hodgkin-Lymphoms dient. Asparaginase katalysiert die Hydrolyse von Asparagin zu Asparaginat und führt somit zu einer verminderten Konzentration von zirkulierendem Asparagin im Plasma. Für gesunde Zellen ist dies absolut unproblematisch, da sie Asparagin selbst synthetisieren können. Lediglich die Leukämiezellen sind dazu nicht in der Lage und werden somit in einen Asparaginmangelzustand versetzt. Da es sich bei Asparaginase um ein parenteral verabreichtes, nicht körpereigenes Protein handelt, kommt es durch die hohe Immunogenität des Zytostatikums häufig zu immunologischen Reaktionen. Die Symptome dieser antikörpervermittelten Überempfindlichkeitsreaktionen können von Schmerzen, Schwellung, Rötung und Juckreiz bis zu einem anaphylaktischen Schock reichen [16]. Zudem kann es zu einer antikörpervermittelten Inaktivierung der Asparaginase kommen, die zwar klinisch stumm verläuft, jedoch durch Hemmung des Enzyms zu höheren Asparaginkonzentrationen im Plasma und somit zu einer geringeren Therapieeffizienz führt. Die wichtigsten Risikofaktoren für o. g. Formen der Asparaginase-Unverträglichkeit sind Variationen in Genen, die die Immunantwort regulieren. Derzeit werden unter anderem Variationen einzelner Basenpaare (*single nuleotide polymorphisms*, SNPs) von *GRIA1* auf Chromosom 5q33 und *NFATC2* als mögliche Ursache für Asparaginase-Unverträglichkeitsreaktionen diskutiert.

3.9.4.2 Leukämietherapie: 6-Mercaptopurin und Thiopurin-Methyltransferase (TPMT)-Mangel

6-Mercaptopurin ist ein zytostatisch wirksamer Antimetabolit (Analog zu Adenin und Guanin), welcher sowohl in der Leukämietherapie als auch zur Therapie chronisch entzündlicher Darmerkrankungen und bei der Immunsuppression zum Einsatz kommt. Der Abbau des Antimetaboliten erfolgt unter anderem durch die Thiopurin-Methyltransferase (TPMT), welche die Methylierung von Thiopurinen (z. B. Azathioprin, 6-Mercaptopurin, Thioguanin) katalysiert und somit zu deren Inaktivierung beiträgt. Allerdings unterliegt die Enzymaktivität der TPMT einem genetischen Polymorphismus, lokalisiert auf dem kurzen Arm des Chromosom 6 (6p22.3): Ca. 10 % der Bevölkerung weisen eine reduzierte, ca. 0,3 % ein vollständiges Fehlen der Enzymaktivität auf [17]. Die Verabreichung von Thiopurinen bei Patienten mit TPMT-Mangel führt zu einer Akkumulation o. g. Antimetabolite im Körper und begünstigt somit das Risiko für deren toxische Nebenwirkungen, wie z. B. die Myelosuppression. Eine Bestimmung der TPMT-Aktivität im Erythrozyten (Vor Blut-Transfusionen um falsch-normale Werte zu vermeiden) sollte daher vor Verabreichung von Thipurinen erfolgen, um eine Dosisanpassung vorzunehmen und schwerwiegende Nebenwirkungen durch die Akkumulation bei therapeutisch empfohlener Dosis zu vermeiden.

Literatur

[1] Luzzatto L, Metha A, Vulliamy T. Glucose 6-phosphate dehydrogenase deficiency. In: Scriver C, Beaudet A, Sly W, editors. The metabolic and molecular bases of inherited disease. 8th ed. McGraw-Hill; 2001. p. 4517–4553.

[2] Cario H, Kohne E. Arbeitsgemeinschaft der Wissenschaftlichen Medizinischen Fachgesellschaften. S1-Leitlinie: Thalassämie [Internet]. 2016 [cited 2017 Sep 6]. Available from: http://www.awmf.org/uploads/tx_szleitlinien/025–017l_S1_Thalassaemie_2016–07.pdf.
[3] Galanello R, Cao A. Alpha-thalassemia. Genet Med. 2011;13:83–8.
[4] Dickerhoff R, von Ruecker A. Sichelzellerkrankung: Informationen für Patienten, Eltern und Ärzte [Internet]. 2016 [cited 2017 Sep 6]. Available from: http://www.sichelzellkrankheit.de/
[5] Cario H, Grosse R, Jarisch A, Kulozik A, Kunz J, Lobitz S. Arbeitsgemeinschaft der Wissenschaftlichen Medizinischen Fachgesellschaften. S2k-Leitlinie: GPOH Konsortium Sichelzellkrankheit [Internet]. 2014 [cited 2017 Sep 6]. Available from: http://www.awmf.org/uploads/tx_szleitlinien/025–016l_S2k_Sichelzellkrankheit_2014–12_verlaengert.pdf
[6] Wang WC, Ware RE, Miller ST, Iyer R V., Casella JF, Minniti CP, et al. Hydroxycarbamide in very young children with sickle-cell anaemia: A multicentre, randomised, controlled trial (BABY HUG). Lancet. 2011;377(9778):1663–72.
[7] Eber SW. Arbeitsgemeinschaft der Wissenschaftlichen Medizinischen Fachgesellschaften. S1-Leitlinie: Hereditäre Sphärozytose [Internet]. 2010. p. 1–16. Available from: http://www.awmf.org/uploads/tx_szleitlinien/025–018l_S1_Hereditaere_Sphaerozytose_2010-abgelaufen.pdf
[8] Gallagher PG. Red Cell Membrane Disorders. Hematology. 2005 Jan 1;2005(1):13–8.
[9] Bolton-Maggs PHB, Langer JC, Iolascon A, Tittensor P, King M-J, General Haematology Task Force of the British Committee for Standards in Haematology. Guidelines for the diagnosis and management of hereditary spherocytosis--2011 update. Br J Haematol. 2012 Jan;156(1):37–49.
[10] Lux SE. Anatomy of the red cell membrane skeleton: unanswered questions. Blood. 2016;127(2).
[11] Eber S, Lux SE. Hereditary spherocytosis – defects in proteins that connect the membrane skeleton to the lipid bilayer. Semin Hematol. 2004 Apr;41(2):118–41.
[12] Delaunay J. The molecular basis of hereditary red cell membrane disorders. Blood Rev. 2007;21(1):1–20.
[13] Eber SW, Pekrun A, Neufeldt A, Schröter W. Prevalence of increased osmotic fragility of erythrocytes in German blood donors: screening using a modified glycerol lysis test. Ann Hematol. 1992;64(2):88–92.
[14] King MJ, Behrens J, Rogers C, Flynn C, Greenwood D, Chambers K. Rapid flow cytometric test for the diagnosis of membrane cytoskeleton-associated haemolytic anaemia. Br J Haematol. 2000;111(3):924–33.
[15] Gundel F, Eber S, Heep A. A new ankyrin mutation (ANK1 EXON E9X) causing severe hereditary spherocytosis in the neonatal period. Ann Hematol. 2011;90(2):231–2.
[16] Pieters R, Hunger SP, Boos J, Rizzari C, Silverman L, Baruchel A, et al. L-asparaginase treatment in acute lymphoblastic leukemia: a focus on Erwinia asparaginase. Cancer. 2011;117(2):238–49.
[17] Krynetski E, Evans WE. Drug methylation in cancer therapy: lessons from the TPMT polymorphism. Oncogene. 2003;22(47):7403–13.

3.10 Medikamenten-induzierte Ototoxizität

Claudia Lanvers-Kaminsky

Unter Medikamenten-induzierter Ototoxizität werden schädigende Einflüsse von Arzneistoffen auf die Sinneszellen des Hör- und Gleichgewichtsorgans oder der zugehörigen Hirnnerven zusammengefasst. Ist ausschließlich das Gleichgewichtsorgan betroffen, spricht man von Vestibulotoxizität, die sich in Schwindel, Nystagmus, Übelkeit und Erbrechen äußern kann. Toxische Einflüsse auf die Sinneszellen des Hörorgans können über Ohrgeräusche (Ohrenrauschen/-sausen, Tinnitus) und sensorineurale Schwerhörigkeit in unterschiedlichen Ausprägungen bis hin zur Taubheit führen [1,2]. Die Symptome können während oder nach der Medikamentenanwendung sowohl bilateral symmetrisch oder asymmetrisch auftreten, wobei ein Ohr erst später oder gar nicht betroffen sein kann [2].

Mittlerweile gibt es eine Vielzahl von Medikamenten, für die ototoxische Wirkungen beschrieben worden sind [3]. Zu den Arzneistoffen, die von den Gesundheitsbehörden und den Pharmaherstellern als sicher ototoxisch eingestuft werden, gehören:

- die Aminoglykosid-Antibiotika: Gentamicin, Kanamycin, Amikacin, Neomycin, Netilmicin, Streptomycin und Tobramycin,
- die Glykopeptid-Antibiotika: Vancomycin und Teicoplanin,
- die platinhaltigen Zytostatika: Cisplatin, (Carboplatin, Oxaliplatin),
- die Schleifendiuretika: Furosemid und Etacrynsäure [3].

Des Weiteren werden den Zytostatika Bleomycin, Vincristin, den Diuretika Acetazolamid und Bumetanid, den Malaria-Mitteln Chloroquin und Chinin, nicht-steroidalen Antirheumatika wie Acetylsalicylsäure und Makrolid-Antibiotika ototoxische Wirkungen zugeschrieben [3].

Bei den platinhaltigen Zytostatika, den Aminoglykosid- und den Glykopeptid-Antibiotika ist die Ototoxizität in der Regel irreversibel und unter Umständen nach Beendigung der Therapie progredient [4–8]. Demgegenüber ist die Beeinträchtigung des Hörvermögens durch Furosemid in der Regel reversibel. Für Makrolid-Antibiotika wurde eine reversible Ototoxizität nur bei Überdosierung beschrieben. Obwohl sie selbst nur eine reversible Ototoxizität hervorrufen, können diese Medikamente unter den empfohlenen Dosierungen die Ototoxizität anderer Medikamente verstärken [5,9].

Irreversible Hörstörungen stellen eine dauerhafte Beeinträchtigung der Lebensqualität mit nicht unerheblichen Folgekosten dar [10]. Pro betroffenem Erwachsenem werden die Folgekosten auf 300.000 US-Dollar geschätzt, bei Kindern, die vor dem Spracherwerb schwerhörig werden, werden die Folgekosten sogar mit ca. 1.000.000 US-Dollar veranschlagt [10]. Abgesehen davon beeinträchtigt eine Verminderung des Hörvermögens vor oder während des Spracherwerbs die Sprachentwicklung und kann sich negativ auf die schulische und psychosoziale Entwicklung des Kindes auswirken [11–14]. Vielfach sind Menschen mit Hörverlusten langfristig sozio-ökonomisch benachteiligt [15].

Klinisch relevant ist vor allen Dingen die irreversible Ototoxizität der Aminoglykoside und des Zytostatikums Cisplatin, da ihre Anwendung in lebensbedrohlichen Situationen vielfach alternativlos ist.

3.10.1 Aminoglykoside

Aminoglykoside gehören zu den Breitspektrum-Antibiotika und haben eine hohe Wirksamkeit gegen aerobe, gram-negative Keime, wie Enterobakterien und Pseudomonaden [16]. Sie wirken bakterizid und sind im Gegensatz zu den β-Lactam-Antibiotika wenig allergen. Da sie aufgrund ihrer Hydrophilie im Gastrointestinaltrakt nur schlecht resorbiert werden, erfolgt ihre Anwendung intravenös oder topisch [16]. Aminoglykoside werden überwiegend zur Prophylaxe und Therapie von gram-negativen Septitiden bei Neugeborenen, bei immunsupprimierten Patienten z. B. nach Chemotherapie, zur Eradikation von Pseudomonas-aeruginosa-Infektionen bei Patienten mit zystischer Fibrose, zur Therapie komplizierter urogenitaler Infektionen und zur Behandlung rezidivierender Tuberkulose bzw. resistenter Tuberkulosestämme eingesetzt [4,16–18]. Aufgrund ihrer niedrigen Produktionskosten und den immer noch hohen Tuberkulose-Infektionsraten in den Schwellen- und Entwicklungsländern gehören die Aminoglykoside zu den weltweit am häufigsten eingesetzten Medikamenten [16].

3.10.1.1 Wirkungsmechanismus Aminoglykoside

Aminoglykoside binden mit hoher Affinität an die Aminoacyl-tRNA Bindungsstelle der 16S rRNA in der 30s Untereinheit bakterieller Ribosomen. Dadurch kommt es bei der Translation zu Fehlablesungen der RNA und in der Folge zur Störung der Proteinbiosynthese. Die Akkumulation trunkierter, nicht-funktioneller Proteine führt letztendlich zum Absterben der Bakterien [19–22].

3.10.1.2 Aminoglykosid-induzierte Ototoxizität

Aminoglykoside haben eine geringe therapeutische Breite. Zu den dosislimitierenden Nebenwirkungen gehört neben der Nephrotoxizität die Ototoxizität. Sie tritt in der Regel nach der Aminoglykosid-Therapie auf und manifestiert sich in Form von Tinnitus, Ohrrauschen und sensorineuraler Schwerhörigkeit bis hin zur Taubheit [5,6,8,16,23]. Die Vestibulotoxizität der Aminoglykoside macht sich in Form von Schwindel, Übelkeit, Nystagmus und Ataxie bemerkbar. Die Aminoglykoside unterscheiden sich in ihrer Ausprägung von Vestibulo- und Ototoxizität. Neomycin gilt als am ototoxischsten gefolgt von Gentamicin, Kanamycin, Tobramycin. Amikacin, Neomycin und Dehydrostreptomycin sind am wenigsten ototoxisch [5,17,23]. Streptomycin und Gentamicin sind überwiegend vestibulotoxisch, während Amikacin, Neomycin und Kanamycin primär das sensorineurale Hörvermögen beeinträchtigen. Bei Tobramycin sind Vestibulo- und Ototoxizität gleich ausgeprägt.

Je nach den angewandten diagnostischen Methoden werden unterschiedliche Inzidenzen für die Aminoglykosid-induzierte Ototoxizität angegeben. Unter Anwendung empfindlicher Screening-Methoden, wie Audiometrie und Elektronystagmographie, wurden Inzidenzen zwischen 6 und 62 % berichtet, während bei weniger sensitiven Untersuchungsmethoden Inzidenzen von 0,2–6 % beobachtet wurden

[4,24–30]. Dabei ist zu berücksichtigen, dass die Inzidenz durch Art und Schwere der Erkrankung, der Art und Häufigkeit der Applikation und der Dosierung der Aminoglykoside beeinflusst wird [31,32]. Hohe Dosierungen, hohe Plasmakonzentrationen, häufige Gaben, und lange Therapiedauer erhöhen das Risiko einer Aminoglykosid-induzierten Ototoxizität [33,34]. So hatten Patienten mit zystischer Fibrose, die mehr als 10 Zyklen mit Aminoglykosiden erhalten hatten, ein höheres Risiko für eine Ototoxizität. Ebenso stieg die Inzidenz der Aminoglykosid-induzierten Ototoxizität bei Tuberkulosepatienten mit zunehmender Therapiedauer an [30,35,36]. Selbst über einen längeren Zeitraum wiederholt inhalativ applizierte Aminoglykoside können über Resorption zu einer Beeinträchtigung des Hörvermögens führen [37].

Weitere Risikofaktoren für Aminoglykosid-induzierte Ototoxizität sind ein höheres Alter, Lärmexposition, vorbestehende Hör- oder Nierenfunktionsstörungen sowie die begleitende Gabe anderer ototoxischer Medikamente, wie Vancomycin oder Schleifendiuretika [5,9,28,31,38–42]. Nephrotoxische Medikamente, wie Amphothericin B und Röntgenkontrastmittel, welche zu Eliminationsstörungen und damit zu höheren Aminoglykosid-Plasmakonzentrationen führen, sind ebenfalls in der Lage die Ototoxizität der Aminoglykoside zu steigern.

Um Eliminationsstörungen zu identifizieren und durch entsprechende Dosisanpassungen toxische Komplikationen zu vermeiden, wird unter der Therapie mit Aminoglykosiden empfohlen, regelmäßig Aminoglykosid-Talspiegel zu messen [17]. Außerdem sollten bei Patienten, die häufig bzw. über einen längeren Zeitraum mit Aminoglykosiden behandelt werden müssen, regelmäßige audiologische Untersuchungen durchgeführt werden [43,44].

3.10.1.3 Pathomechanismen der Aminoglykosid-induzierten Ototoxizität

Unter der Behandlung mit Aminoglykosiden kann es zur Degeneration cochleärer Haarzellen kommen. Zunächst sind die äußeren Haarzellen betroffen, was zu einer Beeinträchtigung des Hörvermögens in hohen Frequenzbereichen führt. Bei andauernder Exposition werden auch die inneren Haarzellen geschädigt, so dass zunehmend die Wahrnehmung im niederen Frequenzbereich beeinträchtigt ist [45]. Neben der Degeneration der cochleären Haarzellen kommt es unter dem toxischen Einfluss von Aminoglykosiden zu einer Ausdünnung der Stria vascularis, einer Reduktion der Marginalzellen und der Degeneration der Spiralganglien [46–50].

Pharmakokinetische Untersuchungen an Tiermodellen haben keine Hinweise auf eine Akkumulation von Aminoglykosiden im Innenohr und keine Korrelationen von Plasmakonzentrationen mit Aminoglykosidkonzentrationen im Innenohr ergeben. Im Gegenteil, die Aminoglykosidkonzentrationen in der Peri- und Endolymphe betrugen nur 1/10 der Serumkonzentrationen, was vermuten lässt, dass die Aufnahme der Aminoglykoside ins Innenohr im Wesentlichen über aktive Transportprozesse erfolgt [28,51–53]. Als potentielle Transportproteine konnten Endozytoserezeptoren, wie Megalin und Cubulin, sowie *Mechanoelectrical Transducer* (MET) Kanäle identifiziert werden [54–57].

Aminoglykoside haben eine lange Verweilzeit im Innenohr. Nach einmaliger Aminoglykosid-Gabe wurde bei Ratten im Innenohr eine Halbwertszeit von 10–13 Stunden ermittelt. Nach Mehrfachapplikation verlängerte sich die Halbwertszeit sogar auf über 30 Tage [58]. Auch wenn keine entsprechenden Daten beim Menschen dazu vorliegen, könnte eine lange Verweildauer im Innenohr die Ototoxizität der Aminoglykoside bei längerfristigen Behandlungen z. B. im Rahmen der Tuberkulosetherapie erklären und ist dann auch bei der Anwendung anderer ototoxischer Medikamente zu berücksichtigen, auch wenn diese nicht gemeinsam mit Aminoglykosiden verabreicht werden.

Der genaue molekulare Mechanismus der Aminoglykosid-induzierten Ototoxizität ist bislang nicht abschließend geklärt. Eine Reihe von Untersuchungen sprechen dafür, dass Aminoglykoside im Wesentlichen über oxidativen Stress Apoptose bzw. Nekrose in den cochleären Haarzellen, den Marginalzellen und den Zellen der Stria vascularis induzieren. Aminoglykoside hemmen über die Interaktion mit Ribosomen die mitochondriale Proteinbiosynthese. Mitochondriale Ribosomen sind den bakteriellen Ribosomen, dem eigentlichen Target der Aminoglykoside, ähnlicher als die zytosolischen Ribosomen der Eukaryonten [59,60]. Aminoglykoside sind umso toxischer, je ausgeprägter sie die mitochondriale Proteinbiosynthese beeinträchtigen. Durch die Hemmung der mitochondrialen Proteinbiosynthese wird unter anderem die Aconitase gehemmt, was zu einer Behinderung der Zellatmung und einer Akkumulation von Eisenkationen führt. Durch die Komplexierung von Aminoglykosiden mit Eisenionen entstehen mittels Fenton-Reaktion zytotoxische reaktive Sauerstoffspezies (ROS) [61,62]. Außerdem bildet der $Fe^{2+}/^{3+}$-Aminoglykosid-Komplex einen ternären Komplex mit Arachidonsäure, der mit Lipidperoxiden und molekularem Sauerstoff die Lipidperoxidation vorantreibt [63]. Aufgrund ihres Mitochondrien-Reichtums sind die zellulären Strukturen des Innenohrs daher offenbar besonders empfindlich gegenüber Aminoglykosiden [22].

3.10.1.4 Pharmakogenetik Aminoglykosid-induzierter Ototoxizität

Die familiäre Häufung von Fällen mit Aminoglykosid-induzierter Ototoxizität lieferte erste Hinweise auf genetisch bedingte Risikofaktoren [64–66]. Die maternale Vererbung der erhöhten Empfindlichkeit Aminoglykosid-induzierter Taubheit ließ weiterhin vermuten, dass Veränderungen im mitochondrialen Genom dafür verantwortlich sein könnten [67].

1993 entdeckten Prezant und Kollegen, dass Patienten, bei denen in Position 1555 des mitochondrialen Genoms statt eines Adenins ein Guanin vorhanden war, ein deutlich höheres Risiko hatten, durch die Therapie mit Aminoglykosiden schwerhörig zu werden [60]. Diese Mutation befindet sich in dem Gen, welches für die 12S rRNA codiert, und zwar genau an der Stelle in der 12S rRNA, an die Aminoglykoside binden können [68,69]. In der Tertiärstruktur der 12S rRNA steht das Adenin in Position 1555 dem Cytosin in Position 1494 gegenüber. Durch den Austausch des Adenins gegen Guanin können das Guanin in Position 1555 und das Cytosin in Position 1494 ein zusätzliches Basenpaar ausbilden. Die Tertiärstruktur der mutierten 12S rRNA hat damit mehr Ähnlichkeit mit der bakteriellen 16S rRNA [60,70]. Aminoglykoside können die mutierte 12S rRNA stärker in ihrer Funktion beeinträchtigen als den Wildtyp [71]. Es wird vermutet, dass es bei Patienten, die diese Mutation tragen, zu vermehrten Fehlablesungen bei der Translation mit einer entsprechend stärkeren Beeinträchtigung der mitochondrialen Proteinbiosynthese kommt [72–74].

Zahlreiche Studien haben seitdem den Zusammenhang zwischen Aminoglykosid Ototoxizität und der m1555A>G Mutation bestätigt [59,75–81]. Abgesehen davon, dass dieser Polymorphismus mit einem erhöhten Risiko für sensorineurale Schwerhörigkeit unter Aminoglykosid-Therapie einhergeht, haben Menschen mit diesem Polymorphismus generell auch ein erhöhtes Risiko, mit zunehmendem Alter schwerhörig zu werden [60,78]. Die Inzidenzen des A1555G Polymorphismus unter den Patienten mit Aminoglykosid-induzierter Ototoxizität liegen bei 10–33 % in der ostasiatischen und um 17 % in der europäischen Bevölkerung [82–84]. Die Inzidenz des A1555G Polymorphismus unter Patienten mit Altersschwerhörigkeit liegt je nach Bevölkerungsgruppe zwischen 0,6 % und 20 % [80,83,85]. Die Prävalenz des A1555G Polymorphismus in der kausasischen Bevölkerung insgesamt beträgt 0,2 % [86–88].

Mittlerweile sind weitere Polymorphismen im mitochondrialen Genom identifiziert worden, die mit einer erhöhten Empfindlichkeit gegenüber Aminoglykosid-induzierter Schwerhörigkeit assoziiert werden konnten. Viele davon betreffen das mitochondriale 12S rRNA Gen, was nahe legt, dass es sich hier um einen Hot-Spot für nicht-syndromale und Aminoglykosid-induzierte Schwerhörigkeit handelt.

Analog zum A1555G Polymorphismus führt ein Basenaustausch von T gegen C in Position 1494 des mitochondrialen 12S rRNA Gens – der Stelle, die in der Tertiärstruktur der 12S rRNA dem Adenin in Position 1555 gegenüber liegt – ebenfalls zu einer zusätzlichen Basenpaarung mit höherer Bindungsaffinität zu Aminoglykosiden. In einer Population von 1.624 schwerhörigen Han-Chinesen konnte bei 3 der Patienten und bei keinem der 449 Kontrollprobanden dieser Polymorphismus nachgewiesen werden. In einem Screening von 1.473 Neugeborenen in den USA war bei einem Neugeborenen dieser Polymorphismus nachweisbar [70,71,88–92].

Die Deletion von Thymin in Position 961, verbunden mit der Insertion einer variablen Anzahl von Cytosin in Position 961 der 12S rRNA, konnte ebenfalls mit einer Prädisposition für altersbedingte Schwerhörigkeit und einem erhöhten Risiko für Aminoglykosid-induzierte Ototoxizität assoziiert werden [92–94]. Bei einem Neugeborenen-Screening in den USA wurde dieser Polymorphismus bei 0,95 % der Neugeborenen nachgewiesen, in einer Population von 449 Han-Chinesen lag der Anteil bei 3,1 % [88,92]. Nicht alle Untersucher haben in ihren Kollektiven bei Patienten mit Aminoglykosid-induzierter Ototoxizität diese Polymorphismen nachweisen können, was unter anderem auf die insgesamt geringe Prävalenz dieser mitochondrialen Polymorphismen, ihre unterschiedliche Prävalenz in unterschiedlichen

Bevölkerungsgruppen und die Größe und die Zusammensetzung der untersuchten Kollektive zurückzuführen ist [80,95].

Der Austausch von Thymin gegen Cytosin in Position 1095 des 12S rRNA Gens führt zu einer Glutathion-Depletion in den Mitochondrien und reduziert die Aktivität der Komplexe III und IV der mitochondrialen Atmungskette. Außerdem sind Zellen mit dieser Mutation um ein vielfaches sensibler gegenüber toxischen Einflüssen von Aminoglykosiden. Abgesehen von einer erhöhten Sensibilität gegenüber Aminoglykosid-induzierter Ototoxizität haben die betroffenen Patienten auch ein erhöhtes Risiko für Neuropathien und Parkinsonismus [95–99].

Mit dem Austausch von Adenin gegen Guanin in Position 872 wurde ein weiterer Polymorphismus im 12S rRNA Gen identifiziert, der im Zusammenhang mit Aminoglykosid-induzierter Ototoxizität und altersbedingter Schwerhörigkeit steht [95,100,101].

Neben dem 12S rRNA Gen wurde das mitochondriale tRNASer(UCN) Gen als weiterer Hot-Spot für Mutationen identifiziert, die mit nicht-syndromaler Schwerhörigkeit assoziiert sind. Dazu gehören unter anderem die mtDNA Polymorphismen 7471delG, 7472insC, A7445G, G7444A, A7496G, T7505C, T7510C und T7511C [102–108]. Nicht für jeden der oben genannten Polymorphismen konnte bislang auch eine Prädisposition für Aminoglykosid-Ototoxizität beschrieben werden. Da bislang für alle mitochondrialen Mutationen, die mit einem erhöhten Risiko für Aminoglykosid-induzierte Ototoxizität in Zusammenhang gebracht werden, auch ein erhöhtes Risiko für nicht-syndromale Altersschwerhörigkeit beschrieben ist, ist es durchaus möglich, dass für diese Polymorphismen in Zukunft auch Assoziationen zu Aminoglykosid-induzierter Ototoxizität diagnostiziert werden.

In allen Familien mit einer maternal vererbten, familiären Häufung Aminoglykosid-induzierter Ototoxizität konnten bislang Mutationen im mitochondrialen Genom nachgewiesen werden, die für eine Aminoglykosid-Ototoxizität prädisponieren. Die Art der Manifestation und die Ausprägung der Schwerhörigkeit variiert allerdings erheblich [60,75,78,80,91,97,109].

So wird die Penetranz der A1555G Mutation offenbar durch weitere Mutationen in der mitochondrialen DNA, wie der Cosegretion von A7445G und A1555G beeinflusst [108]. Das gemeinsame Auftreten des T1095C Polymorphismus mit dem A1555G Polymorphismus scheint ebenfalls die Auswirkungen des A1555G Polymorphismus zu verschlimmern [109]. Die komplette Sequenzierung des mitochondrialen Genoms in Familien mit familiärer Häufung von Aminoglykosid-induzierter und nicht-syndromaler Schwerhörigkeit hat zudem gezeigt, dass die mitochondrialen Varianten T5802C im tRNA(Cys)-Gen, A15924C im tRNA(Thr)-Gen und T12338C im *ND5*-Gen mit dem A1555G Polymorphismus cosegrieren. Es wird postuliert, dass diese Polymorphismen, die zu den Haplogruppen D4b2b, B5b1 und F2 gehören, die Ausprägung des A1555G-induzierten Phänotyps im Hinblick auf Schwere und Manifestationszeitpunkt beeinflussen [110,111]. Die A14693G Mutation im tRNA(Glu)-Gen, die T15908C und die G15927A Mutation im tRNA(Thr)-Gen, die T10454C Mutation im tRNA(Arg)-Gen und die G7598A Mutation im *COX2*-Gen, die zu den Haplogruppen N, F und M gehören, scheinen ebenfalls die Ausprägung des A1555G-Phänotyps zu beeinflussen. Ähnliche Beobachtungen zur Auswirkung bestimmter mitochondrialer Haplotypen auf die Penetranz des A1555G Polymorphismus wurden auch von anderen Arbeitsgruppen gemacht [112–116].

Als sogenannte *nuclear modifyer genes* konnten das TRNA 5-Methylaminomethyl-2-Thiouridylate Methyltransferase (*TRMU*) Gen und das Mitochondrial TRNA Translation Optimization 1 Gen (*MTO1*) identifiziert werden [117–119]. Eine homozygote Missense-Mutation (G28T) im *TRMU*-Gen führt zu einem nicht synonymen Aminosäureaustausch (A10S) im evolutionsbiologisch hochkonservierten N-Terminus des TRMU-Proteins. Dieser Aminosäureaustausch bedingt eine massive Beeinträchtigung des mitochondrialen tRNA-Metabolismus, eine signifikante Reduktion mitochondrialer tRNA verbunden mit einer gestörten mitochondrialen Proteinbiosynthese. Diese biochemischen Veränderungen verschlimmern ebenfalls die Auswirkungen und die Penetranz der A1555G Mutation [117].

Die Prävalenz der oben genannten mitochondrialen Mutationen in den unterschiedlichen Bevölkerungsgruppen ist insgesamt niedrig, d. h. nur ein Bruchteil der Patienten mit Aminoglykosid-Ototoxizität hat prädisponierende Mutationen im mitochondrialen Genom, so dass nach weiteren genetischen Faktoren außerhalb des mitochondrialen Genoms gesucht wird, die für Aminoglykosid induzierte Ototoxizität prädisponieren. Ein Ansatz besteht darin, nach Genen zu screenen, die für die Resistenzbildung gegenüber Aminoglykosiden verantwortlich sind. Mutationen in entsprechend homologen humanen Genen könnten die Empfindlichkeit von Patienten gegenüber toxischen Effekten von Aminoglykosiden beeinflussen [120,121]. Diese Ansätze haben bislang aber nicht zur Identifizierung von Mutationen geführt, die für eine Aminoglykosid-induzierte Ototoxizität prädisponieren.

Da ROS eine zentrale Rolle in der Pathogenese der Aminoglykosid-induzierten Ototoxizität spielen, ist es durchaus denkbar, dass Polymorphismen in Enzymen, die bei der Generierung bzw. Entgiftung von ROS eine Rolle spielen, die individuelle Empfindlichkeit des Gehörs gegenüber Aminoglykosiden zusätzlich beeinflussen können. Eine Untersuchung an 50 Patienten mit und 72 Patienten ohne Schwerhörigkeit nach Aminoglykosid-Therapie zeigte allerdings keinen Zusammenhang zwischen Aminoglykosid-induzierter Ototoxizität und Nullvarianten von GSTM1 und GSTT1 [122].

3.10.1.5 Perspektiven

Obwohl die Assoziation zwischen der A1555G und anderen Mutationen im mitochondrialen Genom und der Aminoglykosid-induzierten Ototoxizität seit vielen Jahren belegt ist, hat sich ein generelles Screening auf diese Polymorphismen im klinischen Alltag bislang nicht etabliert. So wurde die geringe Prävalenz dieser Mutation den enormen Kosten eines generellen Screenings gegenübergestellt. Die Mutationsdiagnostik hat allerdings durch die methodischen Entwicklungen der letzten Jahre erhebliche Fortschritte erfahren und kann heute deutlich schneller und kostengünstiger durchgeführt werden als noch vor zwanzig Jahren. Ein Screening könnte Patienten mit den entsprechenden Polymorphismen diese lebenslang belastenden Nebenwirkungen ersparen. Einige Autoren schlagen daher vor, Patienten, bei denen der Einsatz von Aminoglykosiden sehr wahrscheinlich ist – Patienten, die sich einer Chemotherapie unterziehen müssen oder an Tuberkulose oder zystischer Fibrose leiden – auf die bekannten Mutationen zu untersuchen. Bei diesen Patienten könnten dann im Bedarfsfall soweit möglich andere Antibiotika eingesetzt werden. Alternativen zur Therapie mit Aminoglykosiden sind vorhanden. Diese Antibiotika sind im Vergleich zu den Aminoglykosiden deutlich teurer, im Hinblick auf die Folgekosten Aminoglykosid-induzierter Schwerhörigkeit wäre ihr Einsatz zu rechtfertigen. Ein Screening von Neugeborenen zur Vermeidung Aminoglykosid-induzierter Taubheit bei der Behandlung der Neugeborenensepsis ist vor dem Hintergrund des Zeitbedarfs für die Durchführung der Testung einerseits und des unmittelbaren klinischen Handlungsbedarfs in diesen lebensbedrohlichen Notfällen bislang noch nicht realistisch [87].

3.10.2 Cisplatin

Cisplatin gehört seit mehr als 50 Jahren zu den wirksamsten Zytostatika bei der Behandlung solider Tumoren. In der pädiatrischen Onkologie wird es erfolgreich zur Therapie von Osteosarkomen, Neuroblastomen, Hepatoblastomen, Keimzell- und Hirntumoren eingesetzt [123–128]. In der Erwachsenenonkologie ist es unverzichtbarer Bestandteil für die erfolgreiche Behandlung von Hodentumoren [129]. Außerdem findet es Anwendung in der Therapie von Ovarial-, Bronchial-, Ösophagus-, Zervix- und Endometriumkarzinomen sowie Plattenepithelkarzinomen des Kopf- und Halsbereiches [130,131].

3.10.2.1 Wirkungsmechanismus Cisplatin

Cisplatin besteht aus einem zentralen 2-wertigen Platinkation, das mit zwei cis-ständigen Amin- und zwei cis-ständigen Chloridliganden einen planaren Komplex bildet. Intrazellulär werden aufgrund der niedrigen Chloridionenkonzentration die Chloridionen des Cisplatin-Komplexes gegen zwei Wassermoleküle ausgetauscht. Der so entstandene Diaquakomplex ist stark elektrophil, hochreaktiv und reagiert im Austausch gegen die Wassermoleküle mit nukleophilen Gruppen in Makromolekülen, wie DNA, RNA und Proteinen. Im Wesentlichen korreliert die Zytotoxizität des Cisplatins gegenüber Tumorzellen mit der Menge an gebildeten DNA-Addukten. In der DNA reagiert Cisplatin bevorzugt mit dem N-7 im Guanin. Durch den Austausch von zwei Wassermolekülen kann der Diaquakomplex über die Bindung an zwei Nukleotide zu Vernetzungen innerhalb eines DNA-Stranges (Intra-Strang-

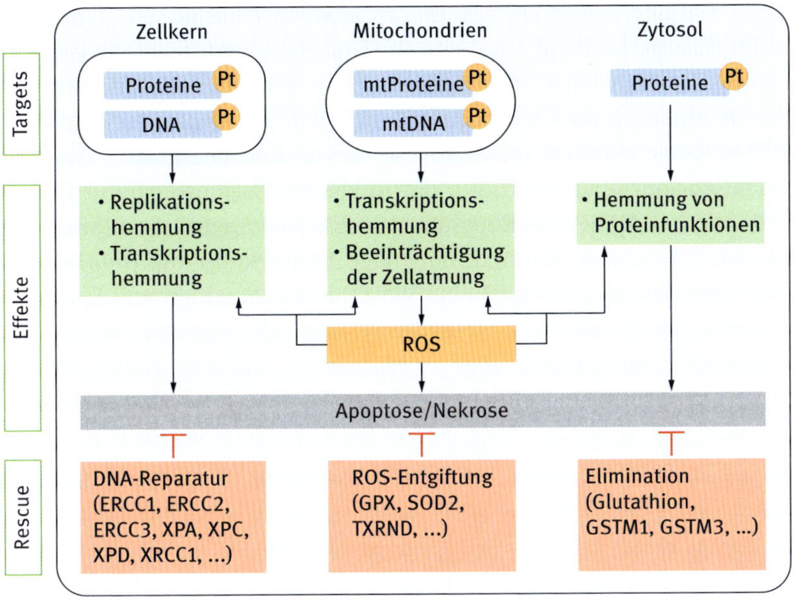

Abb. 3.10.1: Wirkungs- und Resistenzmechanismen von Cisplatin (Pt).

Vernetzung) und zwischen den Strängen eines DNA-Doppelstranges (Inter-Strang-Vernetzung) führen. Für die Antitumorwirkung des Cisplatins sind hauptsächlich die Quervernetzungen verantwortlich [132,133]. Die Cisplatin-1,2-d(GpG)-Quervernetzungen zwischen den DNA-Strängen rekrutieren HMG-Proteine (HMG, High Mobility Group), über die zahlreiche Signalkaskaden aktiviert werden, die zur Blockade von Replikations- und Transkriptionsprozessen, zum Zellzyklusarrest und zur Aktivierung der DNA-Reparatur führen. Durch die Platinierung mitochondrialer DNA und mitochondrialer Proteine kommt es zur Beeinträchtigung der Zellatmung mit einer vermehrten Bildung von ROS, die zusätzlich zur Toxizität des Cisplatins beitragen [134,135]. In Proteinen und Oligopeptiden sind vor allen Dingen die freien Thiolgruppen des Cysteins ein bevorzugtes Ziel des nukleophilen Aquakomplexes. Irreparable Schäden in den Zellen führen letztendlich zur Apoptoseinduktion. Tumorzellen mit hohen Proliferationsraten und gesteigertem Stoffwechsel sind besonders empfindlich für die toxischen Wirkungen des Cisplatins [132,136], siehe Abb. 3.10.1.

Die Aufnahme von Cisplatin in die Zelle kann über passive Diffusion und aktive Transportprozesse erfolgen. Als transmembranäre Transporter für die Aufnahme von Cisplatin in die Zellen konnten der Kupfer-Transporter 1 (CTR1) und der organische Kationentransporter 2 (SLC22A2) identifiziert werden [137–140]. Des Weiteren wird eine Aufnahme von Cisplatin und Cisplatin-Addukten mittels Endozytoserezeptoren, wie Megalin (LRP2) diskutiert [141,142].

Gesunde wie maligne Zellen können unterschiedlich empfindlich gegenüber den toxischen Einflüssen des Cisplatins sein. Die Ursachen hierfür sind vielschichtig. Die Steigerung der DNA-Reparatur ermöglicht eine schnellere Beseitigung der platinierten Nukleotidbasen aus der DNA [143–145]. Für die Reparatur Cisplatin-induzierter DNA-Schäden gibt es unterschiedliche Reparaturmechanismen. Dazu gehören: die Basenexzisionsreparatur (BER), die Nukleotidexzisionsreparatur (NER), die Mismatch-Reparatur (MMR), die Reparatur von Einzelstrangbrüchen (SSB), die homologe Rekombination und die nicht-homologe Endverknüpfung [146,147]. In jeden dieser Reparaturmechanismen ist eine Vielzahl von Proteinen und Enzymen involviert, die nötig sind, um die Schäden zu erkennen, die notwendigen Enzyme und Proteine in der richtigen Reihenfolge zu rekrutieren, die schadhaften Stellen im DNA-Strang zu beseitigen und die entstandenen Lücken korrekt zu schließen. Die Überexpression von einzelnen Mitgliedern der DNA-Reparatur-Komplexe ist mit einer vermehrten Resistenz von Tumoren gegenüber Cisplatin assoziiert, während eine verminderte Expression oder eine Funktionsbeeinträchtigung mit einer erhöhten Sensibilität gegenüber Cisplatin einhergeht [148]. Derartige Zusammenhänge konnten zum Beispiel für zentrale Proteine der Nukleotidexzisionsreparatur, wie ERCC1, ERCC2, XPA und XPC gezeigt werden [149–156].

Durch Reduktion der intrazellulären Cisplatinkonzentrationen können Zellen ebenfalls weniger empfindlich gegenüber Cisplatin werden. Dies kann über eine verminderte Aufnahme, einen vermehrten Efflux oder eine vermehrte Entgiftung geschehen. Sowohl die Verminderung der passiven Diffusion durch die Erhöhung des Kollagenanteils in der extrazellulären Matrix als auch die verminderte aktive Aufnahme aufgrund einer niedrigen Expression des CTR1-Transporters konnten als Ursache der Cisplatin-Resistenz von Tumorzellen ausgemacht werden [157–162].

Glutathion kann über die freie Thiolgruppe des Cysteins mit dem Platin-Aquakomplex reagieren und so dessen Bindung an die DNA verhindern [163–165]. Hohe zelluläre Glutathionkonzentrationen setzen die Empfindlichkeit von Tumorzellen gegenüber Cisplatin herab [166,167]. Zusätzlich können Glutation-S-Transferasen (GST) die Übertragung von Glutathion auf den reaktiven Platin-Aquakomplex katalysieren [168,169]. Das Multi-Drug-Resistance-Protein 2 (MRP2) kann die Platin-Glutathion-Konjugate unter ATP-Verbrauch aktiv aus den Zellen ausschleusen. [170,171] Die Kupfer-Transporter ATP7A und ATP7B können ebenfalls Cisplatin wieder aus den Zellen transportieren [172–180].

Die vermehrte Entgiftung reaktiver Sauerstoffspezies, die sekundär durch Cisplatin induziert werden, reduziert ebenfalls die Toxizität des Cisplatins. Glutathionperoxidasen (GPX) können unter Verbrauch von zwei Molekülen Glutathion organische Peroxide und Wasserstoffperoxid reduzieren und somit Schäden durch oxidativen Stress vermeiden [181]. Durch die Bildung von reduziertem Thioredoxin ermöglicht die Thioredoxin-Reduktase (TXNRD) die Entgiftung von Wasserstoffperoxid und organischen Peroxiden [182]. Superoxiddismutasen (SOD) tragen durch die Entgiftung des sehr reaktiven Superoxids ebenfalls dazu bei, Schäden durch

ROS zu reduzieren. Sowohl die Überexpression der Glutathionperoxidase, der Thioredoxin-Reduktase als auch der Superoxiddismutase setzten die Empflindlichkeit von Tumorzellen gegenüber Cisplatin herab [183–185].

3.10.2.2 Cisplatin-induzierte Ototoxizität

Oto-, Nephro- und Neurotoxizität sind prinzipiell dosislimitierend bei der Anwendung des Cisplatins. Mittlerweile kann die Nephrotoxizität des Cisplatins durch forcierte Diurese gut beherrscht werden kann, so dass Ototoxizität und Neurotoxizität die vorrangigen Probleme unter der Therapie mit Cisplatin sind [186].

Wie bei den Aminoglykosiden kann es durch die Behandlung mit Cisplatin zu sensorineuralen Hörverlusten kommen, die in der Regel beidseitig auftreten und im Hochtonbereich beginnen [6,187,188]. Die Beeinträchtigungen des Hörvermögens treten üblicherweise Tage bis Wochen nach Therapiebeginn auf, dehnen sich bei Fortsetzung der Behandlung zunehmend auch auf die niederfrequenten Bereiche aus und können bis zu völliger Taubheit führen [6]. Nach Beendigung der Therapie kann sich das Hörvermögen weiter verschlechtern [189–191]. Es gibt aber auch einzelne Berichte von Patienten, bei denen sich das Hörvermögen nach der Therapie wieder verbessert hat [192,193]. Vestibulotoxizität in Form von Schwindel mit und ohne Übelkeit wurde ebenfalls unter Therapie mit Cisplatin beobachtet [6].

Die Ototoxizität des Cisplatins ist abhängig von der Dosis, der Dauer der Anwendung und der Art der Applikation [194,195]. So sind Bolusinjektionen im Vergleich zu Kurz- und Dauerinfusionen ototoxischer [196]. Des Weiteren ist Cisplatin-Ototoxizität abhängig von der individuellen Cisplatin-Dosis sowie der kumulativen Gesamtdosis. Mit zunehmender Einzel- bzw. kumulativer Gesamtdosis nimmt das Risiko für eine Beeinträchtigung des Hörvermögens durch Cisplatin zu [187,189, 197–203]. Ab einer kumulativen Gesamt-Dosis von 400 mg/m^2 und mehr zeigen bis zu 70 % der Kinder eine gravierende Beeinträchtigung ihres Hörvermögens. Ein Teil der Patienten wird sogar hörgerätepflichtig [197,200,204].

Weitere Risikofaktoren sind jüngeres Alter [197–199,205], gleichzeitige Schädelbestrahlung [206], gleichzeitige Lärmexposition [206], die Komedikation mit nephro- und ototoxischen Medikamenten, wie Furosemid, Aminoglykosiden, Vincristin [206], oder die zusätzliche Gabe von Carboplatin [198,207], eine vorbestehende Hörschädigung und Niereninsuffizienz [205,206] .

Die unterschiedlichen klinischen Risikofaktoren sind ein Grund für die unterschiedlichen Inzidenzen Cisplatin-induzierter Ototoxizität, die in verschiedenen Studien beobachtet wurden und zwischen 13 und 95 % schwanken [11,197,199,202, 207–209]. Die Inzidenzen Cisplatin-induzierter Ototoxizität sind außerdem abhängig von den angewandten Untersuchungsmethoden und den angelegten Kriterien zur Klassifikation der Ototoxizität. Üblicherweise werden in klinischen Studien die allgemeinen Toxizitätskriterien der WHO oder im Bereich der Onkologie die Kriterien des National Cancer Institutes zur Beurteilung unerwünschter Wirkungen zu Grunde gelegt [210,211]. Es hat sich gezeigt, dass diese Kriterien Beeinträchtigungen des Hörvermögens durch Cisplatin nur unzureichend erfassen, so dass neue Klassifikationen zur Bewertung Cisplatin-induzierter Ototoxizität entwickelt wurden [200]. Unter Anwendung der Reintonaudiometrie klassifizierten Brock und Kollegen den Cisplatin-induzierten Hörverlust zunächst ab einer Hörschwelle von größer/gleich 40 dB [203]. Um bereits leichte Beeinträchtigungen des Hörvermögens durch Cisplatin zu erfassen, wurde diese Einstufung sowohl in der Klassifikation nach Chang und Chinosornvantana als auch in dem „SIOP Boston Ototoxicity Scale“ um Hörverluste bis 20 dB erweitert [212,12]. Die Münster-Klassifikation geht sogar noch einen Schritt weiter und berücksichtigt bereits Beeinträchtigungen des Hörvermögens zwischen 10 und 20 dB [213]. Im Vergleich zu den anderen Klassifikationen ermöglicht die Münster-Klassifikation mit der Identifizierung von Hörbeeinträchtigungen zwischen 10 und 20 dB nach dem zweiten Cisplatin-Zyklus die Prädiktion schwerer Hörstörungen durch eine weitere Behandlung mit Cisplatin mit hoher Sensitivität [214].

3.10.2.3 Pathomechanismen Cisplatin-induzierter Ototoxizität

Die Ursache der Cisplatin-induzierten Ototoxizität liegt – wie bei den Aminoglykosiden – in der Schädigung der cochleären Haarzellen, des Spiralganglions und der Stria vascularis. Analog zu den Aminoglykosiden sind zunächst die äußeren Haarzellen betroffen, was sich in Hörverlusten in den hohen Frequenzbereichen manifestiert. Mit Fortsetzung der Behandlung werden zunehmend auch die inneren Haarzellen geschädigt und damit das Hörvermögen im niederen Frequenzbereich einschränkt. Die Degeneration der äußeren Haarzellen kann mit oder ohne Verlust der Integrität der Blut-Labyrinth-Schranke und des endolymphatischen Potentials einhergehen [215–218].

Die molekularen Pathomechanismen, die zur Degeneration der cochleären Strukturen führen, sind bislang nicht abschließend geklärt. Nach Cisplatin-Gabe konnten in den Marginalzellen der Stria vascularis und in den cochleären Haarzellen Platin-DNA-Addukte nachgewiesen werden [219,220]. Aufgrund geringer bzw. fehlender Proliferation wird die Toxizität des Cisplatin auf ausdifferenzierte, nicht maligne Gewebe primär auf die Entstehung von ROS zurückgeführt [6,221,222]. Cisplatin kann unmittelbar über die Reaktion mit nukleophilen Gruppen in Proteinen, z. B. mitochondrialen Atmungskettenenzymen deren Funktion beeinträchtigen und so zu einer vermehrten Produktion reaktiver Sauerstoffspezies führen [223,224]. Indirekt können ROS auch als Folge der Platinierung nukleärer und mitochondrialer DNA entstehen. Durch die Platinierung werden Tanskriptions- und Translationsprozesse beeinträchtigt. Eine gestörte Proteinbiosynthese im Bereich des Energiestoffwechsels kann zu einer Entgleisung des oxidativen Stoffwechsels mit einer vermehrten ROS-Bildung führen. Das mitochondriale Genom codiert unter anderem für wichtige Atmungskettenenyzme. Cisplatin hat eine hohe Affinität zu mitochondrialer DNA, was unter anderem auf das Fehlen protektiver Histone in den

Mitochondrien zurückzuführen ist [223,225]. Obwohl Mitochondrien keine NER besitzen, sind sie in der Lage DNA-Läsionen, wie Platin-DNA-Addukte, zu reparieren. Die Beseitigung mitochondrialer DNA-Schäden erfolgt deutlich langsamer als in genomischer DNA [226]. Mutationen kumulieren und persistieren in der mitochondrialen DNA und tragen damit zur Toxizität des Cisplatins in nicht-proliferierenden, mitochondrienreichen Zellen, wie den Haarzellen der Cochlea, bei [227]. Die Entgleisung des oxidativen Stoffwechsels führt über die Zerstörung des mitochondrialen Membranpotentials und die Freisetzung proapoptotischer Faktoren, wie Cytochrom c, aus den Mitochondrien zur Apoptoseinduktion [228].

Basierend auf der Hypothese, dass ROS die primäre Ursache Cisplatin-induzierter Ototoxizität darstellen, sind in den letzten Jahren zahlreiche Konzepte zum Einsatz von Antioxidantien zur Prävention Cisplatin-induzierter Ototoxizität entwickelt worden [6,221,222]. Da bei dem systemischen Einsatz von Antioxidantien auch das Risiko einer Abschwächung der Antitumorwirkung gegeben ist, haben diese Strategien – mit Ausnahme des Einsatzes von Amifostin – es nicht in den klinischen Alltag geschafft. Der Nutzen von Aminfostin wird unter anderem wegen methodischer Defizite der durchgeführten Studien jedoch kontrovers bewertet [229–231]. Alternativ wird die lokale Anwendung über die Injektion von Antioxidantien durch das Trommelfell ins Mittelohrüber erprobt [232,233].

Da nicht alle mitochondrienreichen Gewebe vergleichbar sensibel auf Cisplatin reagieren, wird zusätzlich eine selektive Anreicherung von Cisplatin in den betroffenen Geweben postuliert. Für eine selektive Anreicherung kommen der Kupfer-Transporter CTR1 und der organische organische Kationentransporter SLC22A2 in Frage. Beide Transporter werden im Innenohr und in der Niere expremiert, was der organspezifischen Toxizität des Cisplatins entspricht [137,139,234]. Im Gegensatz zum Kupfer-Transporter CTR1 wird der organische Kationentransporter SLC22A2 so gut wie gar nicht in Tumorzellen expremiert, so dass eine selektive Hemmung von SLC22A2 eine Reduktion Cisplatin-induzierter Ototoxizität verspricht, ohne die Antitumorwirksamkeit des Cisplatins zu beeinträchtigen [137].

3.10.2.4 Pharmakogenetik Cisplatin-induzierter Ototoxizität

Abgesehen von den oben aufgeführten Risikofaktoren zeigen einige Patienten eine ungewöhnlich hohe Empfindlichkeit gegenüber den ototoxischen Wirkungen des Cisplatins und entwickeln bereits nach der ersten Cisplatin-Gabe eine signifikante Beeinträchtigung ihres Hörvermögens [11,187,202]. Vor dem Hintergrund einer genetischen Disposition für Aminoglykosid-induzierte Ototoxizität haben Arbeitsgruppen begonnen, nach genetischen Risikofaktoren zu suchen, die für eine Cisplatin-induzierte Ototoxizität prädisponieren. Eine Untersuchung von 39 Patienten (davon 20 Patienten mit und 19 Patienten ohne Ototoxizität nach Cisplatin Behandlung) lieferte keine Hinweise auf eine Assoziation zwischen der A1555G-Mutation und einer erhöhten Empfindlichkeit gegenüber Cisplatin-induzierter Ototoxizität

[235]. Angesichts der geringen Inzidenz der A1555G-Mutation von 0,2 % in der europäischen Bevölkerung muss dieses Ergebnis vorsichtig interpretiert werden. In der Untersuchung wurde dagegen beobachtet, dass der mitochondriale Haplotyp J vermehrt bei den Patienten auftrat, bei denen durch die Cisplatin-Therapie das Hörvermögen beeinträchtigt war [235].

Ausgehend von den Überlegungen, dass eine Umkehrung der Mechanismen, die eine Cisplatin-Resistenz bedingen, dazu führen kann, dass Zellen besonders empfindlich gegenüber Cisplatin werden, hat man begonnen Gene, deren Überexpression mit einem Cisplatin-resistenten Phänotyp assoziiert war, auf funktionsbeeinträchtigende Polymorphismen zu untersuchen.

Bei einem Screening von Polymorphismen in den Genen *GSTM1*, *GSTM3*, *GSTP1*, *GSTT1*, *GSTZ1* bei 39 pädiatrischen Patienten mit unterschiedlichen Krebserkrankungen (20 mit und 19 ohne Cisplatin-induzierte Ototoxizität) konnte ein protektiver Effekt des *GSTM3* Polymorphismus rs1799735 festgestellt werden [236]. Durch die Deletion der Basen AGG im Intron entsteht eine zusätzliche Bindungsstellen für den Transkriptionsfaktor YY1, was als mögliche Ursache für den protektiven Effekt des rs1799735 Polymorphismus diskutiert wurde.

Den Polymorphismus rs1799735 haben Oldenburg und Kollegen in ihrer Untersuchung von 173 Patienten, deren Hodentumore mit Cisplatin behandelt worden waren, nicht untersucht, wohl aber *GSTM1*- und *GSTT1*-Deletionen sowie den rs1695 Polymorphismus im *GSTP1*-Gen, der zu einem Austausch der Aminosäure Isoleucin gegen Valin in Position 105 der GSTP1 führt. Anders als in der oben beschriebenen Studie von Peters et al. hatten die Patienten mit einer *GSTM1*-Deletion bzw. die homozygot für den SNP rs1695 waren ein signifikant geringeres Risiko unter der Behandlung mit Cisplatin schwerhörig zu werden [237]. Dem gegenüber konnten Choeyprasert und Kollegen an einem Kollektiv von 68 Kindern mit soliden Tumoren keinen protektiven Effekt der *GSTM1*-Deletion, wohl aber einen protektiven Effekt der *GSTT1*-Deletion beobachten [204]. Der Austausch von Isoleucin gegen Valin im *GSTP1*-Gen führt zu einer Steigerung der Entgiftung von Cisplatin, was einen den otoprotektiven Effekt des rs1695 Polymorphismus erklären könnte [238]. Die protektiven Effekte der *GSTM1*-Deletion bzw. der *GSTT1*-Deletion stehen dagegen im Widerspruch zur Hypothese, dass die Funktionsbeeinträchtigung eines entgiftenden Enzyms zu mehr Toxizität führt.

Khrunin und Kollegen korrelierten Therapieansprechen und Toxizität einer Cisplatin-basierten Chemotherapie bei 104 Patientinnen mit Ovarialkarzinom mit Polymorphismen in den Isoenzymen der Glutathion-S-Transferasen GSTA1 (rs3957357), GSTM1 (Deletion), GSTM3 (rs1799735, rs7483), GSTP1 (rs1695, rs1138272), GSTT1 (Deletion), der DNA-Reparatur ERCC1 (rs11615, rs3212986), XPD (rs1799793, rs13181), XRCC1 (rs1799782, rs25489, rs25487), des Tumorsuppressors p53 (rs17878362, rs1042522, rs1625895) und des Cytochrom-P450-Isoenzyms CYP2E1 (rs2031920, rs6413432, rs2070676). Für keinen der oben gelisteten Polymorphismen konnten die Autoren einen signifikanten Zusammenhang mit Cisplatin-induzierter Ototoxizität beobachten [239]. Caronia und Mitarbeiter untersuchten den Einfluss von Polymorphismen in den DNA-Reparaturenzymen ERCC1 (rs3212986, rs11615), ERCC2 (rs13181, rs1799793), ERCC4 (rs744154), ERCC5 (rs1047768), XPA (rs1800975) und XPC (rs228001) im Hinblick auf Therapieansprechen und Therapie-bedingte Toxizität bei 91 Patienten mit Osteosarkomen. Sie fanden in diesem Kollektiv den ERCC2 SNP rs13181 mit einem signifikant kürzerem ereignisfreiem Überleben assoziiert. Bei den 32 Patienten, bei denen Ototoxizität evaluiert wurde, war der XPC SNP rs228001 signifikant häufiger bei den Patienten mit einer Beeinträchtigung der Hörvermögens nachweisbar als bei den Patienten ohne Cisplatin-induzierte Ototoxizität [240]. Für die anderen untersuchten Polymorphismen fanden sich in diesem Kollektiv keine signifikanten Zusammenhänge. Polymorphismen in Genen, die die DNA-Reparatur durch NER regulieren, wie der Translations-Initiationsfaktor eIF3a, wurden ebenfalls als Modulatoren unerwünschter Cisplatin-Wirkungen adressiert. Da die Expression von eIF3a mit Cisplatin-Sensitivität korreliert, untersuchten Xu und Mitarbeiter insgesamt 22 nicht-synonyme SNPs im eIF3a bei insgesamt 282 Erwachsenen mit nicht-kleinzelligem Bronchialkarzinom. Interessanterweise zeigten Patienten mit dem SNP rs77382849 eine geringere Toleranz gegenüber Cisplatin-induzierter Ototoxizität, während signifikant weniger Patienten mit diesem SNP unter der Behandlung mit Cisplatin eine Nephrotoxizität erfahren haben [241,242].

In einem Kollektiv von 71 Medulloblastompatienten hatten die Patienten mit dem rs4880 Polymorphismus im *SOD2*-Gen (SOD2) ein erhöhtes Risiko für eine Cisplatin-induzierte Ototoxizität [243]. Der rs4880 Polymorphismus führt zu einem Austausch von Valin gegen Alanin in Position 16 der SOD2 und war bereits als Risikofaktor für Lärm-bedingte Schwerhörigkeit identifiziert worden. Für die anderen untersuchten genetischen Varianten der SOD2 (rs7855, rs5746151, rs5746136 und rs2758331) waren in diesem Kollektiv keine signifikanten Assoziationen nachweisbar. Die SOD2 katalysiert die Umsetzung der sehr reaktiven Superoxid-Anionen zu weniger reaktivem Wasserstoffperoxid. Der Austausch von Valin gegen Alanin erhöht die Aktivität der SOD2. Die Akkumulation des ebenfalls toxischen Wasserstoffperoxids wird für die erhöhte Empfindlichkeit gegenüber Cisplatin und Lärm verantwortlich gemacht. Dieser Erklärungsversuch bleibt aber letztendlich unbefriedigend, da durch die mutierte Superoxiddismutase eigentlich die Konzentrationen an dem noch toxischeren Superoxidanion reduziert werden.

Die unterschiedlichen Einflüsse von Polymorphismen der DNA-Reparatur, des Glutathionstoffwechsels und der ROS-Entgiftung auf die Cisplatin-induzierte Ototoxizität lassen vermuten, dass der Entgiftung von Cisplatin und ROS weitaus komplexere Mechanismen zu Grunde liegen als derzeit angenommen. Die Behandlung maligner Tumoren erfolgt fast ausschließlich als Polychemotherapie, bei der verschiedene zytotoxische Arzneistoffe miteinander kombiniert werden. Die Auswahl der zytotoxischen Substanzen und die Sequenz ihrer Verabreichung ist, unter anderem, abhängig von der Tumorentität und kann zwischen den verschiedenen Therapieprotokollen erheblich variieren. DNA-Reparatur, Konjugation mit Glutathion und Entgiftung von ROS sind nicht spezifisch für Cisplatin relevant sondern auch für die Entgiftung von anderen DNA-schädigenden oder ROS-induzierenden Zytostatika. Die Kombination verschiedener Zytostatika beeinflusst unter Umständen das Zusammenwirken der verschiedenen Entgiftungsmechanismen so, dass je nach Therapiekontext unterschiedliche Entgiftungsmechanismen beansprucht werden. Einzelne genetische Varianten könnten sich damit je nach Therapiekontext unterschiedlich auf die Toxizität auswirken [184,244].

Die Beeinflussung von Cisplatin-Wirkungen und -Nebenwirkungen durch genetische Varianten in Transportern, die Cisplatin bzw. Cisplatin-Konjugate in bzw. aus den Zellen schleusen können, wurde ebenfalls in einigen Studien adressiert. Eine Funktionsbeeinträchtigung des Transportes in die Zelle führt zu reduzierten zellulären Konzentrationen und damit zu einer verminderten Toxizität des Cisplatins. Eine Beeinträchtigung des Effluxes aus der Zelle führt im Gegenzug zu einer Akkumulation mit vermehrter Cisplatin-Toxizität.

Der membranständige Endozytose-Rezeptor Megalin (LRP2) ist an der Absorption und dem Transport zahlreicher endogener wie exogener Substanzen beteiligt [56,245]. Unter der Hypothese, dass Megalin an dem Transport von Cisplatin in der Niere und im Innenohr beteiligt sein könnte, haben Riedemann und Kollegen die Inzidenz der nicht synonymen SNPs rs2075252 und rs2228171 (ehemals rs4668123) bei jeweils 25 Kindern mit und ohne Hörbeeinträchtigung nach Cisplatin-Therapie erfasst. Bei den Patienten mit Ototoxizität trat das A-Allel des rs2075252 signifikant häufiger auf, während keine signifikant unterschiedliche Verteilung zwischen den Gruppen für den SNP rs2228171 beobachtet wurde [142]. Demgegenüber konnten Choeyprasert und Kollegen an einem Kollektiv von 68 Kindern keinen signifikanten Zusammenhang für den SNP rs2075252, konnte aber eine erhöhte Inzidenz des SNPs rs2228171 bei Kindern mit Ototoxizität nach Cisplatin Therapie feststellen [204].

Sowohl für den Kupfer-Transporter CTR1 und den organischen Kationentransporter SLC22A2 konnte gezeigt werden, dass sie in der Lage sind Cisplatin in die Zellen zu transportieren. Beide Transporter werden in der Niere und im Innenohr – den Organen, in denen sich die unerwünschten Wirkungen des Cisplatins manifestieren – expremiert [137,139]. Der SNP rs316019 der zu einem Austausch der Aminosäuren Serin gegen Alanin in Position 270 des organischen Kationentransporters SLC22A2 führt, konnte bei Kindern und Erwachsenen mit einer Protektion gegenüber Cisplatin-induzierter Ototoxizität assoziiert werden [246]. In dieser Arbeit konnte allerdings keine Assoziation zwischen Cisplatin-induzierter Ototoxizität und dem SNP rs10981694 im Kupfer-Transporter CTR1 gefunden werden, wohingegen in einem Kollektiv von 204 Patienten mit Lungenkarzinomen signifikant mehr Ototoxizität durch Cisplatin bei den Patienten mit dem rs10981694 Polymorphismus auftraten [247].

Spracklen und Kollegen fokussierten sich bei der Auswahl eines Kandidatengens nicht auf Gene, für die ein pharmakologischer Zusammenhang zur Cisplatin-

Sensitivität/-Resistenz nachgewiesen ist [248]. Sie sequenzierten die Exons 1–5 des Otospiralin-Gens bei 100 Erwachsenen, die aufgrund ihrer Krebserkrankung mit Cisplatin behandelt wurden. Otospiralin wird in Fibrozyten des Innenohrs synthetisiert [249,250]. Basierend auf der Beobachtung, dass eine Reduktion der Otospiralin-Expression im Innenohr durch Degeneration von Haarzellen zu Schwerhörigkeit führt, werden für das Otospiralin protektive Effekte auf das Innenohr postuliert. In dieser Untersuchung wurden insgesamt 29 Varianten im Otospiralin-Gen identifiziert. Dabei wurden die SNPs rs77124181 und rs2291767 signifikant häufiger bei den Patienten gefunden, die keine Ototoxizität durch die Cisplatin-Therapie entwickelten.

Ein völlig anderer Ansatz wurde von Huang und Kollegen gewählt. Anstatt die Verteilung von Varianten zwischen Patientengruppen mit und ohne Ototoxizität durch Cisplatin zu analysieren, haben sie die Zytotoxizität an 176 immortalisierten lymphoblastischen Zelllinien, die im Rahmen des Internationalen HapMap Projektes zur Kartographierung von Haplotypen im menschlichen Genom etabliert wurden, untersucht. Die Zelllinien stammten von Europäern (87 Zelllinien) und Afrikanern (89 Zelllinien), deren Genom hinsichtlich genetischer Varianten charakterisiert worden ist. Diese Zelllinien wurden präklinisch auf ihre Sensitivität/Resistenz gegenüber Cisplatin untersucht und ihr Transkriptom erfasst. Über die Korrelation von Cisplatin-Konzentrationen, die 50 % Toxizität induzierten, mit den genetischen Varianten und den Genexpressionsprofilen wurden SNPs identifiziert, die mit der Expression von Genen korrelierten, welche wiederum mit der Cisplatin-Sensitivität/-Resistenz der lymphoblastoiden Zelllinien signifikant korrelierten [251]. Damit ist die klinische Relevanz dieser SNPs noch nicht belegt. Ein Mangel dieser Methode ist sicherlich die Tatsache, dass Zellen des lymphatischen Ursprungs sich in ihren mRNA-Expressionsprofilen von den Zellen des Innenohrs und der Niere unterscheiden und damit unter Umständen Korrelationen mit spezifisch in diesen Organen expremierten Genen übersehen werden. Eine mögliche Beeinflussung des Transcriptoms durch die Immortalisierung mittels EBV-Transfektion muss ebenfalls berücksichtigt werden. Die Methode liefert allerdings, anders als die reine Erfassung der Verteilung genetischer Varianten zwischen zwei Gruppen, Hinweise auf mögliche funktionelle Zusammenhänge zwischen SNPs, Genexpressionsmustern und Cisplatin-Wirkung, die es sich lohnt pharmakologisch zu hinterfragen. Auch scheint eine Analyse der Verteilung dieser Varianten im klinischen Setting durchaus lohnenswert.

Die Hypothesen-getriebene Identifizierung von pharmakogenetischen Risikofaktoren für die Cisplatin-induzierte Ototoxizität wurde mit der Einführung von „High-Throughput-Screeningverfahren“ in den letzten Jahren weitgehend verlassen. Ross und Mitarbeiter waren die ersten, die ein derartiges Verfahren zur Identifizierung pharmakogenetischer Risikofaktoren für Cisplatin-induzierte Ototoxizität angewandt haben. Sie genotypisierten 1.949 SNPs in 220 Genen, die eine zentrale Rolle bei Absorption, Verteilung, Metabolisierung und Elimination von Arzneistoffen spielen. Evaluiert wurden signifikante Zusammenhänge an einem Kollektiv von 54 Patienten (33 Patienten mit und 20 Patienten ohne Ototoxizität nach Cisplatin-Therapie). Die Validierung erfolgte an 73 Patienten mit und 36 Patienten ohne Cisplatin-induzierte Ototoxizität. Mit diesem Ansatz konnten sie einen signifikanten Zusammenhang zwischen dem SNP rs12201199 im *TPMT*-Gen bzw. dem SNP rs9332377 im *COMT*-Gen und dem Auftreten Cisplatin-induzierter Ototoxizität beobachten. Über den Nachweis von einem oder beiden SNPs konnten in der Studie 92,2 % der Patienten mit einem Risiko für Cisplatin-induzierte Ototoxizität identifiziert werden [252]. Im Gegensatz zu den bis dato untersuchten pharmakogenetischen Markern, die basierend auf vorwiegend nicht-synonymen SNPs in geeigneten Kandidatengenen ausgewählt wurden, liegen diese SNPs in nicht codierenden Gen-Abschnitten. *TPMT*-Knockout-Mäuse waren nicht empfindlicher gegenüber Cisplatin als der Wildtyp. Ebenso waren lymphoblastoide Zelllinien mit dem *COMT* SNP rs9332377 nicht empfindlicher gegenüber Cisplatin als der Wildtyp [253]. Während Pussegoda et al. die SNPs rs9332377 und rs12201199 als pharmakogenomischen Marker für ein erhöhtes Risiko gegenüber Cisplatin-induzierter Ototoxizität an einem unabhängigen Patientenkollektiv bestätigen konnten, haben mehrere andere Arbeitsgruppen diese Beobachtungen an unabhängigen Patientenkollektiven nicht reproduzieren können [253–256].

Xu und Kollegen führten genomweite Assoziationsstudien (GWAS) bei 238 Kindern mit Hirntumoren durch, die unter anderem mit Cisplatin und ionisierender Strahlung behandelt wurden. In dieser Untersuchung wurde eine signifikante Häufung des SNPs rs1872328 im Acylphosphatase 2-Gen (*ACYP2*) bei den Patienten gefunden, die unter der Behandlung eine Cisplatin-induzierte Ototoxizität entwickelt hatten [257]. Ausnahmslos alle Patienten mit einem A-Allel des SNPs rs1872328 entwickelten unter der Behandlung mit Cisplatin eine Hörstörung. Allerdings waren von den 61 % der Patienten mit Ototoxizität nur knapp 14 % Träger des A-Allels, was darauf hinweist, dass weitere genetische Faktoren existieren, die für eine Cisplatin-induzierte Ototoxizität prädisponieren. Wie die SNPs rs9332377 und rs12201199 im *COMT*- und *TPMT*-Gen liegt rs1872328 nicht in einem codierenden Abschnitt des *ACYP2*-Gens. In diesem Bereich befinden sich auch keine regulatorischen Elemente, über die rs1872328 die Transkription des Gens beeinflussen könnte. In Zellkultursystemen war für Zellen mit dem SNP rs1872328 keine erhöhte Empfindlichkeit gegenüber Cisplatin nachweisbar. Auch konnte die Expression von *ACYP2* und der anderen Gene in diesem Genabschnitt (*TSPYL6*, *SPTBN1*, *PSME4* und *GPR75*) nicht mit Cisplatin-Resistenz oder -Sensitivität assoziiert werden. Andererseits wird *ACYP2* in der Cochlea expremiert, nimmt über Hydrolyse von Phosphoenzymen Einfluss auf den Calciumstoffwechsel und könnte auf diesem Wege die Ototoxizität des Cisplatin mit beeinflussen. Vos und Mitarbeiter konnten mittlerweile in einem Kollektiv von 156 Patienten mit Osteosarkomen den SNP rs1872328 ebenfalls mit einem erhöhten Risiko für eine Cisplatin-induzierte Ototoxizität assoziieren und damit die Ergebnisse von Xu und Mitarbeitern an einem Patientenkollektiv mit anderer Tumorerkrankung und entsprechend anderem Chemotherapieregime und anderer Altersverteilung replizieren [258].

Insgesamt sind in den vergangenen zwei Jahrzehnten zahlreiche Untersuchungen durchgeführt worden, die genetische Varianten als Ursache individueller Empfindlichkeit gegenüber Cisplatin-induzierter Ototoxizität adressiert haben (s. Tab. 3.10.1). Als Ergebnis dieser Aktivitäten konnten eine Reihe von Varianten in unterschiedlichen Genen mit dem individuellen Risiko, unter der Therapie mit Cisplatin eine Hörstörung zu entwickeln, assoziiert werden. Aber anders als bei der Aminoglykosid-induzierten Ototoxizität konnten der Cisplatin-induzierten Ototoxizität bislang keine genetischen Risikofaktoren reproduzierbar zugeordnet werden.

Die Gründe dafür sind vielfältig:

- Die Chemotherapie maligner Tumoren basiert fast ausschließlich auf einer Kombinationstherapie. Dabei bedingt die Tumorentität die Zusammensetzung und Intensität der Chemotherapie. Verschiedene Tumorentitäten sind unterschiedlich sensibel gegenüber den verschiedenen Zytostatika, so dass die Behandlung mit einer Kombination der für die entsprechende Tumorentität vielversprechendsten Zytostatika durchgeführt wird. Damit unterscheiden sich die verschiedenen Therapieprotokolle in der Kombination der verschiedenen Zytostatika. So erhalten einige Patienten neben Cisplatin Vincristin oder Bleomycin, welche die Ototoxizität des Cisplatins verstärken können [206].
- Im Gegensatz zu den Aminoglykosiden wird Cisplatin deutlich seltener eingesetzt, häufig auch in Situationen mit einer nur noch begrenzten Lebenserwartung, was die Erfassung von therapiebedingten Spätfolgen einschränkt. Die im Hinblick auf Cisplatin-induzierte Ototoxizität evaluierbaren Populationen sind insgesamt klein und über einen langen Beobachtungszeitraum rekrutiert. Die Behandlung maligner Erkrankung erfolgt standardisiert in Therapiestudien. Diese werden in regelmäßigen Abständen durch Nachfolgestudien ersetzt, in denen die Therapie dem aktuellsten Wissensstand angepasst wird. Dadurch sind Therapieänderungen innerhalb des Rekrutierungszeitraums für pharmakogenetische Untersuchungen zur Cisplatin-induzierten Ototoxizität keine Seltenheit und müssen bei der statistischen Auswertung berücksichtigt werden [142,236,246,252,257].
- Das Stadium der Tumorerkrankung hat Einfluss auf die Therapieintensität. Die Intensität der Chemotherapie hat wiederum Einfluss auf die Supportivmedikation. So ist die Inzidenz febriler Neutropenien und damit der Einsatz ototoxischer Aminoglykoside abhängig von der Intensität der Chemotherapie und kann in unterschiedlichem Ausmaß die Inzidenz Cisplatin-induzierter Ototoxizität beeinflussen [5]. Während die Durchführung der Chemotherapie durch die Therapiestudien vorgegeben wird, ist die Supportivtherapie nicht einheitlich geregelt und kann zwischen verschiedenen Behandlungszentren, auch wenn die Therapie der Tumorerkrankung nach dem gleichen Therapieprotokoll erfolgt, unterschiedlich sein.

- Die Art der Erfassung und die Klassifizierung der Ototoxizität hat, wie bereits oben beschrieben, einen erheblichen Einfluss auf die berichteten Inzidenzen der Cisplatin-induzierten Ototoxizität. Ob Patienten mit einer geringgradigen Beeinträchtigung des Hörvermögens bereits zu der Gruppe der Patienten mit Ototoxizität gezählt werden, kann maßgeblichen Einfluss auf das Signifikanzniveau der beobachteten Assoziationen haben. Zu berücksichtigen sind auch die unterschiedlichen Nachbeobachtungszeiträume. Häufig wird nach Beendigung der Cisplatin-Therapie noch eine weitere Verschlechterung des Hörvermögens beobachtet [189–191]. Andererseits wurde in einzelnen Fällen nach dem Therapieende auch eine Verbesserung des Hörvermögens beobachtet [192,193]. Findet die abschließende Klassifikation erst Monate bis Jahre nach dem Therapieende statt, ist die Gruppeneinteilung eine andere als unmittelbar nach dem Therapieende. Bei langen Nachbeobachtungszeiten sind außerdem zusätzlich zur Cisplatin-Therapie weitere ototoxische Noxen, wie die berufliche und private Lärmbelastung der ehemaligen Patienten (z. B. durch Discobesuche, MP3-Player) zu berücksichtigen, durch die Cisplatin-unabhängig sensorineurale Hörverluste ausgelöst bzw. getriggert werden können [252,255].
- Die Inzidenz genetischer Varianten schwankt zum Teil erheblich zwischen den Angehörigen unterschiedlicher ethnischer Gruppen. Das kann dazu führen, dass signifikante Assoziationen in einer ethnisch homogenen Bevölkerungsgruppe sich in einer anderen ethnischen Bevölkerungsgruppe nicht mehr reproduzieren lassen.
- Hinzu kommt die Komplexität der Pharmakologie des Cisplatins. Sowohl an der Vermittlung der Cisplatin-Toxizität als auch an der Beseitigung von Cisplatin-bedingten Schäden sind zahlreiche Signalwege beteiligt, die untereinander in unterschiedlichem Ausmaß vernetzt sind. So ist es durchaus denkbar, dass Beeinträchtigungen eines Signalweges je nach Therapiekontext durch alternative Signalwege aufgefangen werden. Hinzu kommt, dass bislang nicht alle Signalwege und ihre Vernetzungen bekannt bzw. vollständig verstanden sind. Protektive Effekte von Polymorphismen, die nach dem bisherigen Kenntnisstand eigentlich mit einer Steigerung der Cisplatin-Toxizität assoziiert sein müssten, lassen bislang akzeptierte Modelle der Cisplatin-Pharmakologie fraglich erscheinen und regen dazu an, diese zu überdenken. Die Identifizierung genomischer Marker im *TPMT*-, *COMT*- und *ACYP2*-Gen setzen neue Stimuli bei der Erforschung der Pathomechanismen Cisplatin-induzierter Ototoxizität.

Tab. 3.10.1: Ergebnisse pharmakogenetischer Studien zur Cisplatin-induzierten Ototoxizität.
X Toxizität steigernd (Variante tritt häufiger bei Patienten auf, die eine Ototoxizität entwickelt haben); X protektiver Effekt (Variante tritt häufiger bei Patienten auf, die keine Ototoxizität entwickelt haben); X kein signifikanter Zusammenhang; – nicht untersucht.

Referenz		[236]	[142]	[204]	[237]	[240]	[246]	[247]	[239]	[242]	[243]	[248]	[252]	[254]	[253]	[255]	[256]	[257]	[258]
Patienten (gesamt)		39 Kdr	39 Kdr	68 Kdr	173 Erw	32 Kdr	64 Kdr	214 Erw	100 Erw	282 Erw	71 Kdr	100 Erw	162 Kdr	155 Kdr	213 Kdr	64 Kdr	148 Kdr	283 Kdr	156 Kdr
– ohne Ototoxizität		19	19	14	84	15	28	116	62	140	45	37	56	68	64	28	90	93	79
– mit Ototoxizität		20	20	54	89	17	36	88	38	142	26	63	106	87	149	36	58	145	77
Krebserkrankung		solide Tumore	solide Tumore	solide Tumore	Hoden-krebs	Osteo-sarkome	solide Tumore	Lungen-CA	Ovarial-CA	Lungen-CA	Medullo-blastom	solide Tumore	solide Tumore	solide Tumore	Medullo-blastom	solide Tumore	Osteo-sarkome	Medullo-blas-tome	Osteo-sarkome
GSTM1	Null	X	–	X	X	–	–	–	X	–	–	–	–	–	–	–	–	–	–
GSTM3	rs1799735	X	–	–	–	–	–	–	X	–	–	–	–	–	–	–	–	–	–
GSTP1	rs1695	X	–	–	X	–	–	–	X	–	–	–	–	–	–	–	–	–	–
GSTT1	Null	X	–	X	X	–	–	–	X	–	–	–	–	–	–	–	–	–	–
SOD2	rs4880	–	–	–	–	–	–	–	–	–	X	–	–	–	–	–	–	–	–
XPC	rs228001	–	–	–	–	X	–	–	–	–	–	–	–	–	–	–	–	–	–
eIF3a	rs77382849	–	–	–	–	–	–	–	–	X	–	–	–	–	–	–	–	–	–
LRP2	rs2075252	–	X	X	–	–	–	–	–	–	–	–	–	–	–	–	–	–	–
	rs2228171	–	X	X	–	–	–	–	–	–	–	–	–	–	–	–	–	–	–
CTR2	10981694	–	–	–	–	–	X	X	–	–	–	–	–	–	–	–	–	–	–
SLC22A2	rs316019	–	–	–	–	–	X	–	–	–	–	–	–	–	–	–	–	–	–
OTOS	rs77124181	–	–	–	–	–	–	–	–	–	–	X	–	–	–	–	–	–	–
	rs2291767	–	–	–	–	–	–	–	–	–	–	X	–	–	–	–	–	–	–
TPMT	rs12201199	–	–	–	–	–	–	–	–	–	–	–	X	X	X	X	X	–	–
COMT	rs9332377	–	–	–	–	–	–	–	–	–	–	–	X	X	X	X	X	–	–
ABCC3	rs1051640	–	–	–	–	–	–	–	–	–	–	–	X	X	–	–	–	–	–
ACYP2	rs1872328	–	–	–	–	–	–	–	–	–	–	–	–	–	–	–	–	X	X

3.10.2.5 Perspektiven

Vor diesen Überlegungen stellt die Identifizierung genetischer Varianten, die für eine Cisplatin-induzierte Ototoxizität prädisponieren, eine gewaltige Herausforderung dar. Die Verfügbarkeit von „High-Throughput"-Technologien wird einen wichtigen Beitrag dazu leisten, diese Herausforderungen zu bewältigen, da ein genomweites Screening die Komplexität der Cisplatin-Pharmakologie besser berücksichtigt als das Screening einzelner potentieller Kandidatengene. Allerdings wird die Identifizierung pharmakogenetischer Marker mit diesen Screening-Methoden nur erfolgreich sein, wenn sie an großen Patientenkollektiven durchgeführt werden, die hinsichtlich ihres Hörvermögens vor, während und nach der Cisplatin-Therapie nach einheitlichen Standards untersucht und klassifiziert wurden und bei denen neben der Chemotherapie auch die Supportivtherapie und alle möglichen Störfaktoren gut dokumentiert sind.

Mit einem validen pharmakogenomischen Marker mit hoher Spezifität und Sensitivität könnten Patienten mit einem erhöhten Risiko für eine Cisplatin-induzierte Ototoxizität identifiziert werden. Für diese Patienten könnte eine weniger ototoxische Therapie erwogen werden. Mit Carboplatin oder Oxaliplatin stehen zwei deutlich weniger ototoxische Platinverbindung zur Verfügung. Der Austausch von Cisplatin gegen Carboplatin oder Oxaliplatin erfolgt bislang selten, da Cisplatin, Carboplatin und Oxaliplatin sich präklinisch in ihrer Toxizität gegenüber Tumorzellen unterscheiden und nicht dosisäquivalent sind. Zur klinischen Wirksamkeit von Carboplatin oder Oxaliplatin bei Cisplatin-sensiblen Tumoren liegen bei den meisten Tumorentitäten derzeit keine randomisierten Studien vor [258]. Daher erfolgt der Austausch von Cisplatin gegen Carboplatin meist nur dann, wenn sich bereits frühzeitig unter der Therapie mit Cisplatin eine deutliche Beeinträchtigung des Hörvermögens abzeichnet [208].

Die Identifizierung valider, pharmakogenomischer Marker zur Prädiktion Cisplatin-induzierter Ototoxizität kann darüber hinaus wesentliche Erkenntnisse zu den Pathomechanismen Cisplatin-induzierter Ototoxizität liefern. Diese ließen sich für die Entwicklung otoprotektiver Interventionsstrategien, die das Risiko einer Cisplatin-induzierten Ototoxizität minimieren ohne dabei die Antitumorwirksamkeit des Cisplatins zu gefährden, nutzen.

3.10.3 Fazit

Die Aminoglykosid Antibiotika und das Zytostatikum Cisplatin sind auch mehr als 40 Jahre nach ihrer Markteinführung in der Arzneimitteltherapie unverzichtbar. Beide sind durch irreversible dosislimitierende Ototoxizität charakterisiert. Die Empfindlichkeit für Aminoglykosid- und Cisplatin-induzierte Ototoxizität sind interindividuell unterschiedlich ausgeprägt. Während für einen Teil der von Aminoglykosid-bedingter Ototoxizität betroffenen Patienten das Risiko reproduzierbar mit distinkten Mutationen im mitochondrialen Genom assoziiert werden konnte, gibt es für das Risiko der Cisplatin-induzierten Ototoxizität trotz zahlreicher publizierter Assoziationen bislang keine validen, prädiktiven pharmakogenetischen Marker. Hier sind groß angelegte Screeningverfahren an umfangreichen, gut charakterisierten Patientengruppen gefordert, in den kommenden Jahren diese Lücken zu schließen. Auch im Hinblick auf die Aminoglykosid-induzierte Ototoxizität werden diese Verfahren die Identifizierung weiterer genetischer Varianten ermöglichen, die das Risiko einer Aminoglykosid-induzierten Ototoxizität bei den Patienten erhöhen, die nicht die bislang identifizierten Mutationen im mitochondrialen Genom aufweisen.

Literatur

[1] Roland PS. Ototoxicity. Hamilton, Ont: B. C. Decker, 2004.

[2] Mudd, Pamela. „Ototoxicity". Medscape Reference. WebMD LLC. Retrieved 30 Nov 2011.

[3] Cianfrone G, Pentangelo D, Cianfrone F, et al. Pharmacological drugs inducing ototoxicity, vestibular symptoms and tinnitus: a reasoned and updated guide. Eur Rev Med Pharmacol Sci. 2011;15:601–36.

[4] Gilbert DN. Aminoglycosides. In: Mandell GL, Bennett JE, Dolin R., eds. Mandell, Douglas, and Bennett's Principles and Practice of Infectious Diseases. 6th ed. Philadelphia: Elsevier Churchill Livingstone; 2004. 328–356.

[5] Seligmann H, Podoshin L, Ben-David J, Fradis M, Goldsher M. Drug-induced tinnitus and other hearing disorders. Drug Saf. 1996;14:198–212.

[6] Schacht J, Talaska AE, Rybak LP. Cisplatin and aminoglycoside antibiotics: hearing loss and its prevention. Anat Rec (Hoboken) 2012;295:1837–50.

[7] [No authors listed] Drug-induced hearing loss. Prescrire Int. 2014;23:290–4.

[8] Brummett RE. Ototoxicity of vancomycin and analogues. Otolaryngol Clin North Am. 1993;26:821–8.

[9] Bates DE, Beaumont SJ, Baylis BW. Ototoxicity induced by gentamicin and furosemide. Ann Pharmacother. 2002;36:446–51.

[10] Mohr PE, Feldman JJ, Dunbar JL, et al. The societal costs of severe to profound hearing loss in the United States. Int J Technol Assess Health Care. 2000;16:1120–35.

[11] Knight KR, Kraemer DF, Neuwelt EA. Ototoxicity in children receiving platinum chemotherapy: underestimating a commonly occurring toxicity that may influence academic and social development. J Clin Oncol. 2005;23:8588–96.

[12] Brock PR, Knight KR, Freyer DR, et al. Platinum-induced ototoxicity in children: a consensus review on mechanisms, predisposition, and protection, including a new International Society of Pediatric Oncology Boston ototoxicity scale. J Clin Oncol. 2012;30:2408–17.

[13] Bess FH, Dodd-Murphy J, Parker RA. Children with minimal sensorineural hearing loss: prevalence, educational performance, and functional status. Ear Hear. 1998;19:339–54.

[14] Stelmachowicz PG, Pittman AL, Hoover BM, et al. The importance of high frequency audibility in the speech and language development of children with hearing loss. Arch Otolaryngol Head Neck Surg. 2004;103:556–562.

[15] Emmett SD, Francis HW. Bilateral hearing loss is associated with decreased nonverbal intelligence in US children aged 6 to 16 years. Laryngoscope. 2014;124:2176–81.

[16] Xie J, Talaska AE, Schacht J. New developments in aminoglycoside therapy and ototoxicity. Hear Res. 2011;281:28–37.

[17] Avent ML, Rogers BA, Cheng AC, Paterson DL. Current use of aminoglycosides: indications, pharmacokinetics and monitoring for toxicity. Intern Med J. 2011;41:441–9.
[18] Clark RH, Bloom BT, Spitzer AR, Gerstmann DR. Reported medication use in the neonatal intensive care unit: data from a large national data set. Pediatrics. 2006;117:1979–87.
[19] Davies J, Davis BD. Misreading of ribonucleic acid code words induced by aminoglycoside antibiotics. The effect of drug concentration. J Biol Chem. 1968;243:3312–6.
[20] Hornig H, Woolley P, Lührmann R. Decoding at the ribosomal A site: antibiotics, misreading and energy of aminoacyl-tRNA binding. Biochimie. 1987;69:803–13.
[21] Hobbie SN, Bruell CM, Akshay S, Kalapala SK, Shcherbakov D, Böttger EC. Mitochondrial deafness alleles confer misreading of the genetic code. Proc Natl Acad Sci U S A. 2008;105:3244–9.
[22] Shulman E, Belakhov V, Wei G, et al. Designer aminoglycosides that selectively inhibit cytoplasmic rather than mitochondrial ribosomes show decreased ototoxicity: a strategy for the treatment of genetic diseases. J Biol Chem. 2014;289:2318–30.
[23] Schwade ND. Pharmacology in audiology practice. In: Roeser RJ, Valente M, Hosford-Dunn H, eds. Audiology diagnosis. New York: Thieme Medical Publishers; 2000.139–51.
[24] Hatala R, Dinh T, Cook DJ. Once-daily aminoglycoside dosing in immunocompetent adults: a meta-analysis. Ann Intern Med. 1996;124:717–25.
[25] Bailey TC, Little JR, Littenberg B, Reichley RM, Dunagan WC. A meta-analysis of extended-interval dosing versus multiple daily dosing of aminoglycosides. Clin Infect Dis. 1997;24:786–95.
[26] Munckhof WJ, Grayson ML, Turnidge JD. A meta-analysis of studies on the safety and efficacy of aminoglycosides given either once daily or as divided doses. J Antimicrob Chemother. 1996;37:645–63.
[27] Garrison MW, Zaske DE, Rotschafer JC. Aminoglycosides: another perspective. DICP. 1990;24:267–72.
[28] Forge A, Schacht J. Aminoglycoside antibiotics. Audiol Neurootol. 2000;5:3–22.
[29] Aust G. Vestibulotoxicity and ototoxicity of gentamicin in newborns at risk. Int Tinnitus J. 2001;7:27–9.
[30] Al-Malky G, Dawson SJ, Sirimanna T, Bagkeris E, Suri R. High-frequency audiometry reveals high prevalence of aminoglycoside ototoxicity in children with cystic fibrosis. J Cyst Fibros. 2015;14:248–54.
[31] Manian FA, Stone WJ, Alford RH. Adverse antibiotic effects associated with renal insufficiency. Rev Infect Dis. 1990;12:236–49.
[32] Koo JW, Wang Q, Steyger PS. Infection-mediated vasoactive peptides modulate cochlear uptake of fluorescent gentamicin. Audiol Neurootol. 2011;16:347–58.
[33] Lautermann J, Schacht J, Jahnke K. Aminoglycoside toxicity. Pathomechanisms, clinical management and means of prevention. HNO. 2003;51:344–51.
[34] Chen KS, Bach A, Shoup A, Winick NJ. Hearing loss and vestibular dysfunction among children with cancer after receiving aminoglycosides. Pediatr Blood Cancer. 2013;60:1772–7.
[35] Md Daud MK, Mohamadl H, Haron A, Rahman NA. Ototoxicity screening of patients treated with streptomycin using distortion product otoacoustic emissions. B-ENT. 2014;10:53–8.
[36] de Jager P, van Altena R. Hearing loss and nephrotoxicity in long-term aminoglycoside treatment in patients with tuberculosis. Int J Tuberc Lung Dis. 2002;6:622–7.
[37] Olivier KN, Shaw PA, Glaser TS, et al. Inhaled amikacin for treatment of refractory pulmonary nontuberculous mycobacterial disease. Ann Am Thorac Soc. 2014;11:30–5.
[38] Li H, Wang Q, Steyger PS. Acoustic trauma increases cochlear and hair cell uptake of gentamicin. PLoS One. 2011;6:e19130.
[39] Moore RD, Smith CR, Lietman PS. Risk factors for the development of auditory toxicity in patients receiving aminoglycosides. J Infect Dis. 1984;149:23–30.

[40] Gatell JM, Ferran F, Araujo V, et al. Univariate and multivariate analyses of risk factors predisposing to auditory toxicity in patients receiving aminoglycosides. Antimicrob Agents Chemother. 1987;31:1383–7.
[41] Black FO, Pesznecker SC. Vestibular ototoxicity. Clinical considerations. Otolaryngol Clin North Am. 1993;26:713–36.
[42] Yamane H, Nakai Y, Konishi K. Furosemide-induced alteration of drug pathway to cochlea. Acta Otolaryngol Suppl. 1988;447:28–35.
[43] Duggal P, Sarkar M. Audiologic monitoring of multi-drug resistant tuberculosis patients on aminoglycoside treatment with long term follow-up. BMC Ear Nose Throat Disord. 2007;7:5.
[44] Stavroulaki P, Vossinakis IC, Dinopoulou D, Doudounakis S, Adamopoulos G, Apostolopoulos N. Otoacoustic emissions for monitoring aminoglycoside-induced ototoxicity in children with cystic fibrosis. Arch Otolaryngol Head Neck Surg. 2002;128:150–5.
[45] Schuknecht HF. Pathology of the ear. Philadelphia: Lea & Febiger; 1993.
[46] Ruedi L, Furrer W, Luthy F, Nager G, Tschirren B. Further observations concerning the toxic effects of streptomycin and quinine on the auditory organ of guinea pigs. Laryngoscope. 1952;62:333–51.
[47] Hawkins E Jr. Ototoxic mechanisms. A working hypothesis. Audiology. 1973;12:383–93.
[48] Johnsson LG, Hawkins JE Jr, Kingsley TC, Black FO, Matz GJ. Aminoglycoside-induced cochlear pathology in man. Acta Otolaryngol Suppl. 1981;383:1–19.
[49] Webster M, Webster DB. Spiral ganglion neuron loss following organ of Corti loss: a quantitative study. Brain Res. 1981;212:17–30.
[50] Leake PA, Hradek GT. Cochlear pathology of long term neomycin induced deafness in cats. Hear Res. 1988 Apr;33(1):11–33.
[51] Juhn SK, Rybak LP. Labyrinthine barriers and cochlear homeostasis. Acta Otolaryngol. 1981;91:529–34.
[52] Tran Ba Huy P, Bernard P, Schacht J. Kinetics of gentamicin uptake and release in the rat. Comparison of inner ear tissues and fluids with other organs. J Clin Invest. 1986;77:1492–500.
[53] Aran JM, Dulon D, Hiel H, Erre JP, Aurousseau C. Ototoxicity of aminosides: recent results on uptake and clearance of gentamycin by sensory cells of the cochlea. Rev Laryngol Otol Rhinol (Bord) 1993;114:125–8.
[54] Schmitz C, Hilpert J, Jacobsen C, et al. Megalin deficiency offers protection from renal aminoglycoside accumulation. J Biol Chem. 2002;277:618–22.
[55] Watanabe A, Nagai J, Adachi Y, et al. Targeted prevention of renal accumulation and toxicity of gentamicin by aminoglycoside binding receptor antagonists. J Control Release. 2004;95:423–33.
[56] Nagai J, Takano M. Entry of aminoglycosides into renal tubular epithelial cells via endocytosis-dependent and endocytosis-independent pathways. Biochem Pharmacol. 2014;90:331–7.
[57] Moestrup SK, Cui S, Vorum H, et al. Evidence that epithelial glycoprotein 330/megalin mediates uptake of polybasic drugs. J Clin Invest. 1995;96:1404–13.
[58] Henley CM, Schacht J. Pharmacokinetics of aminoglycoside antibiotics in blood, inner-ear fluids and tissues and their relationship to ototoxicity. Audiology. 1988;27:137–46.
[59] Hutchin T, Haworth I, Higashi K, et al. A molecular basis for human hypersensitivity to aminoglycoside antibiotics. Nucleic Acids Res. 1993;21:4174–9.
[60] Prezant TR, Agapian JV, Bohlman MC, et al. Mitochondrial ribosomal RNA mutation associated with both antibiotic-induced and non-syndromic deafness. Nat Genet. 1993;4:289–94.
[61] Song BB, Schacht J. Variable efficacy of radical scavengers and iron chelators to attenuate gentamicin ototoxicity in guinea pig in vivo. Hear Res. 1996;94:87–93.

[62] Sha SH, Schacht J. Formation of reactive oxygen species following bioactivation of gentamicin. Free Radic Biol Med. 1999;26:341–7.
[63] Lesniak W, Pecoraro VL, Schacht J. Ternary complexes of gentamicin with iron and lipid catalyze formation of reactive oxygen species. Chem Res Toxicol. 2005;18:357–64.
[64] Viljoen DL, Sellars SL, Beighton P. Familial aggregation of streptomycin ototoxicity: autosomal dominant inheritance? J Med Genet. 1983;20:357–60.
[65] Higashi K. Unique inheritance of streptomycin-induced deafness. Clin Genet. 1989;35:433–6.
[66] Tsuiki T, Murai S. Familial incidence of streptomycin hearing loss and hereditary weakness of the cochlea. Audiology. 1971;10:315–22.
[67] Hu DN, Qui WQ, Wu BT, et al. Genetic aspects of antibiotic induced deafness: mitochondrial inheritance. J Med Genet. 1991 Feb;28(2):79–83.
[68] Gravel M, Melançon P, Brakier-Gingras L. Cross-linking of streptomycin to the 16S ribosomal RNA of Escherichia coli. Biochemistry. 1987;26:6227–32.
[69] Hamasaki K, Rando RR. Specific binding of aminoglycosides to a human rRNA construct based on a DNA polymorphism which causes aminoglycoside-induced deafness. Biochemistry. 1997;36:12323–8.
[70] Qian Y, Guan MX. Interaction of aminoglycosides with human mitochondrial 12S rRNA carrying the deafness-associated mutation. Antimicrob Agents Chemother. 2009;53:4612–8.
[71] Fischel-Ghodsian N. Genetic factors in aminoglycoside toxicity. Pharmacogenomics. 2005;6:27–36.
[72] Hong S, Harris KA, Fanning KD, Sarachan KL, Frohlich KM, Agris PF. Evidence That Antibiotics Bind to Human Mitochondrial Ribosomal RNA Has Implications for Aminoglycoside Toxicity. J Biol Chem. 2015;290:19273–86.
[73] Guan MX, Fischel-Ghodsian N, Attardi G. A biochemical basis for the inherited susceptibility to aminoglycoside ototoxicity. Hum Mol Genet. 2000;9:1787–93.
[74] Greber BJ, Bieri P, Leibundgut M, et al. Ribosome. The complete structure of the 55S mammalian mitochondrial ribosome. Science. 2015;348:303–8.
[75] Matthijs G, Claes S, Longo-Mbenza B, Cassiman JJ. Non-syndromic deafness associated with a mutation and a polymorphism in the mitochondrial 12S ribosomal RNA gene in a large Zairean pedigree. Eur J Hum Genet. 1996;4:46–51.
[76] Pandya A, Xia X, Radnaabazar J, et al. Mutation in the mitochondrial 12S rRNA gene in two families from Mongolia with matrilineal aminoglycoside ototoxicity. J Med Genet. 1997;34:169–72.
[77] el-Schahawi M, López de Munain A, et al. Two large Spanish pedigrees with nonsyndromic sensorineural deafness and the mtDNA mutation at nt 1555 in the 12s rRNA gene: evidence of heteroplasmy. Neurology. 1997;48:453–6.
[78] Estivill X, Govea N, Barceló E, et al. Familial progressive sensorineural deafness is mainly due to the mtDNA A1555G mutation and is enhanced by treatment of aminoglycosides. Am J Hum Genet. 1998;62:27–35.
[79] Shohat M, Fischel-Ghodsian N, Legum C, Halpern GJ. Aminoglycoside-induced deafness associated with the mitochondrial DNA mutation A1555G. Am J Otolaryngol. 1999;20:64–7.
[80] Li R, Xing G, Yan M, et al. Cosegregation of C-insertion at position 961 with the A1555G mutation of the mitochondrial 12S rRNA gene in a large Chinese family with maternally inherited hearing loss. Am J Med Genet A. 2004;124A:113–7.
[81] Casano RA, Bykhovskaya Y, Johnson DF, et al. Hearing loss due to the mitochondrial A1555G mutation in Italian families. Am J Med Genet. 1998;79:388–91.
[82] Lu J, Qian Y, Li Z, et al. Mitochondrial haplotypes may modulate the phenotypic manifestation of the deafness-associated 12S rRNA 1555A>G mutation. Mitochondrion. 2010;10:69–81.
[83] Bindu LH, Reddy PP. Genetics of aminoglycoside-induced and prelingual non-syndromic mitochondrial hearing impairment: a review. Int J Audiol. 2008;47:702–7.

[84] Usami S, Abe S, Akita J, et al. Prevalence of mitochondrial gene mutations among hearing impaired patients. J Med Genet. 2000;37:38–40.
[85] López-Bigas N, Rabionet R, Martinez E, et al. Mutations in the mitochondrial tRNA Ser(UCN) and in the GJB2 (connexin 26) gene are not modifiers of the age at onset or severity of hearing loss in Spanish patients with the 12S rRNA A1555G mutation. Am J Hum Genet. 2000;66:1465–7.
[86] Vandebona H, Mitchell P, Manwaring N, et al. Prevalence of mitochondrial 1555A->G mutation in adults of European descent. N Engl J Med. 2009;360:642–4.
[87] Bitner-Glindzicz M, Pembrey M, Duncan A, et al. Prevalence of mitochondrial 1555A->G mutation in European children. N Engl J Med. 2009;360:640–2.
[88] Ealy M, Lynch KA, Meyer NC, Smith RJ. The prevalence of mitochondrial mutations associated with aminoglycoside-induced sensorineural hearing loss in an NICU population. Laryngoscope. 2011;121:1184–6.
[89] Zhao H, Li R, Wang Q, et al. Maternally inherited aminoglycoside-induced and nonsyndromic deafness is associated with the novel C1494T mutation in the mitochondrial 12S rRNA gene in a large Chinese family. Am J Hum Genet. 2004;74:139–52.
[90] Rodríguez-Ballesteros M, Olarte M, Aguirre LA, et al. Molecular and clinical characterisation of three Spanish families with maternally inherited non-syndromic hearing loss caused by the 1494C->T mutation in the mitochondrial 12S rRNA gene. J Med Genet 2006, 43, e54.
[91] Chen J, Yang L, Yang A, et al. Maternally inherited aminoglycoside-induced and nonsyndromic hearing loss is associated with the 12S rRNA C1494T mutation in three Han Chinese pedigrees. Gene. 2007;401:4–11.
[92] Lu J, Li Z, Zhu Y, et al. Mitochondrial 12S rRNA variants in 1642 Han Chinese pediatric subjects with aminoglycoside-induced and nonsyndromic hearing loss. Mitochondrion. 2010;10:380–90.
[93] Bacino C, Prezant TR, Bu X, Fournier P, Fischel-Ghodsian N. Susceptibility mutations in the mitochondrial small ribosomal RNA gene in aminoglycoside induced deafness Pharmacogenetics. 1995;5:165–72.
[94] Casano RA, Johnson DF, Bykhovskaya Y, Torricelli F, Bigozzi M, Fischel-Ghodsian N. Inherited susceptibility to aminoglycoside ototoxicity: genetic heterogeneity and clinical implications. Am J Otolaryngol. 1999;20:151–6.
[95] Li Z, Li R, Chen J, et al. Mutational analysis of the mitochondrial 12S rRNA gene in Chinese pediatric subjects with aminoglycoside-induced and non-syndromic hearing loss. Hum Genet. 2005;117:9–15.
[96] Tessa A, Giannotti A, Tieri L, Vilarinho L, Marotta G, Santorelli FM. Maternally inherited deafness associated with a T1095C mutation in the mDNA. Eur J Hum Genet. 2001;9:147–9.
[97] Zhao L, Young WY, Li R, Wang Q, Qian Y, Guan MX. Clinical evaluation and sequence analysis of the complete mitochondrial genome of three Chinese patients with hearing impairment associated with the 12S rRNA T1095C mutation. Biochem Biophys Res Commun. 2004;325:1503–8.
[98] Muyderman H, Sims NR, Tanaka M, Fuku N, Raghupathi R, Thyagarajan D. The mitochondrial T1095C mutation increases gentamicin-mediated apoptosis. Mitochondrion. 2012;12:465–71.
[99] Thyagarajan D, Bressman S, Bruno C, et al. A novel mitochondrial 12SrRNA point mutation in parkinsonism, deafness, and neuropathy. Ann Neurol. 2000;48:730–6.
[100] Xing G, Chen Z, Wei Q, et al. Mitochondrial 12S rRNA A827G mutation is involved in the genetic susceptibility to aminoglycoside ototoxicity. Biochem Biophys Res Commun. 2006;346:1131–5.
[101] Human H, Hagen CM, de Jong G, et al. Investigation of mitochondrial sequence variants associated with aminoglycoside-induced ototoxicity in South African TB patients on aminoglycosides. Biochem Biophys Res Commun. 2010;393:751–6.

[102] Jin L, Yang A, Zhu Y, et al. Mitochondrial tRNASer(UCN) gene is the hot spot for mutations associated with aminoglycoside-induced and non-syndromic hearing loss. Biochem Biophys Res Commun. 2007;361:133–9.
[103] Tang X, Zheng J, Ying Z, et al. Mitochondrial tRNA(Ser(UCN)) variants in 2651 Han Chinese subjects with hearing loss. Mitochondrion. 2015;23:17–24.
[104] Hutchin TP, Lench NJ, Arbuzova S, Markham AF, Mueller RF. Maternally inherited hearing impairment in a family with the mitochondrial DNA A7445G mutation. Eur J Hum Genet 2001 Jan;9(1):56–8.
[105] Hutchin TP, Thompson KR, Parker M, Newton V, Bitner-Glindzicz M, Mueller RF. Prevalence of mitochondrial DNA mutations in childhood/congenital onset non-syndromal sensorineural hearing impairment. J Med Genet. 2001;38:229–31.
[106] Liu H, Li R, Li W, et al. Maternally inherited diabetes is associated with a homoplasmic T10003C mutation in the mitochondrial tRNA(Gly) gene. Mitochondrion. 2015;21:49–57.
[107] Hutchin TP, Parker MJ, Young ID, et al. A novel mutation in the mitochondrial tRNA(Ser(UCN)) gene in a family with non-syndromic sensorineural hearing impairment. J Med Genet. 2000;37:692–4.
[108] Yuan H, Qian Y, Xu Y, et al. Cosegregation of the G7444A mutation in the mitochondrial COI/tRNA(Ser(UCN)) genes with the 12S rRNA A1555G mutation in a Chinese family with aminoglycoside-induced and nonsyndromic hearing loss. Am J Med Genet A. 2005;138A:133–40.
[109] Dai D, Lu Y, Chen Z, Wei Q, Cao X, Xing G. Co-segregation of the T1095C with the A1555G mutation of the mitochondrial 12S rRNA gene in a patient with non-syndromic hearing loss. Biochem Biophys Res Commun. 2008;377:1152–5.
[110] Chen B, Sun D, Yang L, et al Mitochondrial ND5 T12338C, tRNA(Cys) T5802C, and tRNA(Thr) G15927A variants may have a modifying role in the phenotypic manifestation of deafness-associated 12S rRNA A1555G mutation in three Han Chinese pedigrees. Am J Med Genet A. 2008;146A:1248–58.
[111] Wang X, Lu J, Zhu Y, et al. Mitochondrial tRNAThr G15927A mutation may modulate the phenotypic manifestation of ototoxic 12S rRNA A1555G mutation in four Chinese families. Pharmacogenet Genomics. 2008;18:1059–70.
[112] Young WY, Zhao L, Qian Y, et al. Variants in mitochondrial tRNAGlu, tRNAArg, and tRNAThr may influence the phenotypic manifestation of deafness-associated 12S rRNA A1555G mutation in three Han Chinese families with hearing loss. Am J Med Genet A. 2006;140:2188–97.
[113] Chen T, Liu Q, Jiang L, Liu C, Ou Q. Mitochondrial COX2 G7598A mutation may have a modifying role in the phenotypic manifestation of aminoglycoside antibiotic-induced deafness associated with 12S rRNA A1555G mutation in a Han Chinese pedigree. Genet Test Mol Biomarkers. 2013;17:122–30.
[114] Liao Z, Zhao J, Zhu Y, et al. The ND4 G11696A mutation may influence the phenotypic manifestation of the deafness-associated 12S rRNA A1555G mutation in a four-generation Chinese family. Biochem Biophys Res Commun. 2007;362:670–6.
[115] Lu J, Qian Y, Li Z, et al. Mitochondrial haplotypes may modulate the phenotypic manifestation of the deafness-associated 12S rRNA 1555A>G mutation. Mitochondrion. 2010;10:69–81.
[116] Bai Y, Wang Z, Dai W, et al. A six-generation Chinese family in haplogroup B4C1C exhibits high penetrance of 1555A > G-induced hearing Loss. BMC Med Genet. 2010;11:129.
[117] Guan MX, Yan Q, Li X, et al. Mutation in TRMU related to transfer RNA modification modulates the phenotypic expression of the deafness-associated mitochondrial 12S ribosomal RNA mutations. Am J Hum Genet. 2006;79:291–302.
[118] Yan Q, Bykhovskaya Y, Li R, et al. Human TRMU encoding the mitochondrial 5-methylaminomethyl-2-thiouridylate-methyltransferase is a putative nuclear modifier gene

for the phenotypic expression of the deafness-associated 12S rRNA mutations. Biochem Biophys Res Commun. 2006;342:1130–6.
[119] de Moraes VC, Alexandrino F, Andrade PB, Câmara MF, Sartorato EL. Study of modifiers factors associated to mitochondrial mutations in individuals with hearing impairment. Biochem Biophys Res Commun. 2009;381:210–3.
[120] Prezant TR, Chaltraw WE Jr, Fischel-Ghodsian N. Identification of an overexpressed yeast gene which prevents aminoglycoside toxicity. Microbiology. 1996;142:3407–14.
[121] Johnson DF, Prezant TR, Lubavin B, Chaltraw WE, Fischel-Ghodsian N. Isolation of overexpressed yeast genes which prevent aminoglycoside toxicity. Hear Res. 1998;120:62–8.
[122] Palodetto B, Postal M, Grignoli CR, Sartorato EL, Oliveira CA. Influence of glutathione s-transferase on the ototoxicity caused by aminoglycosides. Braz J Otorhinolaryngol. 2010;76:306–9.
[123] Ruggiero A, Trombatore G, Triarico S, et al. Platinum compounds in children with cancer: toxicity and clinical management. Anticancer Drugs. 2013;24:1007–19.
[124] Olson TA, Murray MJ, Rodriguez-Galindo C, et al. Pediatric and Adolescent Extracranial Germ Cell Tumors: The Road to Collaboration. J Clin Oncol. 2015;33:3018–28.
[125] Ferrari S, Serra M. An update on chemotherapy for osteosarcoma. Expert Opin Pharmacother. 2015;16:2727–36.
[126] Cheung NV, Heller G. Chemotherapy dose intensity correlates strongly with response, median survival, and median progression-free survival in metastatic neuroblastoma. J Clin Oncol. 1991;9:1050–8.
[127] Perilongo G, Maibach R, Shafford E, et al. Cisplatin versus cisplatin plus doxorubicin for standard-risk hepatoblastoma. N Engl J Med. 2009;361:1662–70.
[128] Williams SD, Birch R, Einhorn LH, Irwin L, Greco FA, Loehrer PJ. Treatment of disseminated germ-cell tumors with cisplatin, bleomycin, and either vinblastine or etoposide. N Engl J Med. 1987;316:1435–40.
[129] Einhorn LH. Curing metastatic testicular cancer. Proc Natl Acad Sci U S A. 2002;99:4592–5.
[130] Boulikas T, Vougiouka M. Recent clinical trials using cisplatin, carboplatin and their combination chemotherapy drugs (review). Oncol Rep. 2004;11:559–95.
[131] Cohen SM, Lippard SJ. Cisplatin: from DNA damage to cancer chemotherapy. Prog Nucleic Acid Res Mol Biol. 2001;67:93–130.
[132] Wang D, Lippard SJ. Cellular processing of platinum anticancer drugs. Nat Rev Drug Discov. 2005;4:307–20.
[133] Hall MD, Okabe M, Shen DW, Liang XJ, Gottesman MM. The role of cellular accumulation in determining sensitivity to platinum-based chemotherapy. Annu Rev Pharmacol Toxicol. 2008;48:495–535.
[134] Hellberg V, Wallin I, Eriksson S, et al. Cisplatin and oxaliplatin toxicity: importance of cochlear kinetics as a determinant for ototoxicity. J Natl Cancer Inst. 2009;101:37–47.
[135] Dehne N, Lautermann J, Petrat F, Rauen U, de Groot H. Cisplatin ototoxicity: involvement of iron and enhanced formation of superoxide anion radicals. Toxicol Appl Pharmacol. 2001;174:27–34.
[136] Siddik ZH. Cisplatin: mode of cytotoxic action and molecular basis of resistance. Oncogene. 2003;22:7265–79.
[137] Ciarimboli G, Deuster D, Knief A, et al. Organic cation transporter 2 mediates cisplatin-induced oto- and nephrotoxicity and is a target for protective interventions. Am J Pathol. 2010;176:1169–80.
[138] Ishida S, Lee J, Thiele DJ, Herskowitz I. Uptake of the anticancer drug cisplatin mediated by the copper transporter Ctr1 in yeast and mammals. Proc Natl Acad Sci U S A. 2002;99:14298–302.
[139] More SS, Akil O, Ianculescu AG, Geier EG, Lustig LR, Giacomini KM. Role of the copper transporter, CTR1, in platinum-induced ototoxicity. J Neurosci. 2010;30:9500–9.

[140] Liang ZD, Stockton D, Savaraj N, Tien Kuo M. Mechanistic comparison of human high-affinity copper transporter 1-mediated transport between copper ion and cisplatin. Mol Pharmacol. 2009;76:843–53.
[141] Harrach S, Ciarimboli G. Role of transporters in the distribution of platinum-based drugs. Front Pharmacol. 2015;6:85.
[142] Riedemann L, Lanvers C, Deuster D, et al. Megalin genetic polymorphisms and individual sensitivity to the ototoxic effect of cisplatin. Pharmacogenomics J. 2008;8:23–8.
[143] Rabik CA, Dolan ME. Molecular mechanisms of resistance and toxicity associated with platinating agents. Cancer Treat Rev. 2007;33:9–23.
[144] Kartalou M, Essigmann JM. Mechanisms of resistance to cisplatin. Mutat Res. 2001;478:23–43.
[145] Martin LP, Hamilton TC, Schilder RJ. Platinum resistance: the role of DNA repair pathways. Clin Cancer Res. 2008;14:1291–5.
[146] Furuta T, Ueda T, Aune G, Sarasin A, Kraemer KH, Pommier Y. Transcription-coupled nucleotide excision repair as a determinant of cisplatin sensitivity of human cells. Cancer Res. 2002;62:4899–902.
[147] Reed E. Platinum-DNA adduct, nucleotide excision repair and platinum based anti-cancer chemotherapy. Cancer Treat Rev. 1998;24:331–44.
[148] O'Grady S, Finn SP, Cuffe S, Richard DJ, O'Byrne KJ, Barr MP. The role of DNA repair pathways in cisplatin resistant lung cancer. Cancer Treat Rev. 2014;40:1161–70.
[149] Kothandapani A, Dangeti VS, Brown AR, et al. Novel role of base excision repair in mediating cisplatin cytotoxicity. J Biol Chem. 2011;286:14564–74.
[150] Chiu TJ, Chen CH, Chien CY, Li SH, Tsai HT, Chen YJ. High ERCC1 expression predicts cisplatin-based chemotherapy resistance and poor outcome in unresectable squamous cell carcinoma of head and neck in a betel-chewing area. J Transl Med. 2011;9:31.
[151] Weaver DA, Crawford EL, Warner KA, Elkhairi F, Khuder SA, Willey JC. ABCC5, ERCC2, XPA and XRCC1 transcript abundance levels correlate with cisplatin chemoresistance in non-small cell lung cancer cell lines. Mol Cancer. 2005;4:18.
[152] Fu X, Hu J, Han HY, et al. High expression of XPA confers poor prognosis for nasopharyngeal carcinoma patients treated with platinum-based chemoradiotherapy. Oncotarget. 2015;6:28478–90.
[153] Lai TC, Chow KC, Fang HY, et al. Expression of xeroderma pigmentosum complementation group C protein predicts cisplatin resistance in lung adenocarcinoma patients. Oncol Rep. 2011;25:1243–51.
[154] Park DJ, Stoehlmacher J, Zhang W, Tsao-Wei DD, Groshen S, Lenz HJ. A Xeroderma pigmentosum group D gene polymorphism predicts clinical outcome to platinum-based chemotherapy in patients with advanced colorectal cancer. Cancer Res. 2001;61:8654–8.
[155] Stoehlmacher J, Ghaderi V, Iobal S, et al. A polymorphism of the XRCC1 gene predicts for response to platinum based treatment in advanced colorectal cancer. Anticancer Res. 2001;21:3075–9.
[156] Park DJ, Zhang W, Stoehlmacher J, et al. ERCC1 gene polymorphism as a predictor for clinical outcome in advanced colorectal cancer patients treated with platinum-based chemotherapy. Clin Adv Hematol Oncol. 2003;1:162–6.
[157] Sherman-Baust CA, Weeraratna AT, Rangel LB, et al. Remodeling of the extracellular matrix through overexpression of collagen VI contributes to cisplatin resistance in ovarian cancer cells. Cancer Cell. 2003;3:377–86.
[158] Kim ES, Tang X, Peterson DR, et al. Copper transporter CTR1 expression and tissue platinum concentration in non-small cell lung cancer. Lung Cancer. 2014;85:88–93.
[159] Kuo MT, Fu S, Savaraj N, Chen HH. Role of the human high-affinity copper transporter in copper homeostasis regulation and cisplatin sensitivity in cancer chemotherapy. Cancer Res. 2012;72:4616–21.

[160] Xu X, Duan L, Zhou B, Ma R, Zhou H, Liu Z. Genetic polymorphism of copper transporter protein 1 is related to platinum resistance in Chinese non-small cell lung carcinoma patients. Clin Exp Pharmacol Physiol. 2012;39:786–92.
[161] Song IS, Savaraj N, Siddik ZH, et al. Role of human copper transporter Ctr1 in the transport of platinum-based antitumor agents in cisplatin-sensitive and cisplatin-resistant cells. Mol Cancer Ther. 2004;3:1543–9.
[162] Howell SB, Safaei R, Larson CA, Sailor MJ. Copper transporters and the cellular pharmacology of the platinum-containing cancer drugs. Mol Pharmacol. 2010;77:887–94.
[163] Godwin AK, Meister A, O'Dwyer PJ, Huang CS, Hamilton TC, Anderson ME. High resistance to cisplatin in human ovarian cancer cell lines is associated with marked increase of glutathione synthesis. Proc Natl Acad Sci U S A. 1992;89:3070–4.
[164] Troyano A, Fernández C, Sancho P, de Blas E, Aller P. Effect of glutathione depletion on antitumor drug toxicity (apoptosis and necrosis) in U-937 human promonocytic cells. The role of intracellular oxidation. J Biol Chem. 2001;276:47107–15.
[165] Chen HH, Kuo MT. Role of glutathione in the regulation of Cisplatin resistance in cancer chemotherapy. Met Based Drugs 2010, pii: 430939.
[166] Jansen BA, Brouwer J, Reedijk J. Glutathione induces cellular resistance against cationic dinuclear platinum anticancer drugs. J Inorg Biochem. 2002;89:197–202.
[167] Goto S, Yoshida K, Morikawa T, Urata Y, Suzuki K, Kondo T. Augmentation of transport for cisplatin-glutathione adduct in cisplatin-resistant cancer cells. Cancer Res. 1995;55:4297–301.
[168] Stoehlmacher J, Park DJ, Zhang W, et al. Association between glutathione S-transferase P1, T1, and M1 genetic polymorphism and survival of patients with metastatic colorectal cancer. J Natl Cancer Inst. 2002;94:936–42.
[169] Welters MJ, Fichtinger-Schepman AM, Baan RA, Flens MJ, Scheper RJ, Braakhuis BJ. Role of glutathione, glutathione S-transferases and multidrug resistance-related proteins in cisplatin sensitivity of head and neck cancer cell lines. Br J Cancer. 1998;77:556–61.
[170] Cui Y, König J, Buchholz JK, Spring H, Leier I, Keppler D. Drug resistance and ATP-dependent conjugate transport mediated by the apical multidrug resistance protein, MRP2, permanently expressed in human and canine cells. Mol Pharmacol. 1999;55:929–37.
[171] Korita PV, Wakai T, Shirai Y, et al. Multidrug resistance-associated protein 2 determines the efficacy of cisplatin in patients with hepatocellular carcinoma. Oncol Rep. 2010;23:965–72.
[172] Holzer AK, Manorek GH, Howell SB. Contribution of the major copper influx transporter CTR1 to the cellular accumulation of cisplatin, carboplatin, and oxaliplatin. Mol Pharmacol. 2006;70:1390–4.
[173] Blair BG, Larson CA, Adams PL, et al. Copper transporter 2 regulates endocytosis and controls tumor growth and sensitivity to cisplatin in vivo. Mol Pharmacol. 2011;79:157–66.
[174] Blair BG, Larson CA, Safaei R, Howell SB. Copper transporter 2 regulates the cellular accumulation and cytotoxicity of Cisplatin and Carboplatin. Clin Cancer Res. 2009;15:4312–21.
[175] Yoshizawa K, Nozaki S, Kitahara H, et al. Copper efflux transporter (ATP7B) contributes to the acquisition of cisplatin-resistance in human oral squamous cell lines. Oncol Rep. 2007;18:987–91.
[176] Matsumoto S, Tanaka T, Kurokawa H, Matsuno K, Hayashida Y, Takahashi T. Effect of copper and role of the copper transporters ATP7A and CTR1 in intracellular accumulation of cisplatin. Anticancer Res. 2007;27:2209–16.
[177] Safaei R, Otani S, Larson BJ, Rasmussen ML, Howell SB. Transport of cisplatin by the copper efflux transporter ATP7B. Mol Pharmacol. 2008;73:461–8.
[178] Samimi G, Varki NM, Wilczynski S, Safaei R, Alberts DS, Howell SB. Increase in expression of the copper transporter ATP7A during platinum drug-based treatment is associated with poor survival in ovarian cancer patients. Clin Cancer Res. 2003;9:5853–9.

[179] Komatsu M, Sumizawa T, Mutoh M, et al. Copper-transporting P-type adenosine triphosphatase (ATP7B) is associated with cisplatin resistance. Cancer Res. 2000;60:1312–6.
[180] Mangala LS, Zuzel V, Schmandt R, et al. Therapeutic Targeting of ATP7B in Ovarian Carcinoma. Clin Cancer Res. 2009;15:3770–80.
[181] Gan X, Chen B, Shen Z, et al. High GPX1 expression promotes esophageal squamous cell carcinoma invasion, migration, proliferation and cisplatin-resistance but can be reduced by vitamin D. Int J Clin Exp Med. 2014;7:2530–40.
[182] Yamada M, Tomida A, Yoshikawa H, Taketani Y, Tsuruo T. Increased expression of thioredoxin/adult T-cell leukemia-derived factor in cisplatin-resistant human cancer cell lines Clin Cancer Res. 1996;2:427–32.
[183] Zhou B, Huang J, Zuo Y, et al. 2a, a novel curcumin analog, sensitizes cisplatin-resistant A549 cells to cisplatin by inhibiting thioredoxin reductase concomitant oxidative stress damage. Eur J Pharmacol. 2013;707:130–9.
[184] Davis CA, Nick HS, Agarwal A. Manganese superoxide dismutase attenuates Cisplatin-induced renal injury: importance of superoxide. J Am Soc Nephrol. 2001;12:2683–90.
[185] González-García JA, Nevado J, García-Berrocal JR, et al. Endogenous protection against oxidative stress caused by cisplatin: role of superoxide dismutase. Acta Otolaryngol. 2010;130:453–7.
[186] Ruggiero A, Rizzo D, Trombatore G, Maurizi P, Riccardi R. The ability of mannitol to decrease cisplatin-induced nephrotoxicity in children: real or not? Cancer Chemother Pharmacol. 2016;77:19–26.
[187] Knight KR, Kraemer DF, Winter C, Neuwelt EA. Early changes in auditory function as a result of platinum chemotherapy: use of extended high-frequency audiometry and evoked distortion product otoacoustic emissions. J Clin Oncol. 2007;25:1190–5.
[188] Blakely BW, Myers SF. Patterns of hearing loss resulting from cisplatinum therapy. Otolaryngol Head Neck Surg. 1993;109:385–91.
[189] Bertolini P, Lassalle M, Mercier G, et al. Platinum compound-related ototoxicity in children: long-term follow-up reveals continuous worsening of hearing loss. J Pediatr Hematol Oncol. 2004;26:649–55.
[190] Kolinsky DC, Hayashi SS, Karzon R, Mao J, Hayashi RJ. Late onset hearing loss: a significant complication of cancer survivors treated with Cisplatin containing chemotherapy regimens. J Pediatr Hematol Oncol. 2010;32:119–23.
[191] Weissenstein A, Deuster D, Knief A, Zehnhoff-Dinnesen AA, Schmidt CM. Progressive hearing loss after completion of cisplatin chemotherapy is common and more pronounced in children without spontaneous otoacoustic emissions before chemotherapy. Int J Pediatr Otorhinolaryngol. 2012;76:131–6.
[192] Smoorenburg GF, De Groot JC, Hamers FP, Klis SF. Protection and spontaneous recovery from cisplatin-induced hearing loss. Ann N Y Acad Sci. 1999;884:192–210.
[193] Nitz A, Kontopantelis E, Bielack S, et al. Prospective evaluation of cisplatin- and carboplatin-mediated ototoxicity in paediatric and adult soft tissue and osteosarcoma patients. Oncol Lett. 2013;5:311–15.
[194] van As JW, van den Berg H, van Dalen EC. Different infusion durations for preventing platinum-induced hearing loss in children with cancer. Cochrane Database Syst Rev 2014, 6, CD010885.
[195] Ekborn A, Laurell G, Andersson A, Wallin I, Eksborg S, Ehrsson H. Cisplatin-induced hearing loss: influence of the mode of drug administration in the guinea pig. Hear Res. 2000;140:38–44.
[196] Gupta AA, Capra M, Papaioannou V, et al. Low incidence of ototoxicity with continuous infusion of cisplatin in the treatment of pediatric germ cell tumors. J Pediatr Hematol Oncol. 2006;28:91–4.

[197] Li Y, Womer RB, Silber JH. Predicting cisplatin ototoxicity in children: the influence of age and the cumulative dose. Eur J Cancer. 2004;40:2445–51.
[198] Yancey A, Harris MS, Egbelakin A, Gilbert J, Pisoni DB, Renbarger J. Risk factors for cisplatin-associated ototoxicity in pediatric oncology patients. Pediatr Blood Cancer. 2012;59:144–8.
[199] Lewis MJ, DuBois SG, Fligor B, Li X, Goorin A, Grier HE. Ototoxicity in children treated for osteosarcoma. Pediatr Blood Cancer. 2009;52:387–91.
[200] Langer T, am Zehnhoff-Dinnesen A, Radtke S, Meitert J, Zolk O. Understanding platinum-induced ototoxicity. Trends Pharmacol Sci. 2013;34:458–69.
[201] Coradini PP, Cigana L, Selistre SG, Rosito LS, Brunetto AL. Ototoxicity from cisplatin therapy in childhood cancer. J Pediatr Hematol Oncol. 2007;29:355–60.
[202] Skinner R, Pearson AD, Amineddine HA, Mathias DB, Craft AW. Ototoxicity of cisplatinum in children and adolescents. Br J Cancer. 1990;61:927–31.
[203] Brock PR, Bellman SC, Yeomans EC, Pinkerton CR, Pritchard J. Cisplatin ototoxicity in children: a practical grading system. Med Pediatr Oncol. 1991;19:295–300.
[204] Choeyprasert W, Sawangpanich R, Lertsukprasert K, et al. Cisplatin-induced ototoxicity in pediatric solid tumors: the role of glutathione S-transferases and megalin genetic polymorphisms. J Pediatr Hematol Oncol. 2013;35:e138–43.
[205] Ilveskoski I, Saarinen UM, Wiklund T, et al. Ototoxicity in children with malignant brain tumors treated with the “8 in 1” chemotherapy protocol. Med Pediatr Oncol. 1996;27:26–31.
[206] Bokemeyer C, Berger CC, Hartmann JT, et al. Analysis of risk factors for cisplatin-induced ototoxicity in patients with testicular cancer. Br J Cancer. 1998;77:1355–62.
[207] Landier W, Knight K, Wong FL, et al. Ototoxicity in children with high-risk neuroblastoma: prevalence, risk factors, and concordance of grading scales--a report from the Children’s Oncology Group. J Clin Oncol. 2014;32:527–34.
[208] Kushner BH, Budnick A, Kramer K, Modak S, Cheung NK. Ototoxicity from high-dose use of platinum compounds in patients with neuroblastoma. Cancer. 2006;107:417–22.
[209] Whitehorn H, Sibanda M, Lacerda M, et al. High prevalence of cisplatin-induced ototoxicity in Cape Town, South Africa. S Afr Med J. 2014;104:288–91.
[210] Gallegos-Castorena S, Martínez-Avalos A, Mohar-Betancourt A, Guerrero-Avendaño G, Zapata-Tarrés M, Medina-Sansón A. Toxicity prevention with amifostine in pediatric osteosarcoma patients treated with cisplatin and doxorubicin. Pediatr Hematol Oncol. 2007;24:403–8.
[211] Fisher MJ, Lange BJ, Needle MN, et al. Amifostine for children with medulloblastoma treated with cisplatin-based chemotherapy. Pediatr Blood Cancer. 2004;43:780–4.
[212] Chang KW, Chinosornvatana N. Practical grading system for evaluating cisplatin ototoxicity in children. J Clin Oncol. 2010;28:1788–95.
[213] Schmidt CM, Bartholomäus E, Deuster D, Heinecke A, Dinnesen AG. The “Muenster classification” of high frequency hearing loss following cisplatin chemotherapy. HNO. 2007;55:299–306.
[214] Lafay-Cousin L, Purdy E, Huang A, et al. Early cisplatin induced ototoxicity profile may predict the need for hearing support in children with medulloblastoma. Pediatr Blood Cancer. 2013;60:287–92.
[215] Laurell G, Viberg A, Teixeira M, Sterkers O, Ferrary E. Blood-perilymph barrier and ototoxicity: an in vivo study in the rat. Acta Otolaryngol. 2000;120:796–803.
[216] Yakes FM, Van Houten B. Mitochondrial DNA damage is more extensive and persists longer than nuclear DNA damage in human cells following oxidative stress. Proc Natl Acad Sci U S A. 1997;94:514–9.
[217] Kohno K, Wang KY, Takahashi M, et al. Mitochondrial Transcription Factor A and Mitochondrial Genome as Molecular Targets for Cisplatin-Based Cancer Chemotherapy. Int J Mol Sci. 2015;16:19836–50.

[218] Tsukasaki N, Whitworth CA, Rybak LP. Acute changes in cochlear potentials due to cisplatin. Hear Res. 2000;149:189–98.
[219] Thomas JP, Lautermann J, Liedert B, Seiler F, Thomale J. High accumulation of platinum-DNA adducts in strial marginal cells of the cochlea is an early event in cisplatin but not carboplatin ototoxicity. Mol Pharmacol. 2006;70:23–9.
[220] van Ruijven MW, de Groot JC, Hendriksen F, Smoorenburg GF. Immunohistochemical detection of platinated DNA in the cochlea of cisplatin-treated guinea pigs. Hear Res. 2005;203:112–21.
[221] van den Berg JH, Beijnen JH, Balm AJ, Schellens JH. Future opportunities in preventing cisplatin induced ototoxicity. Cancer Treat Rev. 2006;32:390–7.
[222] Rybak LP, Whitworth CA, Mukherjea D, Ramkumar V. Mechanisms of cisplatin-induced ototoxicity and prevention. Hear Res. 2007;226:157–67.
[223] Kim HJ, Lee JH, Kim SJ, et al. Roles of NADPH oxidases in cisplatin-induced reactive oxygen species generation and ototoxicity. J Neurosci 2010, Mar 17;30(11):3933–46.
[224] Dammeyer P, Hellberg V, Wallin I, et al. Cisplatin and oxaliplatin are toxic to cochlear outer hair cells and both target thioredoxin reductase in organ of Corti cultures. Acta Otolaryngol. 2014;134:448–54.
[225] Yang Z, Schumaker LM, Egorin MJ, Zuhowski EG, Guo Z, Cullen KJ. Cisplatin preferentially binds mitochondrial DNA and voltage-dependent anion channel protein in the mitochondrial membrane of head and neck squamous cell carcinoma: possible role in apoptosis. Clin Cancer Res. 2006;12:5817–25.
[226] Olivero OA, Chang PK, Lopez-Larraza DM, Semino-Mora MC, Poirier MC. Preferential formation and decreased removal of cisplatin-DNA adducts in Chinese hamster ovary cell mitochondrial DNA as compared to nuclear DNA. Mutat Res. 1997;391:79–86.
[227] Cline SD. Mitochondrial DNA damage and its consequences for mitochondrial gene expression. Biochim Biophys Acta. 2012;1819:979–91.
[228] García-Berrocal JR, Nevado J, Ramírez-Camacho R, et al. The anticancer drug cisplatin induces an intrinsic apoptotic pathway inside the inner ear. Br J Pharmacol. 2007;152:1012–20.
[229] Santabarbara G, Maione P, Rossi A, Gridelli C. Pharmacotherapeutic options for treating adverse effects of Cisplatin chemotherapy. Expert Opin Pharmacother. 2015;17:1–10.
[230] van As JW, van den Berg H, van Dalen EC. Medical interventions for the prevention of platinum-induced hearing loss in children with cancer. Cochrane Database Syst Rev. 2014;7:CD009219.
[231] Gurney JG, Bass JK, Onar-Thomas A, et al. Evaluation of amifostine for protection against cisplatin-induced serious hearing loss in children treated for average-risk or high-risk medulloblastoma. Neuro Oncol. 2014;16:848–55.
[232] Celebi S, Gurdal MM, Ozkul MH, Yasar H, Balikci HH. The effect of intratympanic vitamin C administration on cisplatin-induced ototoxicity. Eur Arch Otorhinolaryngol. 2013;270:1293–7.
[233] Saliba I, El Fata F, Ouelette V, Robitaille Y. Are intratympanic injections of N-acetylcysteine and methylprednisolone protective against Cisplatin-induced ototoxicity? J Otolaryngol Head Neck Surg. 2010;39:236–43.
[234] Hellberg V, Gahm C, Liu W, Ehrsson H, Rask-Andersen H, Laurell G. Immunohistochemical localization of OCT2 in the cochlea of various species. Laryngoscope. 2015;125:E320–5.
[235] Peters U, Preisler-Adams S, Lanvers-Kaminsky C, Jürgens H, Lamprecht-Dinnesen A. Sequence variations of mitochondrial DNA and individual sensitivity to the ototoxic effect of cisplatin. Anticancer Res. 2003;23:1249–55.
[236] Peters U, Preisler-Adams S, Hebeisen A, et al. Glutathione S-transferase genetic polymorphisms and individual sensitivity to the ototoxic effect of cisplatin. Anticancer Drugs. 2000;11:639–43.

[237] Oldenburg J, Kraggerud SM, Cvancarova M, Lothe RA, Fossa SD. Cisplatin-induced long-term hearing impairment is associated with specific glutathione s-transferase genotypes in testicular cancer survivors. J Clin Oncol. 2007;25:708–14.
[238] Ishimoto TM, Ali-Osman F. Allelic variants of the human glutathione S-transferase P1 gene confer differential cytoprotection against anticancer agents in Escherichia coli. Pharmacogenetics. 2002;12:543–53.
[239] Khrunin AV, Moisseev A, Gorbunova V, Limborska S. Genetic polymorphisms and the efficacy and toxicity of cisplatin-based chemotherapy in ovarian cancer patients. Pharmacogenomics J. 2010;10:54–61.
[240] Caronia D, Patiño-García A, Milne RL, et al. Common variations in ERCC2 are associated with response to cisplatin chemotherapy and clinical outcome in osteosarcoma patients. Pharmacogenomics J. 2009;9:347–53.
[241] Yin JY, Shen J, Dong ZZ, et al. Effect of eIF3a on response of lung cancer patients to platinum-based chemotherapy by regulating DNA repair. Clin Cancer Res. 2011;17:4600–9.
[242] Xu X, Han L, Duan L, et al. Association between eIF3α polymorphism and severe toxicity caused by platinum-based chemotherapy in non-small cell lung cancer patients. Br J Clin Pharmacol. 2013;75:516–23.
[243] Brown AL, Lupo PJ, Okcu MF, Lau CC, Rednam S, Scheurer ME. SOD2 genetic variant associated with treatment-related ototoxicity in cisplatin-treated pediatric medulloblastoma. Cancer Med. 2015;4:1679–86.
[244] Liu YM, Li XD, Guo X, et al. SOD2 V16A SNP in the mitochondrial targeting sequence is associated with noise induced hearing loss in Chinese workers. Dis Markers. 2010;28:137–47.
[245] Chung NS, Wasan KM. Potential role of the low-density lipoprotein receptor family as mediators of cellular drug uptake. Adv Drug Deliv Rev. 2004;56:1315–34.
[246] Lanvers-Kaminsky C, Sprowl JA, Malath I, et al. Human OCT2 variant c.808G>T confers protection effect against cisplatin-induced ototoxicity. Pharmacogenomics. 2015;16:323–32.
[247] Xu X, Ren H, Zhou B, et al. Prediction of copper transport protein 1 (CTR1) genotype on severe cisplatin induced toxicity in non-small cell lung cancer (NSCLC) patients. Lung Cancer. 2012;77:438–42.
[248] Spracklen TF, Whitehorn H, Vorster AA, Ramma L, Dalvie S, Ramesar RS. Genetic variation in Otos is associated with cisplatin-induced ototoxicity. Pharmacogenomics. 2014;15:1667–76.
[249] Delprat B, Boulanger A, Wang J, et al. Downregulation of otospiralin, a novel inner ear protein, causes hair cell degeneration and deafness. J Neurosci. 2002;22:1718–25.
[250] Lavigne-Rebillard M, Delprat B, Surget MO, et al. Gene structure, chromosomal localization, and mutation screening of the human gene for the inner ear protein otospiralin. Neurogenetics. 2003;4:137–40.
[251] Huang RS, Duan S, Shukla SJ, et al. Identification of genetic variants contributing to cisplatin-induced cytotoxicity by use of a genomewide approach. Am J Hum Genet. 2007;81:427–37.
[252] Ross CJ, Katzov-Eckert H, Dubé MP, et al. Genetic variants in TPMT and COMT are associated with hearing loss in children receiving cisplatin chemotherapy. Nat Genet. 2009;41:1345–9.
[253] Yang JJ, Lim JY, Huang J, et al. The role of inherited TPMT and COMT genetic variation in cisplatin-induced ototoxicity in children with cancer. Clin Pharmacol Ther. 2013;94:252–9.
[254] Pussegoda K, Ross CJ, Visscher H, et al. Replication of TPMT and ABCC3 genetic variants highly associated with cisplatin-induced hearing loss in children. Clin Pharmacol Ther. 2013;94:243–51.
[255] Lanvers-Kaminsky C, Malath I, Deuster D, Ciarimboli G, Boos J, Am Zehnhoff-Dinnesen AG. Evaluation of pharmacogenetic markers to predict the risk of Cisplatin-induced ototoxicity. Clin Pharmacol Ther. 2014;96:156–7.

[256] Hagleitner MM, Coenen MJ, Patino-Garcia A, et al. Influence of genetic variants in TPMT and COMT associated with cisplatin induced hearing loss in patients with cancer: two new cohorts and a meta-analysis reveal significant heterogeneity between cohorts. PLoS One. 2014;9:e115869.
[257] Xu H, Robinson GW, Huang J, et al. Common variants in ACYP2 influence susceptibility to cisplatin-induced hearing loss. Nat Genet. 2015;47:263–6.
[258] Vos HI, Guchelaar HJ, Gelderblom H, et al. Replication of a genetic variant in ACYP2 associated with cisplatin-induced hearing loss in patients with osteosarcoma. Pharmacogenet Genomics. 2016;26:243–7

3.11 Antivirale Therapie bei HIV und HCV

Hartmut Campe

Eine Infektion mit Humanem Immundefizienzvirus (HIV) ist heute gut behandelbar. Mit einer Kombination verschiedener Medikamente, die die Vermehrung von HIV auf unterschiedliche Weise hemmen, haben HIV-infizierte Menschen eine deutlich verbesserte Lebenserwartung als vor 5–10 Jahren [1]. Eine HIV-Infektion gleicht heute einer chronischen Infektion, mit allen Nachteilen einer lebenslangen Medikation.

Die Hepatitis-C-Virus-(HCV-) Infektion verläuft auch ohne Medikamente in 75–80 % der Fälle chronisch. Seit Mitte der 90er-Jahre wurde mit Kombinationen aus Interferonen und Ribavirin versucht, das Virus aus den Leberzellen infizierter Patienten zu eliminieren. HCV-Infektionen mit den Genotypen 2 und 3 sind erfolgreicher zu behandeln als Infektionen mit den Genotypen 1 und 4. Der Therapieerfolg liegt bei insgesamt ca. 40–50 %. Mit der Zulassung neuer Therapeutika (USA 2013, EU 2014), sog. *direct acting agents* (DAAs), wurde das Therapieregime der letzten Jahrzehnte in der westlichen Welt schnell verlassen. Kombinationstherapien, ähnlich denen der HIV-Patienten, eliminieren HCV aus ca. 90 % der chronisch infizierten Patienten innerhalb von drei Monaten [2]. Nach derzeitigem Wissensstand gilt eine HCV-Infektion nun als heilbar.

Die pharmakologischen Erfolge über die HIV- und die HCV-Infektionen wurden trotz der ausgeprägten genetischen Variabilität der beiden RNA-Viren errungen. Unverändert aber stellt die Erregergenetik das Gelingen einer Therapie auf die Probe und begründet den größten Anteil derer, die auch heute noch an einer HIV- oder HCV-Infektion versterben. Einen immer besser erforschten Einfluss auf den Therapieerfolg von HIV und HCV hat die Wirtsgenetik: Die Vereinbarkeit der Therapie mit individueller genetischer Prädisposition sollte vor der ersten Medikation überprüft werden. Dargestellt werden im Folgenden die für die klinische Praxis relevanten, pharmakogenetischen Varianten.

3.11.1 HIV

Die Infektion mit HIV wird seit Mitte der 90er-Jahre mit einer hochaktiven antiretroviralen Therapie (HAART) behandelt. Mit einer Kombination aus zumeist drei verschiedenen Medikamenten aus mehreren Wirkstoffklassen (v. a. Inhibitoren der Reversen Transkriptase, der Integrase und der Protease) kann die Vermehrung des Virus dauerhaft unterbunden werden. Die lebenslange Therapie bei mittlerweile annähernd normaler Lebenserwartung von HIV-Patienten in der westlichen Welt rücken die Fragen nach Nebenwirkungen, Verträglichkeit und der Compliance in den Mittelpunkt der Patientenversorgung.

Der Einfluss der Erregergenetik auf die pharmakologische Wirksamkeit der HIV-Behandlung wird kurz am Ende des Kapitels besprochen. Humangenetischen Einfluss auf die Wirkung und Verträglichkeit von HIV Therapeutika haben Polymorphismen von Cytochromen und HLA-B*5701.

3.11.1.1 Cytochrome

Efavirenz kann zentralnervöse Nebenwirkungen verursachen. Schlafstörungen, Angstzustände und Psychosen sind beschrieben. Der nicht-nukleosidische Hemmstoff der reversen Transkriptase wird v. a. durch CYP2B6 verstoffwechselt. Die Enzymaktivität sinkt mit der Variante 516G – T, der Plasmaspiegel von Efavirenz kann steigen. Ein Zusammenhang zwischen erhöhtem Plasmaspiegel und Nebenwirkung ist beschrieben [3], aber nicht gesichert. Bei Vorliegen des entsprechenden Genotyps kann die Dosierung in der Regel ohne Wirkungsverlust angepasst werden [4].

Für viele antiretrovirale Medikamente wurden inzwischen Polymorphismen beschrieben, oft in Cytochromen, die in Studien zu erhöhten Plasmakonzentrationen der HIV-Therapeutika geführt haben. Weitere Assoziationen zielten auf ein erhöhtes Risiko von Organschäden (5–7). In der klinischen Praxis haben diese Einzelbeobachtungen heute noch wenig Relevanz. Eine zukünftige Genotypisierung auf die bekannten Risikovarianten ist aber ein denkbarer Beitrag zu einer individualisierten Therapieanpassung.

3.11.1.2 HLA-B*5701

Abacavir ist ein nukleosidischer Hemmstoff der reversen Transkriptase. Patienten mit dem HLA-B*5701 Allel können nach Einnahme Hypersensitivitätsreaktionen (HRS = hypersensitivity reaction syndrome) mit Fieber, Exanthem und gastrointestinalen Beschwerden entwickeln [8]. Die höhere Prävalenz der Nebenwirkung durch Abacavir unter Kaukasiern erklärt sich mit der höheren Frequenz dieses HLA-Allels gegenüber z. B. der afro-amerikanischen Bevölkerung. Vor Abacavirgabe wird deshalb die HLA-B-Subtypisierung empfohlen. Der negative prädiktive Wert der Testung liegt nahe bei 100 % und hat zur fast vollständigen Elimination der Abacavir-induzierten HRS geführt.

3.11.2 Hepatitis-C-Virus

Hepatitis-C-Virus-Infektionen verlaufen in der Mehrzahl chronisch. Nur in 20–25 % manifestiert sich die Infektion mit akuten Symptomen einer Leberentzündung.

Meist kommt es nach einer akuten Infektion zur spontanen Elimination des Virus. Varianten verschiedener humaner Gene haben Einfluss auf den Verlauf einer HCV-Infektion und auf das Ausmaß möglicher Nebenwirkungen einer medikamentösen Therapie. So schrieben z. B. Khakoo et al. [9] schon vor mehr als zehn Jahren Varianten des inhibitorischen NK-Zellen-Rezeptor (KIR2DL3) und seines Liganden HLA-C1 eine verantwortliche Rolle für die spontane Heilung der Infektion zu.

3.11.2.1 *IL28B*

Verschiedene SNPs (*single nucleotide polymorphisms*) in der *IL28B* Region des Chromosom 19 (rs12979860, rs8099917) haben Einfluss auf die HCV-Infektion und -Therapie (Abb. 3.11.1). Die Gene codieren für Interferon lambda, eine kürzlich beschriebene Familie der Typ III Interferone. Der C/C Genotyp zeigt eine starke Assoziation mit der Elimination von HCV bei akutem Krankheitsverlauf.

Für den Therapieerfolg chronischer Infektionen mit Interferonen werden *IL28B*-Polymorphismen eine bedeutende Rolle zugeschrieben. Der Genotyp CC ist nach Thompson et al. [10] der stärkste Prädiktor für eine *sustained viral response* (SVR), das heißt eine erfolgreiche Unterdrückung der Virusreplikation nach Abschluss der IFN/Ribavirin-Therapie. Außerdem wird dieser Genotyp als Erklärung für die erfolgreichere Elimination von HCV bei europäischen im Vergleich zu afrikanischen Patienten herangezogen [11].

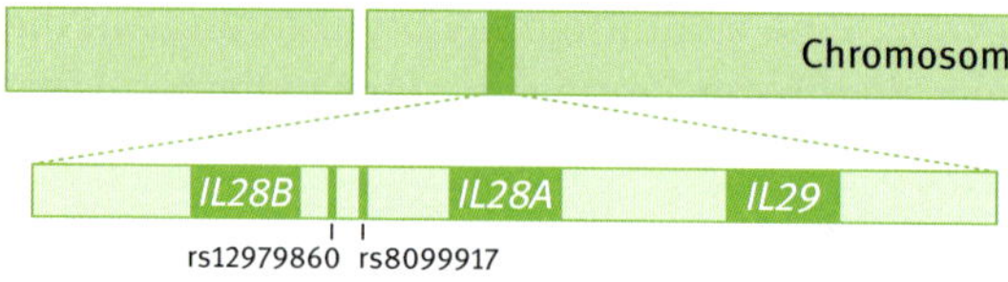

Abb. 3.11.1: *IL28B*-Region auf Chromosom 19. Mit der Einführung der neuen HCV Therapeutika, die direkt auf die Unterbindung der Virusreplikation abzielen (*direct acting agents*, DAAs), wird der genetische Polymorphismus von *IL28B* diagnostisch seltener genutzt. Trotzdem wird er in Einzelfällen in die Entscheidung über die Behandlungsdauer einer DAA-Therapie neben anderen Faktoren wie Geschlecht oder dem Vorliegen viraler Resistenzen in die individualisierte Therapieempfehlung einbezogen.

3.11.2.2 *ITPA*

HCV-Patienten können unter Ribavirin-Therapie eine hämolytische Anämie entwickeln. Felay et al. [12] beschrieben Varianten des *ITPA*-Gens (Inosin-Tri-Phophatase-Gen), die zu einer ITPA-Defizienz führen. Diese schützt Patienten vor der Ribavirin-induzierten Hämolyse. Auch wenn neue DAAs mit Ribavirin kombiniert werden ist deshalb bei CC Genotyp in rs1127354 des *ITPA* Locus auf eine mögliche Anämie zu achten [13].

3.11.3 Erregergenetik

Während die humane Genetik mit der Geburt festgeschrieben steht und damit mögliche pharmakogenetische Interaktionen mit den Therapeutika, denen wir uns während unseres Lebens aussetzen, festgelegt sind, ist die Erregergenetik, speziell die von HIV und HCV, je nach Immunologie des Wirtes und nach medikamentösem Selektionsdruck schwer vorhersagbar, da beide Erreger genetisch äußerst variabel sind. Die Folge ist, dass das pharmakologische Arsenal gegen HIV sehr groß geworden ist, da nur in Kombinationstherapien gegen unterschiedliche virale Ziele ein Therapieerfolg zu erzielen ist. Der Einfluss der Erregergenetik ist nach heutigem Stand der Erkenntnis deutlich größer als der Einfluss der Humangenetik und wird deshalb zur Vervollständigung des Kapitels an dieser Stelle genannt. Die wichtigsten genetischen Veränderungen (Mutationen) von HIV werden in der Tabelle 3.11.1 aufgelistet. Sie können zu einem vollständigen Versagen der antiviralen Therapie führen.

Tab. 3.11.1: Mutationen von HIV.

Genregion	Mutation
Nukleosidische Reverse Transkriptase Inhibitoren (NRTI)	M41L, K65R, D67N, T69INS, K70ER, L74VI, Y115F, Q151M, M184VI, T210W, T215FY, K219QE
Nicht-Nukleosidische Reverse Transkriptase Inhibitoren (NNRTI)	L100I, K101EP, K103NS, V106AM, E138AGKQ, Y181CIV, Y188LCH, G190ASE, M230L
Protease Inhibitoren (PI)	D30N, V32I, M46IL, I47VA, G48VMALSTQ, I50VL, I54VAMLTS, L76V, V82ACFLMST, I84VAC, N88S, L90M
Integrase Inhibitoren (II)	T66IAK, E92Q, E138KA, G140SA, Y143RCH, S147G, Q148HRK, N155H

Quelle: Stanford HIV Drug Resistance Database [14,15].

Literatur

[1] Wandeler G, Johnson LF, Egger M. Trends in life expectancy of HIV-positive adults on antiretroviral therapy across the globe: comparisons with general population. Curr Opin HIV AIDS. 2016 Sep;11(5):492–500.

[2] Sulkowski MS, Gardiner DF, Rodriguez-Torres M, Reddy KR, Hassanein T, Jacobson I, et al. Daclatasvir plus sofosbuvir for previously treated or untreated chronic HCV infection. The New England journal of medicine. 2014;370(3):211–21.

[3] Johnson DH, Gebretsadik T, Shintani A, Mayo G, Acosta EP, Stein CM, et al. Neuropsychometric correlates of efavirenz pharmacokinetics and pharmacogenetics following a single oral dose. Br J Clin Pharmacol. 2013;75(4):997–1006.

[4] Dickinson L, Amin J, Else L, Boffito M, Egan D, Owen A, et al. Comprehensive Pharmacokinetic, Pharmacodynamic and Pharmacogenetic Evaluation of Once-Daily Efavirenz

400 and 600 mg in Treatment-Naive HIV-Infected Patients at 96 Weeks: Results of the ENCORE1 Study. Clin Pharmacokinet. 2015;55(7):861–873.
[5] Haas DW, Tarr PE. Perspectives on pharmacogenomics of antiretroviral medications and HIV-associated comorbidities. Curr Opin HIV AIDS. 2015;10(2):116–22.
[6] Aceti A, Gianserra L, Lambiase L, Pennica A, Teti E. Pharmacogenetics as a tool to tailor antiretroviral therapy: A review. World J Virol. 2015;4(3):198–208.
[7] Tseng A, Seet J, Phillips EJ. The evolution of three decades of antiretroviral therapy: challenges, triumphs and the promise of the future. Br J Clin Pharmacol. 2015;79(2):182–94.
[8] Mallal S, Phillips E, Carosi G, Molina JM, Workman C, Tomazic J, et al. HLA-B*5701 screening for hypersensitivity to abacavir. The New England journal of medicine. 2008;358(6):568–79.
[9] Khakoo SI, Thio CL, Martin MP, Brooks CR, Gao X, Astemborski J, et al. HLA and NK cell inhibitory receptor genes in resolving hepatitis C virus infection. Science. 2004;305(5685):872–4.
[10] Thompson AJ, Muir AJ, Sulkowski MS, Ge D, Fellay J, Shianna KV, et al. Interleukin-28B polymorphism improves viral kinetics and is the strongest pretreatment predictor of sustained virologic response in genotype 1 hepatitis C virus. Gastroenterology. 2010;139(1):120–9 e18.
[11] Ge D, Fellay J, Thompson AJ, Simon JS, Shianna KV, Urban TJ, et al. Genetic variation in IL28B predicts hepatitis C treatment-induced viral clearance. Nature. 2009;461(7262):399–401.
[12] Fellay J, Thompson AJ, Ge D, Gumbs CE, Urban TJ, Shianna KV, et al. ITPA gene variants protect against anaemia in patients treated for chronic hepatitis C. Nature. 2010;464(7287):405–8.
[13] Morio K, Imamura M, Kawakami Y, Morio R, Hatooka M, Kan H, et al. ITPA polymorphism effects on decrease of hemoglobin during simeprevir, pegylated interferon and ribavirin combination treatment for chronic hepatitis C. Hepatol Res. 2016;46(12):1256–1263.
[14] Rhee SY, Gonzales MJ, Kantor R, Betts BJ, Ravela J, Shafer RW. Human immunodeficiency virus reverse transcriptase and protease sequence database. Nucleic acids research. 2003;31(1):298–303.
[15] Shafer RW. Rationale and uses of a public HIV drug-resistance database. The Journal of infectious diseases. 2006;194 Suppl 1:S51–8.

3.12 Morbus Parkinson

Lars Stank und Holger Stark

Morbus Parkinson ist eine progressive neurodegenerative Erkrankung und tritt mit höherer Häufigkeit bei älteren Personen auf. In Deutschland beträgt die Prävalenz bei über 65-Jährigen 1,8 %, Personen unter 40 Jahren erkranken selten [1]. Nach der Alzheimer-Krankheit stellt die Parkinson-Krankheit die zweithäufigste neurodegenerative Erkrankung dar [2]. Die motorischen Symptome dieser Krankheit sind gekennzeichnet von Muskelstarre (Rigor), Muskelzittern (Tremor), verlangsamter Bewegung (Bradykinese/Akinese) und Haltungsinstabilität.

Einige pathophysiologische Störungen können Morbus Parkinson vom klinischen Erscheinungsbild her stark ähneln. Diese Erkrankungen werden als sekundäres Parkinson-Syndrom bezeichnet, da es sich nicht um die klassische Erkrankungsform und -ursache handelt. Auslöser für solche Parkinson-Syndrome können anti-dopaminerge Medikamente (z. B. Neuroleptika), verschiedene Toxine (z. B. Nebenprodukte beim Heroinkonsum) oder Lewy-Körper-Demenz sein. Pathophysiologisch liegt der Parkinsonkrankheit ein Verlust dopaminerger Neurone in der Substantia nigra, einem Zellkomplex im Mittelhirn, zugrunde. Die Substantia nigra verarbeitet Signale als Bestandteil des extrapyramidalmotorischen Systems und steuert damit unbewusste und grobe Motorik. Der Zellverlust in der Substantia nigra geht bei Parkinsonpatienten mit einem funktionellen Dopaminmangel als verminderte Synthese und reduzierte Speicherung einher [1].

3.12.1 Dopamin

Dopamin gehört ebenso wie Adrenalin und Noradrenalin zur Neurotransmitterklasse der Katecholamine. Gebildet wird es hauptsächlich im Nebennierenmark (peripher) und in Neuronen (zentral). Da Dopamin als biogenes Amin die Blut-Hirn-Schranke nicht überwinden kann, verlaufen Synthese und Funktion des Dopamins im peripheren System und im ZNS weitestgehend unabhängig voneinander [3]. Im menschlichen ZNS schätzt man etwa 400.000 dopaminerge Neurone. Die Rolle des Dopamins im ZNS ist umfangreicher, als die vergleichsweise geringe Anzahl an dopaminergen Neuronen es suggerieren könnte. Dies wird deutlich, wenn man die große Spanne an neurologischen Defiziten betrachtet, welche durch Störungen des Dopaminhaushalts verursacht werden können [4].

Auch wenn in allen katecholaminergen Neuronen Dopamin gebildet wird, so gelten bei weitem nicht alle davon als dopaminerg. In vielen Neuronen wird Dopamin als biosynthetische Vorstufe unmittelbar in Noradrenalin umgewandelt.

3.12.1.1 Dopaminbildung

Dopaminreiche Gewebe im zentralen Nervensystem sind die Pars compacta in der Substantia nigra, das ventrale Tegmentum und der Hypothalamus [5]. In diesen Gewebetypen wird als Schrittmacherenzym für die Katecholaminsynthese die Tyrosin-Hydroxylase exprimiert. Dieses Enzym katalysiert das Einfügen einer Hydroxylgruppe in meta-Position des Tyrosins, sodass sich eine Brenzcatechin-Teilstruktur (engl.: *catechol*) ergibt. Die hierbei entstehende Aminosäure heißt 3,4-Dihydroxyphenylalanin, abgekürzt L-DOPA. Kofaktor bei dieser Oxidation ist Biopterin.

Im Anschluss an diesen Schritt findet die wesentlich rascher ablaufende Decarboxylierung des L-DOPAs zu Dopamin statt. Katalysiert wird die Reaktion durch die DOPA-Decarboxylase (DDC). Sie ist nicht spezifisch für L-DOPA, sondern wandelt viele Aminosäuren um und ist im Organismus weit verbreitet. In dopaminreichen Gewebesorten stellt dies den letzten Schritt dar, während in adrenergen Neuronen Dopamin weiter zu Noradrenalin und Adrenalin umgesetzt wird. Ob im Gewebe überwiegend Dopamin, Adrenalin oder Noradrenalin gebildet wird, hängt vom Gewebetyp und der Enzymexpression ab. So bleibt die Synthese der Catecholamine in der Pars compacta überwiegend auf Stufe des Dopamins stehen, da hier die Dopamin-β-Hydroxylase weniger exprimiert ist.

Im Anschluss an die Biosynthese wird Dopamin vom Cytosol der Neurone über den Vesikulären Monoamintransporter 2 (VMAT2) in Speichergefäße (Vesikel) transportiert. Von dort aus kann Dopamin über Endocytose in den synaptischen Spalt freigesetzt werden und an die dort befindlichen Dopaminrezeptoren binden [6].

3.12.1.2 Dopaminrezeptoren

Es sind fünf Subtypen von Dopaminrezeptoren bekannt, welche alle zur Familie der Klasse A der transmembranären G-Protein-gekoppelten Rezeptoren (GPCR) zu zählen sind. Diese fünf Subtypen sind entsprechend ihrer Funktionalität in die Familien der D1-ähnlichen und D2-ähnlichen Dopaminrezeptoren aufgeteilt. Bei den D1-ähnlichen Dopaminrezeptoren handelt es sich um die D1- und D5-Subtypen, welche beide mit einem GαS/olf-Protein koppeln. Die D2-ähnlichen Dopaminrezeptoren setzen sich aus den D2-, D3-, und D4-Subtypen zusammen, welche hingegen jeweils mit einem Gαi/o-Protein koppeln. Während die D1-ähnlichen Dopaminrezeptoren ausschließlich postsynaptisch lokalisiert sind, werden die D2- und D3-Subtypen sowohl post- als auch präsynaptisch exprimiert. Die für D1-ähnliche Dopaminrezeptoren codierenden Gene enthalten keine Introns, hingegen besitzen die Gene für D2-ähnliche Dopaminrezeptoren allesamt mehrere Introns. Somit können bei Letzteren durch alternatives Splicen auch verschiedene Varianten gebildet werden. Bekannt sind etwa die D2-short- und die D2-long-Variante des D2-Dopaminrezeptors, welche sich um zusätzliche 29 Aminosäuren in der dritten intrazellulären Schleife des D2-Dopaminrezeptors unterscheiden. Die D2-short-Variante ist hauptsächlich in der Präsynapse als Autorezeptor, die D2-long-Variante größtenteils in der Postsynapse vertreten.

Mengenmäßig stellen die D1- und D2-Dopaminrezeptoren die am häufigsten vorkommenden Unterformen der Dopaminrezeptoren dar. Die bislang am meisten untersuchte Funktion der Dopaminrezeptoren betrifft ihre Rolle bei der Bewegungskontrolle. Während die Aktivierung von D1-Dopaminrezeptoren die Bewegung antreibt, so ist der Einfluss von D2-Dopaminrezeptoren auf die Bewegung komplexer. Die präsynaptisch lokalisierten D2-short-Dopaminrezeptoren vermindern die Signaltransduktion sowie die Synthese und Freisetzung von Dopamin, was bewegungshemmend wirkt. Die postsynaptisch lokalisierten D2-long-Dopaminrezeptoren fördern hingegen die Bewegung, werden aber erst bei höheren Dopaminkonzentrationen aktiviert. Ein D2-Dopaminrezeptoragonist kann daher in niedrigen Konzentrationen die Bewegungsaktivität verringern und in höheren Konzentrationen vergrößern [7].

3.12.1.3 Dopaminabbau

Durch Erregung dopaminerger Neurone kommt es zur Ausschüttung von Dopamin aus den Vesikeln in den synaptischen Spalt, wo das Dopamin einerseits an postsynaptische Dopaminrezeptoren und andererseits an präsynaptische Autorezeptoren

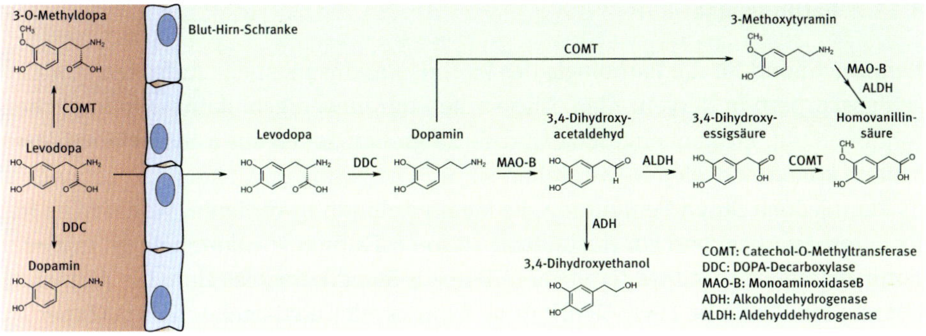

Abb. 3.12.1: Dopaminmetabolismus.

bindet. Es kann in die Neurone wiederaufgenommen werden durch den Dopamintransporter DAT, im Cytosol der Nervenzelle wird es dann entweder durch VMAT2 erneut in Vesikeln gespeichert oder durch die Monoaminoxidase (MAO) abgebaut. Im synaptischen Spalt kann vorhandenes Dopamin auch durch umliegende Gliazellen aufgenommen und dort über Monoaminoxidase oder Catechol-O-Methyltransferase (COMT) abgebaut werden (Abb. 3.12.1). Dopamin und seine Metabolite können auch in einer Phase-II-Konjugation O-sulfatiert oder O-glucuronidiert werden. Dies spielt in der Peripherie jedoch eine größere Rolle als im ZNS.

Es existieren zwei Isoformen der in der äußeren Zellwand der Mitochondrien lokalisierten Monoaminoxidase, die MAO-A und die MAO-B. Wenngleich Dopamin zu beiden Formen eine ähnliche Affinität ausweist, wird Dopamin aufgrund der Expression in dopaminergen Neuronen größtenteils durch MAO-B abgebaut. Dopamin wird durch MAO-B oxidativ zum Aldehyd umgewandelt. Sowohl der Aldehyd als auch das als Nebenprodukt anfallende Wasserstoffperoxid stellen reaktive Verbindungen dar, welche das Nervengewebe potentiell schädigen können. 3,4-Dihydroxyphenylacetaldehyd wird größtenteils durch die Aldehyddehydrogenase (ALDH) zu 3,4-Dihydroxyphenylessigsäure umgesetzt oder durch die Alkoholdehydrogenase (ADH) zu 3,4-Dihydroxyethanol (Abb. 3.12.1).

In Gliazellen wird Dopamin auch durch die lösliche Isoform der Catechol-O-Methyltransferase abgebaut. Dieses Enzym überträgt eine Methylgruppe auf Dopamin oder die oxidativen Dopaminmetabolite, überwiegend auf 3,4-Dihydroxyphenylessigsäure, sodass Homovanillinsäure entsteht. In den Vesikeln wird Dopamin durch den darin herrschenden sauren pH-Wert stabilisiert, Dopamin kann andernfalls spontan oder auch durch Katalyse verschiedener Enzyme zum Dopamin-Chinon oxidieren. Sowohl das Dopamin-Chinon als auch die beim Abbau durch MAO-B anfallenden Verbindungen sind reaktiv und können mit Zellkomponenten reagieren. Dies kann die Funktion dieser Komponenten stören und zum Zelltod von Nervenzellen führen [3].

3.12.2 Pathogenese

Kennzeichnend für die Pathologie des Morbus Parkinson ist das Auftreten von Einschlusskörpern in Nervenzellen. Diese treten nur in wenigen, dafür empfänglichen Neuronen auf. Zusammengesetzt sind sie zu großen Teilen aus α-Synuklein. Dieses Protein kommt in vielen Nervenzellen vor und ist häufig an Membranen gebunden. Es kann jedoch durch Fehlfaltung die Membranbindung verlieren, wodurch es frei im Cytosol vorliegt und zur Ausbildung starrer β-Faltblattstrukturen neigt. In dieser Form aggregiert es mit weiteren veränderten α-Synukleinmolekülen. Die Aggregate können als längliche Lewy-Neuriten in Axonen oder als kugelige Lewy-Körper im Soma von Neuronen auftreten. Dort schädigen die Aggregate die Zellfunktionen und führen zur Neurodegeneration. Anfällig für solche Prozesse sind vor allem Neurone mit langem, dünnem Axon und geringer Myelinisierung. Dies erklärt die einzigartige Verteilung von Zellläsionen im ZNS als Folge der Lewy-Pathologie.

Basierend auf Autopsiedaten von Parkinsonpatienten konnten Braak et al. das Aufkommen von Lewy-Körpern im ZNS beschreiben. Dabei beobachteten sie eine vom Fortschritt der Erkrankung abhängige, charakteristische Verteilung der Lewy-Körper in verschiedenen Gehirnarealen. Die resultierenden Verteilungsmuster der neuronalen Schäden unterliegen nur wenigen individuellen Schwankungen, sodass eine Zuordnung der Autopsiefälle zu verschiedenen neuropathologischen Stadien möglich ist. Diese Stadien vom transenterorhinalen, über das limbische zum neokortikalen werden Braak-Stadien I–VI genannt.

In den früheren Stadien entstehen erste Einschlusskörper im unteren Hirnstamm und im Riechkolben [8]. Parkinsonpatienten erleiden häufig mehrere Jahre vor dem Eintritt der motorischen Symptome eine starke Einschränkung des Geruchssinns [9]. Später wird die Amygdala schwer geschädigt. Sie beeinflusst das Verhalten, die Verarbeitung von Emotionen und lustbetonte Erregung. Pathologische Veränderungen in diesem Bereich dienen als Erklärung für Verhaltensänderungen und Depressionen von Parkinsonpatienten, welche oft vor den Motorsymptomen eintreten [10,11].

In späteren Stadien beginnt die Ausbildung von Lewy-Körpern in der Substantia nigra. Läsionen treten vor allem in der melaninreichen Pars compacta der Substantia nigra auf. Hierdurch setzt der Verlust der Motorfunktionen ein. Letztlich werden zunehmend angrenzende Gebiete der Hirnrinde beschädigt. Das klinische Vollbild der Erkrankung wird erreicht [8].

Neben der Lewy-Körper-Pathologie wird mitochondriale Dysfunktion und oxidativer Stress für den Untergang von Neuronen der Substantia nigra verantwortlich gemacht [12].

Strukturen der Substantia nigra sind besonders anfällig für diese Störungen, weil die melanisierten Zellen der Pars compacta schlechter vor reaktiven Verbindungen geschützt und oxidativem Stress vermehrt ausgesetzt sind. Dies liegt an ihrem hohen Eisengehalt und dem geringen Glutathion-Aufkommen [13]. Eine Quelle reaktiver Verbindungen ist der Dopaminmetabolismus in diesen Nervenzellen. Daneben gelten Umwelteinflüsse als zusätzliche Auslöser von oxidativem Stress. Personen mit Kontakt zu Pestiziden haben ein erhöhtes Risiko, an Morbus Parkinson zu erkranken. Rotenon und Paraquat sind zwei Pestizide, welche diesen Zusammenhang erklären. Rotenon schädigt Zellen, indem es den Komplex I der Atmungskette inhibiert [12]. Paraquat generiert durch seinen Metabolismus innerhalb der Zellen reaktive Sauerstoffspezies wie das Superoxid, welche unter anderem Mitochondrien schädigen und den pro-inflammatorischen Transkriptionsfaktor NF-κB aktivieren. Diese Prozesse können die Apoptose der betroffenen Zellen zur Folge haben [14].

3.12.3 Genetische Ursachen

Bei Morbus Parkinson wird zwischen der familiären und der sporadischen Form unterschieden. Klinisch lassen sich beide Formen nicht unterscheiden. Im Gegensatz zum sporadischen Morbus Parkinson, dessen Auslöser unbekannt ist, liegt bei familiärem ein vererbter Gendefekt als Ursache vor. In bis zu zehn Prozent der Fälle handelt es sich um eine familiäre Parkinsonerkrankung [2].

Einige genetische Defekte gelten jedoch auch als Risikofaktoren für sporadische Parkinsonerkrankungen. Vor allem das Zusammenspiel aus genetischer Anfälligkeit und bestimmten Umwelteinflüssen erhöhen das Risiko, an sporadischem Morbus Parkinson zu erkranken. Es handelt sich folglich um eine komplexe, multifaktorielle Erkrankung [15]. Dadurch wird die klare Abgrenzung zwischen familiärem und sporadischem Morbus Parkinson erschwert. In manchen Populationen wurde die Mutation eines einzigen Gens als Ursache für die Erkrankung von Patienten gefunden, bei welchen ursprünglich sporadischer Morbus Parkinson diagnostiziert wurde. Einige Gene, die für solche Parkinsonerkrankungen mitverantwortlich sind, wurden mittels genomweiter Kopplungsanalysen identifiziert. Bei Kopplungsanalysen wird das gesamte Genom mehrerer erkrankter Mitglieder von Familien mit hohem Parkinsonaufkommen untersucht. Erfolgreich ist dies besonders bei der Identifizierung disponierender Gene monogener Krankheiten. Eine genomweite Untersuchung ist dann sinnvoll, wenn keine Kandidatengene vorliegen, weil die Pathogenese der Krankheit nicht vollständig geklärt ist oder bewusst außer Acht gelassen werden soll. In diesem Fall müssen viele hochpolymorphe, radioaktiv markierte Mikrosatellitenmarker verwendet werden, die sich möglichst gleichmäßig über das menschliche Genom verteilen. Da einige flankierende Sequenzen fest vorgegeben sind, lassen sich einzelne Mikrosatelliten eindeutig einer Genregion zuweisen. Teilen mehrere Betroffene die gleiche Mikrosatellitenausprägung, so wird ein Hauptgen in der umliegenden Genregion vermutet [16]. Um diesen Bereich weiter einzugrenzen, wurde Positionsklonierung angewandt. Hiermit konnte der den Mikrosatelliten umgebende Genabschnitt sequenziert und das jeweilige Hauptgen bestimmt werden.

Bei den fünf gefundenen Genen handelt es sich um die α-Synuklein-, *LRRK2*-, Parkin-, *PINK1*- und *DJ-1*-Gene [17]. Autosomal dominant vererbte Formen des Morbus Parkinson sind Funktionsgewinnmutationen der α-Synuklein- und *LRRK2*-Gene. Funktionsverlustmutationen der Parkin-, *PINK1*- und *DJ-1*-Gene führen zu autosomal rezessiv vererbbaren Formen des Morbus Parkinson. In diesem Fall kann ein gesundes Allel die Funktion übernehmen, sodass es nicht zur Ausbildung der Krankheit kommt. Die Mehrheit dieser Gene steht in Verbindung mit der mitochondrialen Dysfunktion, dem oxidativen Stress und dem gestörten Proteinhaushalt in dopaminergen Neuronen von Parkinsonpatienten [2].

Das **Parkin**-Gen ist auf dem langen Arm von Chromosom 6 (6q25–6q27) lokalisiert [18]. Mutationen des Parkin-Gens sind die häufigste Ursache für autosomal rezessiv vererbten Morbus Parkinson [19]. Sie treten vor allem bei juvenilen Formen des Parkinson auf. So trugen in einer Studie 77 % der unter 20-jährigen Parkinsonpatienten mindestens eine Parkin-Mutation [20]. Bei Parkin handelt es sich um ein Protein, welches aus 465 Aminosäuren besteht und eine Ubiquitin-ähnliche Domäne am N-Terminus sowie zwei cysteinreiche RING (*really interesting new gene*-)Domänen in Nähe des C-Terminus aufweist. Ein solcher Aufbau ist charakteristisch für Ubiquitin-Protein-Ligasen, also Enzyme, die Ubiquitin-Einheiten an spezifische Substrate anfügen. Diese Substrate können in Abhängigkeit von Art und Anzahl der Ubiquitin-Verknüpfungen ihre Funktion und Lokalisation ändern oder vom Proteasom abgebaut werden. Somit fördert Parkin über das Ubiquitin-Proteasom-System die Integrität von Proteinen und sorgt dafür, dass entartete Proteine die Zellbiologie nicht beeinflussen. Gerade durch den in Zellen der Substantia nigra vermehrt auftretenden oxidativen Stress können Proteine beschädigt werden. Parkin kann zu deren Reparatur oder Abbau beitragen und dadurch die Zellfunktionen sichern. Die auf diese Weise zellprotektiven Effekte gehen durch Mutationen des Parkin-Gens verloren. Parkin kann seine protektiven Effekte allerdings auch aufgrund oxidativen Stresses verlieren [19]. So wurde festgestellt, dass es kovalent an Dopamin-Chinon binden und inaktiviert werden kann. Solche Prozesse legen eine Verbindung zwischen Parkin und sporadischem Morbus Parkinson nahe [21]. Mutationen des Parkin verursachen juvenile Formen des Morbus Parkinson, bei denen häufig keine Lewy-Körper auftreten. Daher entstand die Annahme, Parkin sei für die Entstehung von Lewy-Körpern mitverantwortlich. In Gehirnproben von Betroffenen wurden stattdessen andere pathogene Akkumulate gefunden, welche sich als Substrate von Parkin herausstellten. Daneben zeigt Parkin noch weitere Funktionen. Es wurde nicht nur im Cytosol, sondern auch in Mitochondrien nachgewiesen. Unter bisher ungeklärten Bedingungen wandert Parkin vom Cytosol in die Mitochondrien, wo es die Replikation und Transkription mitochondrialer DNA antreibt. Ein Verlust dieser Funktion wird ebenfalls für den Untergang dopaminerger Neurone verantwortlich gemacht [2]. Parkinsonpatienten mit Parkin-Mutationen zeigen in der Regel eine gute Ansprechrate auf L-DOPA und entwickeln selten nichtmotorische Symptome [20].

Auf dem langen Arm von Chromosom 1 (1p36) ist das ***PINK1***-Gen lokalisiert (Abb. 3.12.2, [18]). Mutationen des Enzyms PINK1 (PTEN-induced putative kinase) sind die zweithäufigste Ursache für autosomal-rezessiv vererbten Morbus Parkinson [22]. Ähnlich den Parkin-Mutationen führen *PINK1*-Mutationen zu frühzeitig einsetzenden Parkinsonerkrankungen mit wenig nichtmotorischen Symptomen [20]. PINK1 ist eine Serin/Theronin-Kinase. Die meisten pathogenen Mutationen sind Missense-Mutationen, welche die funktionelle Domäne und somit die Aktivität beeinträchtigen. Als mögliches Substrat von PINK1 wird die mitochondriale Serinprotease HtrA2/Omi vermutet. PINK1 wird für die Phosphorylierung eines Serinrestes von HtrA2/Omi benötigt. Die phosphorylierte Form besitzt eine hohe Proteaseaktivität und ist an der Kontrolle von mitochondrialen Proteinen beteiligt. PINK1 und HtrA2/Omi haben dabei zellprotektive und antiapoptotische Effekte. Mäuse mit funktionslosem HtrA2/Omi zeigten parkinsonoide Symptome, was diese Behauptungen bekräftigt und HtrA2/Omi zu einem neuen Gegenstand der Parkinsonforschung macht [22].

Ebenfalls auf dem Abschnitt 1p36 lokalisiert ist das ***DJ-1***-Gen [18]. Seltene Formen des frühzeitig einsetzenden Morbus Parkinson werden mit Mutationen der Protein Deglykase DJ-1 in Verbindung gebracht. DJ-1 funktioniert nur in Form eines Proteindimers. Sowohl die Deletion eines großen Genabschnitts als auch eine Missense-Mutation (L166P) wurden im *DJ-1*-Gen beobachtet. Diese verhindern die Dimerisierung und führen somit zur Funktionslosigkeit und schließlich zum Abbau des mutierten Enzyms. DJ-1 kommt ebenfalls im Cytosol und in Mitochondrien vor. Sobald oxidativer Stress eintritt, wandert DJ-1 in die Mitochondrien [2]. Dort kann es als Chaperon zum Einsatz kommen. Chaperone sind Proteine, welche anderen Proteinen zur korrekten Faltung verhelfen. So kann DJ-1 auch die Bildung von fehlgefalteten α-Synuklein-Protofibrillen verhindern, welche Hauptbestandteile der Lewy-Körperchen sind [23].

Bei seltenen Fällen des autosomal-dominant vererbten Morbus Parkinson wurden neben Missense-Mutationen auch Genduplikationen und Gentriplikationen des **α-Synuklein**-Gens (*SNCA*) gefunden, welches sich auf dem langen Arm von Chromosom 4 (4q21) befindet [2,18]. Zudem kann die Expression von α-Synuklein durch Mutationen in der Promoterregion stark erhöht sein [24]. Das kann zu einer Anhäufung von α-Synuklein führen. Eine weitere Mutation, der Austausch von Alanin durch Threonin an Position 53, beeinflusst die Sekundärstruktur des α-Synukleins maßgeblich. Resultat ist eine stärkere Ausbildung von starren β-Faltblättern. Dies erhöht die Neigung zur Aggregation der A53T-Mutanten und damit zur Störung der Integrität dopaminerger Neurone [25]. Es wurden Vermutungen aufgestellt, dass solche α-Synuklein-Mutanten die Speicherung von Dopamin in Vesikeln beeinträchtigen, weshalb sich der Neurotransmitter im Cytosol anreichert. Das frei im Cytosol vorliegende Dopamin kann selbst oder auch durch seinen Abbau oxidativen Stress herbeiführen und die Zellen schädigen [26]. Sämtliche Mutationen (Genmultiplikationen ebenfalls) zeigen häufig charakteristische Phänotypen. Neben den Kardinalsymptomen des Morbus Parkinson zeigen Betroffene oft Verschlechterungen der kognitiven Fähigkeiten, Verhaltensänderungen und Sprachprobleme. Zudem sind spätere Krankheitsstadien oft mit starkem Rigor verbunden, der sich nicht durch L-DOPA-Gabe beheben lässt [20].

Das ***LRRK2***-Gen ist auf dem langen Arm von Chromosom 12 (12q12) lokalisiert [18]. Funktionsgewinnmutationen des *LRRK2*-Gens sind mit einer Prävalenz von etwa 4 % die häufigste Ursache für genetisch bedingte Parkinsonerkrankungen. Die Häufigkeit von *LRRK2*-Mutationen ist allerdings je nach Population stark verschieden. Sehr verbreitet sind sie bei afrikanischen Populationen. In Europa gibt es in der Prävalenz ein starkes Süd-Nord-Gefälle. Letztlich sind *LRRK2*-Mutationen in nördlichen Gebieten nur noch sehr selten [20]. Sie prägen sich dominant aus und führen zu spät einsetzendem Morbus Parkinson. LRRK2 steht für Leucinreicher-Repeat-Serin/Threoninkinase 2. Kinasen übertragen Phosphatreste auf Zielproteine und spielen damit eine grundlegende Rolle bei der Regulation und Steuerung komplexer zellulärer Vorgänge. Ein Austausch von Glycin zu Serin an Position 2019 (S2019G), welche Teil der Kinasedomäne von LRRK2 ist, stellt die häufigste Funktionsgewinnmutation dar [27]. Große Ähnlichkeit weist die Kinasedomäne zur Kinase MLK (*mixed-lineage kinase*) auf, die zur Gruppe der MAP-Kinasen gehört. Daher wird angenommen, dass durch LRRK2 Signale weitergeleitet werden, welche denen der MLK ähneln. MLK phosphoryliert unter anderem die c-Jun-N-terminale Kinase. Sie ist bekannt für ihre Stresssignale, phosphoryliert Proteine des Zytoskeletts, führt zur Ausschüttung von Cytochrom c und somit der Aktivierung der Caspasen, welche den Zelltod verursachen [28]. Darüber hinaus kann die Kinasedomäne der LRRK2 auch eine Autophosphorylierung katalysieren. Die Rate der Autophosphorylierung wird durch die G2019S-Mutation um das Zwei- bis Dreifache erhöht. Davon ist vor allem eine weitere katalytische Domäne der LRRK2 betroffen, nämlich die GTPase-Domäne. Diese ähnelt dem G-Protein Ras stark. GTPasen wie Ras oder LRRK2 gelten als „molekulare Schalter". Sie binden GTP und hydrolysieren es langsam zu GDP. GDP dissoziiert anschließend ab. In der GTP-gebundenen Konformation können GTPasen Effektorproteine rekrutieren und Signalkaskaden antreiben, während dies in der GDP-gebundenen Form ausbleibt. Ähnlich einem elektrischen Schalter ist also nur eine binäre Informationsübertragung möglich. Die Effektoren der LRRK2 GTPase sind nicht bekannt, werden jedoch für den Untergang dopaminerger Neurone verantwortlich gemacht. Die mutierte, stärker autophosphorylierte Variante der LRRK2 weist eine langsamere GTPase-Funktion auf. Folglich verweilt die GTPase länger im GTP-gebundenen Zustand und sendet vermehrt neurodegenerative Signale [27].

Es wurden bereits Wirkstoffe hergestellt, welche die GTP-Bindung der LRRK2 selektiv inhibieren und somit die Neurodegeneration stoppen. Zwei Wirkstoffe wurden an humanen Neuroblastomzelllinien, teilungsfähigen Vorgängern von Nervenzellen, getestet. Trotz einer Verringerung der Degeneration sind ungünstige pharmakokinetische Eigenschaften stark einschränkend [29].

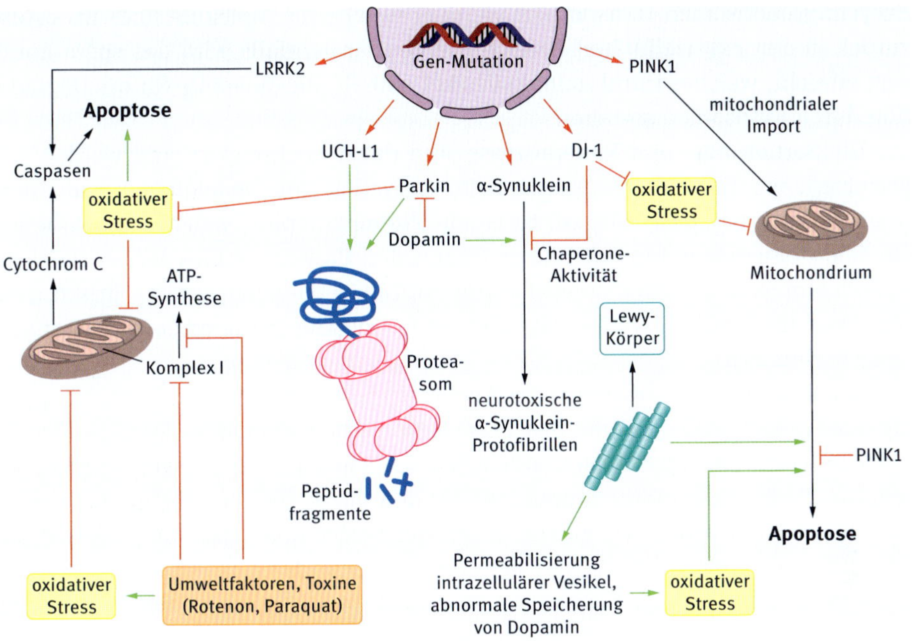

Abb. 3.12.2: Genmutationen und Umweltfaktoren bei der Entstehung von Morbus Parkinson (nach Bueler, H. Die Parkinson-Krankheit: Molekulare Mechanismen und Genetik. Pharmazie in unserer Zeit. 2006;35:3,198 Copyright Wiley-VCH Verlag GmbH & Co. KGaA. Reproduced with permission).

Da nur ein Teil der vererbten Parkinsonerkrankungen auf einen Gendefekt eines dieser fünf Gene zurückgeführt werden kann, wurden weitere Mutationen im Zusammenhang mit Morbus Parkinson gesucht. Technologien aus dem Bereich des Next-Generation-Sequencing ermöglichen inzwischen automatisierte Sequenzanalysen mit stark erhöhtem Durchsatz. Eine Beschränkung auf monogenetische Ursachen fällt ebenfalls weg, sodass weitere Risikogene aufgedeckt werden konnten. Der zu sequenzierende DNA-Strang wurde an eine Oberfläche gekoppelt und ein neuer Gegenstrang synthetisiert. Zur Synthese wurden schrittweise fluoreszenzmarkierte Nukleotide eingesetzt. Der korrekte Einbau eines markierten Nukleotids wurde über ein Lichtsignal registriert und ließ auf die Nukleotidsequenz des Matrizenstrangs schließen [30].

Viele der identifizierten Risikogene codieren Proteine, die am endozytotischen Weg beteiligt sind. Der endozytotische Weg ist daher stärker in den Fokus der Parkinsonforschung geraten. Fehlfunktionen werden mit pathologischen α-Synuklein-Anhäufungen in Verbindung gebracht. Er setzt sich aus einer Reihe membranumschlossener Vesikel und Kompartimente zusammen, welche Makromoleküle in die Neurone aufnehmen, sie innerhalb der Zelle transportieren und in manchen Fällen abbauen. Endozytiertes Material kann von frühen Endosomen aufgenommen werden und gelangt weiter in tubuläre Sortierungsendosomen. Von dort können sie zu

Recyclingsendosomen transportiert werden, welche die Moleküle über Exocytose zurück in den extrazellulären Bereich bringen. Andernfalls wird das späte Endosom erreicht, welches intraluminale Vesikel enthält, die Moleküle für die Degradation durch Lysosomen sortieren.

Die Sortierungs- und Reifeprozesse sind dabei hochselektiv und werden von verschiedenen GTPasen gesteuert. Beim Recycling von Molekülen kommt dem Retromer eine Schlüsselrolle zu. Es ist ein Proteinkomplex, welcher Moleküle auf der Endosomenmembran erkennt und dann den Proteinkomplex WASH (*Wiskott-Aldrich protein and SCAR homolog*) rekrutiert. Dieser polymerisiert das Strukturprotein Aktin und kann über diese Signalkaskade Moleküle sortieren sowie Abbauprozesse verhindern.

Ein sich dominant ausprägender Austausch von Asparaginsäure gegen Asparagin an Position 620 (D620N) des *vacuolar protein sorting-associated protein* 35 (VPS35) wurde mit spät einsetzendem Morbus Parkinson in Zusammenhang gebracht. VPS35 ist der größte Bestandteil des Retromers. Die D620N-Mutation verringert die Affinität von VPS35 zu einem Teil des WASH-Komplexes und mindert das Recycling von Molekülen. Davon betroffen ist auch das α-Synuklein abbauende Cathepsin D, sodass sich Synuklein ansammelt und die Pathogenese vorantreibt. Ebenfalls dominant prägt sich ein Austausch von Asparagin gegen Serin an Position 855 (N855S) des Co-Chaperons DNAJ13 (*dnaJ homolog subfamily C member* 13) aus. Auch hier fördert die mangelnde Stabilisierung des WASH-Komplexes die Pathogenese von Morbus Parkinson [31].

Aufgrund ähnlicher Pathomechanismen bei der Alzheimerkrankheit wurden von Mecozzi et al. Chaperone als mögliche Arzneistoffe entwickelt, die das Retromer durch Wechselwirkungen mit dessen Proteinen stützen. Neu hierbei sind ein Multitargetkomplex statt einem einzelnen Protein als Target sowie das Fehlen einer klassischen enzymatischen Bindestelle. Anhand von Kristallstrukturen von Retromerproteinen wurden computergestützt mögliche Peptide bestimmt, welche über Protein-Protein-Wechselwirkungen als Chaperone wirken können. Von den Kandidaten wurde ein Peptid gefunden, das in Nervenzellkulturen die Retromerkonzentration erhöhen konnte. Als Folge wurde das mit der Alzheimerkrankheit in Verbindung stehende Amyloid-Precursor-Protein vom Endosom entfernt und weniger häufig zu pathogenen Fragmenten degradiert [32]. Ein ähnliches Vorgehen wird auch für Morbus Parkinson vorgeschlagen [31]. In diesem Fall kann vermutet werden, dass verminderter lysosomaler Abbau von Cathepsin D wegen höherer Retromerkonzentrationen im gesteigerten Abbau von α-Synuklein resultiert. Mecozzi et al. haben die Chaperontherapie bislang jedoch nur in vitro getestet.

3.12.4 Diagnostik

Bislang stehen keine einfachen und verlässlichen Diagnosemethoden für Morbus Parkinson mit Biomarkern zur Verfügung. Die Diagnose erfolgt zumeist anhand der äußeren Symptome. Sie kann jedoch durch die Verfassung des Patienten und die Wahrnehmung des Arztes unterschiedlich ausfallen [33]. Aufgrund unspezifischer Merkmale kann die Diagnose der Parkinson-Krankheit im Frühstadium schwer fallen. Gerade frühe Diagnosen werden jedoch gefordert, um rechtzeitig eine medikamentöse Therapie einleiten zu können, welche möglicherweise günstige Auswirkungen auf den Verlauf der Krankheit hat [34].

Die Deutsche Gesellschaft für Neurologie schreibt in ihrer Leitlinie vor, dass zur Diagnose von Morbus Parkinson Bradykinese vorliegen muss. Diese äußert sich in der Verlangsamung willkürlicher Bewegungen und der fortschreitenden Abnahme der Amplitude bei repetitiven Bewegungen. Für die Diagnose wird das Vorhandensein mindestens eines weiteren Motorsymptoms gefordert. Dabei kann es sich um muskulären Rigor, Ruhetremor oder posturale Instabilität handeln. Der Arzt muss zudem ausschließen, dass ein Parkinsonsyndrom infolge von Medikamenteneinnahme, Intoxikationen, Schädel-Hirn-Traumen oder ähnlichem vorliegt. Eine Familienanamnese kann dabei helfen, eine potentielle familiäre Parkinsonerkrankung zu erkennen.

Weiterhin gilt die Ansprechrate auf L-DOPA als verlässliches Kriterium für Morbus Parkinson. Sie lässt sich ermitteln, indem der Patient vor und nach der L-DOPA-Gabe mittels einer Rating-Skala (Unified Parkinson's Disease Rating Scale, UPDRS) beurteilt wird. Im Rahmen dieser Beurteilungsform befragt der Arzt den Patienten, etwa nach Aktivitäten im alltäglichen Leben, und lässt ihn einfache Bewegungen durchführen. Die Antworten und Leistungen des Patienten werden vom Arzt gemäß UPDRS-Formular eingeordnet, sodass sich am Ende ein Score zur Beurteilung der Schwere der Erkrankung ergibt. Haben sich laut dieser Skala die motorischen Symptome nach L-DOPA-Gabe um mehr als 30 % gebessert, so ist dies ein weiterer Hinweis auf eine Parkinsonerkrankung [35].

Da Einschränkungen des Geruchssinns als Symptom des Morbus Parkinson oft Jahre vor den motorischen Symptomen eintreten, ist gerade dieses Symptom als Mittel zur Früherkennung herangezogen worden. Patienten werden etwa dem B-SIT (*Brief Smell Identification Test*) unterzogen, bei welchem sie zwölf Gerüche identifizieren sollen und anhand der Erfolgsquote einen Score zugewiesen bekommen. Dies ist eine Testmethode mit geringem Aufwand, die zur Unterscheidung von Parkinsonkranken und Gesunden eine gute Sensitivität bei mäßiger Spezifität aufweist.

Weiterhin steht zur Diagnostik die DaTSCAN™-Methode zur Verfügung, eine aufwändigere und teurere Variante mit hoher Sensitivität und guter Spezifität. Es handelt sich dabei um eine szintigraphische Untersuchung des Gehirns. Zuvor wird dem Patienten ein radioaktiver Jodligand (Ioflupan) intravenös verabreicht. Dieser Ligand bindet an den Dopamintransporter DAT in dopaminergen Neuronen und seine Verteilung im ZNS kann durch die Szintigraphie bildlich dargestellt werden. Eine verminderte Anreicherung von Ioflupan lässt dabei auf degenerierte dopaminerge Neurone und somit auf Morbus Parkinson schließen.

Einen signifikanten Hinweis auf den Nutzen des B-SIT und des DaTSCAN™ zur Unterscheidung von Morbus Parkinson und anderen, untypischen Störungen des Bewegungsapparats gibt es nicht.

Da idiopathischer Morbus Parkinson multifaktoriell ist und viele verschiedene Riskofaktoren die Wahrscheinlichkeit einer Erkrankung beeinflussen, gibt es bisher keine geeigneten Biomarker für die Diagnostik. Gene als Biomarker haben sich als unzureichend erwiesen, weil nur die familiären Parkinsonerkrankungen allein durch Gendefekte zustandekommen. Daher wird vorgeschlagen, in Zukunft klinische, genetische und bildgebende Verfahren gemeinsam zur Diagnose einzusetzen, um die Sensitivität, Spezifität und Reproduzierbarkeit der Methode zu steigern [36].

Nalls et al. haben ein solches Modell zur Diagnose von Morbus Parkinson erstellt. Es bezieht neben dem Alter, dem Geschlecht, der Familiengeschichte und dem Geruchssinn auch genetische Faktoren mit ein. Es wurden Mutationen von Genen, die α-Synuklein, LRRK2 und zwei weitere Proteine codieren, untersucht. Das entwickelte Modell wurde an mehreren Kohorten aus Parkinsonpatienten und gesunden Vergleichspersonen getestet, deren genetische Information bestimmt worden war. Es war in der Lage, mit hoher Sensitivität und Spezifität Parkinsonkranke von Gesunden zu unterscheiden. Alle der fünf untersuchten Faktoren (Alter, Geschlecht, Familiengeschichte, Geruchssinn und Genetik) konnten dabei signifikant zur Unterscheidung beitragen, den größten Beitrag leistete jedoch die Auswertung des Geruchstests, gefolgt vom genetischen Risikopotential [37]. Der Nutzen eines solchen Modells ist fraglich. Es kann angenommen werden, dass sich der Aufwand eines Gentests allenfalls bei Personen mit positiver Familienanamnese rentiert. Dann wird mithilfe einer Stammbaumanalyse ein Muster im Auftreten der Parkinsonkrankheit innerhalb einer Familie ermittelt. Hieraus lässt sich häufig auf einen dominanten oder rezessiven Vererbungsmodus schließen. Die im Gentest zu untersuchenden Gene können stark eingegrenzt werden. Fast alle erblichen Formen von Morbus Parkinson bei deutschstämmigen Patienten sind auf Mutationen von Parkin oder *LRRK2* zurückzuführen. Bei Verdacht auf einen rezessiven Vererbungsmodus sollte also auf einen Defekt von Parkin, bei Verdacht auf einen dominanten Vererbungsmodus auf einen Defekt von LRRK2 untersucht werden. Der Vorteil eines Gentests besteht in der Vermeidung von Fehldiagnosen und Fehltherapien. Als Nachteil gilt die psychische Belastung, die ein positiver Gentest auf einen gesunden Angehörigen ausübt [38].

Vor allem zur Früherkennung des Morbus Parkinson müssen jedoch weiterhin geeignete Diagnoseverfahren entwickelt werden.

3.12.5 Pharmakogenetik

Die Ansprechrate auf Parkinsonmedikamente fällt individuell sehr verschieden aus. Manche Patienten können jahrelang mit L-DOPA behandelt werden, während bei anderen der gewünschte Effekt nicht eintritt. Auch die Häufigkeit von Neben-

Tab. 3.12.1: Übersicht der pharmakogenetischen Einflüsse auf die medikamentöse Parkinsontherapie.

Target	Polymorphismus	Wirkstoff	Potentielle Auswirkungen
Dopamin-D2-Rezeptor	(CA)n Short Tandem Repeat	Levodopa	n = 13 und n = 14 Allele senken Risiko für Dyskinesien n = 14 und n = 15 Allele führen zu früher einsetzenden Dyskinesien
	Taq1A	Levodopa Dopamin-agonisten	Unter Levodopatherapie führt Taq1A zu Motorfluktuationen Bei dopaminerger Therapie erhöht sich das Risiko von plötzlichen Schlafattacken
Dopamin-D3-Rezeptor	S9G	Pramipexol	Ser9Gly Polymorphismus senkt Ansprechrate auf Pramipexol
DOPA-Decarboxylase	GAGA-Deletion	Levodopa	Geringere Ansprechrate auf Levodopa
Dopamintrans-porter DAT	3'UTR VNTR	Levodopa	Bei Allelen mit zehn WDH des VNTR steigt das Risiko für Dyskinesien
Catechol-O-Methyltransferase	V158M	Levodopa Entacapon	Val158Met Polymorphismus erhöht Ansprechrate auf Levodopa Wildtyp profitiert stärker von Entacapon-gabe
Cytochrome P450	Verschiedene -poor/rapid metabolizer	Ropinirol Rotigotin Selegilin Rasagilin	Plasmaspiegel der betroffenen Arzneistoffe variiert vermutlich mit der unterschiedlichen Ausprägung der Cytochrom-P450-Oxidasen

wirkungen wie Psychosen oder Dyskinesien variiert. Hierfür werden unter anderem pharmakogenetische Einflüsse verantwortlich gemacht. Studien zur Wirksamkeit und Verträglichkeit neuer potentieller Wirkstoffe zur Parkinsontherapie berücksichtigen zwar die Komedikationen und die Patientenhistorie, allerdings nicht die genetische Ausstattung der Probanden. Eine Stratifizierung nach Genotypen kann dabei helfen Medikamente zu finden, von denen Patienten mit den entsprechenden Genen profitieren können. Zudem können Genotypisierungen dem Arzt die Suche nach dem richtigen Arzneistoff und der richtigen Dosierung für den jeweiligen Patienten erleichtern (Tab. 3.12.1) [39].

Hierzu wurden bislang vorrangig Gene untersucht, deren Produkte Interaktionen mit Dopamin, L-DOPA und Dopaminrezeptoragonisten eingehen. Darunter befinden sich die fünf Dopaminrezeptorsubtypen, die DOPA-Decarboxylase, die Catechol-O-Methyltransferase COMT und der Dopamintransporter DAT.

Genetische Variationen des für den D2-Dopaminrezeptor codierenden Gens *DRD2* konnten in Zusammenhang mit Dyskinesien unter L-DOPA-Therapie gebracht werden. Das auf Chromosom 11 lokalisierte *DRD2*-Gen enthält eine Dinukleotidwiederholung (*short tandem repeat*) vom Typ (CA)n. Patienten, bei denen die Länge dieser Wiederholungen von Cytosin und Adenin auf mindestens einem Allel 13 oder 14 betrug, litten wesentlich seltener unter Dyskinesien. Patienten, bei denen diese Dinukleotidwiederholung auf beiden Allelen länger war, hatten ein erhöhtes Risiko. Die Funktion dieses *short tandem repeats* ist dabei noch nicht geklärt.

Viel untersucht wurde zudem ein Einzelnukleotid-Polymorphismus, welcher als Taq1A Polymorphismus bekannt ist. Er befindet sich ebenfalls auf Chromosom 11, ist jedoch nicht wie anfangs vermutet auf dem *DRD2*-Gen lokalisiert, sondern 10.000 Basenpaare davon entfernt auf dem *ANKK1*-Gen. ANKK1 ist eine Proteinkinase und wird in Gliazellen exprimiert. ANKK1 moduliert die Expression vom *DRD2*-Gen. Träger des Taq1A-Allels weisen eine Missense-Mutation in der Kinase ANKK1 auf, sodass die Expression vom *DRD2*-Gen sinkt und die Dichte der D2-Dopaminrezeptoren im ZNS abnimmt. Als Folge sind Betroffene anfällig für Suchtverhalten, etwa in Form von hohem Tabak- und Alkoholkonsum, was die verminderten dopaminergen Signale kompensieren kann. In Bezug auf die dopaminerge Parkinsontherapie konnten einige Studien bei Trägern des Taq1A-Allels ein erhöhtes Risiko feststellen, unter L-DOPA-Therapie an Dyskinesien zu leiden. Daneben wurden bei Therapie mit Dopaminrezeptor-Agonisten vermehrt Schlafattacken beobachtet, was allerdings nicht einheitlich bestätigt werden konnte [40].

Eine Mutation des *DRD3*-Gens führt zum Austausch von Serin zu Glycin an Position 9 (S9G) des Dopamin-D3-Rezeptors. Dieser Austausch betrifft das extrazelluläre N-terminale Ende des Rezeptors. Da die Bindestelle meist im transmembranären Bereich angesiedelt ist und der Modus der Signaltransduktion von den intrazellulären Bereichen abhängt, scheint ein Zusammenhang der Mutation mit der Ligandenaffinität und dem Signaling unwahrscheinlich. Vermutet wird, dass der S9G-Austausch den Transport und die Einbettung des Dopamin-D3-Rezeptors in die Zellmembran stört [41]. Träger des S9G-Mutanten zeigten in einer Studie eine signifkant verschlechterte Ansprechrate auf den Dopaminrezeptoragonisten Pramipexol, gemessen an einer Veränderung des UPDRS-Score nach zweimonatiger Pramipexol-Gabe [42].

Als Prodrug muss L-DOPA über die DOPA-Decarboxylase (DDC) in seine Wirkform Dopamin überführt werden. Eine vier-Basen-Deletion in der Promotorsequenz des *DDC*-Gens führt zur Verkürzung einer (GA)5-Sequenz. Diese fünffache Wiederholung der Nukleotide Guanin und Adenin dient als Bindestelle für den GAGA-Transkriptionsfaktor GAF. Bei Versuchen an Drosophila melanogaster zeigte eine ähnliche Deletion von (GA)4 auf (GA)2 eine Reduktion der Affinität zu GAF. Entsprechend wird vermutet, dass die Deletion im menschlichen Genom ebenfalls zur Senkung der Affinität von GAF und damit zu einer verringerten Expressionsrate des *DDC*-Gens führen kann. Untersuchungen der Blutspiegel von Patienten nach L-DOPA-Gabe zeigten, dass die L-DOPA-Konzentration und die Dopaminkonzentration in der Peripherie nicht von diesem Polymorphismus betroffen sind. Ein Vergleich des UPDRS-Scores nach L-DOPA-Gabe zeigte jedoch, dass homozygote und heterozygote Träger der GAGA-Deletion schlechter auf L-DOPA ansprachen. Es erscheint daher möglich, dass DOPA-Decarboxylase über diesen Polymorphismus nur im ZNS schwächer funktional exprimiert wird [43].

Das für den Dopamin- und L-DOPA-Abbau mitverantwortliche Enzym COMT gibt es durch einen Einzelnukleotid-Austausch und damit einhergehenden Austauschs von Valin 158 gegen Methionin (V158M) in zwei Varianten. Der Wildtyp mit Valin an Position 158 ist hochaktiv und hitzebeständig und erhielt daher den Namen COMT-H. Dahingegen ist die Variante mit Methionin an Position 158 weniger aktiv, thermolabil und wird COMT-L genannt [44]. Patienten, welche homozygot die COMT-L-Variante exprimieren benötigen aufgrund der geringen Metabolisierungsrate zum Teil niedrigere L-DOPA-Dosen. Weiterhin können COMT-L exprimierende Patienten häufiger von Dyskinesien und Schlafattacken betroffen sein. Der Einfluss von verschiedenen COMT-Varianten auf die Therapie mit COMT-Inhibitoren ist bislang nicht geklärt. Eine Studie verglich die Verlängerung der on-Phasen unter L-DOPA-Therapie nach Gabe des COMT-Inhibitors Entacapon bei Patienten mit homozygoter COMT-H- und homozygoter COMT-L-Expression. COMT-H exprimierende Patienten konnten demnach stärker von der Entacapon-Gabe profitieren, was sich darauf zurückführen lässt, dass ihr L-DOPA-Abbau durch COMT stärker ausfällt.

Über die Fähigkeit zur Dopaminwiederaufnahme beeinflusst der Dopamintransporter DAT den Dopaminhaushalt. Das codierende Gen *DAT1* enthält einen Polymorphismus in einer Nukleotidsequenz mit variabler Wiederholungsrate (VNTR). Dieser VNTR befindet sich im 3'-untranslatierten Bereich (3'UTR). Dabei handelt es sich um einen Genabschnitt, welcher zwar transkribiert und somit auch auf der RNA vorhanden ist, allerdings nicht translatiert, also in eine Aminosäuresequenz übertragen wird. Der 3'-untranslatierte Bereich folgt dem Stoppcodon und kann die Genregulation beeinflussen. Der VNTR besteht aus einer 40 Basenpaare umfassenden Nukleotidsequenz, welche im menschlichen Genom zwischen drei bis elf mal wiederholt wird. Ihr genauer Einfluss auf die Genregulation ist nicht geklärt. Es ist jedoch bekannt, dass bei Parkinsonpatienten am häufigsten Allele mit neun oder zehn Wiederholungen auftreten. Träger des Allels mit zehn Wiederholungen zeigten im fortgeschrittenen Alter eine höhere Expression des Dopamintransporters. Dies führte in Studien zu einem erhöhten Risiko, unter L-DOPA-Therapien an Dyskinesien und Psychosen zu leiden [41]. Andere Studien legten die Vermutung nahe, dass eine höhere DAT-Expression aufgrund rascherer Dopaminwiederaufnahme zu geringeren Dopaminkonzentrationen im synaptischen Spalt führe. In dem Fall könnten Patienten stärker auf L-DOPA-Therapie ansprechen [45].

Neben den Polymorphismen der Dopaminrezeptoren und Enzyme des Dopaminmetabolismus spielen Cytochrom-P450-Polymorphismen bei der Arzneimitteltherapie eine bedeutsame Rolle. Dopaminrezeptor-Agonisten wie Ropinirol und Rotigotin werden ebenso durch CYP-Enzyme verstoffwechselt werden wie die MAO-B-Inhibitoren Selegilin und Rasagilin. Ropinirol wird intensiv in der Leber oxidativ metabolisiert, vor allem durch CYP1A2 und CYP3A4. Unter den Metaboliten besitzt lediglich 7-Hydroxyropinirol noch agonistische Aktivität. Inhibition von CYP1A2 bei gleichzeitiger Ropinirolgabe erhöht die Blutspiegelkonzentration des Dopaminrezeptoragonisten. Die Auswirkungen von CYP-Polymorphismen wie bei CYP1A2-Poor-Metabolizern auf die Ropiniroltherapie sind bislang nicht untersucht worden, eine Verringerung der Dosis scheint aber sinnvoll.

Der irreversible MAO-B-Inhibitor Selegilin wird größtenteils durch CYP2D6 und CYP2C19 verstoffwechselt. Für CYP2D6 sind viele Mutationen bekannt, ein Austausch von Isoleucin durch Threonin an Position 328 verringert die Metabolisierungsrate von Selegilin deutlich. Bei vielen weiteren *CYP2D6*-Polymorphismen wird ein ähnlicher Effekt vermutet. Dennoch liegen auch hier keine Assoziationsstudien vor. Klinische Empfehlungen zur Dosierung von Seligilin in Abhängigkeit vom *CYP2D6*- oder *CYP2C19*-Genotyp gibt es zurzeit nicht [46].

3.12.6 Gentherapie

Eine aktuelle gentherapeutische Studie zu Morbus Parkinson wurde mit lentiviralen Gencodierungen gleich dreier Proteine durchgeführt, Tyrosin-Hydroxylase, DOPA-Decarboxylase und GTP-Cyclohydrolase. ProSavin® ist ein Lentivirus-Präparat, welches ins Putamen, einem Teil des Striatums der Patienten, injiziert wird [47]. Auch wenn eine gute Verträglichkeit und Wirksamkeit berichtet wurde, werden erst 2021 die Ergebnisse der Langzeitstudien weiteren Aufschluss geben können [48]. Das Striatum gehört zu den Basalganglien und ist vom Dopaminmangel aufgrund der Neurodegeneration in der Pars compacta betroffen. Die verabreichten Enzyme verhelfen den Neuronen des Striatums zur Dopaminsynthese, um so den vorliegenden Mangel auszugleichen. Ziel ist das Erreichen einer Dopaminkonzentration im Putamen, die über der von Parkinsonkranken unter L-DOPA-Therapie liegt, aber niedriger ist als unter normalen physiologischen Bedingungen. Um einen einheitlichen Wirkort zu gewährleisten, wurden alle Genkonstrukte simultan verpackt [49]. Adeno-assoziierte Viren konnten aus Gründen der Sicherheit und der Genomgesamtgröße nicht verwendet werden. Lentiviren sind Retroviren mit komplexerem Aufbau und höherer genetischer Kapazität. Sie haben zudem den Vorteil, auch differenzierte, nicht teilungsaktive Zellen wie die des Striatums befallen zu können. Zur Gentherapie empfiehlt sich das EIA-Virus (*equine infectious anemia virus*) als Vektor, welches nur Pferde befällt [47]. Es hat das einfachste Genom unter den Lentiviren, da es am wenigsten akzessorische Gene aufweist. Diese Gene können bei Lentiviren entfernt werden, ohne die Fähigkeit zu verlieren, Geninformationen in Zielzellen einzuschleusen (Transduktion). Dies macht es möglich, mehr heterogenes Erbmaterial in das Genom des Vektors zu integrieren [50].

Daneben besteht das Genom des EIA-Virus aus LTRs (*long terminal repeats*) sowie den Genen gag, pol und env. LTRs flankieren virale Gene an beiden Enden und regulieren deren Expression. *gag* (Gruppenspezifisches Antigen) codiert Proteine der Virusmatrix, -kapside und -nukleokapside, also Proteine des Virusgerüsts. *pol* (Polymerase) codiert die Enzyme Reverse Transkriptase, Integrase und Protease, welche die Virus-RNA in DNA überführen (Reverse Transkriptase), in das Wirtsgenom einschleusen (Integrase) und die gebildeten Proteine posttranslational modifizieren (Protease). *env* (*envelope*, Hülle) codiert die Proteine der äußeren Virushülle, welche für die Affinität zu bestimmten Gewebesorten verantwortlich sind (Tropismus).

Dieses Genom wurde in mehrfacher Hinsicht angepasst, um den Vektor pONY8.9.4.TY zu erhalten. Bereiche der LTRs fehlen in pONY8.9.4.TY, sodass es sich um einen SIN-Vektor (*self inactivating*) handelt. Gewisse Promotorsequenzen fehlen infolgedessen nach der reversen Transkription. Andernfalls besteht die Gefahr, dass in den Zielzellen die Expression von Onkogenen angetrieben wird. Die Expression von Genen zwischen den LTRs, also etwa den Zielgenen, bleibt weiterhin erhalten.

Die Gene gag, pol und env wurden durch Deletionen oder Veränderungen der Promoterregionen in funktionsuntüchtige Varianten überführt. Den Vektoren fehlen somit die Baupläne für Enzyme, Kapside und Membranproteine. Den Zelllinien, welche die Vektoren herstellen, werden diese Informationen jedoch getrennt zur Verfügung gestellt. Es resultieren folglich Vektoren, welche zur Transduktion fähig sind, aber nicht über die genetische Information verfügen, weitere intakte Vektoren in der Zielzelle zu produzieren. Sie sind also replikationsunfähig, wodurch sich die Therapie mit pONY8.9.4.TY besser kontrollieren lässt.

Das Gen env wird durch das entsprechende env-Gen des VSV (*vesicular stomatitis virus*) ausgetauscht, dessen Hüllprotein eine Transduktion in Zellen des Striatums ermöglicht.

Letztlich werden die Zielgene eingefügt, welche für Tyrosinhydroxylase, DOPA-Decarboxylase und GTP-Cyclohydrolase codieren. Nach der Injektion von pONY8.9.4.TY ins Putamen werden diese Enzyme in den dortigen Neuronen exprimiert. Tyrosinhydroxylase und DOPA-Decarboxylase wandeln Tyrosin über L-DOPA in Dopamin um, GTP-Cyclohydrolase katalysiert den geschwindigkeitsbestimmenden Schritt der Tetrahydrobiopterinsynthese. Es wird vermutet, dass die Tetrahydrobiopterinkonzentration im Striatum Parkinsonkranker niedrig ist, sodass eine Versorgung mit diesem Kofaktor der Tyrosinhydroxylase sinnvoll erscheint. Die drei Zielgene sind zum Teil modifiziert. Das Tyrosinhydroxylase-Gen ist verkürzt, sodass dem Enzym eine regulatorische Domäne fehlt, welche für ein Negativfeedback durch Dopamin zuständig ist. Das gebildete Dopamin im Striatum inhibiert die Synthese weiteren Dopamins daher nicht [49].

Vorsichtigen Optimismus bereitet die Tatsache, dass pONY8.9.4.TY bei allen 15 Probanden eine gute Verträglichkeit auch 4 Jahre nach der Anwendung zeigte. Dem Wirksamkeitsnachweis steht entgegen, dass bei der Studie keine Kontrollgruppe verwendet wurde. Die Verbesserung im UPDRS-Score nach Verabreichung von pONY8.9.4.TY war zwar signifikant, konnte sich jedoch nicht bedeutsam von der Verbesserung des UPDRS-Score in der Placebogruppe anderer, vergleichbarer Studien abheben [47]. Ergebnisse an einem größeren Patientenkollektiv, ein deutlicher Wirksamkeitsnachweis und eine positive Nutzenbewertung müssen erbracht werden, damit derartige Gentherapien Anwendung finden können.

3.12.7 Resümee

Die genetischen Ursachen der Parkinsonkrankheit konnten in den letzten Jahren immer klarer definiert werden. Sowohl für die Ursachenerforschung als auch für eine frühe Diagnostik erweisen sich die genetischen Ansätze als ausgesprochen hilfreich und vielversprechend. Für eine aktuelle genetische Routinediagnostik sind allerdings die Aussagen nicht mit einer ausreichenden Signifikanz und damit mit einer genügenden Verläßlichkeit für den Patienten verfügbar. Wenige neurodegenerative Erkrankungen können diesen Wissenszuwachs im letzten Jahrzehnt vermelden wie bei Morbus Parkinson. Die gentherapeutischen Maßnahmen stecken aktuell noch in den Kinderschuhen, könnten aber zu einem späteren Zeitpunkt als kausale Therapeutika wesentliche Bedeutung erlangen. Derzeit ist man trotz verschiedener vielversprechender experimenteller Ansätze davon noch weit entfernt. Die aktuellen medikamentösen Maßnahmen profitieren von dem Wissen um genetisch bedingte Ansprechraten sowie um Metabolisierungsmuster. Eine genetische Profilierung der Patienten zur optimierten Pharmakotherapie ist sicherlich in naher Zukunft nicht nur bei neurodegenerativen Erkrankungen wie Morbus Parkinson zum Standard zu rechnen.

Literatur

[1] Beitz JM. Parkinson's disease: a review. Front Biosci (Schol Ed) USA. 2014;6:65–74.
[2] Winklhofer KF, Haass C. Mitochondrial dysfunction in Parkinson's disease. Biochim Biophys Acta NL. 2010;1802:29–44.
[3] Meiser J, Weindl D, Hiller K. Complexity of dopamine metabolism. Cell communication and signaling UK. 2013;11:1,34.
[4] Schultz W. Multiple dopamine functions at different time courses. Annu Rev Neurosci USA. 2007;30:259–88.
[5] Chinta SJ, Andersen JK. Dopaminergic neurons. Int J Biochem Cell Biol UK. 2005;37:942–6.
[6] Kuhar MJ, Couceyro PR, Lambert PD. Biosynthesis of Catecholamines. In: Siegel GJ, ed. Basic Neurochemistry. 6th edition. Philadelphia, PA, USA: Lippincott-Raven; 1999. 211–3.
[7] Beaulieu J, Gainetdinov RR. The physiology, signaling, and pharmacology of dopamine receptors. Pharmacol Rev USA. 2011;63:182–217.
[8] Braak H, Tredici KD. Pathophysiologie des sporadischen Morbus Parkinson. Fortschritte der Neurologie D. 2010;78(1):2–4.
[9] Georgiopoulos C, Davidsson A, Engstrom M, Larsson E, Zachrisson H, Dizdar N. The diagnostic value of dopamine transporter imaging and olfactory testing in patients with parkinsonian syndromes. J Neurol D. 2015;262(9):2154–63.

[10] Yoshimura N, Kawamura M, Masaoka Y, Homma I. The amygdala of patients with Parkinson's disease is silent in response to fearful facial expressions. Neuroscience UK. 2005;131:523–34.

[11] Hu X, Song X, Yuan Y, Li E, Liu J, Liu W et al. Abnormal functional connectivity of the amygdala is associated with depression in Parkinson's disease. Movement disorders USA. 2015;30:238–44.

[12] Tanner CM, Kamel F, Ross GW, Hoppin JA, Goldman SM, Korell M et al. Rotenone, Paraquat, and Parkinson's Disease. Environ Health Perspect USA. 2011;119:866–72.

[13] Perry TL, Godin DV, Hansen S. Parkinson's disease: a disorder due to nigral glutathione deficiency? Neurosci Lett NL. 1982;33:305–10.

[14] Gawarammana IB, Buckley NA. Medical management of paraquat ingestion. Br J Clin Pharmacol UK. 2011;72:745–57.

[15] Chai C, Lim K. Genetic insights into sporadic Parkinson's disease pathogenesis. Curr Genomics USA. 2013;14:486–501.

[16] Saloga J. Allergologie-Handbuch: Grundlagen und klinische Praxis. Stuttgart: Schattauer-Verlag; 2006.

[17] Verstraeten A, Theuns J, van Broeckhoven C. Progress in unraveling the genetic etiology of Parkinson disease in a genomic era. Trends Genetics NL. 2015;31:140–9.

[18] Brockmann K, Gasser T. Genetische Hintergründe der Parkinsonerkrankung. www.biospektrum.de/blatt/d_bs_pdf&_id=1030375 (abgerufen am 26. 02. 2016).

[19] Winklhofer KF, Henn IH, Kay-Jackson PC, Heller U, Tatzelt J. Inactivation of parkin by oxidative stress and C-terminal truncations: a protective role of molecular chaperones. J Biol Chem USA. 2003;278:47199–208.

[20] Puschmann A. Monogenic Parkinson's disease and parkinsonism: clinical phenotypes and frequencies of known mutations. Parkinsonism Relat Disord UK. 2013;19:407–15.

[21] LaVoie MJ, Ostaszewski BL, Weihofen A, Schlossmacher MG, Selkoe DJ. Dopamine covalently modifies and functionally inactivates parkin. Nat Med USA. 2005;11:1214–21.

[22] Schiesling C, Kieper N, Seidel K, Kruger R. Review: Familial Parkinson's disease – genetics, clinical phenotype and neuropathology in relation to the common sporadic form of the disease. Neuropathol Appl Neurobiol UK. 2008;34:255–71.

[23] Shendelman S, Jonason A, Martinat C, Leete T, Abeliovich A. DJ-1 is a redox-dependent molecular chaperone that inhibits alpha-synuclein aggregate formation. PLoS Biol USA. 2004;2:e362.

[24] Oczkowska A, Kozubski W, Lianeri M, Dorszewska J. Mutations in PRKN and SNCA Genes Important for the Progress of Parkinson's Disease. Curr Genomics USA. 2013;14:502–17.

[25] Coskuner O, Wise-Scira O. Structures and free energy landscapes of the A53T mutant-type alpha-synuclein protein and impact of A53T mutation on the structures of the wild-type alpha-synuclein protein with dynamics. ACS Chem Neurosci USA. 2013;4:1101–13.

[26] Lotharius J, Brundin P. Impaired dopamine storage resulting from alpha-synuclein mutations may contribute to the pathogenesis of Parkinson's disease. Hum Mol Genet UK. 2002;11:2395–407.

[27] Xiong Y, Dawson VL, Dawson TM. LRRK2 GTPase dysfunction in the pathogenesis of Parkinson's disease. Biochem Soc Trans UK. 2012;40:1074–9.

[28] West AB, Moore DJ, Choi C, Andrabi SA, Li X, Dikeman D et al. Parkinson's disease-associated mutations in LRRK2 link enhanced GTP-binding and kinase activities to neuronal toxicity. Hum Mol Genet UK. 2007;16:223–32.

[29] Li T, Yang D, Zhong S, Thomas JM, Xue F, Liu J et al. Novel LRRK2 GTP-binding inhibitors reduced degeneration in Parkinson's disease cell and mouse models. Hum Mol Genet UK. 2014;23:6212–22.

[30] Zimprich A, Benet-Pages A, Struhal W, Graf E, Eck SH, Offman MN et al. A mutation in VPS35, encoding a subunit of the retromer complex, causes late-onset Parkinson disease. Am J Hum Genet USA. 2011;89:168–75.

[31] Perrett RM, Alexopoulou Z, Tofaris GK. The endosomal pathway in Parkinson's disease. Mol Cell Neurosci USA. 2015;66:21–8.
[32] Mecozzi VJ, Berman DE, Simoes S, Vetanovetz C, Awal MR, Patel VM et al. Pharmacological chaperones stabilize retromer to limit APP processing. Nat Chem Biol USA. 2014;10:443–9.
[33] DeMarshall CA, Han M, Nagele EP, Sarkar A, Acharya NK, Godsey G et al. Potential utility of autoantibodies as blood-based biomarkers for early detection and diagnosis of Parkinson's disease. Immunol Lett NL. 2015;168:80–8.
[34] Taravini IR, Larramendy C, Gomez G, Saborido MD, Spaans F, Fresno C et al. Contrasting gene expression patterns induced by levodopa and pramipexole treatments in the rat model of Parkinson's disease. Neuropharmacology UK. 2016;101:576–89.
[35] Deutsche Gesellschaft für Neurologie. Parkinson-Syndrome – Diagnostik und Therapie. Leitlinie. www.awmf.org/leitlinien/detail/ll/030–010.html (abgerufen am 19. 02. 2016).
[36] Miller DB, O'Callaghan JP. Biomarkers of Parkinson's disease: Present and future. Metabolism USA. 2015;64:40–6.
[37] Nalls MA, McLean CY, Rick J, Eberly S, Hutten SJ, Gwinn K et al. Diagnosis of Parkinson's disease on the basis of clinical and genetic classification: a population-based modelling study. The Lancet UK. 2015;14:1002–9.
[38] Falcone DM, McCarthy Wood E, Xie SX, Siderowf A, Van Deerlin VM. Genetic testing and Parkinson Disease: assessment of patient knowledge, attitudes, and interest. J Genet Couns. USA. 2011;4;384–95.
[39] Payami H, Factor SA. Promise of pharmacogenomics for drug discovery, treatment and prevention of Parkinson's disease. A perspective. Neurotherapeutics USA. 2014;11:111–6.
[40] Schumacher-Schuh AF, Rieder CRM, Hutz MH. Parkinson's disease pharmacogenomics: new findings and perspectives. Pharmacogenomics UK. 2014;15:1253–71.
[41] Lannfelt L, Sokoloff P, Martres M, Pilon C, Giros B, Jönsson E et al. Amino acid substitution in the dopamine D3 receptor as a useful polymorphism for investigating psychiatric disorders. Psychiatric Genetics USA. 1992;2:249–56.
[42] Liu Y, Tang B, Yan X, Liu J, Ouyang D, Nie L et al. Association of the DRD2 and DRD3 polymorphisms with response to pramipexole in Parkinson's disease patients. Eur J Clin Pharmacol D. 2009;65:679–83.
[43] Devos D, Lejeune S, Cormier-Dequaire F, Tahiri K, Charbonnier-Beaupel F, Rouaix N et al. Dopa-decarboxylase gene polymorphisms affect the motor response to L-dopa in Parkinson's disease. Parkinsonism Relat Disord UK. 2014;20:170–5.
[44] Dorszewska J, Prendecki M, Oczkowska A, Rozycka A, Lianeri M, Kozubski W. Polymorphism of the COMT, MAO, DAT, NET and 5-HTT Genes, and Biogenic Amines in Parkinson's Disease. Curr Genomics USA. 2013;14:518–33.
[45] Moreau C, Meguig S, Corvol J, Labreuche J, Vasseur F, Duhamel A et al. Polymorphism of the dopamine transporter type 1 gene modifies the treatment response in Parkinson's disease. Brain UK. 2015;138:1271–83.
[46] Agundez JAG, Garcia-Martin E, Alonso-Navarro H, Jimenez-Jimenez FJ. Anti-Parkinson's disease drugs and pharmacogenetic considerations. Expert Opin Drug Metab Toxicol UK. 2013;9:859–74.
[47] Palfi S, Gurruchaga JM, Ralph GS, Lepetit H, Lavisse S, Buttery PC et al. Long-term safety and tolerability of ProSavin, a lentiviral vector-based gene therapy for Parkinson's disease: a dose escalation, open-label, phase 1/2 trial. Lancet UK. 2014;383:1138–46.
[48] Long Term Safety and Efficacy Study of ProSavin in Parkinson's Disease. https://clinicaltrials.gov/ct2/show/NCT01856439 (abgerufen am 26. 02. 2016).
[49] Palfi S, Mitrophanous KA, Ralph GS, inventor. Treatment regimen for parkinson's disease. Patent US20120295960 A1. 2012 Nov 22.
[50] Lattime EC, Gerson SL. Gene therapy of cancer: Translational approaches from preclinical studies to clinical implementation. 3rd edition. Amsterdam, NL: Academic Press; 2014.

3.13 Menopausale Hormontherapie

Nadia Obi

Fortschritte in den technischen Möglichkeiten der DNA-Sequenzierung des menschlichen Genoms mit Hochdurchsatzverfahren und die Fokusierung auf eine „Personalisierte Medizin“ haben in den letzten Jahren zu einem breiten Forschungsinteresse an der Frage geführt, ob und welche individuellen Unterschiede in Genen für die Vorhersage von Behandlungssicherheit und Effektivität genutzt werden können. Untersuchte genetische Varianten beziehen sich vorwiegend auf den Austausch einzelner Nukleotide, sowie auf Sequenz-Wiederholungen und Insertionen und Deletionen einzelner oder mehrerer Basen. Die Veränderung einer einzelnen Base (*single nucleotid polymorphism*, SNP) kann zu einer Strukturänderung im Protein oder zu einer veränderten Regulation führen. Auf diese Weise können Aufnahme, Wirkung und Abbau eines Medikaments und dessen mögliche Nebenwirkungen und Toxizität vielfältig beeinflusst werden.

Die Behandlung von Wechseljahresbeschwerden mit Östrogenen und Gestagenen, die kombinierte menopausale Hormontherapie (MHT), ist mit einem erhöhten Brustkrebsrisiko bei postmenopausalen Frauen verknüpft. In pharmakogenetischen Studien bezüglich der MHT geht es um die Identifizierung und den Nachweis von bestimmten genetischen Varianten, die bei den Trägerinnen im Vergleich zu anderen Varianten das durch die MHT bedingte Brustkrebsrisiko modifizieren, d. h. vermindern oder erhöhen. Man spricht auch von unterschiedlicher Suszeptibilität (= Empfindlichkeit) gegenüber der MHT bei Patienten mit diesen Genvarianten.

Für die Suche nach solchen Genvarianten werden zwei sehr unterschiedliche Studientypen eingesetzt. Zum einen sind das gezielte Studien zu sogenannten Kandidaten-Genen, für die bereits Assoziationen mit Brustkrebs bekannt sind oder vermutet werden. Konkret werden a-priori definierte codierende Genloci und ihre Allelvarianten auf Assoziationen mit Brustkrebs und mögliche Interaktionen mit MHT untersucht. Bei den untersuchten Mutationen handelt es sich häufig um einen einzigen Basenaustausch. In einigen Studien werden zudem sogenannte Haplotyp-Analysen durchgeführt. Bei diesen handelt es sich um Kopplungsuntersuchungen mehrerer Genloci, die nahe beieinander liegen und in definierten Kombinationen gemeinsam vererbt werden. In der Regel sind dies Fall-Kontrollstudien (d. h. Studien mit Brustkrebserkrankten und nicht Erkrankten, wobei mehrere hundert Fälle die untere aussagekräftige Fallzahl bilden. Voraussetzung ist zudem eine relative Häufigkeit des selteneren Allels von mindestens 5 % in der untersuchten Bevölkerung, mitunter auch 3 %. Je höher die Allelfrequenz des selteneren Allels ist, desto weniger Fälle werden benötigt, um tatsächliche Effekte auch detektieren zu können.

Neben den Kandidaten-Gen-Studien werden zunehmend genomweite Assoziationsstudien (GWAS) durchgeführt, bei denen Hunderttausende SNPs in codierenden und nicht codierenden Genen gleichzeitig auf mögliche Assoziationen untersucht werden, ohne dass für jeden untersuchten SNP eine spezifische Hypothese vorliegt (vergleichbar mit einem Screening). Die als signifikant erscheinenden SNPs müssen per se keine ursächliche Bedeutung für das Brustkrebsrisiko haben. Vielmehr sind es biologische Marker, die mit den krankheitsverursachenden oder modifizierenden Genen in Verbindung stehen und die Suche nach den Verursachern unterstützen können. Je nach Lage und Ausprägung können die SNPs aber auch eine direktere Assoziation mit der Erkrankung aufweisen (regulatorisch, codierende Funktion). Für die Aufklärung von potentiellen Mechanismen bei der Krankheitsentstehung ist eine Zuordnung zu bestimmten Funktionsveränderungen sehr wichtig.

3.13.1 Medikamentöse Behandlung

Die Wechseljahre (Klimakterium) der Frau sind physiologisch durch Schwankungen der endogenen Östrogenkonzentration und einem Versiegen der ovariellen Östrogenproduktion gekennzeichnet, bedingt durch ein altersabhängiges Nachlassen der Ovarialfunktion. Beginn dieser Lebensphase ist meist zwischen dem 45. und dem 55. Lebensjahr; sie kann aber durchaus auch früher oder später mit mehr oder weniger starken Beschwerden beginnen. Vasomotorische Leitsymptome sind plötzliche Hitzewallungen und nächtliches Schwitzen. Häufig treten auch Schlafstörungen und Stimmungsschwankungen auf. Darüber hinaus können eine Trockenheit der Scheide und Schmerzen beim Geschlechtsverkehr auf die hormonelle Veränderung zurückgeführt werden. Die Wahrnehmung dieser Wechseljahresbeschwerden ist kulturell und ethnisch unterschiedlich [1,2].

Als wirksamste Therapie gilt bis heute die MHT mit Östrogenen (früher Hormonersatztherapie genannt). Aufgrund vermehrt beobachteter Endometrium-Karzinome unter Anwendung von Östrogenen (Östrogene regen das Wachstum der Gebärmutterschleimhaut an) und dem Entgegenwirken dieses Risikos bei gleichzeitiger Gabe von Gestagenen, wird seit langem meistens eine Kombinationstherapie von Östrogenen und Gestagenen verschrieben. Eine Östrogen-Monotherapie ist nur bei Frauen nach Uterusentfernung (Hysterektomie) indiziert. Propagiert wurde die Hormontherapie auch als Vorbeugemaßnahme für chronische Erkrankungen, wie Osteoporose[1], Herz-Kreislauf-Erkrankungen und Nachlassen der Gedächtnisleistung, da einige Studien in den 90er Jahren positive Auswirkungen der Hormontherapie haben vermuten lassen. In Deutschland nahmen schließlich bis zu Anfang des neuen Jahrtausend ca. 50 % der Frauen zwischen 50 und 60 Jahren regelmäßig Hormone ein, sehr häufig über viele Jahre [3]. Dabei wurde schon frühzeitig ein mögliches erhöhtes Brustkrebsrisiko durch die MHT diskutiert.

1 Osteoporose ist in den USA als Indikation von der Food and Drug Administration (FDA) zugelassen.

Tab. 3.13.1: Studien zum Brustkrebsrisiko durch menopausale Hormontherapie und mögliche Gen-Umwelt-Interaktionen bei genetischen Varianten.

Erstautor/Jahr	Untersuchte Gene/Polymorphismen	Interaktion mit MHT	SNP/Genet. Variante	Signifikanz
Setiawan 2004 [25]	*HSD17B1*	Nein		
Feigelson 2004 [26]	*PGR* +331G/A	Nein		
Feigelson 2006 [38]	*HSD17B1*	Nein		
Rebbeck 2007a [51]	*COMT*, *CYP1A1*, *CYP1A2*, *CYP1B1*, *SULT1A1*, *SULT1E1*	Nein		
Rebbeck 2007b [52]	*PGR* +331G/A, *CYP3A4*	Ja E/P > 3 Jahre	*PGR* +331G/A	P = 0.035
Chen 2008 [53]	*CYP17A1* T/C Promotor	Ja	C-Allel	P = 0.11
Diergaarde 2008 [54]	*CYP1A1*, *CYP1B1*, *PGR* +331G/A, *PGR* rs1042838, *COMT*, *CYP17A1*, *CYP19A1*, *CYP1B1*, *ESR1*, *GSTP1*, *SHBG*, *SULT1A1*	Ja	*PGR* rs1042838 *CYP1A1* rs4646903 *CYP1B1* rs1056836	P = 0.01 P = 0.003 P = 0.01
Justenhoven 2008 [39] Genica	*CYP17A1*, *CYP19A1*, *EPHX1*, *HSD17B1*, *SRD5A2*, *PPARG2*, *CYP1A1*, *CYP1B1*, *COMT*, *GSTP1*, *SOD2*	Nicht geprüft, Risiko bei MHT > 10 Jahre variiert	*HSD17B1_>GG* *CYP17A1_34_CC*	
Quick 2008 [55]	*CAT_C/T*	Ja	rs1001179	P = 0.02
Justenhoven 2009 [56]	*CYP2C19* (3 SNPs)	Nicht geprüft; Risiko vermindert bei MHT > 10 Jahre	rs12248560	
Kawase 2009 [29]	*FGFR2*	Nein		
Kotsopoulos 2009 [57]	*PGR* +331G/A	Nein		
Prentice 2009 [30]	*FGFR2*	Ja	rs3750817	P < 0.05

Tab. 3.13.1 (fortgesetzt)

Erstautor/Jahr	Untersuchte Gene/Polymorphismen	Interaktion mit MHT	SNP/Genet. Variante	Signifikanz
Rebbeck 2009 [28]	*FGFR2*, MAP3K1	Ja	rs1219648	P = 0.01
Reding 2009 [58]	*PGR* +331G/A, *PGR* rs1042838, *AKR1C2*, *AKR1C3*, *SRD5A1*	Ja	*AKR1C2* rs2854482, *AKR1C3* rs12387	P = 0.03 P = 0.02
MARIE-Genica 2010a [59]	*ESR1*, *ESR2*, *PGR*, *PXR*, *AR*	Ja	*ESR1* rs910416 *AR*_(CAG)n< 22 *PXR*	P < 0.01 P = 0.03 nicht signifikant nach Korrektur für multiples Testen
MARIE-Genica 2010b [60]	*ABCB1*/MDR1 SHBG, BRCA1, P21/CDKN1A, STK15/AURKA, TP53), IGFBP3, IL6, TGFB1, TNF, LTA, IGF1, EGFR, ERBB2	Ja (MHT-Dauer)	*ABCB1*_rs2214102 *BRCA1*_rs799917	P = 0.022 P = 0.03 nicht mehr signifikant nach Korrektur für multiples Testen
MARIE-Genica 2010c [61]	*CYP1A1*, *CYP1A2*, CYP1B1, *CYP2C9*, *CYP2C19*, CYP3A4, *CYP3A5*, CYP3A7 *COMT*, *GSTM1*, *GSTM3*, *GSTP1*, *GSTT1*, *SULT1A1*, *UGT1A1*, *UGT1A6*, *UGT2B7*	Ja	*GSTT1*_del, 2 SNPs in *CYP1B1*	P = 0.0001; nicht signifikant nach Korrektur für multiples Testen
Marie-Genica 2010d [40]	*CYP17A1*, *CYP11A1*, *CYP19A1*, *EPHX1*, *HSD3B1*, *HSD17B1*, *SRD5A2*	Ja (MHT-Dauer)	*CYP17A1* rs743572 *HSD17B1* rs605059	P = 0.007 P = 0.03
Travis 2010 [32]	*FGFR2*	Nein		
Campa 2011 [31]	*FGFR2*	Nein		
Cerne 2011 [62]	*CYP1B1*, *COMT*, *GSTP1*, *MnSOD*	Ja Geringeres Risiko unter MHT	*MnSOD* 47T>C	P = 0.036

Justenhoven 2011 [63]	*PXR*, *SLCO1A2*, *SLCO1B1*, *SLCO1B3*, *SLCO2B1*	Nein		
Lee 2011 [64]	*SLCO1B1*	Ja	rs4149013	P = 0.019
Justenhoven 2012 (Replikationsstudie) [65]	*CYP2C19*_-806_C>T, rs12248560	Nicht geprüft, bei MHT > 10 Jahre		
Harlid 2012 [66]	rs13281615 (chr. 8q24) *FGFR2* rs2981582, *MAP3K1*, *TOX3*, *ESR1*, 2q35, *LSP1*, *HCN1*, *CASP8*	Ja	rs13281615 (chr. 8q24)	nicht signifikant nach Korrektur für multiples Testen
Hein 2012 [67]	*AKR1C3*, *AKR1C4*, *SRD5A1*	Ja	*SRD5A1* rs3736316 Mehrere SNPS in *AKR1C3* und 4	P = 0.006; nicht signifikant nach Korrektur für multiples Testen
Andersen 2013 [34]	*FGFR2*	Ja	rs1219648	P = 0.08
Hein 2013 [68]	GWAS	Ja	Mehrere SNPs in LD mit *TRIP12*, *DNER*, *SETBP1*	genomweit nicht signifikant
Nickels 2013 [33]	*FGFR2* rs2981582, *RAD51L1*, *NRIP1*, 2q35	Ja	rs13387042 rs2823093 rs999737	Alle P < 0.01
Obazee 2013 (Replikation) [41]	*HSD17B1*	Nicht geprüft, Haupteffekt bei MHT > 10 Jahre		
Rudolph 2013 [48]	GWAS	Ja	Mehrere SNPs nahe *POMP*, *SLC25A21*, *PLCG2*	genomweit nicht signifikant
Rudolph 2015 [42]	47 SNPS genomweit	Nein		

GWAS, *genomwide association study*; LD, *linkage disequilibrium*

Östrogene und seine vielfältigen Metaboliten haben ein breites Wirkungsspektrum im Zellstoffwechsel. Im Tierversuch beobachtete Wirkungen von Estradiol und seinen Metaboliten (4-hydroxycatechol-Östrogen und Östrogen 3,4-Quinone) weisen auf eine Initiation, Promotion und Progression der Karzinogenese von Brusttumoren hin [4,5]. Epidemiologische Studien haben gezeigt, dass eine über die Lebensspanne höhere und längere endogene Östrogenexposition (bzw. höhere Konzentrationen an Steroid-Hormonen) mit einem höheren Brustkrebsrisiko assoziiert sind [6]. Eine frühe Menarche, späte Menopause, keine ausgetragenen Schwangerschaften und ein spätes Alter bei erster Geburt gehören zu den bekannten Risikofaktoren für östrogenabhängige Tumoren wie Brustkrebs. Umgekehrt ist z. B. nach Entfernung der Eierstöcke (und dem damit verbundenen Ende der ovarialen Östrogenproduktion) eine geringere Brustkrebshäufigkeit unter *BRCA1*/*BRCA2*-Mutationsträgerinnen beobachtet worden [7,8].

Anfang des neuen Jahrtausends (2002, 2003) und wiederholt in den folgenden Jahren bestätigte sich dieser Verdacht in mehreren großen Beobachtungsstudien [9] und im damals einzigen klinischen Versuch, der amerikanischen Women's-Health-Initiative-Studie (WHI) [10,11]. Es zeigte sich aber auch, dass eine Östrogenmonotherapie das Brustkrebsrisiko weniger stark erhöht als eine mit Gestagenen kombinierte Östrogentherapie und eine kürzere einer längeren Anwendung vorzuziehen ist. Nach der Veröffentlichung der Ergebnisse nahm die Prävalenz der MHT drastisch ab. Zahlen über die aktuelle Verbreitung der MHT sind rar und oft nicht repräsentativ. Geschätzt wird, dass nur ca. 10–15 % der Frauen in den entsprechenden Altersgruppen Hormone anwenden [12,13]. Inzwischen wird die Hormontherapie zur Erhaltung der Funktionsfähigkeit und Verbesserung der Lebensqualität von einigen Vertretern wieder propagiert, was besonders in England für Diskussionen sorgte [14]. Für Frauen mit schweren Symptomen bleibt die MHT zurzeit alternativlos, wobei sie ein deutlich erhöhtes Brustkrebsrisikos in Kauf nehmen [10]. Dieses zusätzliche Risiko muss jedoch nicht für jede Frau gleich sein, sondern kann je nach genetischer Ausstattung und Umwelteinflüssen modifiziert sein. Beispielsweise haben jüngste Auswertungen der WHI-Studie gezeigt, dass ein jüngeres Alter zu Beginn der MHT und ein Beginn der MHT vor der Menopause mit einem geringeren Brustkrebsrisiko verbunden ist als bei einem Einnahmebeginn später nach der Menopause. Es wäre daher ein bedeutsamer Fortschritt, wenn je nach genetischer Suszeptibilität bereits vor der Anwendung Untergruppen mit höherem oder niedrigerem genetischen Risiko für Brustkrebs und für das Auftreten anderer Nebenwirkungen identifiziert werden können. Das Ziel wäre, zukünftig individuelle Empfehlungen zur Anwendung der MHT geben zu können.

Ein Beispiel für eine baldmögliche Nutzung ist die erfolgreiche Differenzierung von ca. 30 Allelen im Cytochrom-P450-Enzym CYP2D6 [15]. Das Enzym ist am Abbau vieler Medikamente beteiligt, u. a. wandelt es Tamoxifen in seine aktiven Komponenten um. Tamoxifen ist ein Anti-Östrogen zur Langzeitbehandlung bei östrogenempfindlichen Brusttumoren. Je nach vorhandenen Allelen kommt es zu einer

Verminderung oder zum Verlust der Enzymaktivität, so dass Tamoxifen eine eingeschränkte Wirkung aufweisen kann. In den Niederlanden gibt es bereits Empfehlungen zur Durchführung von *CYP2D6*-Genotypisierungs-Tests vor Behandlungsbeginn [16].

Mit einer Hormontherapie zugeführte Östrogene werden im Körper mit Hilfe der gleichen Enzymsysteme wie endogene Östrogene metabolisiert [17]. Auch diese Enzyme können aufgrund genetischer Polymorphismen unterschiedlich wirksam sein, was zu mehr oder weniger stabilen toxischen Metaboliten führen kann, welche wiederum das Brustkrebserkrankungsrisiko beeinflussen können (eine gute Übersicht über den Östrogenstoffwechsel und das Brustkrebsrisiko geben Samavat und Kurzer 2015 [18]). Auf mögliche Risikomodifikationen der MHT wurden insbesondere SNPs der Catechol-O-Methyltransferase (COMT), der Sulfotransferasen (SULT, GST), der Cytochrom P450-Subfamilien (CYP1A1, CYP1B1), Gene für Gestagen-metabolisierende Enzyme (*SRD5A1*, *AKR1C1–3*, *CYP3A4*) aber auch von Rezeptoren (Östrogenrezeptor, ER; Progesteronrezeptor, PR; Androgenrezeptor, AR) und Transportproteinen (SHBG) untersucht. Darüber hinaus wurden SNPs aus Genen der Hormonsynthese (*CYP17*, *CYP19* – Aromatase, *HSD17B1* – 17ß-Hydroxysteroid-hydrogenase Typ 1), der Zellzyklusregulation (Tumorsuppressor-Gene, DNA-Reparatur-Gene *TP53*, *BRCA1* und *2*) sowie Cytokine und verschiedene Wachstumsfaktoren bezüglich möglicher Interaktionen mit der MHT untersucht. Eine Übersicht der Studien ist in Tabelle 3.13.1 dargestellt.

3.13.2 Genetische Disposition und Brustkrebsrisiko

Seit Mitte der 90er-Jahre ist bekannt, dass Brustkrebs erbliche Komponenten haben kann, die sich in familiären Häufungen äußern aber auch spontan durch Mutationen auftreten können. So gibt es bestimmte Genmutationen in den sogenannten Suszeptibilitätsgenen *BRCA1* und *BRCA2*, die mit einem sehr hohen Risiko verbunden sind, bereits in jüngerem Lebensalter (unter 40 Jahren) an Brustkrebs zu erkranken. Die Hochrisikogenmutationen in *BRCA1* und *BRCA2* sowie *TP53* und *PTEN* (DNA-Reparaturgene) erklären etwa 15 % des familiär bedingten Brustkrebsrisikos.

Darüber hinaus wurden bereits zahlreiche Varianten einzelner Allele/Gene entdeckt, die in der Allgemeinbevölkerung regelmäßig vorkommen aber meist nur mit einem geringen zusätzlichen Brustkrebsrisiko assoziiert sind (zwischen 10 und 40 % pro Allel). Zusammen genommen erklären die bereits bekannten Varianten weitere ca. 5–10 % des familiär bedingten Brustkrebsrisikos. Es wird angenommen, dass die noch übrigen 75 % der genetisch bedingten familiären Häufung über in ihrem Risiko moderatere Loci vermittelt werden [19]. Um solche Loci zu identifizieren, sind sehr große Studien mit vergleichbaren statistischen Methoden für die Auswertung notwendig.

Die Collaborative Oncological Gene-environment Study (COGS) hat z. B. gezielt einen Chip (iCOGS-Chip) entwickelt, mit dem 40 neue mit dem Brustkrebsrisiko assoziierte SNPs entdeckt wurden [20]. Viele weitere SNPs wiesen zwar einen Zusammenhang mit Brustkrebs auf, aber das in GWAS für multiples Testen korrigierte notwendige Signifikanzniveau von $p < 10^{-8}$ wurde nicht erreicht, so dass es sich auch um Zufallsfunde handeln konnte [21]. Bei geringer Allelhäufigkeit verfügen nicht viele Studien über die nötige „Power“, um tatsächlich vorhandene Assoziationen überhaupt zu finden. Es wird daher vermutet, dass über 1.000 SNPs, die nach Auswahl durch Vorgänger-Studien oder Metaanalysen in der iCOGS-Replikationsstudie einen höheren p-Wert als 10^{-8} hatten, dennoch mit ca. 15 bis 21 % zur genetischen Brustkrebs-Suszeptibilität beitragen.

Insgesamt gibt es aktuell etwa 28 GWA-Studien, die in 82 Genloci Assoziationen zum Brustkrebsrisiko mit genomweiter statistischer Signifikanz ($p < 5 \times 10^{-8}$) herstellen konnten [69].

Brustkrebs ist nicht gleich Brustkrebs

Die meisten Studien beschränken sich auf die Untersuchung des invasiven Brustkrebses. Patientinnen mit in situ Karzinomen werden ausgeschlossen. Dabei tritt invasiver Brustkrebs in sehr variablen Typen auf, es gibt aggressive und weniger aggressive Formen, mit guter und schlechterer Prognose. Zu ersteren gehören Östrogenrezeptor-(ER-)positive, Progesteronrezeptor-(PR-)positive und gut differenzierte Tumoren, zu letzteren ER/PR-negative und wenig bis undifferenzierte Tumoren. Einige der bekannten familiären Häufungen basieren auf den *BRCA1*- und *BRCA2*-Mutationen, die eine hohe Penetranz aufweisen und ein hohes Brust- und Ovarialkarzinomrisiko mit sich bringen.

Die Suche nach Risiko-SNPs in histopathologischen Untergruppen ist wegen der geringeren Fallzahlen noch schwieriger. Bisher gibt es nur für einige histologische Typen bestätigte Assoziationen mit bekannten SNPs. Beispiele hierfür sind *triple negative* Tumoren (ER/PR/Her2-Rezeptor-negativ) [22] und ER-negative Tumoren [23]. Da einige dieser Loci stärker oder ausschließlich mit spezifischen Subtypen assoziiert sind, trägt die Identifikation neuer krankheitsassoziierter Genloci mithilfe von GWAS zum Verständnis der zugrunde liegenden Mechanismen der Tumorentstehung bei, trotz der relativ geringen Effekte einzelner Allele.

Darüber hinaus hat sich gezeigt, dass die Bestimmung und Anwendung von genetischen Risikoprofilen in den für Brustkrebs relevanten Genloci die Vorhersagekraft von bisher verwendeten Prädiktionsmodellen deutlich zu verbessern hilft [24]. Risikoprädiktionsmodelle dienen der Vorhersage für die Krankheitswahrscheinlichkeit bei Vorliegen bestimmter Konstellationen von bekannten Risikofaktoren, wie familiäre Disposition und die mit der endogenen Östrogenexposition zusammenhängenden Faktoren, z. B. Menarchealter, Anzahl geborener Kinder, Alter bei erster Geburt. Eine verbesserte Trennschärfe birgt das Potential, bestimmten

Frauen mit hohem Risiko Maßnahmen zur Prävention und Früherkennung von Brustkrebs gezielt anzubieten. Frauen mit geringerem Risiko könnten solche Maßnahmen dann weniger häufig oder gar nicht in Anspruch nehmen. Teure Screening-Programme könnten somit effizienter gestaltet werden.

3.13.3 Aktuelle Datenlage

Die Suche nach möglichen Genloci, die mit der MHT interagieren und zu einem modifizierten Brustkrebsrisiko unter MHT-Einfluss führen, wurde zunächst geleitet vom Haupteffekt der MHT auf das Brustkrebsrisiko [25,26]. Dieser Haupteffekt unterscheidet sich je nachdem, ob eine Monoöstrogen- oder eine mit Gestagenen kombinierte Therapie vorgenommen wird, wie lange die Therapie erfolgt und ob sie zum Untersuchungszeitpunkt noch durchgeführt oder bereits in der Vergangenheit abgesetzt wurde. Bei einer über mehr als 5 Jahre dauernden Kombinationstherapie mit Gestagenen wurde das jeweils höchste Risiko beobachtet, welches nach Absetzen der MHT jedoch relativ schnell wieder abgenommen hat [27]. Entsprechend wurde in den etwa 35 Studien, die seit 2004 mögliche Interaktionen zwischen zahlreichen Genloci und MHT untersucht haben, häufig zwischen aktueller Anwendung, Therapieform und Nutzungsdauer unterschieden. Die unterschiedlichen Definitionen der MHT tragen dazu bei, dass zahlreiche der bisher identifizierten modifizierenden Brustkrebsrisiken in anderen Studiendaten nicht repliziert werden konnten, so z. B. mehrere Gene für Progesteron-abbauende Enzyme *AKR1C2–4* und *SRD5A1* (Tab. 3.13.1).

Insgesamt ergibt sich ein unübersichtliches Bild des derzeitigen Wissensstands. In mehreren Studien wurde beispielsweise das Gen *FGFR2*, *Fibroblast growth factor receptor* 2 auf Chromosom 10/q26, untersucht, dessen genetische Varianten mit einer höheren Suszeptibilität für Brustkrebs assoziiert sind. In diesem Gen wurden mindestens 8 verschiedene SNPs auf eine mögliche Interaktion mit MHT analysiert, wobei 6 der SNPs im Intron 2 mit einem hohen Kopplungsgrad vorliegen. Die beiden übrigen SNPs sind weniger stark mit den anderen SNPs gekoppelt. 2009 wurden drei Studien publiziert (28–30), nur zwei fanden jedoch in unterschiedlichen SNPs Interaktionseffekte mit MHT (rs1219648 und rs3750817, Tab. 3.13.2), die in keiner weiteren Studie bestätigt wurden (31–34). In einer jüngeren, ebenfalls US-amerikanischen Studie [34] fand sich eine nicht signifikante Interaktion mit rs1219648; allerdings für Homozygote des Minor-Allels in entgegengesetzter Risiko-Richtung als in der Studie von Rebbeck et al. [28]. Die statistischen Tests auf Interaktion waren zudem nicht vergleichbar, da unterschiedliche Genotypen (AA, AG, GG) gegeneinander geprüft wurden.

Ein weiteres Beispiel ist ein SNP (rs605059) im *HSD17B1*-Gen, bei dem der Basentausch (A>G) zu einer veränderten Aminosäure (Cystein statt Serin) führt. Das resultierende Enzym katalysiert den letzten Schritt der Umwandlung des weniger potenten Estron zum aktiveren 17β-Estradiol. Varianten in dem Gen wurden im

Tab. 3.13.2: Mögliche Interaktionen[a] von MHT (E oder E/P) und SNPs im *FGFR2*-Gen (*Fibroblast growth factor receptor* 2) auf Chromosom 10/q26.

Erstautor	Population Fälle/Kontrollen	*FGFR2* rs2981582	rs3750817	rs1219648[b]	rs2912774[b] rs17102287[b]	rs2981579[b] rs11200014[b] rs2420946[b]
Rebbeck [28]	White USA Fälle/Kontrollen 528/697	keine Interaktion bei E/P Nutzung (jemals) p = 0.261	–	Interaktion bei E/P Nutzung (jemals) p = 0.01	–	–
Kawase [29]	Japanese	keine Interaktion	–	keine Interaktion	–	keine Interaktion
Prentice [30]	WHI, USA Fälle 471 (E/P) 247 (E)	Interaktion bei E Nutzung p = 0.045	Interaktion bei E und E/P Nutzung p = 0.046 und 0.033	keine Interaktion	keine Interaktion	keine Interaktion
Travis [32]	MWS, UK Fälle/Kontrollen 7610/10196	Keine Interaktion bei E und E/P Nutzung (aktuell) p = 0.40	–	–	–	–
Campa [31]	Europe, USA Fälle/Kontrollen 8576/11 892	keine Interaktion bei E und E/P Nutzung (jemals) p = 0.50 und 0.53	keine Interaktion bei E und E/P Nutzung (jemals) p = 0.10 und 0.28	–	–	–
Harlid [66]	Europe 2869/4480	keine Interaktion bei E und E/P Nutzung (p = 0.83)	–	–	–	–
Nickels [33]	BCAC, worldwide (European ancestry) 34793/41099	keine Interaktion bei E und E/P Nutzung (aktuell) p = 0.36 und p = 0.98	–	–	–	–
Andersen [34]	USA 869/808	–	–	Interaktion nur bei E Nutzung p = 0.08 (n.s.)	–	–

[a] Interaktion nicht untersucht = -

[b] SNPs in hohem Kopplungsungleichgewicht (*linkage disequilibrium*)

E: Östrogen; P: Gestagen; BCAC: Breast Cancer Association Consortium; WHI: Women's Health Initiative; MWS: Million Women Study; n.s.: nicht signifikante Interaktion

Zusammenhang mit einem erhöhten östrogenabhängigen Brustkrebsrisiko in groß angelegten Studien untersucht, jedoch sind die Ergebnisse inkonsistent. Eventuell besteht ein geringes reduziertes Gesamtrisiko bei Vorhandensein des G-Allels von höchstens 10 % [35,36]. Eine große Metaanalyse zeigte entsprechende Assoziationen in der Gruppe der postmenopausalen Frauen mit kaukasischem Hintergrund [37]. Die Möglichkeit einer Modifikation des Risikos durch die Hormontherapie wurde teilweise schon in den frühen Studien vermutet und mituntersucht [25,38,39], jedoch zunächst ohne Erfolg. Aufgrund der plausiblen Hypothese wurden für weitere und vertiefende Analysen die MARIE- und GENICA-Studie zusammengefasst. Obgleich sich kein signifikanter Haupteffekt auf das Brustkrebsrisiko zeigte, ergab ein Interaktionstest zwischen der MHT-Dauer und dem Genotyp ein signifikant variierendes Brustkrebsrisiko bei Vorhandensein mindestens eines G-Allels, jedoch wurde nur der p-Wert und nicht die Größenordnung des Effekts genannt [40]. Dieses Ergebnis, konnte in einer gepoolten Analyse mit zwei weiteren kleineren Studien bei Frauen mit über 10-jähriger MHT validiert werden, wobei die relative Risikoverminderung 14 % bei Vorhandensein des G-Allels betrug ($p = 0.048$) [41]. Unklar bleibt, wie sich das Risiko mit geringerer Therapiedauer verhält. Um die pharmakogenetische Bedeutung von *HSD17B1* beurteilen zu können, müssten weitere große Studien zeigen, ob überhaupt eine Effektmodifikation bei verschiedenen Genotypen vorliegt und ob dieser Zusammenhang unter anderen Gegebenheiten der MHT stabil ist. Bisher wurde dieser Ansatz nicht weiter verfolgt. In einer 2015 veröffentlichten Analyse mehrerer Studien wurden 47 Loci, die mit dem Brustkrebsrisiko assoziiert sind, auf mögliche Interaktion durch die Einnahme von MHT untersucht [42]. Trotz der großen Fallzahl fand sich weder für die kombinierte Östrogen/Gestagen MHT noch für die Monotherapie ein Hinweis auf ein modifizierendes Risiko durch ein bestimmtes Allel.

3.13.3.1 MHT und Gewebsdichte

Die Brustgewebsdichte, darstellbar mit der Mammographie, ist ein relativ starker Risikofaktor für Brustkrebs, wobei das Risiko mit höherer Dichte ansteigt. Studien haben gezeigt, dass die MHT auch mit einer Zunahme der Brustgewebsdichte einhergeht, also das hormonbedingte Brustkrebsrisiko zum Teil über die Dichte vermittelt wird [43]. Daher liegt die Vermutung nahe, dass auch mögliche genetische Modifikationen gemeinsam existieren. Einige wenige Studien haben diesen Zusammenhang untersucht [44–47]. Obgleich in den Studien und Metaanalysen sehr große Fallzahlen genetisch analysiert wurden, konnten nur wenige signifikante Loci identifiziert werden (z. B. SNPs im Östrogenrezeptorgen). In Replikationsstudien traten diese SNPs dann nicht mehr als bedeutsam in Erscheinung.

3.13.3.2 Methodische Probleme

Hier zeigt sich wiederum ein wesentliches Dilemma der Studien zu Gen-Umwelt-Interaktionen der MHT auf das Brustkrebsrisiko, nämlich die Verwendung sehr unterschiedlicher Expositionsparameter der MHT (jemals, aktuelle oder frühere Anwendung, Dauer mit unterschiedlichen Kategorien, Dosis und Wirkstoffe) in den Analysen, selbst bei Untersuchung desselben Gens [48]. Darüber hinaus tragen – soweit vorhanden – unterschiedliche statistische Interaktionstests und Modellannahmen über den Vererbungsmodus zur Heterogenität der Ergebnisse bei. Prentice [49] stellt z. B. die Untersuchung der Interaktion bzgl. *FGFR2*-rs3750817 in der Studie von Campa et al. [31] komplett in Frage.

Weitere Herausforderungen für die Interpretation einzelner signifikanter Gene ergeben sich aufgrund von Inkonsistenzen im Design zahlreicher Studien, in den Messmethoden der Genotypisierung und in den statistisch signifikanten Loci selbst. Häufig ist bei GWAS die Funktion des assoziierten Gens nicht bekannt, so dass die biologische Plausibilität ungeklärt bleibt. Auch sind die eingeschlossenen Fälle oft heterogen bezüglich Menopausenstatus, Stage und Tumorbiologie. Zudem sind Strukturunterschiede in den untersuchten Populationen (und Studien) zu berücksichtigen, wie differierende Allelfrequenzen und mögliche Abweichungen vom Hardy-Weinberg-Equilibrium. Ethnische Unterschiede in der Anwendung der MHT oder in der Brustkrebstypologie können zu weiterer Heterogenität beitragen, sodass die Gültigkeit der Ergebnisse über Populationsgrenzen hinweg unbestimmt bleibt. Am auffälligsten ist aber, dass in vielen Studien die Fallzahl insbesondere bei selteneren Allelen nicht ausreichend war, um geringe Interaktionseffekte überhaupt aufzeigen zu können. Dies führte dazu, dass Interaktionseffekte in einzelnen Studien genomweit signifikant waren, diese Ergebnisse in anderen Studien jedoch selten repliziert werden konnten, sofern die Loci überhaupt wiederholt untersucht wurden. Somit sind in den meisten Fällen die wichtigsten Forderungen der Experten nach einem niedrigen Signifikanzniveau von $p < 10^{-8}$ bei GWAS und die Replizierbarkeit der Effekte nicht erfüllt. Das bedeutet letztlich, dass negative Ergebnisse (insbesondere nicht signifikante) keine Aussagen darüber erlauben, ob nicht doch ein Zusammenhang in Untergruppen besteht, was besonders für die Gen-Umwelt-Interaktion, aber auch für die Haupteffekte des Brustkrebsrisikos gilt [50].

3.13.4 Fazit

Seit 2004 wurden ca. 35 Studien veröffentlicht, die eine mögliche Modifikation des MHT bedingten Brustkrebsrisikos mit bestimmten genetischen Varianten (Polymorphismen) untersucht haben. Obgleich diese Studien zum Teil wichtige Erkenntnisse über das genetische Zusammenspiel bei der Entstehung von Brustkrebs geliefert haben, fanden sich bisher für kein einziges der potentiellen Gene replizierbare und konsistente signifikante Interaktionen mit der MHT. Es besteht daher weiterhin eine große Unsicherheit darüber, ob überhaupt und in welchem Grad ein bestimmtes Gen unter Anwendung der MHT das Brustkrebsrisiko beeinflusst. Eine Entwicklung und Anwendung genetischer Testungen im Hinblick auf die Verträglichkeit der MHT wäre daher augenblicklich verfrüht. Erst wenn eine Reihe weiterer großer

Studien reproduzierbare und vertiefende Ergebnisse zu mit der MHT interagierenden Genvarianten präsentieren, könnten solche neuen Verfahren entwickelt und in die Therapieberatung Eingang finden.

Zusammenfassend und mit den Worten aus einer jüngeren sehr großen Studie (Rudolph 2013, frei übersetzt [48]): „... Diese Ergebnisse bedürfen der Replikation in Studien mit adäquater Power. Die identifizierten bescheidenen Interaktionseffekte sind momentan als klinisch nicht relevant einzustufen, aber sie geben wertvolle Hinweise auf mögliche Mechanismen der Brustkrebsentwicklung."

Etwas besser sieht es inzwischen mit Tests für genetische Polymorphismen in Bezug auf das allgemeine Brustkrebsrisiko aus. Zur Verbesserung der Früherkennung besonders in Risikogruppen für Brustkrebs werden im Rahmen von Studien bis zu 80 SNPs der mit dem Brustkrebsrisiko assoziierten Loci für die Erstellung von Risikoprofilen eingesetzt. Bislang finden aber auch sie noch keine breite Anwendung in der klinischen Praxis.

Literatur

[1] Avis NE, Stellato R, Crawford S, Bromberger J, Ganz P, Cain V, et al. Is there a menopausal syndrome? Menopausal status and symptoms across racial/ethnic groups. Social Science & Medicine. 2001;52(3):345–56.

[2] Melby MK, Anderson D, Sievert LL, Obermeyer CM. Methods used in cross-cultural comparisons of vasomotor symptoms and their determinants. Maturitas. 2011;70(2):110–9.

[3] Flesch-Janys D, Slanger T, Mutschelknauss E, Kropp S, Obi N, Vettorazzi E, et al. Risk of different histological types of postmenopausal breast cancer by type and regimen of menopausal hormone therapy. Int J Cancer. 2008;123(4):933–41.

[4] Crooke PS, Ritchie MD, Hachey DL, Dawling S, Roodi N, Parl FF. Estrogens, enzyme variants, and breast cancer: a risk model. Cancer Epidemiol Biomarkers Prev. 2006;15(9):1620–9.

[5] Yager JD. Endogenous estrogens as carcinogens through metabolic activation. J Natl Cancer Inst Monogr. 2000(27):67–73.

[6] Eliasen AH, Hankinson S. Endogenous Hormone Levels and Risk of Breast, Endometrial and Ovarian Cancers. In: Berstein L, Santen R, editors. Innovative Endocrinology of Cancer. Advances in Experimental Medicine and Biology. 630. New York: Springer; 2008. p. 148–65.

[7] Olson JE, Sellers TA, Iturria SJ, Hartmann LC. Bilateral oophorectomy and breast cancer risk reduction among women with a family history. Cancer Detection and Prevention. 2004;28(5):357–60.

[8] Domchek SM, Friebel TM, Singer CF, Evans DG, Lynch HT, Isaacs C, et al. Association of risk-reducing surgery in BRCA1 or BRCA2 mutation carriers with cancer risk and mortality. JAMA. 2010;304(9):967–75.

[9] Million Women SC. Breast cancer and hormone-replacement therapy in the Million Women Study. The Lancet. 2003;362(9382):419–27.

[10] Prentice RL, Chlebowski RT, Stefanick ML, Manson JE, Pettinger M, Hendrix SL, et al. Estrogen plus progestin therapy and breast cancer in recently postmenopausal women. Am J Epidemiol. 2008;167(10):1207–16.

[11] Chlebowski RT, Manson JE, Anderson GL, Cauley JA, Aragaki AK, Stefanick ML, et al. Estrogen Plus Progestin and Breast Cancer Incidence and Mortality in the Women's Health Initiative Observational Study. J Natl Cancer Inst. 2013;105(8):526–35.

[12] Hormontherapie bei (post-)menopausalen Frauen in Deutschland 2007. Berlin: Robert-Koch-Institut; http://www.rki.de/DE/Content/Gesundheitsmonitoring/Gesundheitsberichterstattung/GBEDownloadsB/Hormontherapie.pdf?__blob=publicationFile. 2008.
[13] Ameye L, Antoine C, Paesmans M, de Azambuja E, Rozenberg S. Menopausal hormone therapy use in 17 European countries during the last decade. Maturitas. 2014;79(3):287–91.
[14] HRT could benefit one million women, says NHS menopause guidance [Internet]. Guardian News and Media Limited or its affiliated companies. 2015 [abgerufen am 14. 01. 2016]. Zugänglich über: www.theguardian.com/society/2015/nov/12/one-million-women-could-benefit-from-hrt-says-nhs-menopause-guidance.
[15] Province MA, Goetz MP, Brauch H, Flockhart DA, Hebert JM, Whaley R, et al. CYP2D6 Genotype and Adjuvant Tamoxifen: Meta-Analysis of Heterogeneous Study Populations. Clinical Pharmacology & Therapeutics. 2014;95(2):216–27.
[16] Swen JJ, Nijenhuis M, de Boer A, Grandia L, Maitland-van der Zee AH, Mulder H, et al. Pharmacogenetics: from bench to byte – an update of guidelines. Clin Pharmacol Ther. 2011;89(5):662–73.
[17] Mueck AO, Seeger H, Wallwiener D. Impact of hormone replacement therapy on endogenous estradiol metabolism in postmenopausal women. Maturitas. 2002;43(2):87–93.
[18] Samavat H, Kurzer MS. Estrogen metabolism and breast cancer. Cancer Letters. 2015;356(2, Part A):231–43.
[19] Easton DF, Pooley KA, Dunning AM, Pharoah PD, Thompson D, Ballinger DG, et al. Genome-wide association study identifies novel breast cancer susceptibility loci. Nature. 2007;447(7148):1087–93.
[20] Michailidou K, Hall P, Gonzalez-Neira A, Ghoussaini M, Dennis J, Milne RL, et al. Large-scale genotyping identifies 41 new loci associated with breast cancer risk. Nat Genet. 2013;45(4):353–61, 61e1–2.
[21] Pearson TA, Manolio TA. How to interpret a genome-wide association study. JAMA. 2008;299(11):1335–44.
[22] Purrington KS, Slager S, Eccles D, Yannoukakos D, Fasching PA, Miron P, et al. Genome-wide association study identifies 25 known breast cancer susceptibility loci as risk factors for triple-negative breast cancer. Carcinogenesis. 2014;35(5):1012–9.
[23] Garcia-Closas M, Couch FJ, Lindstrom S, Michailidou K, Schmidt MK, Brook MN, et al. Genome-wide association studies identify four ER negative-specific breast cancer risk loci. Nat Genet. 2013;45(4):392–8, 8e1–2.
[24] Garcia-Closas M, Gunsoy NB, Chatterjee N. Combined Associations of Genetic and Environmental Risk Factors: Implications for Prevention of Breast Cancer. JNCI Journal of the National Cancer Institute. 2014;106(11):dju305.
[25] Setiawan VW, Hankinson SE, Colditz GA, Hunter DJ, De Vivo I. HSD17B1 gene polymorphisms and risk of endometrial and breast cancer. Cancer Epidemiol Biomarkers Prev. 2004;13(2):213–9.
[26] Feigelson HS, Rodriguez C, Jacobs EJ, Diver WR, Thun MJ, Calle EE. No Association between the Progesterone Receptor Gene +331G/A Polymorphism and Breast Cancer. Cancer Epidemiology Biomarkers & Prevention. 2004;13(6):1084–5.
[27] Salagame U, Banks E, Sitas F, Canfell K. Menopausal hormone therapy use and breast cancer risk in Australia: Findings from the New South Wales Cancer, Lifestyle and Evaluation of Risk study. International Journal of Cancer. 2015:1905–14.
[28] Rebbeck TR, DeMichele A, Tran TV, Panossian S, Bunin GR, Troxel AB, et al. Hormone-dependent effects of FGFR2 and MAP3K1 in breast cancer susceptibility in a population-based sample of post-menopausal African-American and European-American women. Carcinogenesis. 2009;30(2):269–74.

[29] Kawase T, Matsuo K, Suzuki T, Hiraki A, Watanabe M, Iwata H, et al. FGFR2 intronic polymorphisms interact with reproductive risk factors of breast cancer: Results of a case control study in Japan. International Journal of Cancer. 2009;125(8):1946–52.
[30] Prentice RL, Huang Y, Hinds DA, Peters U, Pettinger M, Cox DR, et al. Variation in the FGFR2 gene and the effects of postmenopausal hormone therapy on invasive breast cancer. Cancer Epidemiol Biomarkers Prev. 2009;18(11):3079–85.
[31] Campa D, Kaaks R, Le Marchand L, Haiman CA, Travis RC, Berg CD, et al. Interactions Between Genetic Variants and Breast Cancer Risk Factors in the Breast and Prostate Cancer Cohort Consortium. Journal of the National Cancer Institute. 2011;103(16):1252–63.
[32] Travis RC, Reeves GK, Green J, Bull D, Tipper SJ, Baker K, et al. Gene-environment interactions in 7610 women with breast cancer: prospective evidence from the Million Women Study. The Lancet. 2010;375(9732):2143–51.
[33] Nickels S, Truong T, Hein R, Stevens K, Buck K, Behrens S, et al. Evidence of gene-environment interactions between common breast cancer susceptibility loci and established environmental risk factors. PLoSGenet. 2013;9(3):e1003284.
[34] Andersen SW, Trentham-Dietz A, Figueroa JD, Titus LJ, Cai Q, Long J, et al. Breast cancer susceptibility associated with rs1219648 (FGFR2) and postmenopausal hormone therapy use in a population-based U. S. study. Menopause (New York, NY). 2013;20(3):354–8.
[35] Wu AH, Seow A, Arakawa K, Van Den Berg D, Lee HP, Yu MC. HSD17B1 and CYP17 polymorphisms and breast cancer risk among Chinese women in Singapore. Int J Cancer. 2003;104(4):450–7.
[36] Gaudet MM, Chanock S, Dunning A, Driver K, Brinton LA, Lissowska J, et al. HSD17B1 Genetic Variants and Hormone Receptor-Defined Breast Cancer. Cancer Epidemiology Biomarkers & Prevention. 2008;17(10):2766–72.
[37] Canzian F, Cox DG, Setiawan VW, Stram DO, Ziegler RG, Dossus L, et al. Comprehensive analysis of common genetic variation in 61 genes related to steroid hormone and insulin-like growth factor-I metabolism and breast cancer risk in the NCI breast and prostate cancer cohort consortium. Human Molecular Genetics. 2010;19(19):3873–84.
[38] Feigelson HS, Cox DG, Cann HM, Wacholder S, Kaaks R, Henderson BE, et al. Haplotype analysis of the HSD17B1 gene and risk of breast cancer: a comprehensive approach to multicenter analyses of prospective cohort studies. Cancer Res. 2006;66(4):2468–75.
[39] Justenhoven C, Hamann U, Schubert F, Zapatka M, Pierl CB, Rabstein S, et al. Breast cancer: a candidate gene approach across the estrogen metabolic pathway. Breast Cancer Res Treat. 2008;108(1):137–49.
[40] The MARIE-GENICA Consortium on Genetic Susceptibility for Menopausal Hormone Therapy Related Breast Cancer Risk. Postmenopausal estrogen monotherapy-associated breast cancer risk is modified by CYP17A1_-34_T>C polymorphism. Breast Cancer Res Treat. 2010;120(3):737–44.
[41] Obazee O, Justenhoven C, Winter S, Chang-Claude J, Rudolph A, Seibold P, et al. Confirmation of the reduction of hormone replacement therapy-related breast cancer risk for carriers of the HSD17B1_937_G variant. Breast Cancer Res Treat. 2013;138(2):543–8.
[42] Rudolph A, Milne RL, Truong T, Knight JA, Seibold P, Flesch-Janys D, et al. Investigation of gene-environment interactions between 47 newly identified breast cancer susceptibility loci and environmental risk factors. International Journal of Cancer. 2015;136(6):E685–E96.
[43] Boyd NF, Martin LJ, Yaffe MJ, Minkin S. Mammographic density: a hormonally responsive risk factor for breast cancer. The journal of the British Menopause Society. 2006;12(4):186–93.
[44] Greenwood CM, Paterson AD, Linton L, Andrulis IL, Apicella C, Dimitromanolakis A, et al. A genome-wide linkage study of mammographic density, a risk factor for breast cancer. Breast Cancer Res. 2011;13(6):R132.

[45] Lindstrom S, Thompson DJ, Paterson AD, Li J, Gierach GL, Scott C, et al. Genome-wide association study identifies multiple loci associated with both mammographic density and breast cancer risk. Nat Commun. 2014;5:5303.
[46] Rudolph A, Fasching P, Behrens S, Eilber U, Bolla M, Wang Q, et al. A comprehensive evaluation of interaction between genetic variants and use of menopausal hormone therapy on mammographic density. Breast Cancer Research. 2015;17(1):110.
[47] van Duijnhoven FJ, Peeters PH, Warren RM, Bingham SA, Uitterlinden AG, van Noord PA, et al. Influence of estrogen receptor alpha and progesterone receptor polymorphisms on the effects of hormone therapy on mammographic density. Cancer Epidemiol Biomarkers Prev. 2006;15(3):462–7.
[48] Rudolph A, Hein R, Lindström S, Beckmann L, Behrens S, Liu J, et al. Genetic modifiers of menopausal hormone replacement therapy and breast cancer risk: a genome-wide interaction study. Endocrine-Related Cancer. 2013;20(6):875–87.
[49] Prentice RL. Empirical Evaluation of Gene and Environment Interactions: Methods and Potential. Journal of the National Cancer Institute. 2011;103(16):1209–10.
[50] Westbrook K, Stearns V. Pharmacogenomics of Breast Cancer Therapy: An Update. Pharmacology & therapeutics. 2013;139(1):1–11.
[51] Rebbeck TR, Troxel AB, Shatalova EG, Blanchard R, Norman S, Bunin G, et al. Lack of effect modification between estrogen metabolism genotypes and combined hormone replacement therapy in postmenopausal breast cancer risk. Cancer Epidemiol Biomarkers Prev. 2007;16(6):1318–20.
[52] Rebbeck TR, Troxel AB, Norman S, Bunin G, DeMichele A, Schinnar R, et al. Pharmacogenetic modulation of combined hormone replacement therapy by progesterone-metabolism genotypes in postmenopausal breast cancer risk. Am J Epidemiol. 2007;166(12):1392–9.
[53] Chen Y, Gammon MD, Teitelbaum SL, Britton JA, Terry MB, Shantakumar S, et al. Estrogen-biosynthesis gene CYP17 and its interactions with reproductive, hormonal and lifestyle factors in breast cancer risk: results from the Long Island Breast Cancer Study Project. Carcinogenesis. 2008;29(4):766–71.
[54] Diergaarde B, Potter JD, Jupe ER, Manjeshwar S, Shimasaki CD, Pugh TW, et al. Polymorphisms in Genes Involved in Sex Hormone Metabolism, Estrogen Plus Progestin Hormone Therapy Use, and Risk of Postmenopausal Breast Cancer. Cancer Epidemiology Biomarkers & Prevention. 2008;17(7):1751–9.
[55] Quick SK, Shields PG, Nie J, Platek ME, McCann SE, Hutson AD, et al. Effect modification by catalase genotype suggests a role for oxidative stress in the association of hormone replacement therapy with postmenopausal breast cancer risk. Cancer Epidemiol Biomarkers Prev. 2008;17(5):1082–7.
[56] Justenhoven C, Hamann U, Pierl CB, Baisch C, Harth V, Rabstein S, et al. CYP2C19*17 is associated with decreased breast cancer risk. Breast Cancer Res Treat. 2009;115(2):391–6.
[57] Kotsopoulos J, Tworoger SS, DeVivo I, Hankinson SE, Hunter DJ, Willett WC, et al. +331G/A variant in the progesterone receptor gene, postmenopausal hormone use and risk of breast cancer. International journal of cancer Journal international du cancer. 2009;125(7):1685–91.
[58] Reding KW, Li CI, Weiss NS, Chen C, Carlson CS, Duggan D, et al. Genetic variation in the progesterone receptor and metabolism pathways and hormone therapy in relation to breast cancer risk. AmJ Epidemiol. 2009;170(10):1241–9.
[59] The MARIE-GENICA Consortium on Genetic Susceptibility for Menopausal Hormone Therapy Related Breast Cancer Risk. Polymorphisms in genes of the steroid receptor superfamily modify postmenopausal breast cancer risk associated with menopausal hormone therapy. Int J Cancer. 2010;126(12):2935–46.
[60] The MARIE-GENICA Consortium on Genetic Susceptibility for Menopausal Hormone Therapy Related Breast Cancer Risk. Polymorphisms in the BRCA1 and ABCB1 genes modulate menopausal hormone therapy associated breast cancer risk in postmenopausal women. Breast Cancer Res Treat. 2010;120(3):727–36.

[61] The MARIE-GENICA Consortium on Genetic Susceptibility for Menopausal Hormone Therapy Related Breast Cancer Risk. Genetic polymorphisms in phase I and phase II enzymes and breast cancer risk associated with menopausal hormone therapy in postmenopausal women. Breast Cancer Res Treat. 2010;119(2):463–74.
[62] Cerne JZ, Novakovic S, Frkovic-Grazio S, Pohar-Perme M, Stegel V, Gersak K. Estrogen metabolism genotypes, use of long-term hormone replacement therapy and risk of postmenopausal breast cancer. Oncology reports. 2011;26(2):479–85.
[63] Justenhoven C, Schaeffeler E, Winter S, Baisch C, Hamann U, Harth V, et al. Polymorphisms of the nuclear receptor pregnane X receptor and organic anion transporter polypeptides 1A2, 1B1, 1B3, and 2B1 are not associated with breast cancer risk. Breast Cancer Research and Treatment. 2011;125(2):563–9.
[64] Lee E, Schumacher F, Lewinger JP, Neuhausen SL, Anton-Culver H, Horn-Ross PL, et al. The association of polymorphisms in hormone metabolism pathway genes, menopausal hormone therapy, and breast cancer risk: a nested case-control study in the California Teachers Study cohort. Breast Cancer Research : BCR. 2011;13(2):R37-R.
[65] Justenhoven C, Obazee O, Winter S, Couch FJ, Olson JE, Hall P, et al. The postmenopausal hormone replacement therapy-related breast cancer risk is decreased in women carrying the CYP2C19*17 variant. Breast Cancer Res Treat. 2012;131(1):347–50.
[66] Harlid S, Butt S, Ivarsson MIL, Eyfjörd JE, Lenner P, Manjer J, et al. Interactive effect of genetic susceptibility with height, body mass index, and hormone replacement therapy on the risk of breast cancer. BMC Women's Health. 2012;12:17.
[67] Hein R, Abbas S, Seibold P, Salazar R, Flesch-Janys D, Chang-Claude J. Polymorphism Thr160Thr in SRD5A1, involved in the progesterone metabolism, modifies postmenopausal breast cancer risk associated with menopausal hormone therapy. Breast Cancer Res Treat. 2012;131(2):653–61.
[68] Hein R, Flesch-Janys D, Dahmen N, Beckmann L, Lindström S, Schoof N, et al. A genome-wide association study to identify genetic susceptibility loci that modify ductal and lobular postmenopausal breast cancer risk associated with menopausal hormone therapy use: a two-stage design with replication. Breast cancer research and treatment. 2013;138(2):529–42.
[69] Hindorff LA, MacArthur J (European Bioinformatics Institute), Morales J (European Bioinformatics Institute), Junkins HA, Hall PN, Klemm AK, and Manolio TA. A Catalog of Published Genome-Wide Association Studies. Zugänglich über: www.genome.gov/gwastudies. Abgefragt zuletzt am 2016.20.01.

3.14 Genetische Faktoren in der klinischen Umweltmedizin

Michael Müller

3.14.1 Klinische Umweltmedizin – Ansätze und Vorgehensweisen

Für die Einordnung der Untersuchung und Bewertung genetischer Faktoren in der klinischen Umweltmedizin ist es erforderlich, Ansätze und Vorgehensweisen dieses Faches kurz vorzustellen.

Physikalische und chemische Umweltfaktoren werden von der Bevölkerung zunehmend als Auslöser für unterschiedliche Erkrankungen gesehen. Dabei spielt auch die Wahrnehmung und Diskussion von Umweltnoxen in den Medien und den sozialen Netzwerken eine wichtige Rolle.

Es stellt sich allerdings heraus, dass bei den meisten Patienten, die angeben an einer umweltbedingten Erkrankung zu leiden, andere klinische Diagnosen gestellt werden können. So zeigen Untersuchungen von Herr et al. [1] z. B. das Vorliegen von respiratorischen Erkrankungen (ICD J: ~ 55 %), Hauterkrankungen (ICD L: 30 %) und Magen-Darm-Erkrankungen (ICD K: ~ 20 %) in entsprechenden Patientenkollektiven auf (ICD = International Statistical Classification of Diseases and Related Health Problems). Hingegen lassen sich nur bei bis zu 15 % der Erkrankten Hinweise auf pathogene Ursachen aus der Umwelt finden. Zu den beschriebenen organischen Erkrankungen treten in zahlreichen Fällen Somatisierungsstörungen (ICD F) hinzu, wobei die vom Patienten auf die Umwelt zurückgeführte Erkrankung Teil der Störung ist. In verschiedenen Studien wird der Anteil von Patienten mit psychiatrischen Störungen zwischen 40 und 75 % angegeben [1–5].

Um eine sorgfältiges Differenzieren potentiell vorliegender pathogener Umweltnoxen von anderen prinzipiell diagnostizier- und behandelbaren organischen Leiden insbesondere vor dem Hintergrund psychischer Erkrankungen als Einzel- oder Kofaktor(en) zu ermöglichen, werden in einer Übersichtsarbeit [6] folgende Vorgehensweisen vorgeschlagen.

Initial erfolgt die Anamnese nach einem für die klinische Umweltmedizin spezifischen Befragungsschema [6], idealerweise unterstützt durch einen standardisierten Fragebogen [7]. Aufgrund der Vielzahl möglicher Umweltszenarien und vom Patienten angegebenen Beschwerden kann kein standardisiertes Untersuchungsschema empfohlen werden. Es empfiehlt sich eine interdisziplinäre klinische Diagnose unter gleichwertiger Würdigung somatischer und psychischer Aspekte [1,8]. Eine exemplarische Zusammenstellung umweltmedizinischer Fragestellungen und Vorgehensweisen für wichtige Einzelnoxen findet sich bei [6].

In diesem Kontext kommen der Quellensuche einer Exposition und der genauen Bestimmung des Schadstoffes besondere Bedeutung zu [6]. Zunächst sollte im Rahmen einer Ortsbegehung in erster Linie das private Umfeld des Patienten, seine Wohnung und Wohnumgebung von qualifizierten Stellen und Experten untersucht werden. Zugang zu qualifizierten Stellen und Experten können regionale Gesundheitsämter, regionale Ämter für Umweltschutz sowie die regionalen universitären Ambulanzen und Beratungsstellen vermitteln.

Ergeben sich Anhaltspunkte auf eine Exposition kann ein Umweltmonitoring, z. B. eine Untersuchung der Innenraumluft, durchgeführt werden. Die Ergebnisse sollten nach den Empfehlungen der Ad-hoc-Arbeitsgruppe Innenraumrichtwerte der Kommission Innenraumlufthygiene und der Obersten Landesgesundheitsbehörden hinsichtlich hygienisch bedenklicher und toxikologisch relevanter flüchtiger organischer Verbindungen sowie Gerüchen bewertet werden [9,10]. Für andere Formen des Umweltmonitorings wie z. B. Analysen von Wasser, Boden, Luft und Lebensmitteln können Umwelt- oder Gesundheitsbehörden zuständig sein. Eine Kontaktaufnahme im Vorfeld ist anzuraten.

Alternativ, aber auch ergänzend kann ein Humanbiomonitoring, d. h. Untersuchungen von menschlichen Körperflüssigkeiten und -gewebe auf einen möglichen

Gehalt an Schadstoffen und deren Folgeprodukte, initiiert werden. Die Bewertung der Ergebnisse sollte nach den Empfehlungen der Kommission Human-Biomonitoring des Umweltbundesamtes erfolgen [11,12].

Umwelt- und Humanbiomonitoring werden in den meisten Fällen nicht von den Krankenkassen finanziert. Genauso wie die umweltmedizinische Wohnraumbegehung handelt es sich hier um Individuelle Gesundheitsleistungen (IGeL), die vom Patienten selbst zu tragen sind, es sei denn die durchzuführenden Untersuchungen fallen in die Zuständigkeit der oben genannten Behörden [13].

Im Anschluss an eine interdisziplinäre klinische Diagnostik erfolgt eine Beratung des Patienten. Hier sind auch die Möglichkeiten und Grenzen, sowie die Angemessenheit und der Nutzen der Untersuchungen darzulegen und die Konsequenzen zu erläutern [6,14]. Die an den Sorgen und Krankheitsmodellen des Patienten ausgerichtete Risikokommunikation stellt dabei eine besondere Herausforderung dar [15]. Sehr oft lassen sich die körperlichen Beschwerden nicht oder nicht hinreichend durch eine vorliegende organische Erkrankung erklären; eine Somatisierung ist in zahlreichen Fällen das zentrale Problem [6]. Obwohl die Fragen nach der Ätiologie der Beschwerden für viele Patienten nicht hinreichend beantwortet werden können, sollten psychotherapeutische Angebote gemacht werden, die auch von mehr als einem Drittel der Patienten angenommen werden [1]. Ziele der symptomorientierten psychotherapeutischen Verfahren sind eine Minderung der sozialen Isolierung und eine Verbesserung der Copingmechanismen des Patienten, eine Stabilisierung der eingeschränkten Befindlichkeit, ein langsamer Wiederaufbau von Ressourcen und letztendlich eine Verbesserung der Lebensqualität [6].

3.14.2 Genetische Polymorphismen als ätiologisches Erklärungsmodell in der Umweltmedizin

Ab den 90er Jahren des vergangenen Jahrhunderts wurden zunehmend Studien verfügbar, die eine individuelle Empfindlichkeit (Suszeptibilität) aufgrund des Vorliegens genetischer Polymorphismen bei der Anwendung von Arzneistoffen und bei der Krebsentstehung infolge einer vorhandenen Exposition gegenüber kanzerogenen Stoffen, z. B. im Tabakrauch, beschrieben. Prominente Gruppen Fremdstoff-metabolisierender Enzyme waren in diesem Zusammenhang unter anderem Cytochrome P-450, Glutathion-*S*-Transferasen und *N*-Acetyltransferasen [16,17].

Die in den genannten Bereichen auf der Basis von großen Patientenkollektiven gefundenen Korrelationen beruhten auf der gesicherten Aufnahme hoher Dosen eines oder mehrerer Arznei- oder Fremdstoffe. Diese Erkenntnisse wurden von einzelnen Umweltmedizinern unkritisch auf die Suszeptibilität von Individuen übertragen, die gegenüber potentiell vorhandenen niedrigen Dosen oft nicht näher charakterisierter chemischer Noxen exponiert erschienen. In der Folge wurden einschlägige Genanalysen ohne bewiesenen diagnostischen Wert empfohlen und von kommerziellen Anbietern durchgeführt [18–23]. Hierbei handelt es sich auch wieder um „Individuelle Gesundheitsleistungen“ (IGeL), die vom Patienten selbst zu tragen sind. Auf der Grundlage der erhaltenen Ergebnisse wurden die „Entgiftungskapazität“ der Leber beurteilt, therapeutische Empfehlungen ausgesprochen und sogar „Notfallausweise“ ausgestellt [16,17,24].

Aus der Sicht von Teilen der unter 3.14.1 beschriebenen Patientenkollektive lieferten die bei den Patienten angeblich nachgewiesenen „ungünstigen Mutationen“ verbunden mit der Diagnose einer „allgemeinen Entgiftungsschwäche“ eine willkommenes ätiologisches Erklärungsmodell, u. a. für umweltbedingte Syndrom- oder Symptomkomplexe wie die „Multiple Chemische Sensitivität“ (MCS) [25,26].

Vor diesem Hintergrund veröffentlichte die Beratungskommission der Sektion Toxikologie der Deutschen Gesellschaft für experimentelle und Klinische Pharmakologie und Toxikologie (DGPT) als medizinische Fachgesellschaft und die Kommission „Methoden und Qualitätssicherung in der Umweltmedizin“ des Robert Koch-Instituts jeweils eine Stellungnahme [16,17]. Aus diesen Veröffentlichungen geht übereinstimmend hervor, dass keine wissenschaftliche Studie einen Zusammenhang zwischen der Toxizität einer oder mehrerer Umweltnoxe(n) und einer gesteigerten Empfindlichkeit eines Individuums aufgrund des Vorliegens eines genetischen Polymorphismus sicher belegen kann. Zusätzlich verweisen beide Stellungnahmen auf die ethischen Aspekte solcher Untersuchungen: so ist zum einen mit Blick auf die individuelle Risikobetrachtung „die Vorhersagegenauigkeit bei monogenetischen Erbleiden hoch, aber beim Zusammenspiel mehrerer Gene und mehrerer Umweltfaktoren, wie im Falle der Sequenzvariationen der Fremdstoffmetabolisierenden Enzyme begrenzt“, zum anderen muss „die soziale Implementierung vor allem im Sinn einer ausführlichen genetischen Beratung sichergestellt werden“ [16,17]. In ihrer Bewertung kommt die Kommission des Robert Koch-Instituts zu dem Schluss: „Die Anwendung von Genotypisierungsmethoden in der Umweltmedizin wird gemäß den ‚Grundsätzen der Bewertung von umweltmedizinischen Methoden‘ dieser Kommission in die Kategorie IV eingestuft. Kategorie IV bedeutet, dass der Einsatz von Genotypisierungsmethoden für den klinisch-umweltmedizinischen Bereich nicht empfohlen werden kann, weil die Ergebnisse derzeit keine sinnvollen individual-medizinischen Aussagen ermöglichen“ [17].

3.14.3 Genetische Polymorphismen in der umweltmedizinisch-klinischen Praxis

Trinkalkohol (Ethanol) wird in der menschlichen Leber zum größten Teil (90 %) durch eine Familie von Alkoholdehydrogenasen (ADH) zu Acetaldehyd und dieses Substrat wiederum durch polymorphe Acetaldehyddehydrogenasen (ALDH) zu Acetat abgebaut [27,28].

Etwa 45 % aller Ostasiaten (Japaner, Chinesen, Koreaner) sind Träger des *ALDH2*2*-Allels (Glu504Lys, rs671). Homozygote Träger des *ALDH2*2*-Allels weisen nahezu keine ALDH2-Aktivität mehr auf, heterozygote Träger zeigen eine deutlich reduzierte Aktivität. Bereits die Aufnahme von geringen Ethanolmengen genügt bei

Personen mit ALDH2-Defizienz, um ausgeprägte Unverträglichkeitsreaktionen wie Hautrötung (engl. flush), Blutdruckabfall, Tachykardie, Palpitationen, Muskelschwäche, Kopfschmerzen, Übelkeit und Erbrechen hervorzurufen. Dies wird auf die Akkumulation von Acetaldehyd infolge des verzögerten Abbaus zurückgeführt [27,28].

Die polymorphen Alkoholdehydrogenasen *ADH1B*2* (Arg48His, rs1229984), *ADH1B*3* (Arg370Cys, rs2066702) und *ADH1C*1* (Arg272Ile350) sorgen für einen schnelleren Abbau des Ethanol zu Acetaldehyd und können daher auch das oben beschriebene Flush-Syndrom hervorrufen [29,30]. Personen, die Träger einer Kombination des *ALDH2*2*-Allels und des *ADH1B*2*-Allels sind, zeigen eine besonders heftige Reaktion des Körpers nach Ethanolexposition [29].

Das *ADH1B*2*-Allel findet sich am häufigsten in Ostasiaten (Frequenz: 0,75), auch in jüdischen Bevölkerungsgruppen lassen sich Frequenzen von 0,20–0,31 belegen. Hingegen weisen Kollektive von Mitteleuropäern, Amerikanern afrikanischer Abstammung und Indianern nur Frequenzen ≤ 0,01 auf. Das *ADH1B*3*-Allel zeigt sich mit einer Frequenz von 0,22 in Individuen afrikanischer Abstammung und ist bei Mitteleuropäern und Asiaten nicht nachweisbar [28].

Für die umweltmedizinisch-klinische Praxis sind die hier dargestellten Polymorphismen aktuell noch von nachgeordneter praktischer Bedeutung, gleichwohl mit Blick auf die weltweit steigende Bedeutung der Migration von Individuen jetzt und in der Zukunft nicht zu vernachlässigen. Ferner gilt es zu bedenken, dass die Aufnahme auch geringer Mengen von Trinkalkohol aus umweltmedizinischer Sicht einer Hochdosis entspricht.

Abweichend von den unter 3.14.2 beschriebenen Stellungnahmen und der Bewertung der Kommission „Methoden und Qualitätssicherung in der Umweltmedizin“ des Robert Koch-Instituts stellen sich in den umweltmedizinischen Praxen, Ambulanzen und Beratungsstellen, aber auch in den Praxen und Kliniken anderer medizinischer Fachrichtungen, immer wieder Patientinnen und Patienten mit den Ergebnissen umfänglicher genetischer Analysen Fremdstoffmetabolisierender Enzyme vor, ohne dass vorher durch Umwelt- oder/und Humanbiomonitoring eine Exposition gegenüber relevanten chemischen Noxen gesichert wurde. Dabei lässt sich nach wie vor aus dem Vorliegen einzelner genetischer Polymorphismen oder deren Kombinationen keine besondere Empfindlichkeit im Sinne einer „generellen mangelnden Entgiftungskapazität“ ableiten. Im Einzelfall ist zu prüfen, ob die vorgelegten Ergebnisse Einfluss auf eine bereits eingeleitete oder zu verordnende Pharmakotherapie haben können.

Zukünftige Ansätze für die Nutzung genetischer Faktoren in der umweltmedizinisch-klinischen Praxis könnten aus Erfahrungen in der Arbeitsmedizin erwachsen. Dort finden sie ihre Anwendung in der arbeitstoxikologischen und arbeitsepidemiologischen Forschung, in der Prävention von Vergiftungsunfällen und Berufskrankheiten, und in der Zusammenhangsbegutachtung von Patienten mit Verdacht auf eine Berufskrankheit [31]. Insbesondere „im Rahmen von Berufskrankheitenverfahren kann die Bestimmung von Enzympolymorphismen im Einzelfall eine wichtige Information zur Beschreibung des individuellen Erkrankungsrisikos liefern. Dies ist dann der Fall, wenn anlagebedingt die gleiche äußere Exposition zu einer höheren Konzentration an toxischen Stoffwechselprodukten und somit zu einer höheren inneren Belastung führt als bei anderen Menschen. Beispiele sind der Status eines langsamen Acetylierers bei einer Krebserkrankung der Harnwege (Urothelkarzinom) durch aromatische Amine oder die Zugehörigkeit zu den ca. 4 % der Bevölkerung mit einer Deletion der *NQO1* bei einer Leukämie durch Benzol. Wichtig ist dabei der konkrete Bezug zum jeweiligen Arbeitsstoff" [31].

Es ist zu beachten, dass die Expositionen gegenüber Arbeitsstoffen in der Regel wesentlich höher sind als gegenüber chemischen Noxen in der Umwelt. Wenn es gelingt, im Einzelfall relevante Konzentrationen durch Umwelt- oder/und Humanbiomonitoring nachzuweisen oder durch Studien an geeigneten Kollektiven Effekte auch im Niedrigdosisbereich zu belegen, könnten in der Arbeitsmedizin etablierte Korrelationen für die individuelle Suszeptibilität bei gesicherter Exposition gegenüber Fremdstoffen in der Zukunft auch auf die umweltmedizinisch-klinische Praxis übertragen werden.

Literatur

[1] Herr C, Kopka I, Mach J, et al. Interdisciplinary diagnostics in environmental medicine–outcome and follow up in patients with chronic unexplained health complaints. Int J Hyg Environ Health. 2004;207:31–44.

[2] Black DW, Okiishi C, Schlosser S. A nine-year follow-up of people diagnosed with multiple chemical sensitivities. Psychosomatics. 2000;41:253–61.

[3] Bornschein S, Hausteiner C, Zilker T, Bickel H, Forstl H: Psychiatric and somatic morbidity of patients with suspected multiple chemical sensitivity syndrome (MCS). Nervenarzt. 2000;71:737–44.

[4] Umweltbundesamt. Multizentrische MCS-Studie, 2002. Zugänglich über www.umweltbundesamt.de/publikationen/multizentrische-mcs-studie.

[5] Hausteiner C, Bornschein S, Zilker T, Henningsen P, Forstl H. Dysfunctional cognitions in idiopathic environmental intolerances (IEI) – an integrative psychiatric perspective. Toxicol Lett. 2007;171:1–9.

[6] Herr C, Otterbach I, Nowak D, Hornberg C, Eikmann T, Wiesmüller GA. Klinische Umweltmedizin. Dtsch Arztebl. 2008;105:523–31.

[7] Eis D. Methoden und Qualitätssicherung in der Umweltmedizin. Bundesgesundheitsbl Gesundheitsforsch Gesundheitsschutz. 2000;43:336–42.

[8] Eikmann T. Zentrum für Klinische Umweltmedizin: Interdisziplinäres Versorgungskonzept. Dtsch Arztbl 1997;94:A 214.

[9] Umweltbundesamt. Beurteilung von Innenraumluftkontaminationen mittels Referenz- und Richtwerten. Handreichung der Ad-hoc-Arbeitsgruppe der Innenraumlufthygiene-Kommission des Umweltbundesamtes und der Obersten Landesgesundheitsbehörden. Bundesgesundheitsbl Gesundheitsforsch Gesundheitsschutz. 2007;50:990–1005.

[10] Umweltbundesamt. Gesundheitlich-hygienische Beurteilung von Geruchsstoffen in der Innenraumluft mithilfe von Geruchsleitwerten. Entwurf der Ad-hoc Arbeitsgruppe

Innenraumrichtwerte der Kommission Innenraumlufthygiene und der Obersten Landesgesundheitsbehörden zur öffentlichen Diskussion bis Ende Dezember 2015. Bundesgesundheitsbl. 2014;57:148–53.
[11] Umweltbundesamt. Human-Biomonitoring: Definitionen, Möglichkeiten und Voraussetzungen. Berichte. Bundesgesundheitsbl Gesundheitsforsch Gesundheitsschutz. 1996;39:213–14.
[12] Umweltbundesamt. Konzept der Referenz- und Human-Biomonitoring-Werte (HBM) in der Umweltmedizin. Berichte. Bundesgesundheitsbl Gesundheitsforsch Gesundheitsschutz. 1996;39:221–24.
[13] Otterbach I, Bergold M, Beyer M, Eikmann T, Herr C: Individuelle Gesundheitsleistungen (IGeL) in der Umweltmedizin – Teil 1. Umweltmed Forsch Prax. 2006;11:173–83.
[14] Wiesmüller GA. Möglichkeiten und Grenzen der Diagnostik in der Umweltmedizin. Akademische Edition Umweltforschung. Publikationsreihe des interdisziplinären Umwelt-Forums der RWTH Aachen. Band 21. Aachen: Shaker Verlag; 2002.
[15] Robert Koch Institut. Mitteilungen der Kommission Methoden und Qualitätssicherung in der Umweltmedizin (1999–2008). Zugänglich über www.rki.de/DE/Content/Kommissionen/UmweltKommission/Archiv/archiv_node.html?cms_gtp=2636264_list%253D3.
[16] Schulz TG, Degen G, Foth H et al. Stellungnahme zur Bedeutung von genetischen Polymorphismen von Fremdstoff-metabolisierenden Enzymen in der Toxikologie. Umweltmed Forsch Praxis. 2002;7:232–46.
[17] Robert-Koch-Institut. Genetische Polymorphismen (Sequenzvariationen) von Fremdstoff-metabolisierenden Enzymen und ihre Bedeutung in der Umweltmedizin. Mitteilung der RKI-Kommission. „Methoden und Qualitätssicherung in der Umweltmedizin“. Bundesgesundheitsbl Gesundheitsforsch Gesundheitsschutz. 2004;47:1115–23.
[18] Fabig KR. Glutathion-*S*-Transferase T1 und Multiple Chemikaliensensitivität (MCS). Umwelt Medizin Gesellschaft. 1999;11:226–32.
[19] Fabig KR. Umweltgifte ohne genetische Antwort. Umwelt Medizin Gesellschaft. 2002;15:293–300.
[20] Fabig KR. Polymorphismen in der Umweltmedizin. Erfahrungen und Indikationen. Umwelt Medizin Gesellschaft. 2003;16:103–11.
[21] Kuklinski B. Glutathion-Transferasen und Krankheit. Ztg Umweltmed. 1999;7:39–45.
[22] Prang NS, von Baehr V, Bieger WP. Erhöhte genetische Suszeptibilität gegenüber Umweltgiften bei schadstoffbelasteten Patienten mit chronischem Erschöpfungssyndrom. Z Umweltmed. 2001;9:38–45.
[23] Waschützа S. Chancen in der Diagnostik von Umweltkrankheiten–Polymorphismen in den Genen der „Drug Metabolizing Enzymes“. Umwelt Med Ges. 2000;13:134–37.
[24] Degen G, Foth H, Kahl R et al. Notfallausweis Glutathion-*S*-Transferasen–Stellungnahme der Sektion Toxikologie der DGPT. Umweltmed Forsch Prax. 1999;4:268.
[25] Nasterlack M, Kraus T, Wrbitzky R. Multiple Chemical Sensitivity. Dtsch Arztebl. 2002;99:A2474–83.
[26] Mühlinghaus T, Eis D, Meineke C, Brockmöller J. Genetische Polymorphismen bei Umweltambulanz-Patienten und Patienten mit selbstberichteter MCS im Vergleich zu Häufigkeitsangaben aus der Literatur–Erste Ergebnisse aus der MCS-Studie des RKI. Arbeitsmed Sozialmed Umweltmed. 2005;40:251–57.
[27] Müller M. Ethanol. In: Dunkelberg H, Gebel T, Hartwig A, Hrsg. Handbuch der Lebensmitteltoxikologie Band 4. Weinheim: Wiley-VCH Verlag GmbH; 2007. 1817–1845.
[28] Enoch MA. Genetic influences on response to alcohol and response to pharmacotherapies for alcoholism. Pharmacol Biochem Behav. 2014;123:17–24.
[29] Chen CC, Lu RB, Chen YC, Wang MF, Chang YC, Li TK, et al. Interaction between the functional polymorphisms of the alcohol-metabolism genes in protection against alcoholism. Am J Hum Genet 1999;65:795–807.

[30] Edenberg HJ. The genetics of alcohol metabolism: role of alcohol dehydrogenase and aldehyde dehydrogenase variants. Alcohol Res Health. 2007;30:5–13.
[31] Müller M, Hallier E. Individuelle Empfindlichkeit und Humanbiomonitoring. In: Triebig G, Drexler H, Letzel S, Nowak D. Biomonitoring in Arbeitsmedizin und Umweltmedizin. Orientierungshilfe für Betrieb, Praxis und Klinik. Heidelberg: ecomed Medizin; 2012. 49–60.

3.15 Anwendungsgebiete in der forensischen Toxikologie

Andrea Steuer

Die Pharmakogenetik beschäftigt sich mit den genetisch bedingten Unterschieden bei der Arzneimittel-, Drogen- oder Giftwirkung und kann somit ebenfalls in der rechtsmedizinischen Begutachtung von Bedeutung sein. Im Folgenden soll auf einige Besonderheiten forensisch-toxikologischer Interpretation, die sich durch zusätzliche pharmakogenetische Aspekte ergeben, eingegangen werden.

3.15.1 Spezielle Aspekte forensischer Toxikologie

Die forensische Toxikologie beschreibt einen Teilaspekt der Toxikologie in all jenen Situationen, denen juristische Fragestellungen zugrunde liegen. Dementsprechend müssen forensisch-toxikologische Ergebnisse und deren Interpretation auch einer kritischen Betrachtung in Gerichtsverfahren standhalten. Typischerweise lässt sich das Fachgebiet der forensischen Toxikologie in drei Aufgabengruppen unterteilen [1]:

- Verhalten oder Leistungsfähigkeitsbeurteilung bei Lebenden, z. B. Fahrfähigkeitverminderung oder Beeinflussung von körperlichen und geistigen Fähigkeiten durch Alkohol, Drogen oder Medikamentenwirkstoffe;
- Abstinenzkontrollen, u. a. zur Widererlangung des Führerscheins;
- Postmortem-Toxikologie zur Feststellung der Todesursache in außergewöhnlichen Todesfällen oder einer möglichen Substanzbeeinflussung zum Zeitpunkt des Todes.

Neben den primären Fragestellungen ob z. B. ein Fahrzeuglenker einen Verkehrsunfall unter dem Einfluss von Alkohol, Medikamenten oder Drogen verursacht hat, ist ein Forensischer Toxikologe häufig mit weiterführenden, speziellen Beurteilungen konfrontiert. Wurde die verordnete Dosis eines Medikaments eingenommen, d. h. ist eine therapietreue Einnahme erfolgt oder liegt eventuell ein Substanzmissbrauch vor? Bei festgestelltem Drogenkonsum kann es je nach Gesetzeslage für das Strafmaß entscheidend sein, ob dieser bereits länger als 24 Stunden zurücklag und ob die Einlassungen des Beschuldigten bezüglich Konsumzeitpunkt plausibel erscheinen. Eine häufige Problematik ist die Feststellung, ob eine Substanz schlussendlich den Tod erklären kann oder nicht.

Eine Beurteilung dieser Fragestellungen über die Blutkonzentration alleine durch deren Einteilung in subtherapeutisch, therapeutisch, übertherapeutisch, toxisch oder gar letal ist in der forensischen Toxikologie oft nicht so einfach möglich wenn nicht gar gänzlich unmöglich. Konkrete Interpretationen zur Wirksamkeit respektive dem Grad der Beeinträchtigung sollten stets nur unter Berücksichtigung aller bekannten Umstände und Nebenaspekte erfolgen. Je nach Substanzgruppe, z. B. bei Opiaten, Opioiden und auch Benzodiazepinen ist ein möglicherweise vorliegender Gewöhnungseffekt zu berücksichtigen. Eine initial als sehr hoch eingestufte Blutkonzentration geht in solchen Fällen nicht zwingend mit entsprechenden Vergiftungssymptomen einher. Weiter ist klar zwischen Beurteilungen an Lebenden und Toten zu unterschieden.

Bei Lebenden ist immer die Leistungsfähigkeit resp. eine mögliche Beeinflussung im Zeitpunkt eines Ereignisses zu beurteilen. Da zwischen dem Ereignis- z. B. einem Verkehrsunfall oder einem Delikt- und der Blutabnahme des Öfteren eine relativ große Zeitdifferenz liegt, muss dies entsprechend bei der Begutachtung berücksichtigt werden. So ist es z. B. denkbar, dass je nach den pharmakokinetischen Eigenschaften einer Substanz diese bereits zu großen Teilen verstoffwechselt wurde oder zumindest Veränderungen im Verhältnis von Muttersubstanz zu Metabolit(en) beobachtet werden können.

Die Interpretation im Rahmen postmortaler Fragestellungen gestaltet sich noch weitaus komplexer. So kann postmortal meist nur in Vollblutproben quantifiziert werden, da eine Gewinnung von Serum/Plasma oft nicht (mehr) möglich ist. Referenzwerte für therapeutische Konzentrationsbereiche aus dem Bereich des klinischen Drug Monitorings sind jedoch fast ausschließlich auf Serum bezogen. In solchen Fällen muss ein entsprechender Verteilungskoeffizient herangezogen werden. Dieser ist für viele Substanzen unbekannt oder weist meist eine große Varianz auf. Generell können bekannte Referenzbereiche von Lebenden – unabhängig von der analysierten Matrix – bestenfalls als grober Anhaltspunkt für die Interpretation postmortaler Blutkonzentrationen herangezogen werden. Vielfältige Prozesse, die innerhalb kürzester Zeit nach Eintritt des Todes beginnen, können die Arzneimittelkonzentrationen zum Teil massiv verändern. Einerseits können Umverteilungen aus z. B. dem Gastrointestinaltrakt oder der Lunge zum Teil zu erheblichen Konzentrationsanstiegen führen. Andererseits können einige Substanzen z. B. durch bakterielle Besiedlung teilweise oder gar vollständig abgebaut werden. Ausmaß und Zeitverlauf („postmortale Pharmakokinetik") dieser Prozesse sind nur unzureichend bekannt, unterscheiden sich von Substanz zu Substanz sowie von Fall zu Fall und können im schlimmsten Fall eine Interpretation vollständig unmöglich machen [2–4].

3.15.2 Bedeutung der Pharmakogenetik forensisch relevanter Substanzen

Zahlreiche Drogen oder Arzneistoffe werden über polymorph-exprimierte Isoenzyme metabolisiert; wobei Enzyme der Cytochrome-P450-Familie (CYP) – insbesondere die Isoformen CYP2D6 und 2C19 sowie Transporter-Proteine wie das P-Glykoprotein (PgP) eine wesentliche Rolle spielen. Die Relevanz polymorpher Phase-II-Enzyme wie z. B. Glucuronyltransferasen ist kaum untersucht, erscheint aber aufgrund des sekundären oder gar tertiären Metabolismus-Weges und ihrer üblicherweise geringen Substratspezifität bis auf das Opiatpharmakon Morphin eher vernachlässigbar [5]. Eine Auswahl forensisch relevanter Substanzen, bei denen aufgrund der genannten Enzyme eine pharmakogenetische Relevanz erwartet werden kann, ist in Tabelle 1.15.1 zusammengestellt. Im Einzelfall kann online nachgeschlagen werden, welche Substanz Substrat, Inhibitor oder Induktor für ein bestimmtes CYP-Enzym ist [6]. Insbesondere in speziellen forensischen Fragestellungen (vgl. Kap. 3.15.1) sowie zur differenzierten Klärung der Ursache sehr hoher Konzentrationen erscheint eine Genotypisierung und damit eine Berücksichtigung individueller pharmakogenetischer Unterschiede für die Beurteilung sinnvoll [7–11] und wurde in einigen wenigen Übersichts-Artikeln diskutiert [11–14]. Obwohl die Pharmakogenetik darin als wichtig und sinnvoll für die Forensik erachtet wird, findet sich in der Literatur lediglich eine überschaubare Anzahl beschriebener Todesfälle oder Straßenverkehrs-Fälle, bei denen ein Einfluss der Pharmakogenetik für die finale Beurteilung des Einzelfalles von Bedeutung war. Die meisten Publikationen beschreiben Todesfälle im Zusammenhang mit einem Enzympolymorphismus, insbesondere bei Patienten, die für CYP2D6 defizient [15–17] waren oder bei denen dieses Isoenzym überexprimiert vorlag [8,18, 19]. Im Bereich der Postmortem-Toxikologie wurden einige wenige Studien mit einzelnen Substanzen, u. a. Amitriptylin, Citalopram, Codein, Oxycodon, Venlafaxin und Tramadol in zufälligen Fällen durchgeführt um den Einfluss von Polymorphismen auf diese Substrate zu untersuchen [8–10,20–22].

Zackrisson et al. verglichen die Prävalenz verschiedener Genotypen in Fällen, deren Todesursache als tödlich verlaufende Intoxikationen eingestuft wurde, mit zwei Kontrollgruppen von Selbstmorden und Fällen mit natürlicher Todesursache. Interessanterweise fanden sich in der Intoxikationsgruppe entgegen der ursprünglichen Erwartung signifikant weniger *Poor-Metabolizer* [23]. Eine andere Strategie war es, gezielt solche Fälle zu genotypisieren, die durch ungewöhnliche Metaboliten-Verhältnisse (Muttersubstanz/Metabolit) aufgefallen waren oder bei denen sich die quantitativen Resultate nicht mit den Einlassungen der Probanden in Einklang bringen ließen [24,25]. In einem Gesamtkollektiv von 24 Fällen konnte in keinem Fall ein CYP2D6 *Poor-Metabolizer* identifiziert werden, der die deutlich erhöhten Metaboliten-Verhältnisse diverser CYP2D6 Substrate hätte erklären können [24]. In weiteren elf genotypisierten Fällen konnte lediglich in einem Fall der vermutete Genotyp schlussendlich bestätigt werden [25]. Allerdings umfasste diese Studie nur Fälle, die positiv für Codein/Morphin sowie Diazepam/Nordazepam waren. Wie auch von den Autoren diskutiert, waren die Fallzahlen sicherlich zu gering, um statistisch zuverlässige Daten zu erhalten.

Generell kommen alle Studien zu ähnlichen Ergebnissen, die wie folgt zusammengefasst werden können:

- Es finden sich Korrelationen zwischen *CYP2D6*- oder *CYP2C19*-Genotyp und dem Anteil der enzymabhängig gebildeten Metaboliten, was prinzipiell die Anwendbarkeit der Pharmakogenetik auch im Bereich der Postmortem-Toxikologie belegt.
- In mehreren Studien wurde ein Trend für einen verglichen zur Gesamtbevölkerung höheren Prozentsatz von Intermediate-Metabolizern feststellt, allerdings ohne statistische Signifikanz.
- In konkreten Einzelfällen wurde meist keine Übereinstimmung zwischen akzidentellen Vergiftungen oder allgemein unerwartet hohen Konzentrationen und dem Genotyp festgestellt.
- Arzneimittelinteraktionen hatten einen deutlich höheren Anteil am Gesamtgeschehen als zugrundeliegende Polymorphismen.

Obwohl in Einklang mit diesen Resultaten in der Forensik bis dato keine routinemäßige Genotypisierung durchgeführt und auch nicht empfohlen wird, kann sie doch in bestimmten Einzelfällen hilfreich sein. Ein typisches, vielleicht sogar das typischste Beispiel ist das Opiat Codein. Codein findet sich zum einem als Arzneimittel in Form eines verschreibungspflichtigen Antitussivums auf dem Markt, zum anderen ist es aber auch nachweisbar als „Begleitstoff" nach Konsum von Straßen-Heroin. Wie in Abbildung 3.15.1 dargestellt, wird Codein v. a. durch CYP3A4 zu Norcodein metabolisiert. Lediglich ein geringer Prozentsatz von etwa 0–15 % wird über CYP2D6 zu Morphin abgebaut. Die große interindividuelle Varianz ist auf den *CYP2D6*-Polymorphismus zurückzuführen. Üblicherweise würde man bei der Einnahme von Codein im Verhältnis zu Morphin höhere Konzentrationen der Muttersubstanz erwarten, während bei einem Heroinkonsum, Morphin Codein deutlich überwiegt. Andresen et al. untersuchten etwa 10 forensische Routinefälle aus den Bereichen Fahrfähigkeit und Postmortem, bei denen die Codein/Morphin-Verhältnisse eher auf eine Einnahme von Heroin schließen ließen, jedoch eine Einnahme von Codein geltend gemacht worden war. Eine Genotypisierung erklärte lediglich in einem Fall das ungewöhnliche Codein/Morphin-Verhältnis [25].

In den USA wurde eine Autofahrerin aufgrund einer Blutkonzentration von ca. 350 ng/mL freiem Codein verurteilt – unter Berücksichtigung üblicher therapeutischer Bereiche von bis zu etwa 250 ng/mL und damit einer zu erwartenden Beeinträchtigung der Fahrfähigkeit. Morphin als die stärker sedierend/dämpfend wirkende Komponente war nicht nachweisbar. Bei einer retrospektiven Genotypisierung wurde der *CYP2D6*2/*4*-Genotyp (Wildtyp/*Poor-Metabolizer*) bestimmt. Aus wissenschaftlicher Sicht war die Schlussfolgerung der Autoren entgegen der juristischen, dass keine Fahrunfähigkeit aufgrund von Codein vorgelegen hat und die hohen Codein Konzentrationen auf einen *CYP2D6*-Polymorphismus (*Poor-Metabolizer*) zurückzuführen waren. Allerdings präsentierte sich die Gesamtsituation im vorliegenden Fall noch deutlich komplexer, dahingehend, dass noch etliche weitere, potentiell fahrfähigkeits-relevante Medikamente eingenommen wurden, u. a.

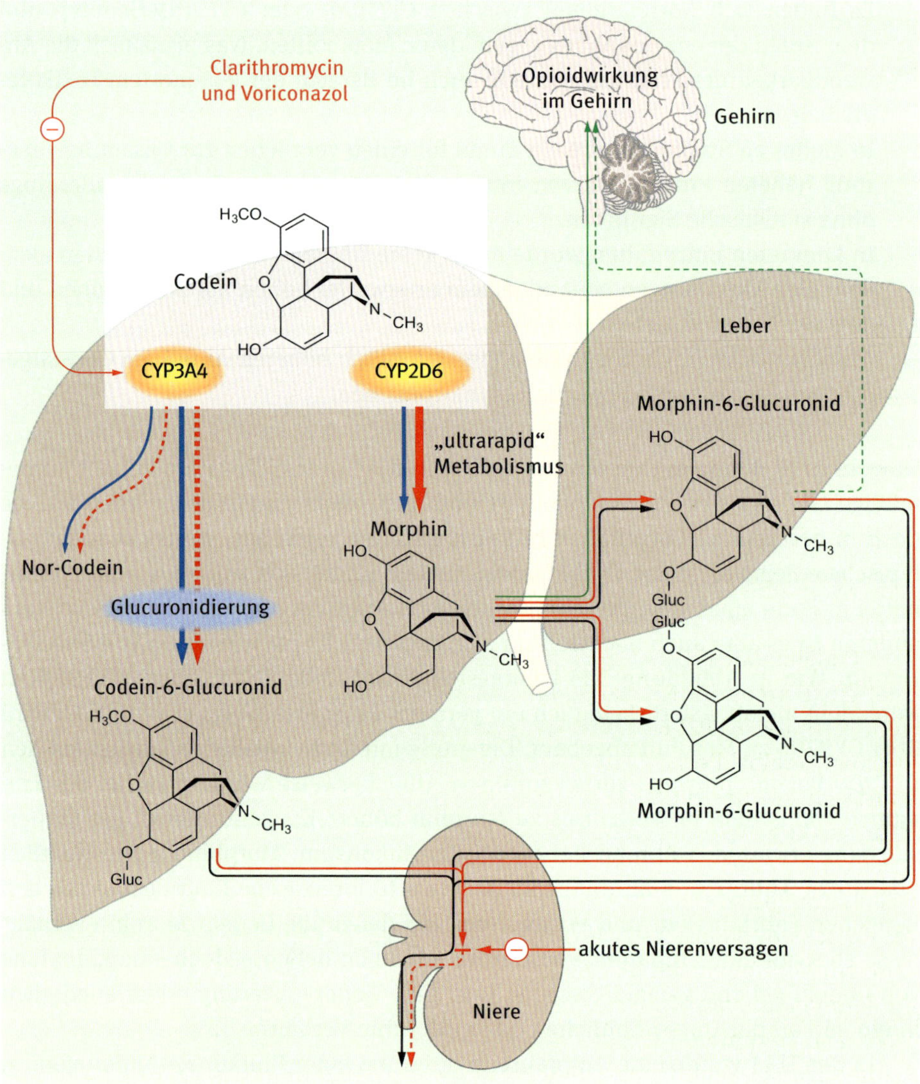

Abb. 3.15.1: Metabolismus von Codein. Multifaktorielle Ursache einer Codein-Intoxikation (2D6-Polymorphismus, Inhibition von CYP3A4 durch Ko-Medikation, Nierenversagen) modifiziert nach [18].

Fluoxetin – ein potenter CYP2D6-Inhibitor [26]. Auch ein eigentlicher *Extensive-Metabolizer* Genotyp würde sich unter Einnahme eines CYP2D6-Inhibitors wie Fluoxetin phänotypisch als *Poor-Metabolizer* präsentieren [27]. Weiter ist noch anzumerken, dass zumindest in der Schweizer oder deutschen Gesetzgebung für Arzneimittel wie Codein keine Per-se-Regularien gelten. Eine Fahrunfähigkeit kann in diesen Fällen nur festgestellt werden, wenn auch entsprechende substanzspezifi-

Tab. 3.15.1: Forensisch relevante Substanzen mit möglicher pharmakogenetischer Relevanz.

Enzym	Gruppe	Substanz
CYP2D6	Opiate/Opioide Antidepressiva	Codein [24,25,28] Oxycodon [9] Tramadol [10,29] Amitriptylin [8] Fluoxetin [16] Doxepin [15,30] Venlafaxin [21]
CYP2C19	Benzodiazepine Antidepressiva	Diazepam [25] Venlafaxin [21]
CYP3A4/5	Opioide	Fentanyl [22]
PGP[a]	Herzglykoside	Digoxin [31]

[a] P-Glykoprotein

sche Symptomatik und Ausfallerscheinungen (wie z. B. Schläfrigkeit) feststellbar sind.

„Codeine intoxication associated with ultrarapid CYP2D6 metabolism“ war der Titel einer Arbeit im New England Journal of Medicine. Auch wenn dieser suggeriert, dass der *CYP2D6*-Polymorphismus hier für die Intoxikation verantwortlich zeichnet, ergibt die Lektüre des ganzen Beitrags ein differenzierteres Bild. Zwar wurde im beschriebenen Fall wegen des ultraschnellen Metabolismus mehr Morphin aus Codein gebildet, das allein hätte aber nicht für die schwere Intoxikation ausgereicht. Der Abbauweg von Codein zu Norcodein war durch Hemmung des CYP3A4 aufgrund der Clarithromycin- und Voriconazoltherapie (CYP3A4-Inhibitoren) blockiert, sodass mehr Codein für die CYP2D6-katalysierte Bildung von Morphin zur Verfügung stand. Als weiterer Faktor kam ein Nierenversagen hinzu, was die Elimination von Morphin bzw. von Morphinglucuronid verhinderte, wobei letzteres als Morphin-6-Glucuronid sogar noch stärker wirksam ist als Morphin. Schließlich lag auch noch eine Pneumonie vor, die zusätzlich die Atmung behinderte. Zusammenfassend kann festgestellt werden, dass diese Intoxikation auf einem multifaktoriellen Geschehen beruhte (Abb. 3.15.1). Pharmakogenetik allein konnte auch hier den Fall nicht lösen [18].

3.15.3 Schwierigkeiten und Ausblick

Eine große Herausforderung für eine individualisierte forensische Beurteilung unter Berücksichtigung von genetischen Polymorphismen stellt die bis dato nahezu unmögliche Phänotypisierung dar. Denn ein festgestellter Genotyp sagt noch nicht zwingend etwas darüber aus, wie sich dieser phänotypisch ausprägt. Bei Lebenden müsste eine solche Phänotypisierung im Rahmen eines Ermittlungsverfahrens angeordnet und durchgeführt werden, was sicherlich in Anbetracht des Aufwands und der Kosten eher in wenigen Fällen realisierbar erscheint. Postmortal ist eine klassische Phänotypisierung mit bekannten Testsubstraten generell nicht mehr möglich. Ein Blick in die Zukunft könnte alternative „Phänotypisierungsmethoden" als neue Möglichkeit auch in der Forensik sehen. So wird u. a. versucht endogene Marker bzw. Verhältnisse endogener Metaboliten zu finden, die eine gleiche Aussagekraft ermöglichen wie die momentan verwendeten Xenobiotika zur Phänotypisierung [32,33]. Im Bereich der Postmortem Toxikologie könnte eine Quantifizierung verschiedener CYP-Proteine in der Leber mittels neuester Proteomics-Techniken einen weiteren Fortschritt bedeuten, da man auf Proteinebene dem Phänotyp immerhin einen Schritt näher wäre als durch einfache Genotypisierung [34,35]. Ob sich solche Strategien jedoch auch in der alltäglichen Routine für die Forensik bewähren können, wird sich erst nach weiteren Studien und in Zukunft zeigen.

3.15.4 Zusammenfassung/Schlussfolgerung

Auch wenn die Pharmakogenetik bei den meisten Fällen in der Rechtsmedizin eine eher untergeordnete Rolle spielt, sollten ihre Grundlagen dem Rechtsmediziner/Toxikologen bekannt sein, damit er im Einzelfall individualisierter begutachten kann. Neben den klassischen Polymorphismen (z. B. *CYP2D6*) spielen in der Forensik v. a. auch Interaktionen mit anderen Medikamenten, Drogen oder auch Nahrungsmitteln eine bedeutende Rolle, die bei der Begutachtung berücksichtigt werden müssen.

Literatur

[1] Wyman JF. Principles and procedures in forensic toxicology. Clin Lab Med. 2012;32:493–507.
[2] Skopp G. Postmortem toxicology. Forensic Sci Med Pathol. 2010;6:314–25.
[3] Yarema MC, Becker CE. Key concepts in postmortem drug redistribution. Clin Toxicol (Phila). 2005;43:235–41.
[4] Pelissier-Alicot AL, Gaulier JM, Champsaur P, Marquet P. Mechanisms underlying postmortem redistribution of drugs: a review. J Anal Toxicol. 2003;27:533–44.
[5] Kaeferstein H. Forensic relevance of glucuronidation in phase-II-metabolism of alcohols and drugs. Leg Med. 2009;11 Suppl 1:S22–6.
[6] Flockhart DA. Drug interactions: cytochrome P450 drug interaction table. Indiana University School of Medicine (2007); 2007.
[7] Jones AW, Holmgren A, Kugelberg FC. Concentrations of scheduled prescription drugs in blood of impaired drivers: considerations for interpreting the results. Ther Drug Monit. 2007;29:248–60.
[8] Koski A, Sistonen J, Ojanpera I, Gergov M, Vuori E, Sajantila A. CYP2D6 and CYP2C19 genotypes and amitriptyline metabolite ratios in a series of medicolegal autopsies. Forensic Sci Int. 2006;158:177–83.

[9] Jannetto PJ, Wong SH, Gock SB, Laleli-Sahin E, Schur BC, Jentzen JM. Pharmacogenomics as molecular autopsy for postmortem forensic toxicology: genotyping cytochrome P450 2D6 for oxycodone cases. J Anal Toxicol. 2002;26:438–47.
[10] Levo A, Koski A, Ojanpera I, Vuori E, Sajantila A. Post-mortem SNP analysis of CYP2D6 gene reveals correlation between genotype and opioid drug (tramadol) metabolite ratios in blood. Forensic Sci Int. 2003;135:9–15.
[11] Sajantila A, Palo JU, Ojanpera I, Davis C, Budowle B. Pharmacogenetics in medico-legal context. Forensic Sci Int. 2010;203:44–52.
[12] Kupiec TC, Raj V, Vu N. Pharmacogenomics for the forensic toxicologist. J Anal Toxicol. 2006;30:65–72.
[13] Musshoff F, Stamer UM, Madea B. Pharmacogenetics and forensic toxicology. Forensic Sci Int. 2010;203:53–62.
[14] Pilgrim JL, Gerostamoulos D, Drummer OH. Review: Pharmacogenetic aspects of the effect of cytochrome P450 polymorphisms on serotonergic drug metabolism, response, interactions, and adverse effects. Forensic Sci Med Pathol. 2011;7:162–84.
[15] Koski A, Ojanpera I, Sistonen J, Vuori E, Sajantila A. A fatal doxepin poisoning associated with a defective CYP2D6 genotype. Am J Forensic Med Pathol. 2007;28:259–61.
[16] Sallee FR, DeVane CL, Ferrell RE. Fluoxetine-related death in a child with cytochrome P-450 2D6 genetic deficiency. J Child Adolesc Psychopharmacol. 2000;10:27–34.
[17] Madadi P, Hildebrandt D, Gong IY, Schwarz UI, Ciszkowski C, Ross CJ, et al. Fatal hydrocodone overdose in a child: pharmacogenetics and drug interactions. Pediatrics. 2010;126:e986–9.
[18] Gasche Y, Daali Y, Fathi M, Chiappe A, Cottini S, Dayer P, et al. Codeine intoxication associated with ultrarapid CYP2D6 metabolism. N Engl J Med. 2004;351:2827–31.
[19] Koren G, Cairns J, Chitayat D, Gaedigk A, Leeder SJ. Pharmacogenetics of morphine poisoning in a breastfed neonate of a codeine-prescribed mother. Lancet. 2006;368:704.
[20] Holmgren P, Carlsson B, Zackrisson AL, Lindblom B, Dahl ML, Scordo MG, et al. Enantioselective analysis of citalopram and its metabolites in postmortem blood and genotyping for CYD2D6 and CYP2C19. J Anal Toxicol. 2004;28:94–104.
[21] Karlsson L, Zackrisson AL, Josefsson M, Carlsson B, Green H, Kugelberg FC. Influence of CYP2D6 and CYP2C19 genotypes on venlafaxine metabolic ratios and stereoselective metabolism in forensic autopsy cases. The pharmacogenomics journal. 2015;15:165–71.
[22] Jin M, Gock SB, Jannetto PJ, Jentzen JM, Wong SH. Pharmacogenomics as molecular autopsy for forensic toxicology: genotyping cytochrome P450 3A4*1B and 3A5*3 for 25 fentanyl cases. J Anal Toxicol. 2005;29:590–8.
[23] Zackrisson AL, Holmgren P, Gladh AB, Ahlner J, Lindblom B. Fatal intoxication cases: cytochrome P450 2D6 and 2C19 genotype distributions. Eur J Clin Pharmacol. 2004;60:547–52.
[24] Druid H, Holmgren P, Carlsson B, Ahlner J. Cytochrome P450 2D6 (CYP2D6) genotyping on postmortem blood as a supplementary tool for interpretation of forensic toxicological results. Forensic Sci Int. 1999;99:25–34.
[25] Andresen H, Augustin C, Streichert T. Toxicogenetics--cytochrome P450 microarray analysis in forensic cases focusing on morphine/codeine and diazepam. Int J Legal Med. 2013;127:395–404.
[26] Wu AH, Kearney T. Lack of impairment due to confirmed codeine use prior to a motor vehicle accident: role of pharmacogenomics. J Forensic Leg Med. 2013;20:1024–7.
[27] Alfaro CL, Lam YW, Simpson J, Ereshefsky L. CYP2D6 status of extensive metabolizers after multiple-dose fluoxetine, fluvoxamine, paroxetine, or sertraline. J Clin Psychopharmacol. 1999;19:155–63.
[28] Lam J, Woodall KL, Solbeck P, Ross CJ, Carleton BC, Hayden MR, et al. Codeine-related deaths: The role of pharmacogenetics and drug interactions. Forensic Sci Int. 2014;239:50–6.

[29] Bastami S, Haage P, Kronstrand R, Kugelberg FC, Zackrisson AL, Uppugunduri S. Pharmacogenetic aspects of tramadol pharmacokinetics and pharmacodynamics after a single oral dose. Forensic Sci Int. 2014;238:125–32.
[30] Neukamm MA, Vogt S, Hermanns-Clausen M, Naue J, Thierauf A, Auwarter V. Fatal doxepin intoxication – suicide or slow gradual intoxication? Forensic Sci Int. 2013;227:82–4.
[31] Neuvonen AM, Palo JU, Sajantila A. Post-mortem ABCB1 genotyping reveals an elevated toxicity for female digoxin users. Int J Legal Med. 2011;125:265–9.
[32] Shin KH, Choi MH, Lim KS, Yu KS, Jang IJ, Cho JY. Evaluation of endogenous metabolic markers of hepatic CYP3A activity using metabolic profiling and midazolam clearance. Clin Pharmacol Ther. 2013;94:601–9.
[33] Tay-Sontheimer J, Shireman LM, Beyer RP, Senn T, Witten D, Pearce RE, et al. Detection of an endogenous urinary biomarker associated with CYP2D6 activity using global metabolomics. Pharmacogenomics. 2014;15:1947–62.
[34] Langenfeld E, Meyer HE, Marcus K. Quantitative analysis of highly homologous proteins: the challenge of assaying the "CYP-ome" by mass spectrometry. Anal Bioanal Chem. 2008;392:1123–34.
[35] Langenfeld E, Zanger UM, Jung K, Meyer HE, Marcus K. Mass spectrometry-based absolute quantification of microsomal cytochrome P450 2D6 in human liver. Proteomics. 2009;9:2313–23.

3.16 Pharmakogenetik in der klinischen Forschung

Michael Haberl

3.16.1 Arzneimittelentwicklung

Die Entwicklung eines Wirkstoffs zu einem Arzneimittel ist ein langer und kostspieliger Prozess. Von 10.000 Substanzen, die bei der Suche nach einem neuen Wirkstoff untersucht werden, kommen im Durchschnitt nur neun in klinischen Prüfungen in Menschen zur Erprobung, und nur eine erreicht später tatsächlich den Markt. Denn wenn das Präparat nicht genügend wirksam ist oder seine Nebenwirkungen zu belastend sind, wird das Projekt abgebrochen. Die gesamte Entwicklung eines neuen Wirkstoffs zu einem zugelassenen Arzneimittel dauert so etwa 13 Jahre und kostet inklusive der fehlgeschlagenen Projekte durchschnittlich 500 Millionen bis 8 Milliarden US Dollar. Etwa zwei Drittel der Ausgaben entfallen dabei auf die klinische Entwicklung, mehr als ein Viertel der Gesamtkosten allein auf die multinationalen und daher logistisch extrem aufwendigen Phase-III-Studien. Deshalb ist es wichtig, problematische Wirkstoffkandidaten möglichst früh zu erkennen und von der weiteren Entwicklung auszuschließen [1].

Ob ein Arzneimittel die gewünschte Wirkung zeigt und sicher ist, wird durch viele Faktoren wie Alter, Geschlecht und zugeführte Stoffe (z. B. Nahrung, Alkohol und andere Arzneimittel) beeinflusst. In klinischen Prüfungen versucht man deshalb durch Standardisierung einiger Einflussfaktoren (z. B. Diät) den Aussagewert weniger, kontrolliert geänderter Einflussfaktoren (z. B. der Dosierung) zu erhöhen. Unterschiede zwischen kontrolliert-verschiedenen Gruppen der Prüfungsteilnehmer (z. B. Dosierungsgruppen) treten so deutlicher hervor, da so die Variabilität der Ergebnisse innerhalb der Gruppen geringer ist. Dies erreicht man durch die Anwendung dutzender sogenannter Einschluss- und Ausschlusskriterien. Zum anderen wirken sich Einschluss- und Ausschlusskriterien aber negativ auf die Generalisierbarkeit der Aussagen auf andere Patientengruppen aus. Diese Generalisierbarkeit versucht man deshalb in späteren Studienphasen durch Lockerung der Kriterien und größere Probandenzahlen wieder herzustellen. Hinweise darauf, dass auch die Genetik einen wesentlichen Einfluss auf die Arzneimittelwirkung haben kann, gab es zwar schon früh. Die systematische Ermittlung und Anwendung pharmakogenetischer Daten in der klinischen Forschung begann aber erst um das Jahr 2000.

3.16.2 Regulatorische Leitlinien

Im Jahr 2012 trat eine Leitlinie der European Medicines Agency (EMA) zur Anwendung pharmakogenetischer Methoden bei der pharmakokinetischen Bewertung von Arzneimitteln in Kraft [2]. Nach dieser Leitlinie sind pharmakogenetische Analysen **erforderlich**, wenn der Genotyp wahrscheinlich die Sicherheit und/oder Wirksamkeit des Arzneimittels in einer genetisch diversen Population beeinflusst. Diese Wahrscheinlichkeit wird angenommen, wenn In-vivo- und/oder In-vitro-Ergebnisse zeigen, dass ein bekanntermaßen funktionell polymorphes Protein an einem Stoffwechselweg des Arzneimittels beteiligt ist, über den mehr als 25 % in vivo verstoffwechselt werden (bzw. > 50 % in vitro). Ferner sind pharmakogenetische Analysen gefordert, wenn In-vivo-Studien zeigen, dass erhebliche interindividuelle Unterschiede in der Pharmakokinetik (PK) wahrscheinlich die Wirksamkeit oder Sicherheit des Arzneimittels beeinflussen, die jedoch nicht durch andere intrinsische oder extrinsische Faktoren erklärt werden können. Hier wird die Analyse aller möglicherweise relevanten Gene empfohlen (Analyse von Kandidatengenen bis hin zu genomweiten Assoziationsstudien). Pharmakogenetische Analysen werden **empfohlen**, wenn a) verfügbare In-vitro-Daten zeigen, dass ein polymorphes Enzym zwar die PK beeinflusst, aber nur in geringem Umfang, b) hohe interindividuelle PK-Unterschiede bestehen, die möglicherweise Einfluss auf die Sicherheit oder Wirksamkeit haben, jedoch nicht durch andere intrinsische oder extrinsische Faktoren erklärt werden können, oder c) größere PK-Unterschiede zwischen verschiedenen ethnischen Gruppen beobachtet werden, die nicht durch andere intrinsische oder extrinsische Faktoren erklärt werden können. Darüber hinaus gibt diese EMA-Leitlinie eine Reihe von Empfehlungen für die verschiedenen Phasen der Arzneimittelentwicklung, von First-time-in-human-Studien bis zur Post-Marketing-Pharmakovigilanz. Für alle Entwicklungsphasen wird die prospektive Sammlung und Lagerung von DNA-Proben empfohlen, selbst wenn zum jeweiligen Zeitpunkt keine offensichtlichen Anhaltspunkte für einen genetischen Einfluss auf die PK bestehen.

Anfang 2013 veröffentlichte die US-amerikanische Food and Drug Administration (FDA) eine entsprechende Leitlinie [3]. Im Allgemeinen gehen die Empfehlungen in der letztgenannten Leitlinie in dieselbe Richtung wie die der EMA.

3.16.3 Retrospektive Pharmakogenetik

Die Pharmakogenetik beschreibt den Einfluss genetischer Unterschiede auf die Wirkung eines Arzneimittels, sowohl in Hinsicht der beabsichtigten Wirkung als auch der Nebenwirkungen. Manchmal treten bereits in frühen Phasen der klinischen Entwicklung trotz Standardisierung vieler Einflussfaktoren große Unterschiede in den Wirkstoffkonzentrationen in Blut (Plasmaspiegel) auf. Da erhöhte Wirkstoffspiegel meist mit zunehmenden Nebenwirkungen einhergehen, und erniedrigte Wirkstoffspiegel meist mit geringerer Wirksamkeit, sind solche Unterschiede im Plasmaspiegel höchst unerwünscht, insbesondere wenn sie nicht erklärbar sind. In solchen Fällen sind genetische Unterschiede zwischen den Prüfungsteilnehmern immer als eine mögliche Ursache in Betracht zu ziehen. Im Idealfall lassen sich mit einer nachträglichen (retrospektiven) Genotypisierung pharmakogenetisch relevanter Gene die Polymorphismen identifizieren, die die pharmakokinetischen Unterschiede bedingen. Als mögliche Optionen für die weitere Entwicklung bieten sich dann eine Dosisanpassung für Patienten mit bestimmten Genotypen [4] oder auch der Ausschluss von Patienten mit bestimmten Genotypen von der Behandlung an. Ist die verbleibende Patientenpopulation allerdings relativ klein, muss aus wirtschaftlichen Gründen unter Umständen auch ein Abbruch der Entwicklung dieses Wirkstoffs in Erwägung gezogen werden. Und es ist ebenso aus wirtschaftlichen Gründen auf jeden Fall besser, früher als später in der Entwicklung zu dieser Erkenntnis zu gelangen.

Retrospektive pharmakogenetische Analysen durchführen zu können, setzt natürlich die Verfügbarkeit entsprechender Proben voraus. Um einen Zusammenhang zwischen genetischen Polymorphismen und einer pharmakokinetischen Auffälligkeit (z. B. hoher AUC-Wert, hoher maximaler Plasmaspiegel) plausibel darzustellen, müssen nicht nur die Proben pharmakokinetisch auffälliger Prüfungsteilnehmer genotypisiert werden, sondern auch Proben pharmakokinetisch unauffälliger Teilnehmer. Da es u. U. schwierig und zeitraubend ist, nachträglich Proben der Prüfungsteilnehmer zu gewinnen (Probandenverfügbarkeit, erneute Einverständniserklärung, Ethikkommission), sollte eine Probenahme für pharmakogenetische Analysen bereits von Beginn an eingeplant werden. Dies wird darum auch so von den Arzneimittelzulassungsbehörden EMA und FDA empfohlen.

Die pharmakogenetischen Analysen können dann bei Bedarf vergleichsweise kostengünstig durchgeführt werden, da alle Proben gleichzeitig verschickt und bearbeitet werden können.

3.16.4 Prospektive Pharmakogenetik

Verfolgt man das Ziel einer Dosisanpassung für Patienten mit bestimmten Genotypen oder deren Ausschluss von einer medikamentösen Behandlung, benötigt man das Ergebnis der pharmakogenetischen Analyse bereits am Beginn einer klinischen Prüfung zur Stratifizierung der Prüfungsteilnehmer in verschiedene Studienarme bzw. als Ein- oder Ausschlusskriterium. Die Proben müssen dann während der Screening-Phase gewonnen und pharmakogenetisch untersucht werden. Dies stellt für die Durchführung der Analyse einen wichtigen Unterschied zur retrospektiven Analyse dar, da in diesem Fall die Proben meist in einer hohen Anzahl an Einzelsendungen, aber mit geringer Probenzahl pro Sendung verschickt und analysiert werden müssen. Dies erhöht sowohl die Logistik- als auch die Analysekosten. Die Analysen sind hier zudem zeitkritisch.

Im Bereich der Onkologie hat sich mit den Fortschritten in der Genomforschung die Erkenntnis herauskristallisiert, dass jeder Tumor mehr oder weniger verschieden ist, d. h. ein anderes Mutationsspektrum aufweist. Und dies gilt nicht nur zwischen verschiedenen Patienten, sondern auch bei ein und demselben Patienten in räumlicher und zeitlicher Hinsicht, d. h. der Tumor ist nicht zwingend homogen und kann sich mit der Zeit verändern. Da die moderne Arzneimitteltherapie in der Onkologie oft die betroffenen Proteine selbst zum Ziel hat (*targeted therapy*), erklärt dies, warum die Therapie nur bei den Patienten wirkt, bei denen der Tumor die betreffenden Veränderungen aufweist, aber auch hier nach einer weiteren Evolution des Tumors versagen kann. Eine prospektive pharmakogenetische Analyse bezieht sich in der Onkologie daher meist auf das somatische Tumorgewebe und eine Differenzierung der Tumordiagnose. Aber auch in der Onkologie kann die Pharmakogenetik des Arzneimittelstoffwechsels natürlich eine Rolle spielen und mit der Untersuchung von Blutproben erfolgen.

Wird eine Zulassung des Arzneimittels angestrebt, gilt es zu beachten, dass der pharmakogenetische Test vor oder zeitgleich mit dem Arzneimittel als In-vitro-Diagnostikum zugelassen werden muss (*companion diagnostics*). Eine Schwierigkeit ist dabei, dass sowohl in der EU als auch in den USA für die Zulassung eines Arzneimittels und für die Zulassung eines diagnostischen Tests verschiedene Behörden bzw. Stellen zuständig sind und die Zulassungen in beiden Bereichen (Arzneimittel bzw. Medizinprodukt) nach verschiedenen Verfahren erfolgen. Nach Zulassung des pharmakogenetischen Tests und des Arzneimittels ist bei jedem Patienten vor erstmaliger Anwendung des Arzneimittels die pharmakogenetische Analyse durchzuführen. Heute enthalten die Packungsbeilagen von 233 Arzneimitteln im Zulassungsbereich der USA pharmakogenetische Informationen, jedoch ist ein pharmakogenetischer Test nur in 56 Fällen davon verpflichtend. In der EU, in Kanada und Japan belaufen sich diese Zahlen in etwa auf 35/92, 34/109 bzw. 14/53 (verpflichtend/informatorisch; [5]).

3.16.5 Auswahl der Gene

Im Unterschied zu den Beispielen in den vorhergehenden Kapiteln im diagnostischen Umfeld, ist in der klinischen Forschung der Zusammenhang zwischen pharmakogenetisch relevanten Genen und der Wirksamkeit bzw. Sicherheit eines

Arzneimittels oft noch nicht bekannt. Hier gilt es also die pharmakogenetisch relevanten Gene zunächst einmal zu identifizieren.

Mit den heute zur Verfügung stehenden Hochdurchsatztechniken ist es zwar technisch machbar, die Probanden einer klinischen Prüfung bezüglich ihres gesamten Genoms zu charakterisieren. Abgesehen von den Kosten ist es jedoch auch aus statistischer Sicht nicht trivial, damit eine signifikante Assoziation der Genotypen mit pharmakokinetischen Auffälligkeiten (z. B. extreme AUC-Werte) oder Nebenwirkungen zu finden: Die Anzahl der durchgeführten statistischen Tests wäre sehr groß, so dass entweder die Wahrscheinlichkeit für falsch-positive statistische Tests sehr hoch wäre, oder, nach Korrektur für multiples Testen, das Signifikanzniveau bei gleichbleibender Fallzahl nicht mehr erreicht werden würde.

Insbesondere bei kleinen Teilnehmerzahlen sollte man die Auswahl der zu analysierenden Gene (oder besser: der auszuwertenden Gene) deshalb zunächst auf die Gene beschränken, für deren Assoziation mit pharmakokinetischen Auffälligkeiten oder mit dem Arzneimittel (Onkologie) eine plausible Hypothese besteht. Anhaltspunkte für derartige Assoziationen können Datenbanken wie die Pharmacogenomics Knowledgebase [5] bieten.

3.16.6 Auswahl der Polymorphismen

Nach der Auswahl der zu analysierenden Gene stellt sich eine entsprechende Frage erneut für die genetischen Polymorphismen jedes zu analysierenden Gens: Wieviele und welche Polymorphismen der einzelnen, zu untersuchenden Gene sollen analysiert werden?

Die meisten genetischen Polymorphismen sind sogenannte Einzelnukleotidpolymorphismen (*single nucleotide polymorphism*, SNP), die meistens nur zwei, in seltenen Fällen aber auch drei Allele aufweisen. Daneben sind Insertions-/Deletionspolymorphismen von ein bis wenigen Nukleotiden, aber auch von Genbereichen bis ganzen Genen von Bedeutung.

Da die Funktion eines Gens durch seine gesamte genomische Nukleotidsequenz einschließlich seiner regulierenden Sequenzen beeinflusst werden kann, sind generell auch alle genetischen Polymorphismen zu berücksichtigen. Aufgrund eines möglicherweise, und sogar wahrscheinlich bestehenden Kopplungsungleichgewichts sind die Allele der verschiedenen Polymorphismen statistisch jedoch nicht unabhängig voneinander. Im Extremfall absoluter Kopplung der Allele aller Polymorphismen hätte man nach Genotypisierung eines Polymorphismus keinen Informationsgewinn durch Genotypisierung weiterer Polymorphismen: Jedes C Allel eines Polymorphismus an einer Position des Gens wäre zum Beispiel mit einem T Allel eines anderen Polymorphismus an anderer Position des Gens gekoppelt. In den meisten Genen liegt aber weder ein vollständiges, noch garkein, sondern ein mehr oder weniger starkes Kopplungsungleichgewicht vor. Mit Software-Programmen für sogenanntes „*haplotype tagging*“ kann man so Teilmengen an Polymorphismen ermitteln, die trotzdem mehr oder weniger die gesamte Variabilität innerhalb eines Gens abbilden. Die Anwendung dieser Methode setzt allerdings Wissen über die Haplotypstruktur voraus. Prinzipiell können Haplotypen im Labor experimentell bestimmt werden oder aus vorhandenen, noch nicht zugeordneten Genotypdaten (*unphased*) statistisch abgleitet werden. Bereits bekannte Haplotypen können z. B. aus Daten des 1000-Genom-Projekts [6] oder der Human Cytochrome P450 (CYP) Allele Nomenclature Database [7] entnommen werden. Viele dieser Haplotypdefinitionen beruhen heute allerdings noch auf Daten, die nicht die gesamte genomische Sequenz berücksichtigten.

Eine wichtige Rolle bei der Auswahl der zu untersuchenden Polymorphismen spielt auch die ethnische Herkunft der Prüfungsteilnehmer. Meist werden nur die drei Hauptgruppen Afrikaner, Asiaten und Europäer unterschieden, wobei es durchaus sinnvoll sein kann, diese Klassifizierung weiter zu differenzieren. Die genetische Variabilität ist unter Afrikanern im Allgemeinen größer als unter Europäern, so dass schon allein die Zahl der genetischen Polymorphismen bei Afrikanern erhöht ist. Zum anderen können sich die genomischen Regionen, die sich im Kopplungsungleichgewicht befinden, zwischen ethnischen Gruppen stark unterscheiden, sie sind bei Afrikanern im Allgemeinen kürzer. Bei einem Vergleich der genetischen Daten verschiedener Quellen ist die genaue Definition der jeweiligen Ethnizität zu beachten, denn die Qualität der Definitionen schwankt stark und begründet sich oft nur auf einer Selbstauskunft.

Sofern bekannt, sollten kausale Polymorphismen, also solche, die ursächlich für eine Funktionsänderung eines Genprodukts verantwortlich sind, möglichst direkt analysiert werden, da im Einzelfall immer die Möglichkeit eines Kopplungsbruchs besteht.

3.16.7 Auswahl der Methoden

Bei der Auswahl der analytischen Methode, mit der die Genotypisierung der Studienteilnehmer vorgenommen wird, sollten die Art, Zahl, Verteilung und Abundanz der zu untersuchenden Polymorphismen, der Genomkontext, die analytische Validität, die benötigte Zeit und nicht zuletzt die Kosten berücksichtigt werden. Einige der gebräuchlichsten Methoden sind nachfolgend erläutert.

Größere Insertions-Deletions-Polymorphismen lassen sich einfach, schnell und kostengünstig mit gel-basierten Fragmentanalyse-Assays analysieren, die den Fusionsbereich der Insertion/Deletion abdecken. Bei kritischen Fragestellungen kann zur Verifizierung eine Sequenzierung des Fragments nachgeschaltet werden.

Sind nur wenige SNPs zu untersuchen, bieten sich Hybridisierungsmethoden wie TaqMan PCR an, die in kurzer Zeit und kostengünstig durchgeführt werden können. Ein Nachteil dieser Methode ist, dass innerhalb der etwa 20 bp langen Sonde liegende, benachbarte Polymorphismen das Ergebnis verfälschen können. Anfänglich entstehen wegen der nötigen Farbstoffmarkierung der Sonden Setup-

Kosten, so dass der finanzielle Vorteil bei sehr geringen Probenzahlen noch nicht zum Tragen kommt.

Sind mehrere Polymorphismen zu analysieren, die innerhalb einer Sequenz von etwa 500 bp liegen, können mehrere TaqMan-Assays durch eine einzige Sanger-Sequenzierreaktion ersetzt werden. Sollen größere Bereiche abgedeckt werden, etwa zur lückenlosen Sequenzierung eines ganzen Gens oder Genbereichs (Promotor, Exone, etc.), werden die zu sequenzierenden PCR-Fragmente überlappend entworfen. Die Sanger-Sequenzierung ist ein mehrstufiger Prozess und daher zeitaufwendiger und teurer. Sie kann jedoch auch Informationen über bisher unbekannte Mutationen/Polymorphismen im sequenzierten Bereich liefern und STR-Polymorphismen (z. B. *UGT1A1**1, *28, *3, *37, [TA]5–8) zuverlässig auflösen.

Sollen mehrere Dutzend oder gar Tausende SNPs analysiert werden, kommen meist Microarray-basierte Verfahren zur Anwendung. Im Vergleich zur Menge der gewonnen Informationen ist auch diese Methode relativ schnell und kostengünstig durchzuführen, jedoch ist man in der Regel auf die Polymorphismen beschränkt, die kommerziell erhältliche Microarrays vorgeben. Polymorphismen, die nicht auf dem ausgewählten Microarray abgebildet sind oder technisch bedingt auch gar nicht abgebildet werden können, müssten also mit anderen Techniken zusätzlich analysiert werden. Eine Anfertigung von Microarrays nach Bedarf dürfte in den meisten Fällen aus finanziellen Gründen nicht in Frage kommen.

Eine Methode, viele Polymorphismen gleichzeitig in vielen Proben zu analysieren, stellt Next Generation Sequencing (NGS) dar. Während bei Amplikon-basiertem NGS vordefinierte PCR-Fragmente sequenziert werden, werden beim Shotgun-basierten NGS zufällig generierte Fragmente sequenziert, meist mit dem Ziel einer Totalgenomsequenzierung. In beiden NGS-Varianten werden einzelne DNA-Moleküle klonal vervielfältigt. Je nach Anforderung kann die zunächst geringere Genauigkeit der Methode durch eine höhere Sequenzabdeckung (*coverage*) erhöht werden. Ein Vorteil des Verfahrens ist die extreme Parallelisierbarkeit und der damit verbundene Zeit- und Kosten-Vorteil bei großen Proben- bzw. Polymorphismenzahlen. Des Weiteren werden Sequenzinformationen einzelner DNA-Moleküle generiert, so dass auch Sequenzvarianten mit geringer Abundanz in einer Probe detektiert werden können, wie beispielweise somatische Mutationen in Tumorgewebe. Die Sequenzinformationen einzelner DNA-Moleküle erlaubt es zudem kurze einzelne Haplotypfragmente direkt zu bestimmen. Eine spezielle NGS Methode, die *single molecule real time sequencing* (SMRT) Methode, erzielt mittlerweile Leseweiten auf einzelnen DNA Molekülen von mehr als 10 kb. Derartige Methoden werden in Zukunft an Bedeutung gewinnen.

Insbesondere bei den pharmakogenetisch bedeutsamen Cytochrom-P450-Genen gibt es aufgrund ihrer hohen Sequenzhomologie vermehrt Genduplikationen, Genmultiplikationen, Gendeletionen, Hybrid- und Pseudogene. Bei der Wahl von Primern und Sonden muss hier große Aufmerksamkeit auf deren Spezifität gelegt werden, immer sind auch alle bekannten Polymorphismen der paralogen Gene zu berücksichtigen. Zur Qualitätskontrolle sind Kontrollproben mit bekanntem Genotyp mitzuführen.

3.16.8 Auswertung der Genotypisierungsdaten

Traditionell wurden genetische Polymorphismen einzeln auf Assoziation mit bestimmten Phänotypen (z. B. AUC, C_{max}, etc.) getestet. Da ein Kopplungsungleichgewicht mit anderen Polymorphismen die Entdeckung eines kausalen Zusammenhangs vortäuschen kann und funktionelle Wechselwirkungen zwischen Polymorphismen nicht berücksichtigt werden, kann diese Art der Auswertung zu widersprüchlichen Resultaten führen. So können etwa zwei Probanden, die beide an zwei kausalen SNPs als heterozygot bestimmt werden (z. B. SNP1: A/C, SNP2: G/T), völlig unterschiedliche Phänotypen zeigen, je nach Haplotypenkombination. Unter der Annahme, dass SNP1-Allel C und SNP2-Allel T die Funktion des Genprodukts zerstören, hat ein Proband mit den Haplotypen A-G/C-G noch einen funktionellen Haplotyp (A-G), während ein Proband mit den Haplotypen A-T/C-G zwei nicht funktionelle Haplotypen besitzt. Da der Phänotyp letztendlich also durch die beiden Haplotypen als funktionelle Einheiten bestimmt wird, sollte auch die Auswertung auf Ebene der Haplotypen und nicht einzelner Polymorphismen erfolgen.

Die meisten derzeit zur Verfügung stehenden Genotypisierungsmethoden wie Sanger-Sequenzierung und TaqMan-PCR erlauben jedoch keine direkte Haplotypbestimmung. Man kann sich aber zu Nutze machen, dass in einer Population typischerweise nicht alle theoretisch möglichen Haplotypen auch tatsächlich vorkommen. Mit öffentlichen Haplotypinformationen aus Datenbanken können so aus den Genotypdaten einzelner Polymorphismen eines Probanden die möglichen Haplotypkombinationen abgeleitet werden.

Die Genotypen der Einzelpolymorphismen und die der Haplotypenzuordnung zugrunde gelegten Haplotypdefinitionen sollten aber nach wie vor immer Bestandteil der berichteten Daten sein. Dies ermöglicht sowohl eine Neubewertung nach Aktualisierung der Haplotypdefinitionen als auch verschiedene Datensätze korrekt zu vergleichen. Denn ohne die Information über die einzelnen untersuchten Polymorphismen ist eine Angabe der Haplotypenkombination, wie z. B. *CYP2D6**1/*4, nur bedingt aussagekräftig.

Da das „Wildtyp"-Allel, bei den pharmakogenetisch bedeutsamen Cytochromen-P450-Genen „*1" genannt, als Referenzallel dient, werden alle Allele, in denen keine Abweichungen von diesem Allel gefunden wird, als *1 Allel klassifiziert. Insbesondere unter diesem *1 Allel können sich deshalb alle anderen Allele verstecken, deren charakterisierende Polymorphismen nicht untersucht wurden.

Sofern empirische Daten zur Verfügung stehen, können den abgeleiteten Haplotypdaten erwartete Phänotypdaten zugewiesen werden. Derzeit liegen solche Daten meist nur für häufige Haplotypkombinationen direkt vor, teilweise stehen Phänotypdaten für einzeln exprimierte Haplotypen zur Verfügung. Zu beachten ist auch, dass der gleiche genetische Polymorphismus auf verschiedene Substrate unterschiedliche Effekte haben kann.

Nach allem oben gesagten darf nicht vergessen werden, dass trotz der Wichtigkeit der Pharmakogenetik in der klinischen Forschung die Genetik nur einer von vielen Faktoren ist, die auf die Arzneimittelwirkung und -sicherheit Einfluss nehmen.

3.16.9 Einverständnis nach Aufklärung

Selbstverständlich ist auch für eine pharmakogenetische Analyse eine Aufklärung und schriftliche Einwilligung des Prüfungsteilnehmers erforderlich. Die Einwilligung sollte unter anderem Regelungen zur Identität der untersuchten Gene, zur Dauer der Probenlagerung, zur Information des Teilnehmers über die geplant gewonnenen Daten bzw. über zufällig gefundene Ergebnisse anderer Art und zu einer eventuellen weiteren Probennutzung nach Anonymisierung beinhalten. Auch die Maßnahmen, die nach einem Widerruf der Einwilligung erfolgen, sollten ausreichend detailliert geregelt werden, insbesondere auch, ob bereits vorliegende Proben vernichtet werden müssen oder daraus weiter Daten erhoben werden dürfen. Letzter Punkt wird durchaus kontrovers diskutiert, so dass eine klare Regelung hier sehr wichtig ist.

Literatur

[1] Paul SM, Mytelka DS, Dunwiddie CT, et al. How to improve R&D productivity: the pharmaceutical industry's grand challenge. Nat Rev Drug Discov. 2010;9:203–14.

[2] European Medicines Agency: EMA/CHMP/37646/2009 – Guideline on the use of pharmacogenetic methodologies in the pharmacokinetic evaluation of medicinal products. 2011. www.ema.europa.eu/docs/en_GB/document_library/Scientific_guideline/2012/02/WC500121954.pdf (abgerufen am 10. September 2017).

[3] U.S. Food and Drug Administration: Guidance for Industry – Clinical Pharmacogenomics: Premarket Evaluation in Early-Phase Clinical Studies and Recommendations for Labeling. 2013. www.fda.gov/downloads/drugs/guidancecomplianceregulatoryinformation/guidances/ucm337169.pdf (abgerufen am 10. September 2017).

[4] Pirmohamed M, Burnside G, Eriksson N, et al. A randomized trial of genotype-guided dosing of warfarin. N Engl J Med. 2013;369(24):2294–303.

[5] PharmGKB The Pharmacogenomics Knowledgebase. California: Stanford University. www.pharmgkb.org (abgerufen am 10. September 2017).

[6] IGSR: The International Genome Sample Resource. www.internationalgenome.org (abgerufen am 10. September 2017).

[7] The Human Cytochrome P450 (CYP) Allele Nomenclature Database. Stockholm. Available from: www.cypalleles.ki.se (abgerufen am 10. September 2017).

4 Chancen und Risiken Personalisierter Medizin aus gesellschaftlicher Perspektive

Anne Eckhardt

Wer von „Personalisierte Medizin“ spricht, hat heute meistens vor allem die Pharmakotherapie im Blick. Behandlungen mit Medikamenten werden auf die individuellen Voraussetzungen und Bedürfnisse der Patienten zugeschnitten. Dabei stehen physiologische Eigenschaften der Patientin oder des Patienten im Vordergrund.

Personalisierte Medizin im weiteren Sinn bezeichnet eine Entwicklung an der Schnittstelle von Biomedizin und Informatik. Neue wissenschaftliche und technische Entwicklungen der „omiks“ verbinden sich mit neuen wissenschaftlichen und technischen Entwicklungen der Informationstechnologie. Bei den „omiks“ haben insbesondere Genomik und Pharmakogenomik in den letzten Jahren viel Aufmerksamkeit erfahren. Für die Personalisierte Medizin ist aber auch ein breiteres Spektrum von „omiks“ von Bedeutung. Dazu zählen unter anderem die Proteomik, die Metabolomik und die Mikrobiomik. Im Bereich der Informationstechnologie bieten Big Data und Data Mining die Perspektive, aus großen Beständen von Patientendaten neue Muster herauszulesen, die potentiell für das Verständnis und die Beeinflussung des Krankheitsgeschehens wichtig sind.

E-Health, der zunehmende Gebrauch von Gesundheits-Apps oder soziale Netzwerke wie Quantified Self basieren auf technischen Entwicklungen, sind aber auch gesellschaftliche Phänomene. Sie können Informationen für die Personalisierte Medizin liefern und möglicherweise in die Behandlung von Patienten eingebunden werden. Zudem wird Personalisierte Medizin mit der Vision einer prädiktiven, präventiven und partizipativen Medizin in Verbindung gebracht, in der Vorsorge eine führende Rolle spielt und die Patienten vermehrt aktiv in ihre Gesunderhaltung und Heilung eingebunden sind.

Personalisierte Medizin entwickelt sich in einem komplexen und dynamischen Umfeld. Sie wird von wissenschaftlichem und technischem Fortschritt getragen und gleichzeitig durch gesellschaftliche Einflüsse geprägt. Der aktive Umgang mit Gesundheitsdaten und -informationen, wie ihn heute viele Menschen schon mit Hilfe von Gesundheitsinformationen im Internet, sozialen Netzwerken und Gesundheitsgadgets praktizieren, ebnet auf gesellschaftlicher Ebene den Weg zu einer umfassenden Personalisierten Medizin. Probleme mit dem Schutz der sensiblen Patientendaten oder Diskriminierungen von Personen mit Krankheitsrisiken – um nur zwei Beispiele zu nennen – könnten die Entwicklung der Personalisierten Medizin verzögern.

Die Personalisierte Medizin wird von vielen Akteuren getragen und entwickelt, die teils unterschiedliche Interessen verfolgen. Wichtige Akteure sind Patienten, Leistungserbringer wie Ärzte, Kostenträger, Forschungseinrichtungen sowie die pharmazeutische und medizintechnische Industrie.

https://doi.org/10.1515/9783110352900-004

4.1 Interessen der Patienten

Dass auch innerhalb einer Gruppe von Akteuren vielschichtige und teils widersprüchliche Interessen die Entwicklung der Personalisierten Medizin begleiten können, wird im Folgenden am Beispiel der Patienten skizziert.

Personalisierte Medizin zielt darauf ab, ein optimales Verhältnis von Wirkung und Nebenwirkungen zu erzielen. Unnötige Behandlungen und schwere Nebenwirkungen sollen vermieden und bei jeder Patientin die für sie jeweils wirksamste Therapie angewendet werden. Dies sind Ziele, die den Patienten unmittelbar zugutekommen. Auf längere Frist ist zu erwarten, dass die zunehmende und immer differenziertere Erfassung von Biomarkern und die informationstechnisch gestützte Auswertung großer Mengen an Patientendaten zu neuen Erkenntnissen über Gesundheit und Krankheitsgeschehen führen, die ebenfalls zur Gesunderhaltung und Heilung beitragen und damit im eigensten Interesse der Patienten liegen.

Patienten mit hoher Gesundheitskompetenz und technischer Affinität profitieren zudem davon, dass sie sich mit zunehmender Weiterentwicklung der Personalisierten Medizin selbst aktiver als zuvor an ihrer Heilung oder Gesunderhaltung beteiligen können – etwa indem sie relevante Biomarker mit Self-Tracking-Sensoren messen und an die Behandelnden weiterleiten. Diese Patienten werden sich auch über die Möglichkeiten und Grenzen der Personalisierten Medizin informieren und neue Chancen, die ihnen die Personalisierte Medizin bietet, aktiv ergreifen wollen.

Darüber hinausgehend tragen manche Patienten bereits gegenwärtig dazu bei, neue medizinische Erkenntnisse zu gewinnen, die nicht nur ihnen selbst sondern auch anderen Patienten zugutekommen sollen. Diese Patienten stellen beispielsweise im Krankenhaus ihre personalisierten Daten für die medizinische Forschung zur Verfügung oder beteiligen sich am Crowdsourcing in sozialen Netzwerken wie Patientslikeme. Eine wesentliche Voraussetzung dafür, dass diese Bereitschaft erhalten bleibt, ist insbesondere bei Internet-Plattformen und Apps Interessenbindungen transparent zu machen, damit es nicht zu Vertrauenskrisen kommt.

Viele Menschen bewegen sich heute auf einem schmalen Grat zwischen Publicness und Privacy, das heißt zwischen der Preisgabe von Informationen für eine breite, unbekannte Öffentlichkeit und dem Schutz ihrer Privatsphäre. Sie geben bereitwillig personenbezogene Daten frei, meistens ohne genauer zu wissen, wer diese Daten zu welchen Zwecken weiter verwenden wird. Gleichzeitig werden Daten- und Persönlichkeitsschutz aber nach wie vor hoch gewichtet. Niemand möchte im Berufsleben diskriminiert werden, weil er sich in einem sozialen Netzwerk – unter Umständen für ihn selbst unwissentlich – als Person geoutet hat, die psychisch labil ist oder ein deutlich erhöhtes Risiko trägt, früh an einer schweren Stoffwechselstörung zu erkranken. Daher kommt den Schutz von Daten und Persönlichkeitsrechten bei der Weiterentwicklung der Personalisierten Medizin große Bedeutung zu. Dies betrifft insbesondere auch alle Informationen, die präsymptomatisch über eine Person gewonnen werden.

Therapien im Rahmen der Personalisierten Medizin liegen oft anspruchsvolle Konzepte zugrunde, die für Menschen mit geringerer Gesundheitskompetenz oder gar biomedizinischer Kompetenz schwer durchschaubar sind. Auch der Umgang mit statistischen Informationen zu Krankheits- und Behandlungsrisiken oder mit Grenzen des biomedizinischen Wissens, der in der Personalisierten Medizin häufig erforderlich ist, überfordert Teile der Patienten. Dies kann so weit führen, dass viele Patienten faktisch nicht mehr in der Lage sind, eine informierte Einwilligung zu einer Behandlung zu geben und damit ihre Eigenverantwortung wahrzunehmen, wenn sie im Rahmen der Personalisierten Medizin nicht durch gute Beratungsangebote unterstützt werden.

Im Begriff „Personalisierte Medizin" finden sich „Person" und „Medizin" wieder. Personalisierte Medizin dürfte daher bei vielen Patienten die Erwartung wecken, dass bei dieser Form der Medizin besonders auf die einzelne Person eingegangen werde. Tatsächlich ist das bei der Personalisierten Medizin jedoch zunächst nur bedingt der Fall. Patienten werden mittels Biomarkern spezifischen Gruppen zugeordnet. Bei dieser Stratifizierung erreicht die Personalisierte Medizin im Idealfall letztlich eine Gruppe von Patienten, die in sehr ähnlicher Weise erfolgreich und nebenwirkungsarm auf medizinische Maßnahmen ansprechen. Die Zuwendung zum einzelnen Menschen, der sich wesentlich durch seine individuellen psychischen und sozialen Merkmale und Bedürfnisse auszeichnet, steht bei der Personalisierten Medizin nicht im Vordergrund.

Behandlungen im Rahmen der Personalisierten Medizin erfordern vielfach das Zusammenwirken verschiedener Spezialisten, zum Beispiel von Laborärztinnen oder in Labors tätigen Naturwissenschaftlern und Onkologen. Personalisierte Medizin könnte deshalb auf Dauer eine Entwicklung unterstützen, die auch in anderem Zusammenhang bereits diskutiert wird [2]: Analytisch ausgebildete Ärzte vermitteln zwischen Forschung, Naturwissenschaften und Technik auf der einen sowie Medizin auf der anderen Seite. Behandelnde Ärzte stehen im Kontakt mit den Patienten und begleiten sie. Eine derartige Arbeitsteilung hat sich heute bereits unter anderem in der Radiologie eingespielt. Von analytisch tätigen Ärzten im Bereich der Personalisierten Medizin würde dann beispielsweise erwartet, dass sie über hohe biowissenschaftliche Kompetenzen verfügen und auch anspruchsvollere statistische Informationen interpretieren können. Die behandelnden Ärzte sollten dagegen ausgeprägte Kompetenzen im psychosozialen Bereich aufweisen und in der Lage sein, die Patienten bei der Entscheidungsfindung, etwa für oder gegen eine Therapie im Rahmen der Personalisierten Medizin, fachkundig zu unterstützen. Für die Patienten könnte eine solche Arbeitsteilung dann letztlich dazu führen, dass sie im Rahmen der Personalisierten Medizin auch stärker als Person wahrgenommen und auf ihre individuellen Bedürfnisse zugeschnitten beraten und behandelt werden.

Patienten profitieren nicht nur von den Leistungen des Gesundheitswesens. Sie sind auch Kostenträger und daher daran interessiert, dass sich die Kostensteigerungen im Gesundheitswesen in Grenzen halten. Es gibt gute Argumente dafür, warum Personalisierte Medizin zu Kosteneinsparungen führen kann, aber auch gute Argumente dagegen. Für Kostensenkungen durch Anwendung der Pharmakogenomik spricht etwa, dass Therapien zu besseren Resultaten führen, unnötige Behandlungen vermieden werden können und Nebenwirkungen eher absehbar sind. Kostensteigerungen sind aufgrund der intensivierten Diagnostik zu erwarten, aufgrund von mehr Screenings und präventiven Maßnahmen zur Gesunderhaltung sowie verstärkten Maßnahmen zum Schutz der Privatsphäre [3]. Der heutige Stand der Kenntnisse lässt noch keine klaren Aussagen zu den künftigen Auswirkungen der Personalisierten Medizin auf die Patienten als Kostenträger zu [1].

4.2 Prädiktive und präventive Medizin, Gerechtigkeit und Solidarität

Personalisierte Medizin erweitert die bestehenden Möglichkeiten, Krankheitsrisiken zu erkennen und zu behandeln. Gegenwärtig ist die Aussagekraft vieler Analysen aber noch bescheiden. Die Schweizerische Akademie der Medizinischen Wissenschaften (SAMW) beurteilt die bisherigen Erkenntnisse als ernüchternd. Wenn das individuelle Risiko einer polygenen Erkrankung abgeschätzt werden soll, sei eine gründliche Familienanamnese Gentests immer noch deutlich überlegen [4]. Es ist jedoch zu erwarten, dass die Weiterentwicklung der Personalisierten Medizin in Zukunft dazu führen wird, dass viele Krankheitsrisiken frühzeitig erkannt und ein Teil dieser Risiken auch durch geeignete Behandlungen vermindert werden können.

Vielfach wird die Besorgnis geäußert, dass es für Betroffene schwierig sei, mit Informationen über erhöhte Krankheitsrisiken umzugehen. Deshalb wurde unter anderem untersucht, wie die Ergebnisse von klinischen Gentests von den betroffenen Personen aufgenommen werden. Es zeigte sich, dass Betroffene in der Regel nicht mit starken Gefühlen reagierten und auch nicht dauerhaft unter den Ergebnissen von Gentests litten, wenn sie gut betreut und beraten wurden. Allgemein scheinen vor allem Personen bereit zu sein, einen Gentest durchführen zu lassen, die auch zuversichtlich sind, dass sie mit den Ergebnissen umgehen können [5]. Bei manchen, vor allem genetischen Untersuchungen ist zu bedenken, dass deren Ergebnisse nicht nur Aussagen zu Krankheitsrisiken der untersuchten Person ermöglichen, sondern vielfach auch zu Risiken, die deren Blutsverwandte tragen. Personen, die bei medizinischen Untersuchungen ein Recht auf Nichtwissen geltend machen, sollten sich bei Bedarf dazu äußern, ob sie auch dann auf die Kenntnisnahme von unerwarteten Testresultaten verzichten wollen, wenn wirksame präventive oder therapeutische Maßnahmen zur Verfügung stehen.

Einige Autoren stellen fest, dass die Personalisierte Medizin mit ihren Prädiktionsmöglichkeiten nach und nach einen Bereich besetze, „der bisher privates Eigentum war: die Zeit vor der Erkrankung, die Zeit des noch gesunden Lebens" [6]. Da sich die Diagnostik schneller entwickelt als die therapeutischen Angebote, verschiebt sich die Aufmerksamkeit der Medizin in Richtung Prävention. Das Krankheitsrisiko wird zunehmend als Krankheit verstanden und neue Identitätsmuster entstehen: Gesunde Menschen, bei denen ein Krankheitsrisiko identifiziert wurde, rücken in den Blickpunkt der Medizin. Dadurch werden sie beispielsweise zu BRCA1- oder BRCA2-Betroffenen, zu Alzheimer-Risikopatienten oder generell zu „gesunden Kranken" [7].

Tatsächlich ist zu erwarten, dass sich die Grenze zwischen Gesundheit und Krankheit mit den neuen Möglichkeiten zur Prädiktion und Prävention, die im Rahmen der Personalisierten Medizin entwickelt werden, weiter verlagert. Damit stellen sich auch politisch relevante Fragen, die unter anderem die Sozialversicherungen betreffen. Inwieweit sollen etwa die Sozialversicherungen die Kosten für medizinisches Handeln im präsymptomatischen Bereich übernehmen? Zum Zeitpunkt, zu dem der Test auf ein Krankheitsrisiko vorgenommen wird, ist die betroffene Person nach heutigem Verständnis nicht als krank zu bezeichnen. Ihr offenkundiger körperlicher, geistiger oder psychischer Zustand weicht nicht vom Normalzustand ab. Er ruft keinen Behandlungsbedarf hervor und es ist sogar offen, ob je Behandlungsbedarf entstehen wird. Im Fall von Veranlagungen, die sich klar identifizieren lassen und mit hoher Wahrscheinlichkeit zu einer schweren Krankheit führen für die wirksame Präventionsmaßnahmen bestehen, werden die Kosten für prädiktive und präventive Maßnahmen heute im Allgemeinen von den Sozialversicherungen übernommen. Dies gilt zum Beispiel für die regelmäßige Überwachung oder die prophylaktische Mastektomie bei Patientinnen, die Mutationen in den Genen *BRCA1* oder *BRCA2* aufweisen. In Zukunft dürften jedoch zunehmend prädiktive und präventive Maßnahmen für Personen zur Verfügung stehen, deren Krankheitsrisiken weniger eindeutig sind und bei denen auch der Nutzen der präventiven Maßnahmen umstrittener ist.

Wenn sich Krankheitsrisiken im Rahmen der Personalisierten Medizin frühzeitig erkennen und behandeln lassen, deutet dies vermehrt darauf hin, dass Gesundheit und Krankheit nicht nur Schicksal sind. Gesundheit und Krankheit sind auch durch präventive Behandlungen gestaltbar, die die Personalisierte Medizin zur Verfügung stellt, und rücken damit stärker in den Verantwortungsbereich der betroffenen Personen. Wer seine Gesundheit nicht mit den zur Verfügung stehenden Mitteln pflegt, schadet der Solidargemeinschaft der Versicherten, indem er Kosten verursacht, die sich vermeiden ließen. Personalisierte Medizin könnte damit auf Dauer die gesellschaftliche Diskussion über risikoabhängige Prämien intensivieren und damit das den Sozialversicherungen zugrunde liegende Solidaritätsprinzip in Frage stellen [1].

Ein wesentliches Merkmal der Personalisierten Medizin ist die Unterscheidung von Patientengruppen, die jeweils unterschiedliche biomedizinische Merkmale aufweisen, die Stratifizierung. In vielen Fällen wird die Stratifizierung dazu führen, dass Personen mit klar unterschiedlichen Chancen auf eine wirksame Prävention oder Behandlung konfrontiert sind – je nachdem, welche biologischen Merkmale sie aufweisen. Patienten mit seltenen Merkmalen oder Merkmalskombinationen werden bei der Personalisierten Medizin wahrscheinlich weniger Behandlungsoptionen zur Verfügung stehen als Patienten mit häufigen Merkmalen oder Merkmalskombinationen, und manche Behandlungsoptionen werden sich angesichts kleiner Patientengruppen nur mit Schwierigkeiten validieren lassen. Damit stellt sich unter anderem die Frage, inwiefern die Gesellschaft die Ergebnisse dieser „natürlichen Lotterie" auszugleichen hat [1]. Sollen gesellschaftliche Mittel bevorzugt für die Benachteiligten eingesetzt werden, etwa für die Forschung zur Behandlung von Patienten mit seltenen Merkmalen oder Merkmalskombinationen?

Personalisierte Medizin hat das Potential, die Behandlungsqualität wesentlich zu verbessern. Indem sie die frühzeitige Erkennung und Behandlung von Krankheitsrisiken erlaubt, kann sie die Gesunderhaltung von Menschen unterstützen. Zu grundsätzlichen Fragen besteht jedoch noch gesellschaftlicher Diskussions- und politischer Gestaltungsbedarf. Dazu zählen der künftige Stellenwert von Persönlichkeitsrechten, Fragen der Gerechtigkeit, die sich mit der Weiterentwicklung der Personalisierten Medizin stellen sowie Kosten und Nutzen der Personalisierten Medizin aus volkswirtschaftlicher Perspektive.

Literatur

[1] Eckhardt A, Navarini AA, Recher A, Rippe KP, Rütsche B, Telser H, Marti M. Personalisierte Medizin. Zürich. Vdf Hochschulverlag AG, 2014.

[2] Rienhoff O. Personalisierte Medizin – Konsequenzen für die klinische Informationstechnologie. In Niederlag, W, Lemke, HU, Golubnitschaja, O, Rienhoff, O. Personalisierte Medizin & Informationstechnologie. Dresden: Health Academy. 2010; 26–36.

[3] Faulkner E, Annemans L et al. Challenges in the development and reimbursement of Personalized Medicine – payer and manufacturer perspectives and implications for health economics and outcomes research: a report of the ISPOR Personalized Medicine Special Interest Group. Value in Health. 2012;15(8):1162–71.

[4] SAMW. Potenzial und Grenzen von «Individualisierter Medizin». Positionspapier der Schweizerischen Akademie der Medizinischen Wissenschaften. Basel; 2012. 15.

[5] McBride CM, Wade CH, Kaphingst KH. Consumers' views of direct-to-consumer genetic information. Annual Review of Genomics and Human Genetics 2010;11:427–446.

[6] Gadebusch Bondio, M, Michl, S. Die neue Medizin und ihre Versprechen. Deutsches Ärzteblatt. 2010;107(21):A1062-A1064.

[7] Wehling, P. Die Medizin auf dem Weg zur Technowissenschaft? Technikfolgenabschätzung – Theorie und Praxis. 2012;21(2):15–20.

Register

https://doi.org/10.1515/9783110352900-005